Hans-Jürgen Rumpf
Rolf Hüllinghorst (Hrsg.)

Alkohol und Nikotin: Frühintervention,
Akutbehandlung und politische Maßnahmen

W0070390

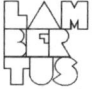

Hans-Jürgen Rumpf
Rolf Hüllinghorst (Hrsg.)

Alkohol und Nikotin: Frühintervention,
Akutbehandlung und politische Maßnahmen

Herausgegebcn für die
Deutsche Hauptstelle
für Suchtfragen

Schriftenreihe zum Problem
der Suchtgefahren
Band 44

Lambertus

ISBN 3-7841-1493-8

© 2003, Lambertus-Verlag, Freiburg im Breisgau
Umschlag, Gestaltung, Satz: Ursi Aeschbacher, Biel-Bienne (Schweiz)
Herstellung: Franz X. Stückle, Druck und Verlag, Ettenheim

Bibliografische Information Der Deutschen Bibliothek

Die Deutsche Bibliothek verzeichnet diese Publikation in der
Deutschen Nationalbibliografie; detaillierte bibliografische Daten
sind im Internet über http://dnb.ddb.de abrufbar.

Inhalt

INHALT

INHALT

Vorwort

Der Ursprung dieses Buchprojektes geht zurück auf die Fachkonferenz der Deutschen Hauptstelle für Suchtfragen (DHS) zum Thema Sucht und Medizin vom 5.–7. November 2001 in Braunschweig, die durch das BMGS gefördert wurde. Im Rahmen der Tagungsdokumentation entstand ein Teil der vorliegenden Beiträge, die dann durch eine ganze Reihe weiterer Manuskripte ergänzt wurden. Dadurch entstand ein breites Spektrum von Themen, die den Bogen von Frühentdeckung und Kurzintervention über Akutbehandlung bis zu politischen Maßnahmen bei Tabak- und missbräuchlichem Alkoholkonsum spannen. Somit lieg nun ein Buch vor, welches die beiden Substanzen, die am häufigsten zu Abhängigkeit und gesundheitlichen Störungen führen, gemeinsam behandelt.

Als Einführung werden psychologische Modelle dargestellt, die erklären, warum Menschen Alkohol und Nikotin konsumieren und welche Aspekte ein Rolle dabei spielen, dass es zu einem Kontrollverlust beim Substanzkonsum kommt. Zwei weitere einführende Beiträge belegen, dass Alkohol und Nikotin die größten vermeidbaren Gesundheitsrisiken darstellen und dass nur wenige Betroffene durch das Suchthilfesystem erreicht werden. Als Konsequenz sind andere Zugangswege notwendig, wobei sich Arztpraxen und Krankenhäuser bewährt haben.

Auf Grund der derzeit schlechten Versorgungslage nehmen Ansätze zu Frühentdeckung und Kurzintervention in diesem Buch einen recht breiten Raum ein. Dabei werden innovative Konzepte und Entwicklungen aufgenommen und im deutschsprachigen Raum zum Teil erstmalig eingeführt. Eine Reihe von Leitfäden, die hier vorgestellt werden, stehen mittlerweile zur Verfügung und erleichtern niedergelassenen Ärzten[1] den Zugang zu Patienten, die rauchen oder riskant Alkohol konsumieren. Kurzinterventionen können die Versorgungssituation deutlich verbessern, reichen jedoch nicht aus, um allen Betroffenen wirkungsvoll und

---

1 Im Folgenden wird aus Gründen der flüssigeren Lesbarkeit und in Ermangelung einer befriedigenden Sprachregelung meistens die männliche Sprachform benutzt. Es sind jedoch damit immer auch die entsprechenden weiblichen Personen, zum Beispiel Ärztinnen, gemeint.

anhaltend eine Verhaltensänderung zu ermöglichen. Für viele sind aufwendigere qualifizierte Maßnahmen notwendig, die im Kapitel zur Akutbehandlung beschrieben werden. Das Spektrum reicht dabei von Maßnahmen der stationären und ambulanten Entgiftung, über psychotherapeutische Interventionen bis hin zu Ansätzen der Pharmakotherapie. Es wird weiterhin auch ein Einblick in die derzeitige Entwicklung von Leitlinien gegeben, die noch nicht abgeschlossen ist.

Das letzte Kapitel beinhaltet Hintergründe, Daten und Überlegungen zu einer politischen Steuerung des Konsums von Alkohol und Nikotin. Möglichkeiten der Einflussnahme über Preis, Verfügbarkeit oder Beeinflussung von Einstellungen werden diskutiert. Bereiche, die gerade in der Bundesrepublik Deutschland noch viel Raum bieten.

Insgesamt zeigt sich in der Anzahl der Beiträge ein Übergewicht zu Gunsten der Substanz Alkohol, was von den Herausgebern nicht intendiert wurde, aber sicherlich die bisherige Forschungslage in Deutschland widerspiegelt. Erfreulich ist, dass zur Zeit eine deutliche Zunahme an Forschungsaktivitäten im Bereich Tabak zu verzeichnen ist. Neben den laufenden Forschungs- und Modellprojekten des Bundesministeriums für Gesundheit und Soziale Sicherung, ist dies insbesondere auch durch einen derzeitigen Schwerpunkt des Bundesministeriums für Bildung und Forschung möglich geworden, bei dem in vier Forschungsverbünden eine Reihe von Tabakstudien gefördert werden. Auch ein Teil der in diesem Band enthaltenen Beiträge, sowohl zum Thema Nikotin als auch zu Alkohol, sind wesentlich durch die Förderung des BMBF möglich gewesen.

Wir möchten uns ganz herzlich bei den Autoren der Beiträge, die durch ihre Expertise ein rundes Werk möglich gemacht haben, bedanken und hoffen, dass das vorliegende Buch zu einer Verbesserung der Hilfeangebote für Menschen mit Problemen, die im Zusammenhang mit Tabak und Alkohol stehen, beiträgt.

Dem Bundesministerium für Gesundheit und Soziale Sicherung gilt unser Dank, dessen Förderung die Veröffentlichung erst möglich macht.

Hans-Jürgen Rumpf
Rolf Hüllinghorst

Kapitel 1
Alkohol und Nikotin: Bedeutung und Versorgungslage

Warum konsumieren Menschen Alkohol und Tabak?

Fred Rist

Einleitung

Warum trinken Menschen Alkohol, warum rauchen sie, oder allgemein gefragt: Warum konsumieren Menschen freiwillig psychotrope Substanzen? Aus neurobiologischer Sicht liegt die Erklärung darin, dass psychotrope Substanzen jene Systeme des Gehirns aktivieren, die sich evolutionsgeschichtlich als motivationale und steuernde Instanzen für überlebenswichtiges Verhalten herausgebildet haben. Lebens- und arterhaltenden Tätigkeiten wie Nahrungsaufnahme, sexuelle Aktivität oder das Bemühen um eine angenehme Körpertemperatur aktivieren Belohnungszentren im Gehirn. Diese Zentren können von psychotropen Substanzen direkt oder indirekt beeinflusst werden. Dadurch werden ähnliche Veränderungen des Befindens erzeugt, wie durch die mühsameren und häufig auch frustrierten Verhaltensabläufe, die sonst zur Aktivierung dieser Belohnungszentren nötig sind (Hyman, 1994). Die neurobiologische und verhaltensbiologische Forschung hat eindrucksvolle Korrespondenzen in der Herausbildung stabiler Konsummuster und süchtigen Konsums bei Mensch und Tier aufgedeckt und damit dieses Prinzip belegt. Trotz neurobiologisch gleicher Ausstattung der Menschen existieren aber sowohl zwischen verschiedenen Gesellschaften als auch innerhalb einer Gesellschaft starke Unterschiede in der Häufigkeit und in der Intensität des Konsums von Alkohol und Tabak. Die Kenntnis der durch Nikotin und Alkohol pharmakologisch aktivierten neurobiologischen Systeme und Funktionen kann diese enormen Variationen im Konsum dieser Substanzen nur unzureichend erklären.
Wie entstehen Alkohol- und Tabakkonsumgewohnheiten, welche Faktoren sind für ihre Beibehaltung und ihre Ausformung wichtig? Zahlreiche Risikofaktoren für Substanzkonsum sind aus großen epidemiologischen Untersuchungen bekannt. Eine andere Frage ist jedoch, welche Mechanismen die Umsetzung des Risikos in ein konkretes Konsumverhalten bewirken. Ein zentrales psychologisches Konstrukt dabei ist die

Verstärkerwirkung einer Substanz. Diese wird zwar durch bekannte zentralnervöse Funktionsabläufe bewirkt, ist aber beim Menschen nur zu einem gewissen Grad durch die pharmakologische Wirkung festgelegt. Trinken und Rauchen werden erlernt und sind wie andere Lernprozesse einer Fülle von steuernden Einflüssen unterworfen. Die Verstärkerwirkung einer Substanz wird unter anderem durch Besonderheiten der Konsumsituation und durch Erwartungen und Bewertungen mitbestimmt. In diesem Beitrag sollen einige der Einflussfaktoren und verhaltensformenden Prozesse vorgestellt werden, die an der Aufnahme und Beibehaltung von Rauchen und Trinken beteiligt sind. Dies kann hier nur exemplarisch erfolgen. Dabei wurde der Schwerpunkt auf jene Faktoren gelegt, die an der Herausbildung von regelmäßigem und hohem Substanzkonsum beteiligt sind, im Unterschied zu Faktoren, die initialen Konsum bestimmen und auch im Unterschied zu Faktoren, die für abhängiges Konsumverhalten verantwortlich sind.

Was nennen Menschen als Motive des Konsums?

In zahlreichen Untersuchungen in verschiedenen Gesellschaften wurden sozial integriert Trinkende nach den Motiven für das Trinken von Alkohol gefragt. Diese Untersuchungen liefern gut übereinstimmende und auch über die Zeit hin weitgehend konstante Rangreihen von Motiven. Eine Befragung von Alkoholkonsumenten aus neuerer Zeit wurde in der „Repräsentativerhebung zum Gebrauch psychoaktiver Substanzen bei Erwachsenen in Deutschland 2000" (Kraus und Augustin, 2001) vorgenommen. Häufig zugestimmt wurde den Aussagen „Feiern ohne Alkohol kann ich mir nicht vorstellen" (22,4%), und „Trinken macht mich munter und beschwingt" (19,6%). Aber zwischen 5% und 10% nennen als Motiv auch die Beeinflussung negativer Zustände, zum Beispiel die Bekämpfung von Nervosität, die Steigerung von Selbstvertrauen und die Vertreibung trüber Stimmungen. Eine ähnliche Rangreihe der Motive wurde in einer kanadischen Studie gefunden (Eliany et al., 1992): Trinken aus sozialen Gründen ist das häufigste Motiv in jeder Altersgruppe. Aufschlussreich ist in dieser Untersuchung die Unterscheidung zwischen sozialen und nichtsozialen (persönlichen) Motiven, zu denen auch die eben erwähnten Motive des Trinkens zur Verbesserung dysphorischer Zustände zählen: Je mehr solcher persönlicher Motive genannt werden, desto mehr wird getrunken.

Für Rauchen wird die Erleichterung sozialer Kontakte als Motiv vorwiegend von Jugendlichen genannt. In den darauffolgenden Jahren überwiegen Motive der Befindensbeeinflussung: An erster Stelle wird Entspannung, an zweiter Stelle die Förderung mentaler Aktiviertheit genannt. Unabhängig von solchen spezifischen Motiven gilt jedoch für die Aneignung von Rauch- und Trinkgewohnheiten in der Jugend das übergreifende Motiv der Selbstdarstellung gegenüber der sozialen Umwelt, insbesondere den Gleichaltrigen. Rauchen und Trinken werden hier gezielt zur Profilierung als unabhängige, eigenständige und risikofreudige Persönlichkeit eingesetzt (Martin und Leary, 2001).

WIE HÄNGT KONSUM VON DER ERWARTETEN SUBSTANZWIRKUNG AB?

Bei der Frage nach Motiven für den Substanzkonsum geben die Befragten eine Begründung für ihr Trinken und Rauchen, indem sie Aussagen über den gesuchten Effekt machen, zum Beispiel „ich trinke, um mich zu entspannen". Der gesuchte Effekt ist jedoch lediglich ein Ausschnitt aus dem Wirkungsspektrum einer Substanz. Ein vollständiges Bild der konsumsteuernden Erwartungen ergibt sich nur dann, wenn nach allen, auch unerwünschten oder uninteressanten, Wirkungen gefragt wird (vgl. Goldmann, del Boca, Darkes; 1999). Verschiedene, voneinander unabhängig variierende Gruppen von Wirkungserwartungen bilden sich in solchen Befragungen heraus. *Positive Erwartungen* beschreiben alle Veränderungen des Zustands der Probanden oder Ihres Verhaltens, die als angenehm und erwünscht beurteilt werden. Dies können Zugewinne an Wohlbefinden sein, aber auch die Abnahme von Anspannung, sozialer Angst oder dysphorischer Stimmung. *Negative Erwartungen* beschreiben unerwünschte Veränderungen (zum Beispiel Reizbarkeit, Konzentrationsstörungen), aber auch die Verminderung eines angenehmen Zustands. Positive Substanzwirkungserwartungen sagen bei Adoleszenten gut den späteren habituellen Konsum von Tabak und Alkohol voraus, sie stellen aber auch einen Prädiktor in der Prognose von Rückfällen abstinenter Abhängiger dar. Konsummotive, wie eben vorgestellt, sind als Prädiktoren dafür weit schlechter geeignet.
Diese Zusammenhänge zwischen positiver Erwartung und Konsum einer Substanz wären trivial, wenn sie nur widerspiegeln würden, dass Menschen mit viel Konsumerfahrung die pharmakologisch bedingte po-

sitive Wirkung einer Substanz genauer beurteilen können, entsprechend positive Erwartungen haben und deshalb auch in Zukunft vermehrt trinken werden. Dies ist jedoch nicht der Fall. Die Wirkungserwartungen bezüglich einzelner Substanzen entsprechen oft weder nach Intensität noch nach der Richtung der pharmakologischen Wirkung. Für Alkohol zeigen mehrere Untersuchungen Diskrepanzen zwischen psychophysiologisch messbarer sexueller Aktivierung und den expliziten, auf eine Zunahme der sexuellen Ansprechbarkeit gerichteten Erwartungen von Alkoholkonsumenten. Auch bei der Gabe eines Placebos und der Instruktion, es handle sich dabei um ein alkoholisches Getränk, nehmen Probanden bei sich Alkoholwirkungen wahr und zeigen Verhaltensänderungen, die den Trinkmotiven und Wirkungserwartungen entsprechen (Brown, 1993). Solche Effekte werden mit einem zweifaktoriellen „balanced placebo"-Versuchsplan nachgewiesen, in dem die Substanzerwartung und die Substanzgabe unabhängig voneinander variiert werden: Eine Hälfte der Probanden erhält die Substanz, die andere Hälfte das Placebo. Jede Gruppe wird nochmals geteilt, der einen Hälfte wird Alkohol angekündigt, der anderen Hälfte ein nichtalkoholisches Getränk. Allein die Meinung, ein alkoholisches Getränk zu konsumieren, führt zu vermehrtem Trinken, zur Abnahme von sozialer Angst, zur Zunahme von sexuellem Interesse und von Aggressivität und auch zur Beeinträchtigung von psychomotorischen Leistungen. Dabei folgen die beobachteten Veränderungen den zuvor erfassten Erwartungen der Probanden (zum Beispiel Fillmore et al., 1995). Umgekehrt können Probanden bis zu Blutalkoholkonzentrationen (BAK) von 0,4 Promille darüber getäuscht werden, dass sie Alkohol konsumiert haben und sind dann der Meinung, sie hätten keinen Alkohol erhalten. Diese Befunde belegen nachdrücklich, dass Wirkungserwartungen und Konsummotive kein direktes Abbild der pharmakologischen Wirkung sind. Individuelle Trinkerfahrungen, Trinkgewohnheiten, kulturelle Informationen und Normen wirken in der Ausbildung verhaltenssteuernder Wirkungserwartungen zusammen.

Die Auswirkung kulturell vermittelter Wirkungserwartungen, losgelöst von tatsächlichen pharmakologischen Wirkungen, demonstriert die folgende Untersuchung (Lang et al., 1980). Männern wurde entweder Alkohol oder ein Placebogetränk verabreicht, die Hälfte einer jeden Gruppe erhielt die Instruktion, dass Alkohol im Getränk sei, die andere Hälfte, dass es sich um ein nichtalkoholisches Getränk handele. Anschließend

waren eine Reihe von Bildern auch erotischen Inhalts danach zu beurteilen, wie künstlerisch gelungen und auch wie sexuell stimulierend diese seien. Die Probanden konnten im eigenen Rhythmus bestimmen, wie
lange sie jedes Bild betrachten wollten, unbemerkt wurde jedoch die
Darbietungsdauer gemessen. Ob Alkohol gegeben wurde oder nicht, be-
einflusste weder die Beurteilungen noch die Darbietungsdauer. Die Erwartung, Alkohol zu trinken, erhöhte dagegen sowohl die Darbietungsdauer als auch die Angaben zur sexuellen Erregung. Dies galt insbesondere für Probanden, die als sexuell gehemmt beurteilt wurden und bei
denen das Betrachten pornographischer Fotografien ohne Alkohol
Schuldgefühle auslöste. Diese Schuldgefühle entfielen jedoch, wenn das
Verhalten auf die Alkoholwirkung zurückgeführt werden konnte. Das
Trinken erhält bei den gehemmten Probanden in dieser Situation eine
Verstärkerwirkung, da es das schuldfreie Betrachten sexuell interessan-
ter Bilder erlaubt – jedoch völlig unabhängig von einer pharmakologischen Wirkung. Man ist häufig versucht, solchen methodisch strikt kontrollierten Erfassungen von Alkoholwirkungen die Aussagekraft abzusprechen, weil sie ja alltagsfern im Labor durchgeführt worden seien.
Aber dass diese Effekte trotz der stark eingeschränkten Erlebensmög-
lichkeiten der Probanden und trotz ihres geringen aktiven Anteils an der
Gestaltung der Situation so systematisch auftreten, spricht gerade dafür,
dass sie starke verhaltensformende Prinzipien aufdecken.

WIE WERDEN WIRKUNGSERWARTUNGEN GELERNT?

Der Konsum von Alkohol und Tabak unterliegt durch die häufig sehr
konstante Anbindung an bestimmte Zeiten, Orte und Stimmungen den-
selben verhaltenssteuernden Gesetzmäßigkeiten wie viele Gewohnheiten des alltäglichen Lebensvollzugs. Kulturelle Vorstellungen, Normen
und Werte, die Entwicklung psychologischer Wirkungen, Erwartungen
und Attributionen in der individuellen Lerngeschichte wirken bei der
Herausbildung von Gewohnheiten zusammen. Unter dem Aspekt der
Gewohnheitsbildung haben Trinken und Rauchen Gemeinsamkeiten
mit anderen regelmäßig wiederholten Verhaltensweisen, die in festge-
legter Weise ablaufen und über deren Bedeutung man sich erst bei einer
Störung derselben bewusst wird. Man denke etwa an Essens- oder Fei-
erabendrituale, Gewohnheiten der persönlichen Hygiene oder Kleidung

sowie der Gestaltung von Arbeitsabläufen. Gewohnheiten werden im Verlauf vieler Wiederholungen erlernt, in denen anfänglich kontrolliert ausgeführte Verhaltenssequenzen und bewusst erlebte Wirkungen zunehmend automatisiert werden. Dabei ändert sich auch die erzielte Wirkung nach Qualität und Intensität.

Die Einnahme einer psychotropen Substanz löst selten nur eine bestimmte, genau beschreibbare positive Wirkung aus. In der Regel treten verschiedene pharmakologische und in deren Folge physiologische, kognitive und emotionale Wirkungen gleichzeitig oder zeitlich versetzt auf. Dies sei am Beispiel von Alkohol ausgeführt: Durch die Hemmung von Glutamatrezeptoren bewirkt Alkohol eine allgemeine Sedierung und beeinträchtigt Gedächtnisprozesse. Die Erhöhung der Sensitivität von GABA-Rezeptoren induziert benzodiazepinähnliche anxiolytische Effekte. Die Erhöhung der dopaminergen Aktivität wirkt psychomotorisch stimulierend und erhöht das Interesse an der Umwelt – sie macht wacher. Schließlich bewirkt eine vermehrte Endorphinausschüttung Empfindungen, die mit dem „natürlichen Hoch" nach einer sportlichen Leistung verglichen werden können. Die dopaminerge Wirkung ist im Tierversuch am deutlichsten in den ersten 20 Minuten zu beobachten, anschließend sinkt der Dopaminspiegel unter den Spiegel vor Beginn des Konsums ab. Die zeitliche Abfolge der weiteren Effekte ist schwerer zu differenzieren, deutlich ist aber der Unterschied zwischen einem eher stimulierten, als positiv bewerteten Zustand bei ansteigender Blutalkoholkonzentration (BAK) und einer als sedierend und eher negativ empfundenen Wirkung bei anschließend fallender BAK. Probanden können die unterschiedlichen Effekte einer ansteigenden im Vergleich zur anschließend abfallenden BAK in einem speziellen Fragebogen zur Zustandsbeschreibung zuverlässig unterscheiden (Earleywine et al., 1996). Die pharmakologische Wirkung ist also nicht auf eine einfache Funktion zu reduzieren, sondern eine komplexe, im Zeitverlauf sich ändernde Zusammensetzung verschiedener Wirkungen. In der Regel wird die Wirkung einer Substanz bei den ersten Konsumversuchen weder vom Menschen noch vom Tier positiv bewertet. Alkohol und Nikotin werden von Tieren nicht spontan konsumiert und müssen zum Beispiel durch Geschmacksmaskierung, langsame Konzentrationserhöhungen oder forcierte Applikation als Verstärker etabliert werden. Dies legt die Vermutung nahe, dass auch Menschen die Aufnahme von regelmäßigem Substanzkonsum richtiggehend erlernen müssen.

Bereits der erstmalige Konsum geschieht jedoch selten ohne Erwartungen bezüglich der Substanzwirkung, diese Erwartungen werden mit den eingetretenen Wirkungen abgeglichen und entsprechend verändert. Allerdings führt die Erwartung einer bestimmten Wirkung auch dazu, dass die Aufmerksamkeit auf bestimmte Bereiche körperlicher Empfindung oder psychischer Veränderung gelenkt wird (Pennebaker, 1984). Aus den multiplen Wirkungen einer psychotropen Substanz können durch diese schemageleitete Suche fortlaufend Veränderungen in der erwarteten Richtung registriert werden, die wiederum die Erwartung bestätigen. Solche Schemata für die Ermittlung bestimmter erwünschter Substanzwirkungen unter Vernachlässigung unerwünschter Substanzwirkungen können auf vielfältige Weise erworben werden. Für Jugendliche können gezielte Botschaften der Werbung, Erfahrungsberichte Gleichaltriger und Beobachtungen anderer bestimmte Erwartungen vorformulieren. Der wichtigste Faktor in der Vermittlung solcher Schemata ist jedoch das Lernen am Modell. Dabei hat das Modell um so mehr Einfluss auf die Übernahme des Konsumverhaltens, je angesehener und wichtiger es in der sozialen Welt der Nachahmenden ist (vgl. Collins und Bradizza, 2001). Im Selbstversuch werden diese Erwartungen durch die Lenkung der Aufmerksamkeit auf bestimmte, erwünschte Wirkungen verifiziert, unerwünschte Wirkungen treten dabei in den Hintergrund. Die aversiven Effekte des anfänglichen Konsums von Alkohol und Tabak können auf diese Weise ausgeblendet, die erwünschten Effekte gesteigert werden. Regelmäßiger Substanzkonsum setzt also Lernprozesse voraus, die breite Einflussmöglichkeit für soziale und kulturelle Faktoren bieten.

REDUZIEREN RAUCHEN UND TRINKEN STRESS?

Die Konsumenten von Alkohol wie von Tabak geben unter anderen Motiven des Konsums auch die Reduktion von Stressreaktionen an. Dieser Zusammenhang ist für Alkohol besonders gut untersucht. Bereits in den 40er Jahren wurde gezeigt, dass Versuchstiere in angstinduzierenden Situationen ein Vermeidungsverhalten unter Alkohol leichter überwinden als ohne Alkohol. Solche Befunde führten zur Formulierung der „Spannungs-Reduktions-Hypothese" (vgl. zusammenfassend Sayette, 1993): Alkoholkonsum reduziert als unangenehm empfundene Anspan-

19

nung, dies verstärkt das Trinkverhalten. Die wiederholte Erfahrung dieser Verstärkungswirkung erhöht die Wahrscheinlichkeit von Alkoholkonsum in angstinduzierenden Situationen. In nachfolgenden Arbeiten wurde statt von Spannung auch direkt von Angst oder von Stress gesprochen (vgl. Sayette, 1993). So einleuchtend die Formulierung ist und so gut sie den allgemein von Patienten formulierten Trinkmotiven entspricht – die Befundlage dazu ist widersprüchlich. Zum einen trinken Probanden nicht generell mehr, wenn sie belastenden Bedingungen ausgesetzt wurden. Zum anderen sind die Auswirkungen von Alkohol auf das Befinden, auf die Aktivierung des autonomen Nervensystems und auf das Verhaltens nicht einheitlich im Sinne einer Stressreaktionsdämpfung zu interpretieren. Tierversuche zeigen zudem, dass Alkohol die Hormonausschüttung im Hypothalamus, in der Hypophyse und in der Nebennierenrinde erhöht und somit selbst eine Stressreaktion induziert, die anhand erhöhter Kortikosteronspiegel nachweisbar ist (Spencer and McEwen, 1990). Wenn Menschen berichten, dass ihr Gefühl der Belastung unter Alkohol abnimmt, müssen dafür also indirekte Effekte des Alkoholkonsums verantwortlich sein.

Indirekt könnte Alkohol eine Reduktion unangenehmer Anspannung durch die Beeinträchtigung kognitiver Prozesse bewirken. Alkohol verengt den Aufmerksamkeitsfokus auf unmittelbar relevante Hinweisreize und wirkt um so eher spannungsreduzierend, je mehr Gelegenheit zur Ablenkung von einer Bedrohung gegeben ist. In mehreren Untersuchungen zeigten Josephs und Steele (1990), dass Alkohol angstreduzierend wirkte, wenn eine Möglichkeit zu angenehm bewerteter Ablenkung (zum Beispiel Cartoons beurteilen) gegeben war. Der Stressor war dabei entweder eine negative Rückmeldung über ein Testergebnis oder die Antizipation einer öffentlichen Rede. Ohne Ablenkungsmöglichkeit hatte Alkohol in diesen Versuchen keine angstreduzierende, sondern sogar eine angststeigernde Wirkung. Diese Befunde klären eine Reihe von Widersprüchen vorangegangener Arbeiten zur stressreaktionsdämpfenden Wirkung von Alkohol auf: In den meisten der Untersuchungen, die eine stressreaktionsdämpfende Wirkung belegen, waren Möglichkeiten zur Ablenkung gegeben. Sie stellen auch den Zusammenhang mit den Bedingungen alltäglichen Konsums her: Alkohol hilft bei der Abwendung von bedrohlichen und belastenden Gedanken eher dann, wenn gleichzeitig die Möglichkeit zum Beispiel zum Fernsehen oder zur Unterhaltung gegeben ist – und das charakterisiert eine Vielzahl von Trinksituationen.

Weitergehende Aussagen über den Wirkmechanismus der Stressreaktionsdämpfung durch Alkohol macht Sayette (1993) mit dem „Appraisal-Disruption"-Modell: Alkohol bewirkt eine Störung der kognitiven Bewertung von belastenden Sachverhalten durch die Begrenzung der Aktivierung assoziierter Informationen im semantischen Netzwerk des Langzeitgedächtnisses. Das Modell macht einige präzise Vorhersagen: Alkohol wirkt vor allem dann stressreaktionsdämpfend, wenn er bereits vor dem Eintreten der zu bewertenden Situation konsumiert wird. Entsprechend sind stressreaktionsdämpfende Wirkungen des Alkohols, wenn sie eintreten, unmittelbar bei der initialen Bewertung potentiell bedrohlicher Situationen feststellbar. Dagegen bewirkt Konsum nach dem Eintritt der belastenden Situation wenig, hier kann die als unangenehm empfundene Anspannung nach Alkoholkonsum sogar zunehmen, wenn die Verminderung der eigenen Bewältigungsmöglichkeiten realisiert wird. Dieser Ablauf erklärt durchaus alltägliche Konsummuster, wie etwa Trinken vor dem Besuch einer geselligen Veranstaltung. Der Stressor besteht in der Vorwegnahme der Bewertung durch andere Gäste, die Beschäftigung damit ist unbehaglich und führt zum Gefühl der Anspannung. Speziell soziale Stressoren aktivieren vielfältige Erinnerungen und Bewertungen. Der Nachweis der stressreaktionsdämpfenden Wirkung von Alkohol ist deshalb besonders konsistent mit sozialen Stressoren gelungen.

Raucher erwarten häufig eine Stressreduktion durch Rauchen. Fortlaufende Protokollierung der Anspannung über den Tag bei Rauchern zeigt auch, dass die Anspannung systematisch nach einer Zigarette geringer ist als davor. Aber insgesamt ist das selbstangegebene Stressniveau der Raucher höher als das der Nichtraucher, bei jugendlichen Rauchern nimmt das Stressgefühl parallel zur Ausbildung regelmäßigen Rauchens zu und umgekehrt folgt dem Aufhören eine Reduktion von Stress und Anspannung. Es scheint also, dass mit Nikotin keine effektive Stimmungskontrolle erreicht wird. Tatsächlich ist das Befinden von Rauchern nur während des Rauchens normal, in den Intervallen zwischen den Zigaretten jedoch schlechter, bedingt durch das Absinken des Nikotinspiegels. Der scheinbar entspannende Effekt des Rauchens stammt tatsächlich wesentlich von der Beendigung der Anspannung und Reizbarkeit, die als Entzugssymptom bei Reduktion des Nikotinspiegels auftreten (Parrott, 1999).

21

WELCHE BEDEUTUNG HAT TOLERANZENTWICKLUNG?

In Deutschland wie in anderen Gesellschaften mit hohem Alkoholkonsum gilt es als ein Qualitätsmerkmal, dass man „viel verträgt". Dieses Merkmal ist das Ergebnis einer Toleranzentwicklung, die bei der Aufnahme von Substanzkonsum einsetzt und durch regelmäßigen Konsum erhalten bleibt. Allgemein gesprochen: Werden bei gleichbleibender Dosis geringere Wirkungen erzielt, beziehungsweise muss die Dosis erhöht werden um eine gleichbleibende Wirkung zu erzielen, so ist eine Toleranzveränderung eingetreten. Solche Verschiebungen eines Dosis-Reaktions-Gradienten können durch Anpassungsvorgänge unterschiedlicher Art bewirkt werden. Die akute Toleranzbildung setzt ein, während Alkohol metabolisiert wird: Der Unterschied zwischen der stimulierenden Wirkung während der Phase ansteigender BAK und der sedierenden Wirkung während der Phase fallender BAK ist ein Hinweis auf diese akute Toleranz. Chronische Toleranz bezeichnet eine Trinksituationen überdauernde Toleranzerhöhung, die vom Einzelnen als Trinkfestigkeit interpretiert wird. Neben Veränderungen auf dem Rezeptorniveau und veränderten Stoffwechselprozessen, insbesondere hepatischer Anpassung, sind an Toleranzveränderungen auch Lernprozesse beteiligt, die nach den Prinzipien des klassischen Konditionierens und des instrumentellen Lernens erfolgen.

Toleranzveränderungen täuschen die Konsumenten über die tatsächlichen Wirkungen der konsumierten Alkoholmenge. Insbesondere regelmäßig trinkende Kraftfahrer, bei denen eine BAK von weit über ein Promille festgestellt wurde, sind oft überrascht, wenn sie die Höhe der BAK erfahren: Ihrer eigenen Einschätzung zufolge fühlten sie sich nicht beeinträchtigt. Die subjektive Wirkung von Alkohol ist also stark durch diese Toleranzentwicklung bestimmt. Auch diese Veränderungen sind im Tierversuch gut darstellbar (Wolffgramm, 1996): Auf alkoholunerfahrene Ratten wirkt eine niedrige Alkoholdosis schwach stimulierend, eine höhere Dosis aktivitätsdämpfend. Nach einigen Wochen tritt die Sedierung erst bei hohen Dosen auf. Bei bereits alkoholsüchtigen Ratten ist die Wirkung paradox: Kleine Dosen führen hier zu einer Dämpfung, höhere Dosen wirken stimulierend. Die Toleranzbildung betrifft nicht alle Modalitäten der Alkoholwirkung gleichmäßig und beinhaltet auch, wie im Tierversuch gezeigt wurde, Wirkungsverschiebungen. Auch bei hoher Toleranz können deutliche Ausfälle objektiviert werden, die der Trinker selbst nicht registriert. Es ist nicht einfach, einem Patienten klarzumachen, dass gerade seine hohe Toleranz ein Hinweis auf ein Alkoholproblem ist, denn der Patient sieht in seiner Trinkfestigkeit einen Beweis für die Angemessenheit und Ungefährlichkeit seiner Trinkmengen. Reize, die mit Drogeneinnahme zuverlässig assoziiert sind, lösen selbst einen Reaktionskomplex aus, der die Wirkungen der Substanz auf der physiologischen und auf der Verhaltensebene kompensiert (vgl. Altman et al., 1996). Solche kompensatorischen Reaktionen unterschiedlicher Stärke wurden für eine Vielzahl von psychoaktiven Substanzen nachgewiesen, unter anderem für Opiate, Alkohol, Benzodiazepine, Phencyclidin und Koffein. Diese Reaktionen vermindern die direkte Auswirkung der psychoaktiven Substanzen, ihr adaptiver Wert ist die Aufrechterhaltung der physiologischen Homöostase. Diese konditionierte Toleranz folgt genau den Vorhersagen der Theorie des klassischen Konditionierens: Sie ist situationsspezifisch, das heißt, sie verschwindet bei Veränderung des Reizkomplexes, der die konditionierte Reaktion auslöst. Änderungen der Trinksituationen können also eine solche Toleranzreaktion löschen, zum Beispiel kann ein erstmalig konsumiertes alkoholisches Getränk mit neuartigem Geruch und Geschmack starkere Wirkungen auslösen als wenn bereits Gewöhnung an das Getränk vorhanden ist. Eine bereits etablierte Toleranz verschwindet, wenn die konditionierten Umgebungsreize wiederholt ohne Substanzapplikation erlebt werden (Extinktion). Im Tierversuch wurde eine Zunahme der Letalität durch Kontextveränderungen für Heroin, Pentobarbital, Morphin und auch für Alkohol gezeigt (vgl. Altman et al., 1996). Kompensatorische Reaktionen zur Bewältigung der Leistungseinbußen in einer psychomotorischen Aufgabe lassen sich bei Probanden systematisch durch Rückmeldung und finanzielle Belohnung herausbilden (Vogel-Sprott, 1992). Kompensatorische konditionierte Reaktionen beeinflussen also die subjektive Alkoholwirkung erheblich, ohne dass die Konsumenten dies bemerken können.

INDIVIDUELLE RISIKOFAKTOREN FÜR ALKOHOLPROBLEME

Nach einer Reihe von Zwillings- und Adoptionsstudien tragen genetische Faktoren maßgeblich zum Risiko der Entwicklung von Alkoholproblemen bei (vgl. McGue, 1999). Söhne alkoholkranker Väter haben demnach ein vier bis fünffach erhöhtes Risiko, selbst Alkoholprobleme zu entwickeln. Insbesondere die Zwillingsstudien haben darüber hinaus

23

auch gezeigt, dass eine ganze Reihe von Parametern des Alkoholkonsums erblich sind, unter anderem Alkoholstoffwechselparameter, Alkoholsensitivität, Trinkmengen und Trinkmuster. Diese Befunde können nicht so verstanden werden, dass damit die Entstehung von Alkoholproblemen erklärt wäre. Gene exprimieren sich nicht direkt als Verhalten, die genetischen Einflüsse können Mechanismen von einer basalen Alkoholsensitivität bis zu genetisch beeinflussten Persönlichkeits- und Temperamentsausprägungen reflektieren. Auch spricht die Heterogenität problematischen Trinkens gegen einen einzigen Pfad vom Gen zum Verhalten. Und schließlich verweist die unaufgeklärte Varianz einer jeden Zwillings- und Adoptionsstudie auf den Einfluss von Umweltfaktoren. Hilfreich ist es, Alkoholmissbrauch und -abhängigkeit als eine Entwicklungsstörung aufzufassen, bei der ererbte Vulnerabilitätsfaktoren mit umgebungsbedingten Risiken in der Progression von adoleszentem Trinkexperimentieren zu den Alkoholproblemen der Erwachsenen zusammenwirken. Hier können nur einige der Befunde zu nachgewiesenen oder vermuteten Risikofaktoren aus diesem Gebiet angesprochen werden.

Alkoholsensitivität. In mehreren Untersuchungen wurde nach Besonderheiten der Söhne alkoholkranker Väter in der Reaktion auf Alkohol gesucht. Eine erhöhte Empfindlichkeit für die euphorisierende Wirkung und eine reduzierte Empfindlichkeit für die nachfolgende sedierende Wirkung könnte nach einer systematischen Übersicht von Newlin und Thomson (1990) eine funktionale Besonderheit von Söhnen alkoholkranker Männer sein. Eine derartige andersartige Verstärkerwirkung von Alkohol könnte erklären, wie das genetisch erhöhte Risiko zur Entwicklung von Alkoholmissbrauch und Alkoholabhängigkeit dieser Probanden in vermehrten Konsum umgesetzt wird. In den Alkoholprovokationstests von Schuckit (1994) reagierten Söhne alkoholkranker Väter ebenfalls verändert auf Alkohol, aber eher im Sinne einer verminderten Reaktion. Diese initial bereits erhöhte Toleranz ist in den Untersuchungen von Schuckit ein wesentlicher Prädiktor für die Vorhersage, welcher der Probanden zu einem späteren Zeitpunkt der Längsschnittstudie selbst ein Alkoholproblem entwickelten. Im Verhalten äußert sich dies so, dass die Betroffenen bereits bei ihren ersten Trinkversuchen mehr vertrugen als ihre Gleichaltrigen, beziehungsweise schneller über die unangenehmen Wirkungen hinwegkamen. Dadurch sind diese Probanden besonders missbrauchsgefährdet und steigern ihre Trinkmengen schneller als die nichtauffälligen Probanden.

Persönlichkeit. Tendieren bestimmte Persönlichkeiten besonders zur Aufnahme von Drogenkonsum? Diese Frage hat jahrzehntelang die Überlegungen zur Entstehung von Abhängigkeit bestimmt (vgl. Sher et al., 1999). Konsistent ließe sich aber nur erhöhter Neurotizismus, insbesondere aber erhöhte Impulsivität im Vergleich zu Kontrollgruppen darstellen. Speziell die erhöhte Impulsivität, die wiederum hoch unter anderem mit den Persönlichkeitsdimensionen „novelty seeking" und „sensation seeking" zusammenhängt, beschreibt bereits in der Adoleszenz Individuen mit erhöhtem Risiko für Alkohol- und Drogenkonsum und auch für die Entwicklung von riskanten Konsumgewohnheiten. Diese Merkmale sind Bestandteile eines „externalisierenden" Verhaltensstils, gehen häufig mit Aggressivität, sozialen Störungen, schlechten Schulleistungen und insbesondere dem Gebrauch verschiedener Substanzen einher. Sie sind bei Jungen häufiger als bei Mädchen und auch mit dem Risiko einer späteren antisozialen Persönlichkeitsstörungen verbunden. Solche Merkmale wirken zunächst recht heterogen und unspezifisch. Ihre Gemeinsamkeit scheint lediglich darin zu bestehen, dass sie Indikatoren für Schwierigkeiten in sozialen Interaktionen oder relativ uniformen Anforderungssituationen wie der Anpassung an schulische Anforderungen darstellen. Steele et al. (1995) erfassten bei Jugendlichen im Alter von circa 13 Jahren sowohl externalisierendes Verhalten (conduct disorder) wie auch internalisierendes Verhalten (anxiety-withdrawal). Nur externalisierendes Verhalten war mit späterem Drogengebrauch verbunden. „Internalisierende" Verhaltenstendenzen, also eher ängstliches, gehemmtes und scheues Verhalten verminderte dagegen das Risiko für den Drogengebrauch.

Temperament. Mit dem Nachweis, dass auch Tiere abhängig werden können und dass dafür überwiegend Manipulationen der Konsumumstände ausschlaggebend waren, wurden viele differenzierte Überlegungen zur „Suchtpersönlichkeit" obsolet. Andererseits ist auch im Tierversuch das Risiko einer Suchtentwicklung bei Populationen, die verhaltensgenetisch im Sinne von Aktivitäts- und Temperamentvariablen differenzierbar sind, sehr unterschiedlich ausgeprägt. Für die Suche nach Zusammenhängen zwischen Drogenkonsum und Temperament ist das System von Cloninger (zum Beispiel Cloninger et al. 1993) wichtig geworden. Temperamentvariablen beschreiben grundlegende affektive Unterschiede in der Reaktionsweise auf Anforderungen und Anreize der Umwelt, sollen von der Kindheit bis ins Erwachsenenalter stabil und in ihrer Ausprägung zu 50% genetisch bedingt sein. Charaktervariablen bilden dagegen den Bereich der Werte, Ziele und Gewohnheiten ab, die geplantes Handeln bestimmen und der Selbstbeschreibung zugänglich sind. Hier ist der Einfluss von Vererbung nur gering, der Einfluss von soziokulturellen Erfahrungen und auch der eigenen Lerngeschichte stark, so dass Charaktervariablen in der Entwicklung starke Veränderungen durchlaufen. Extreme Ausprägungen beziehungsweise nicht funktionale Konstellationen von Temperament- und Charakterkomponenten erhöhen das Risiko für unterschiedliche psychische Störungen. In nichtklinischen Stichproben beschreiben sich Konsumenten von Tabak, Alkohol und Marihuana in diesem Instrument als weniger ängstlich, weniger belohnungsabhängig und stärker anreizsuchend als Nichtkonsumenten. Dies gilt sowohl im Erwachsenenalter wie in der Adoleszenz (zum Beispiel Wills et al. 1994). Übereinstimmend sind Persönlichkeitszüge aus dem Komplex „Sensation Seeking", „Novelty Seeking" oder „Impulsivität" mit einem höheren Risiko des Konsums von Alkohol, Tabak und anderen Drogen, wie auch mit devianten Verhaltenstendenzen assoziiert.

AUSBLICK

In den letzten Jahren ist die Fachöffentlichkeit vermehrt auf die hohe Prävalenz von Menschen mit gesundheitsgefährdendem Konsum von Alkohol und Tabak in verschiedenen Bereichen der Medizin aufmerksam geworden. Wir erleben gegenwärtig eine Zunahme der Bemühungen um die Entwicklung praktikabler und effizienter Interventionen zur Reduktion des riskanten Substanzkonsums in der Bevölkerung. Solche Maßnahmen sollten speziell im Vorfeld von Abhängigkeit und Missbrauch gesamtgesellschaftlich gesehen effizienter sein als die Intensivierung der Interventionen bei manifester Abhängigkeit. Offensichtlich gibt es aber viele Wege, die zu experimentellem Konsum, zu regelmäßigem und zu abhängigem Konsum führen. Die Endstrecke der Abhängigkeit entsprechend den Kriterien der diagnostischen Manuale ist dabei wesentlich durch die Aufrechterhaltung eines Alkohol- beziehungsweise Nikotinspiegels bestimmt und deshalb vergleichsweise einheitlich ausgestaltet. In den frühen Stadien können jedoch ganz unterschiedliche Bedingungen und Lernprozesse in der Herausbildung bestimmter Konsumgewohnheiten zusammenwirken. Diese Prozesse sind in der Umsetzung aller bekannten Risikofaktoren wirksam, von Faktoren wie der

Verfügbarkeit einer Substanz über genetische Belastungen bis zu den Auswirkungen schlechter familiärer Lebensbedingungen. Angesichts der Fülle bekannter Risikofaktoren und den unterschiedlichen Prozessen bei deren Umsetzung ist ein umfassendes Modell der Entstehung von gesundheitsgefährdenden Konsumgewohnheiten notwendigerweise sehr komplex. Die Qualität und die Wirksamkeit der Interventionen in diesem Bereich wird jedoch davon abhängen, ob das zugrundegelegte Modell des dysfunktionalen Substanzkonsums zutreffend ist. Deshalb ist es unerlässlich, das Ineinandergreifen der vielfältigen Bedingungen des nicht abhängigen, aber riskanten Rauchens und Trinkens verstärkt aufzuklären.

LITERATUR

Altman, J., Everitt, B.J., Glautier, S., Markou, A. (1996). The biological, social and clinical bases of drug addiction: Commentary and debate. Psychopharmacology, 125, 285-345

Babor, T.F., Hofmann, M., del Boca, F.K., Hesselbrock, V., Meyer, R.E., Dolinsky, Z.S., Rounsaville, B. (1992). Types of alcoholics, I. evidence for an empirically derived typology based on indicators of vulnerability and severity. Archives of General Psychiatry, 49, 599-608

Bohn, M.J., Meyer, R.E. (1994). Typologies of addiction. In M. Galanter, H. D. Kleber (Eds.), Textbook of substance abuse treatment. (pp. 11-24). Washington, American Psychiatric Press

Brown, S.A. (1993). Drug effect expectancies and addictive behavior change. Experimental and Clinical Psychopharmacology, 1, 55-67

Cloninger, C.R., Svrakic, D.M., Przybeck, T.R. (1993). A psychobiological model of temperament and character. Archives of General Psychiatry, 50, 975-990

Collins, R. L., Bradizza, C. M. (2001). Social and cognitive learning processes. In: N. Heather, T. J. Peters, T. Stockwell, International handbook of alcohol dependence and problems. Chichester, Wiley

Earleywine, M., Erblich, J. (1996). A confirmed factor structure for the Biphasic Alcohol Effects Scale. Experimental and Clinical Psychopharmacology, 4, 107-113

Eliany, M., Giesbrecht, N., Nelson, M., Wellman, B. and Wortley, S. (1992). Alcohol and other drug use by Canadians: A national alcohol and other drugs survey (1989) Technical Report. Ottawa, Health and Welfare Canada

Fillmore, M.T., Vogel, S.M. (1995). Expectancies about alcohol-induced motor impairment predict individual differences in responses to alcohol and placebo. Journal of Studies on Alcohol, 56, 90-98

Goldman, M., Del Boca, F., Darkes, J. (1999). Alcohol expectancy theory: The application of cognitive neuroscience. In: K. E. Leonard and H. T. Blane (Eds.), Psychological theories of drinking and alcoholism. New York, The Guilford Press

Hyman, S.E. (1994). Why does the brain prefer opium to broccoli? Harvard Review of Psychiatry, 2, 43-46

Josephs, R.A., Steele, C.M. (1990). The two faces of alcohol myopia: Attentional mediation of psychologcial stress. Journal of Abnormal Psychology, 99, 115-126

Kraus, L., Augustin, R. (2002). Repräsentativerhebung zum Gebrauch psychoaktiver Substanzen bei Erwachsenen in Deutschland 2000[Sonderheft]. Sucht, 47, 1

Martin, K. A., Leary, M. R. (2001). Self-presentational determinants of health risk behavior among college freshmen. Psychology and Health, 16, 17-27

McGue, M. (1999). Behavioral genetic models of alcoholism and drinking. In: K. E. Leonard and H. T. Blane (Eds.), Psychological theories of drinking and alcoholism. New York, The Guilford Press

Newlin, D.B., Thomson, J.B. (1990). Alcohol challenge with sons of alcoholics: A critical review and analysis. Psychological Bulletin, 108, 383-402

Parrott, A. C. (1999). Does cigarette smoking cause stress? American Psychologist, 54, 817-820

Sayette, M.A. (1993). An appraisal-disruption model of alcohol's effects on stress responses in social drinkers. Psychological Bulletin, 114, 459-476

Schuckit, M.A. (1994). A clinical model of genetic influences in alcohol dependence. Journal of Studies on Alcohol, 55, 5-17

Sher, K. J., Trull, T. J., Bartholow, B. D., Vieth, A. (1999). Personality and alcoholism: Issues, methods, and etiological processes. In: K. E. Leonard and H. T. Blane (Eds.), Psychological theories of drinking and alcoholism. New York, The Guilford Press

Spencer, R. L., McEwen, B. S. (1990). Adaptation of the hypothalamic-pituitary-adrenal axis to chronic ethanol stress. Neuroendocrinology, 52, 481-489

Steele, R.G., Forehand, R., Armistead, L., Brody, G. (1995). Predicting alcohol and drug use in early adulthood: The role of internalizing and externalizing behavior problems in early adolescence. American Journal of Orthopsychiatry, 65, 380-388

Vogel-Sprott, M. (1992). Alcohol tolerance and social drinking: Learning the consequences. New York, The Guilford Press

Wills, T.A., Vaccaro, D., McNamara, G. (1994). Novelty seeking, risk taking, and related constructs as predictrs of adolescent substance use: An application of Cloninger's theory. Journal of Substance Abuse, 6, 1-20

Wolffgramm, J. (1996). Die Bedeutung der Grundlagenforschung für die Behandlung von Abhängigen. In: K. Mann (Hrsg.), Sucht. Grundlagen, Diagnostik, Therapie (pp. 3-18). Stuttgart, Fischer Verlag

Tabakrauchen und riskanter Alkoholkonsum: die größten vermeidbaren Gesundheitsrisiken

Ulrich John, Ulfert Hapke, Hans-Jürgen Rumpf,
Christian Meyer, Anja Schumann, Monika Hanke,
Wolfgang Hannöver, Jochen-René Thyrian

Das Ziel dieses Beitrages ist, Gesundheitsrisiken von Tabakrauchen und riskantem Alkoholkonsum aufzuzeigen, wie sie aus unterschiedlichen Forschungsfeldern hervorgehen. Es werden ausgewählte Resultate zu Rauchen und Alkoholkonsum, zu ihren Synergien und zu tabak- und alkohol-attributabler Mortalidität und Morbidität, einschließlich Untersuchungen in Einrichtungen der medizinischen Versorgung dargestellt. Am Ende folgt ein Fazit für die Gesundheitsversorgung.

TABAKRAUCHEN UND ALKOHOLKONSUM ALS EINZELNE VERHALTENSWEISEN

Deutschland ist ein Hochkonsumland, was Tabak und Alkohol betrifft (Junge, 2001; Meyer, John, 2001). Tabakrauchen ist ein besonders verbreitetes Verhalten. Seit dem Jahr 1993 stieg die Zahl verkaufter Zigaretten pro Kopf der Bevölkerung in Deutschland von 1578 auf 1770 Zigaretten im Jahr 1999 an (Junge, 2001). Im Jahr 1999 bezeichneten sich 22,2% der Frauen und 34,7% der Männer im Alter ab 15 Jahren als Raucher (vgl. Junge, 2001). Unter 15- bis 20-Jährigen gaben bereits 27,9% an, zu rauchen (Statistisches Bundesamt, 2001b). Von erwachsenen Frauen sind 22,4% gegenwärtige, 11,4% frühere Raucherinnen, von den Männern 36,7% gegenwärtige und 24,0% frühere Raucher gemäß der Bevölkerungsbefragung im Mikrozensus, der die repräsentativste Stichprobe in Deutschland für diese Zwecke bereitstellt (John, Hanke, 2001). Ein Beispiel für gesundheitlich besonders kritisches Verhalten bildet das Tabakrauchen während und nach der Schwangerschaft. Während der Schwangerschaft beenden von den Raucherinnen nach bisherigen Daten lediglich 39% den Tabakkonsum. Von ihnen nehmen 70% innerhalb eines Jahres nach der Entbindung ihre Rauchgewohnheit wieder auf (Fingerhut, Kleinman, Kendrick, 1990).

Tabakrauchen ist generell gesundheitsschädlich. Gesundheitsstörungen aufgrund von Tabakrauchen sind alle Erkrankungen, für die aus epidemiologischen Befunden ein erhöhtes Todesrisiko (attributables Risiko) im Vergleich zu Nichtrauchern gilt. Bei mindestens 371 Einzelerkrankungen oder Todesursachen ist das der Fall. Für den überwiegenden Teil der Erkrankungsgruppen ist ein ursächlicher Zusammenhang bekannt (Doll, 1999). Tabakrauchen hat von allen gesundheitsschädlichen Verhaltensweisen das höchste attributable Mortalitätsrisiko (McGinnis, Foege, 1999). Raucher neigen insgesamt stärker auch zu anderen gesundheitsabträglichem Verhalten als Nichtraucher (Schumann, Hapke, Rumpf, Meyer, John, 2000). Das Nikotin trägt zu den Gesundheitsschädigungen durch Gewöhnung und Abhängigkeit bei. Die Nikotinabhängigkeit ist in den internationalen Krankheitsklassifikationssystemen ICD-10 und DSM-IV als Krankheit definiert (Dilling, Mombour, Schmidt, 1991; Saß, Wittchen, Zaudig, 1998). Ein Beispiel für weitere Schädigungen bilden Kinder von Müttern, die während der Schwangerschaft rauchten. Sie wiegen weniger, sind kleiner und tragen ein höheres Risiko für Frühgeburten als Kinder, deren Mütter während der Schwangerschaft nicht rauchten (Voigt, 2001).

Deutschland zählt zu den Ländern mit dem höchsten Pro-Kopf-Verbrauch an reinem Alkohol (Meyer, John, 2002). Er betrug 10,5 Liter im Jahr 2000. Dabei ist zu berücksichtigen, dass in diesen Durchschnittswert auch alle Kinder und alten Menschen eingehen. Im Gegensatz zu Deutschland zeigen Länder, die eine Tradition mit erheblichen sozialpolitischen Anstrengungen zur Gesundheit der Bevölkerung aufweisen, die geringsten Pro-Kopf-Verbrauchszahlen, selbst unter Berücksichtigung von möglicherweise illegal hergestelltem Alkohol. Dazu zählen Norwegen und Schweden. In Norwegen betrug der Pro-Kopf-Verbrauch 4,3 und in Schweden 4,9 Liter Reinalkohol im Jahr 2000 (Meyer, John, 2002). Insgesamt sind diese Verbrauchszahlen nützlich, wenn es um eine Einschätzung der gesundheitlichen Belastung der Bevölkerung durch Alkoholkonsum geht. Bei Fragen nach Problemgruppen helfen individuelle Konsummengen weiter (Tabelle 1). So ist ein Gesundheitsschaden anzunehmen, wenn Frauen mehr als 20 Gramm, entsprechend etwa einem Viertel Liter Wein, und Männer mehr als 30 Gramm Reinalkohol pro Tag trinken, entsprechend etwa einem dreiviertel Liter Bier (Bühringer et al., 2000). Bei riskantem, gefährlichem oder hohem Konsum belegen Befunde erhöhte Risiken für 250 Erkrankungen und Todesursachen und zusätzlich circa 80 Unfälle oder Verletzungen (John, Hapke, Rumpf, Meyer, Bischof, 2001). Alkoholabhängigkeit und -missbrauch bilden zwei dieser Erkrankungen, sie sind definiert in den internationalen Klassifikationen der Erkrankungen (Dilling et al., 1991; Saß et al., 1998). In einer Stichprobe 18- bis 59-jähriger Erwachsener in Deutschland fanden sich 10,9% der Frauen sowie 21,5% der Männer mit einem riskanten, gefährlichen oder hohen Konsum (Kraus, Augustin, 2001).

Tabelle 1   Arten des Alkoholkonsums und Trinkmengen

	Frauen		Männer	
	Reinalkohol (Gramm/ Tag)	Wein (Liter, gerundet)	Reinalkohol (Gramm/ Tag)	Bier (Liter, gerundet)
Risikoarm	≤ 20	< 0,25	≤ 30	≤ 0,75
Riskant	21 – 40	0,25 – < 0,50	31 – 60	0,76 – 1,50
Gefährlich	41 – 80	0,50 – 0,90	61 – 120	1,51 – 3,00
Hoch	> 80	> 0,90	> 120	> 3,00

Aussagen über das Ausmaß von Alkoholmissbrauch und -abhängigkeit sowie riskanten, gefährlichen und schädlichen Alkoholkonsum in einer Bevölkerung zeigen eine Tendenz zur Unterschätzung. Denn bei Probanden, die das Problemverhalten aufweisen, lassen sich in repräsentativen Bevölkerungsstudien überzufällig häufig entweder die Nichtteilnahme oder, wenn sie teilnehmen, Leugnungsmechanismen erwarten. Studien, die sich auf das ganze Bundesgebiet erstrecken, sind einerseits der Bundes-Gesundheitssurvey (Bellach, Knopf, Thefeld, 1998), zum anderen Untersuchungen des Institutes für Therapieforschung in München (Kraus, Bauernfeind, Bühringer, 1998; Kraus, Augustin, 2001), die sich besonders für die Schätzung von Trends eignen. Die Ergebnisse zeigen bei 11,5% der befragten Männer und bei 4% der Frauen eine Alkoholproblematik im Leben gemäß einem Screening-Fragebogen (Kraus et al., 1998).

Prävalenzen von riskantem Alkoholtrinken, Alkoholmissbrauch und -abhängigkeit sind in der medizinischer Versorgung höher als in der Allgemeinbevölkerung. So betrieben rund 4% der Patienten eines Allgemein-

krankenhauses einen Alkoholmissbrauch, rund 12% waren Alkoholabhängige und rund 3% waren Alkoholabhängige in Remission, das heißt
bei ihnen lag diese Krankheit mehr als ein Jahr zurück (John, Hapke,
Rumpf, Hill, Dilling, 1996; John, Rumpf, Hapke, 1999). In Allgemeinarztpraxen betrieben rund 4% einen Alkoholmissbrauch, etwas mehr als
7% waren Alkoholabhängige, und rund 5% waren remittierte Alkoholabhängige (Hill, Rumpf, Hapke, Driessen, John, 1998).

SYNERGIEN

Mehrere Arten wissenschaftlicher Evidenz zeigen, dass Tabakrauchen
und riskanter Alkoholkonsum Synergien bilden und kombiniert zu besonders schweren Erkrankungen führen (John, Hill, Rumpf, Hapke,
Meyer, 2003). Im Folgenden finden sich Befunde aus der Grundlagenforschung über wechselseitige Wirkungen beider Substanzen, über Sy-
nergie-Effekte bei einzelnen Erkrankungen, über die Häufigkeit des
Rauchens bei Alkoholabhängigen in speziellen Therapieeinrichtungen
der Alkoholkrankentherapie sowie Befunde aus Bevölkerungsuntersu-
chungen.
Verschiedene Mechanismen tragen zur Interdependenz von Tabak und
Alkohol bei (Zacny, 1990). Mehrjähriger Tabakkonsum kann zu einer
Toleranz gegenüber dem Alkoholkonsum führen, kann die Alkoholver-
stoffwechselung steigern und umgekehrt (Henningfield, Heishman,
1995; Collins, Burch, DeFiebre, Marks, 1988). Aversive, sedierende und
stimulierende Effekte der einen Substanz können durch die andere verstärkt werden. Alkoholkonsum erhöht den Drang zu rauchen (Burton,
Tiffany, 1997). Alkoholkonsum oder das damit zusammenhängende Erleben kann als konditionierter Reiz im Sinne der klassischen Konditio-
nierung für das Verlangen nach Tabak dienen und umgekehrt (Burton,
Tiffany, 1997). Alkoholabhängigkeit ist ein Prädiktor für das Verlangen
nach Zigaretten (Gulliver et al., 1995) und wird mit steigenden Mengen
gerauchten Tabaks wahrscheinlicher (Henningfield, Chait, Griffiths,
1984).
Ein Synergieeffekt ist für die Wirkungen des Rauchens und des Alkoholkonsums sowie für die Entstehung von Erkrankungen bekannt, besonders für Krebserkrankungen des oberen Verdauungstraktes (Rothman, Keller, 1972; Tuyns, 1979): Das Erkrankungsrisiko bei Tabakrau-

chen und gleichzeitig riskantem Alkoholkonsum ist höher, als es durch eine additive Wirkung erklärbar wäre (Castellsagué et al., 1999). Es besteht ein dosisabhängiger und multiplikativer Effekt. Castellsagué et al. (1999) prüften in Fall-Kontroll-Studien die Wahrscheinlichkeit des Auftretens von Plattenepithel-Karzinomen des Ösophagus. Bei Männern stieg das Risiko von 1 auf das 4,9fache mit der Zahl täglich gerauchter Zigaretten von 0 bis 24 sowie von 1 auf das 8,9fache mit der täglichen Trinkmenge reinen Alkohols von 0 bis über 150 ml an. In der Gruppe der Personen mit dem gleichzeitig höchsten Tabak- und Alkoholkonsum ergab sich jedoch das 55,3fache (Abbildung 1). Die Dosis-Wirkungsbeziehung zeigt sich auch in der Zahl der Jahre des Konsums: Je länger die Patienten geraucht und Alkohol getrunken hatten, desto mehr stieg die Wahrscheinlichkeit für das Ösophagus-Karzinom an (Castellsagué et al., 1999).

Abbildung 1: Relative Risiken für Ösophagus-Karzinome bei einzelnen Kombinationen von Tabakrauchen und Alkoholkonsum, Männer (n=2002)

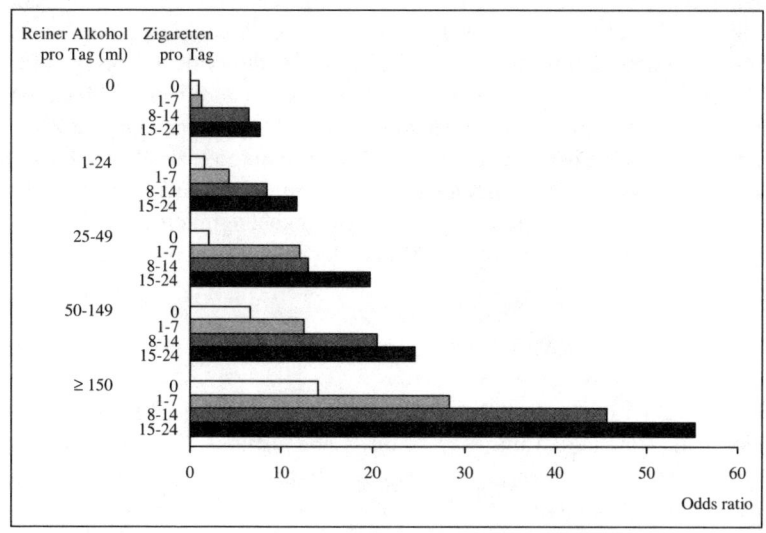

Kohortenstudien von Alkoholabhängigen nach Behandlung zeigen sowohl eine erhöhte Gesamtmortalität als auch eine erhöhte tabak- und alkoholattributable Mortalität (vgl. Miller, Gold, 1998). Gegenwärtige Raucher und Nikotinabhängige weisen mehr alkoholbezogene Probleme auf als Nichtraucher (Daeppen et al., 2000). Unter Rauchern wurde die Rate der Alkoholabhängigen mit 30% höher geschätzt als unter Nichtrauchern (Miller, 1999). Aus Therapieeinrichtungen für Alkoholabhängige sind Raucherraten von mehr als 80% der Patienten bekannt (zum Beispiel Batel, Pessione, Maitre, Rueff, 1995). Nikotinabhängigkeit ist bei Alkoholabhängigen schwerer ausgeprägt als bei Nichtabhängigen (Marks, Hill, Pomerleau, Mudd, Blow, 1997). Eine Koabhängigkeit von beiden Substanzen lässt sich als besonders hoher Grad von Abhängigkeit interpretieren.

Wenig Bevölkerungsdaten existieren über die Komorbidität von Alkoholrisikokonsum und Rauchen. Alkoholkonsum ist ausgeprägter unter gegenwärtigen sowie früheren Rauchern als unter Nichtrauchern (Carmody, Brischetter, Matarazzo, 1988). In einer Bevölkerungsstichprobe waren 2% gleichzeitig von Zigaretten und Alkohol abhängig (Kandel, Huang, Davies, 2001). Unter nikotinabhängigen ebenso wie unter nicht nikotinabhängigen Rauchern gibt es mehr Alkoholabhängige als unter Nichtrauchern. Odds ratios von 2,7 (Konfidenzintervall: 1,8 bis 4,0) für abhängige und 2,1 (Konfidenzintervall: 1,4 bis 3,2) für nichtabhängige Raucher wurden unter Personen einer Health Maintenance Organisation gefunden. Es handelte sich ausschließlich um junge Erwachsene (Breslau, 1995). Alkoholstörungen (Alkoholabhängigkeit oder -missbrauch) können die Wahrscheinlichkeit einer Tabakabhängigkeit über die Entwicklungsperspektive hinweg erhöhen (Jackson, Sher, Wood, 2000).

MORTALITÄT UND MORBIDITÄT

Grobe Näherungen der tabak- und akohol-attributablen Mortalität basieren auf Raten von Lungenkrebs und Leberzirrhose, Erkrankungen also, die einen besonders engen Zusammenhang mit dem entsprechenden gesundheitsriskantem Verhalten aufweisen. Für Vergleiche zwischen Ländern wurde die tabak-attributable Mortalität über diese Todesursachen geschätzt (Peto, Lopez, Boreham, Thun, Heath, 1994). Als präzisere Methode hat sich die Berechnung nach einem Verfahren der Centers for Disease Control in den USA erwiesen. Danach wird die tabak- und alkohol-attributable Morbidität und Mortalität auf Grund von drei Informationsquellen berechnet: Erstens werden Daten über relative Mortalitätsrisiken bei Rauchern und riskanten Alkoholkonsumenten aufgrund von großen Bevölkerungsstichproben im Längsschnitt bestimmt. Zweitens werden die so erhobenen relativen Risiken mit der Zahl der Verstorbenen pro Todesursache sowie drittens der Häufigkeit von Rauchen und riskantem Alkoholkonsum in der Bevölkerung in Beziehung gesetzt. Dieses Verfahren lässt sich neben den Todesursachen (Statistisches Bundesamt, 2002) auch auf Erkrankungsfälle anwenden, etwa wenn die Krankenhausdiagnosestatistik zugrunde gelegt wird (Statistisches Bundesamt, 2001a; Hanke, John, eingereicht). Die relativen Todesrisiken für gegenwärtige und frühere Raucher sowie riskante Alkoholkonsumenten stammen aus einer Kohortenstudie in den USA (Cancer Prevention Study; Garfinkel, Heath, 1992; vgl.Thun, Apicella, Henley, 2000). In ihr war das gesundheitsriskante Verhalten in einer Erstuntersuchung beschrieben und mit den Todesfällen nach zwölf Jahren in Beziehung gesetzt worden. Eine solche Untersuchung erfordert eine besonders umfangreiche Stichprobe, um auch seltene Erkrankungen einbeziehen zu können. Die Stichprobe der Cancer Prevention Study in den USA ist besonders adäquat, weil sie über eine Million Probanden enthält. Für die Bestimmung der tabak- und alkohol-attributablen Mortalität und Morbidität in Deutschland werden die Todesursachenstatistik (Statistisches Bundesamt, 2002; vgl. John, Hanke, 2002b) sowie für Erkrankungsraten die Krankenhausdiagnosestatistik genutzt (Statistisches Bundesamt, 2001a). Tabakrauchen und Alkoholrisikokonsum koagieren als wahrscheinliche Ursachenfaktoren in mehr als 130 Todesursachen (John, Hanke, in Druck-b). Die tabak- oder alkoholattributable Mortalität beträgt 10,4% bei Frauen und 30,0% bei Männern, insgesamt 19,5%, das heißt 167.845 von allen Todesfällen im Jahr 1997 (John, Hanke, 2002b; vgl. John, Hanke, 2002a). Sie setzt sich aus drei Gruppen von Todesursachen zusammen: ausschließlich alkohol-attributable, ausschließlich tabak-attributable Todesursachen und sowohl tabak- als auch alkohol-attributable Todesursachen (Abbildung 2; vgl. John, Hanke, in Druck-a).

Abbildung 2   Tabakrauch- und alkoholattributable Mortalität
Deutschland, 1997 (John, Hanke, 2002b)

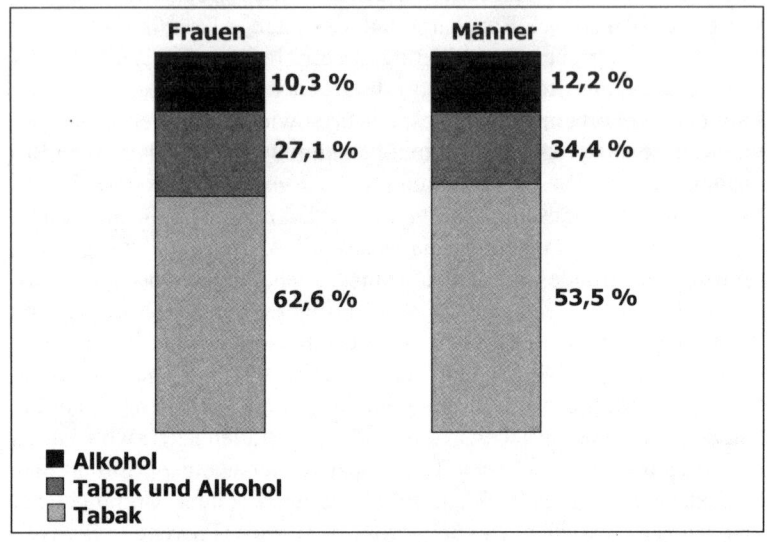

Befunde zu gleichzeitigem Alkohol- und Tabakkonsum in Bevölke-
rungsuntersuchungen, die für Deutschland repräsentativ sind, liegen
nicht vor. Eine repräsentative Studie bei Erwachsenen in Norddeutschland zeigt, dass von denjenigen, die als Alkoholabhängige diagnostiziert
worden waren, 77,5% Raucher waren (John et al., 2003). Diese Ergebnisse deuten daraufhin, dass die extrem hohen Raucherraten unter Alkoholabhängigen in Therapieeinrichtungen nicht auf die Selektion der
Patienten zurückzuführen sind, sondern dass sie ein Phänomen bilden,
das offenbar mit Alkoholabhängigkeit per se verknüpft ist.
Eine Studie aus Allgemeinarztpraxen zeigt, dass unter den Patienten im
Alter von 18 bis 64 Jahren mit einem Alkoholmissbrauch 52,2% und unter den gegenwärtig Alkoholabhängigen 67,8% täglich Zigaretten
rauchten im Vergleich zu 33,7% unter denen, die keinerlei Alkoholauf-
fälligkeit zeigten (John et al., 2003). Im Allgemeinkrankenhaus betru-
gen die entsprechenden Raten 69,2% für Alkoholmissbraucher sowie
81,3% für gegenwärtig Alkoholabhängige. Die Wahrscheinlichkeit der
Diagnose einer gegenwärtigen Alkoholabhängigkeit stieg mit der Zahl
der täglichen Zigaretten.

BERÜCKSICHTIGUNG VON TABAKRAUCHEN UND RISKANTEM ALKOHOLKONSUM IN DER MEDIZINISCHEN UND GESUNDHEITLICHEN VERSORGUNG

Die Evidenz macht deutlich, dass Tabakrauchen und riskanter, gefährlicher und hoher Alkoholkonsum, Alkoholmissbrauch und -abhängigkeit auf alle Fälle in der medizinischen und gesundheitlichen Versorgung der Bevölkerung Berücksichtigung finden sollten. Entdeckung und Kurzintervention sind leicht durchführbar (John et al., 2001; John et al., 2002). Ein kostengünstiger Beitrag zur Sekundärprävention tabak- und alkoholattributabler Erkrankungen und Todesfälle ist dadurch zu erwarten. Die wissenschaftliche Evidenz zeigt, dass ärztlicher Rat, kombiniert mit Informationsmaterial, besonders wirksam sein kann. Ärztlicher Rat führt zu einer erhöhten Rate an Rauchern, die einen Stopp-Versuch unternehmen (Kreuter, Chheda, Bull, 2000). Ärztlicher Rat und Beratung führen zu einer Reduktion riskanten gefährlichen oder hohen Alkoholkonsums bei nicht alkoholabhängigen Patienten (Wutzke, Conigrave, Saunders, Hall, 2002). Einfacher ärztlicher Rat zur Reduktion des Konsums, eine 15-minütige Beratung zu Problemlösungen bei Situationen mit hohem Risiko für schweres Trinken sowie eine erweiterte Beratung mit drei Sitzungen erwiesen sich als erfolgreich (Wutzke et al., 2002). Die Sitzungen umfassten unter anderem Rückmeldungen über Laborwerte und ein Trinktagebuch. Der Zeitaufwand für die drei Sitzungen der erweiterten Beratung blieb bei 60 Minuten. Nach neun Monaten zeigten Patienten aus Allgemeinarztpraxen und anderen ambulanten medizinischen Einrichtungen, die zur Zeit der Intervention durchschnittlich 180 Gramm (Frauen) beziehungsweise 300 Gramm Reinalkohol pro Woche (Männer) getrunken und eine der drei Interventionen erhalten hatten, eine höhere Rate derer, die nunmehr unterhalb der Trinkgrenzen blieben (Wutzke et al., 2002). Zwar ließen sich diese Effekte zehn Jahre nach der Intervention nicht mehr nachweisen. Die wenig aufwändigen Kurzinterventionen können aber zu einer Reduktion von Krankheitsrisiken durch Verringerung von Konsummengen führen. Die Kurzinterventionen sollten in zeitlichen Abständen wiederholt oder durch weitere Beratungselemente ergänzt werden. Eine randomisierte Kontrollgruppenstudie zeigt, dass auch sehr einfache Mittel, wie eine Papierunterlage auf dem Schreibtisch des Arztes mit Hinweisen zum Beenden des Rauchens, die Beratungshäufigkeit fördern kann (McEwen, Preston, West, 2002).

Der Einführung der einfach zu erbringenden Leistungen stehen bisher noch Hemmnisse entgegen. Zum Teil sind sie unabhängig von dem Gesundheitsversorgungssystem, zum Beispiel ob die finanzielle Abrechnung nach medizinischen Einzelleistungen oder nach einem anderen Modus erfolgt. Aus der Sicht der Ärztinnen und Ärzte, die tabak- und alkoholbezogene Screenings und Kurzinterventionen, etwa ärztliche Ratschläge oder Kurzberatungen, erbringen sollten, sind die Zeitknappheit, das von ihnen erlebte Desinteresse der Patienten und der Mangel an Beratungskompetenz hervorzuheben (vgl. Elder, Ayala, Harris, 1999).

Ärzte in Island, Norwegen, Schweden und Finnland, die national repräsentativ befragt worden waren (2139 Antworter von 3175 befragten Ärzten) gaben an, circa 90% der Raucher unter den Patienten mit tabakrauch-assoziierten Symptomen, aber nur circa 30% der rauchenden Patienten ohne solche Symptome zu beraten. Je nach Land gaben 50 bis 60% der Ärzte an, die Befragung der Patienten sei zu zeitaufwändig, 23–33% nannten Mangel an Wissen zur Raucherberatung, 12–29% empfanden die Beratung nicht als Teil ihrer Tätigkeit, 15- bis 41% fühlten sich unwohl bei der Aufgabe, die Rauchgewohnheiten mit dem Patienten zu besprechen, 65–91% stimmten teilweise oder vollständig der Aussage zu, sie würden es vorziehen, die Patienten an Therapeuten zu überweisen, die auf dem Gebiet der Raucherentwöhnung spezialisiert seien. Die Ärzte zeigten eine erhebliche Aktivität ärztlichen Rates zum Rauchen: 67–76% meinten, sie würden rauchende Patienten über den Gesundheitsgewinn durch das Beenden des Rauchens aufklären (Helgason, Lund, 2002). Von 805 Allgemeinärzten in Quebec, Kanada (Teilnahmerate: 74,1% von 1086 angeschriebenen Allgemeinärzten), gaben 82,2% an, routinemäßig Tabakkonsum und 67,2% routinemäßig Alkoholkonsum unter ihren erwachsenen Patienten zu erfragen (Maheux, Haley, Rivard, Gervais, 1999). In einer Gruppe von 24 Allgemeinärzten in Dänemark, die acht Wochen lang Beratungen 18- bis 64-jähriger Patienten zur Reduktion des Alkoholkonsums nach einem Screening mit einem Fragebogen-Verfahren durchgeführt hatten, wurden folgende Hemmnisse gegenüber der Durchführung von Beratungen erlebt: 1. Die Beratung junger Patienten wurde als inadäquat und deren gefährlicher Alkoholkonsum als vorübergehend empfunden. 2. Zum Teil wurden unehrliche Antworten im Screening vermutet, die zu einer nur scheinbaren Unauffälligkeit führten. 3. Negative Reaktionen von Patienten störten, etwa vermutetes Leugnen von Trinkmengen oder Problemen. 4. Die Ärzte empfanden es als schwierig, den Patienten die erbetenen Angaben zu „entlocken" und eine compliance mit der Beratung aufzubauen. 5. Das Screening wurde als unsensible Art empfunden, bestehende Alkoholprobleme festzustellen. 6. Mangel an Zeit und 7. Mangel an Ausbildung oder Training wurden beklagt. 8. Als besonders belastend wurde empfunden, mehrmals pro Tag Beratungen durchführen zu müssen, auch wenn sie im Einzelfall zehn Minuten nicht überschritten. 9. Zugleich wurde die Dauer einer Beratung von zehn bis fünfzehn Minuten in vielen Fällen als zu kurz für die häufig komplexen Probleme erlebt. Zusammenzufassen sind die Probleme in drei Aspekten: Das im Rahmen eines WHO-Projektes durchgeführte standardisierte Screening- und Interventionsprogramm ließ sich nicht befriedigend in den alltäglichen Arbeitsablauf integrieren, die Ärzte konnten sich wegen der Standardisierung des Screenings nicht in ihrer gewohnten Weise dem Patienten zuwenden, und die Arbeitsbelastung durch das Programm war zu hoch. Dennoch hielten die Ärzte das Screening und die Kurzinterventionen für wichtige Anteile ihrer Arbeit (Beich, Gannik, Malterud, 2002). Weitgehend unbeantwortet ist die Frage, was die optimale Darreichungsform verhaltensbezogener Frühintervention sei. So sind unterschiedliche Lösungen denkbar, wie die Ausbildung von Ärzten und Durchführung durch sie selber, die Durchführung durch Assistenzpersonal in der Praxis, die Delegation der Patienten an einen Experten, der zur Beratung in die Praxis kommt oder die Überweisung der Patienten an eine Einrichtung außerhalb der Praxis. Kompetenzen und Schwerpunkte der Praxis können unter Umständen für eine Delegierung, das Potenzial des ärztlichen Vertrauensverhältnisses für die Durchführung durch den Arzt selber sprechen.

SCHLUSS

Die vorliegenden Ergebnisse zeigen eine extreme Erhöhung in der Krankheitsverursachung durch Synergieeffekte zwischen Tabakrauchen und Alkoholkonsum. Die betroffenen Menschen sind besonders häufig unter Patienten in der medizinischen Versorgung. Arztpraxen und Allgemeinkrankenhäuser eignen sich wegen der erhöhten Häufigkeit von Patienten mit Tabakrauchen oder riskantem, gefährlichem oder hohem Alkoholkonsum, Alkoholmissbrauch oder -abhängigkeit und wegen der günstigen psychologischen Situation bei Behandlung besonders für sekundärpräventive Interventionen. Rauchen und Alkoholkonsum lassen sich auch in der diagnostischen Routine leicht erfragen. Häufig befürchtete Leugnungstendenzen unter den Patienten sind wenig bedeutsam, insbesondere bei dem Rauchen (Vartiainen, Seppala, Lillsunde, Puska, 2002). Insgesamt liegen zu Erkennung und Beratung in Arztpraxen und Allgemeinkrankenhäusern positive Erfahrungen aus Deutschland vor (Hapke, 2000; John, Rumpf, Hapke, 2000). Deshalb sollte in der medizinischen Versorgung der Bevölkerung alles daran gesetzt werden, dass verhaltensmedizinische Probleme, wie Tabakrauchen und riskanter Alkoholkonsum, in der diagnostischen und therapeutischen Routine Berücksichtigung erhalten. Die weiteren Beiträge in diesem Band zeigen wesentliche Ausschnitte aus dem vorhandenen Spektrum an Interventionen.

LITERATUR

Batel, P., Pessione, F., Maitre, C., Rueff, B. (1995). Relationship between alcohol and tobacco dependencies among alcoholics who smoke. Addiction, 90, 977-980

Beich, A., Gannik, D., Malterud, K. (2002). Screening and brief intervention for excessive alcohol use: qualitative interview study of the experiences of general practitioners. British Medical Journal, 325, 870

Bellach, B.-M., Knopf, H., Thefeld, W. (1998). Der Bundes-Gesundheitssurvey 1997/98. Das Gesundheitswesen, 60, S59-S68

Breslau, N. (1995). Psychiatric comorbidity of smoking and nicotine dependence. Behavior Genetics, 25, 95-101

Bühringer, G., Augustin, R., Bergmann, E., Bloomfield, K., Funk, W., Junge, B., Kraus, L., Merfert-Diete, C., Rumpf, H.-J., Simon, R., Töppich, J. (2000). Alkoholkonsum und alkoholbezogene Störungen in Deutschland (Vol. 128). Baden-Baden, Nomos

Burton, S. M., Tiffany, S. T. (1997). The effect of alcohol consumption on craving to smoke. Addiction, 92, 15-26

Carmody, T. P., Brischetter, C. S., Matarazzo, J. (1988). Co-occurrent use of cigarettes, alcohol and coffee in healthy, community-living men and women. Health Psychology, 4, 323-335

Castellsagué, X., Munoz, N., De Stefani, E., Victora, C. G., Castelletto, R., Rolon, P. A., Quintana, M. J. (1999). Independent and joint effects of tobacco

40

smoking and alcohol drinking on the risk of esophageal cancer in men and women. International Journal of Cancer, 82, 657-664

Collins, A., Burch, J., DeFiebre, C., Marks, M. (1988). Tolerance and cross tolerance between ethanol and nicotine. Pharmacology, Biochemistry and Behavior, 29, 365-373

Daeppen, J. B., Smith, T. L., Danko, G. P., Gordon, L., Landi, N. A., Nurnberger, J. I., Jr., Bucholz, K. K., Raimo, E., Schuckit, M. A. (2000). Clinical correlates of cigarette smoking and nicotine dependence in alcohol-dependent men and women. The Collaborative Study Group on the Genetics of Alcoholism. Alcohol and Alcoholism, 35, 171-175

Dilling, H., Mombour, W., Schmidt, M. H. (Eds.). (1991). Internationale Klassifikation psychischer Störungen ICD-10 Kapitel V (F). Klinisch diagnostische Leitlinien. Bern, Hogrefe

Doll, R. (1999). Risk from tobacco and potentials for health gain. International Journal of Tuberculosis and Lung Disease, 3, 90-99

Elder, J. P., Ayala, G. X., Harris, S. (1999). Theories and intervention approaches to health-behavior change in primary care. American Journal of Preventive Medicine, 17, 275-284

Fingerhut, L. A., Kleinman, J. C., Kendrick, J. S. (1990). Smoking before, during, and after pregnancy. American Journal of Public Health, 80, 541-544

Garfinkel, L., Heath, C. W. (1992). Cancer Prevention Study II. The American Cancer Society Prospective Study. Statistical Bulletin, 73, 21-29

Gulliver, S. B., Rohsenow, D. J., Colby, S. M., Dey, A. N., Abrams, D. B., Niaura, R. S., Monti, P. M. (1995). Interrelationship of smoking and alcohol dependence, use and urges to use. J Stud Alcohol, 56, 202-206

Hanke, M., John, U. (eingereicht). Tabak- oder alkoholattributable stationäre Behandlungen

Hapke, U. (2000). Sekundärpräventive Interventionen bei Patienten mit einer Alkoholproblematik im Allgemeinkrankenhaus: Theoretische Grundlagen und empirische Befunde. Freiburg, Lambertus

Helgason, A. R., Lund, K. E. (2002). General practitioners' perceived barriers to smoking cessation-results from four Nordic countries. Scandinavian Journal of Public Health, 30, 141-147

Henningfield, J. E., Chait, L. D., Griffiths, R. R. (1984). Effects of ethanol on cigarette smoking by volunteers without histories of alcoholism. Psychopharmacology, 82, 1-5

Henningfield, J. E., Heishman, S. J. (1995). The addictive role of nicotine in tobacco use. Psychopharmacology, 117, 11-13

Hill, A., Rumpf, H.-J., Hapke, U., Driessen, M., John, U. (1998). Prevalence of alcohol dependence and abuse in general practice. Alcoholism: Clinical and Experimental Research, 22, 935-940

Jackson, K. M., Sher, K. J., Wood, P. K. (2000). Trajectories of concurrent substance use disorders: a developmental, typological approach to comorbidity. Alcoholism: Clinical and Experimental Research, 24, 902-913

41

John, U., Hanke, M. (2001). Tabakrauch-attributable Mortalität in den deutschen Bundesländern. Das Gesundheitswesen, 63, 363-369

John, U., Hanke, M. (2002a). Alcohol-attributable mortality in a high per capita consumption country – Germany. Alcohol and Alcoholism, 37, 581-585

John, U., Hanke, M. (2002b). Tobacco smoking- and alcohol drinking-attributable cancer mortality in Germany. European Journal of Cancer Prevention, 11, 11-17

John, U., Hanke, M. (in Druck-a). Tabakrauch-attributable Todesfälle in Deutschland. In K.-O. Haustein (Hrsg.), Rauchen und Nierenerkrankungen, Rauchen und orale Gesundheit. Nürnberg, Perfusion

John, U., Hanke, M. (in Druck-b). Tobacco- and alcohol-attributable mortality and years of potential life lost in Germany. European Journal of Public Health

John, U., Hapke, U., Rumpf, H.-J., Hill, A., Dilling, H. (1996). Prävalenz und Sekundärprävention von Alkoholmißbrauch und -abhängigkeit in der medizinischen Versorgung. Baden-Baden, Nomos

John, U., Hapke, U., Rumpf, H. J., Meyer, C., Bischof, G. (2001). Suchtkranke in der somatischen Medizin. Suchttherapie, 2, 15-19

John, U., Hapke, U., Rumpf, H. J., Meyer, C., Bischof, G., Hanke, M., Schumann, A., Riedel, J., Hannöver, W., Thyrian, R., Bott, K., Michael, A. (2002). Prävention von Gesundheitsstörungen aufgrund von Tabakrauchen und Alkoholkonsum – der Beitrag zur Gesundheitsversorgung mit besonderer Berücksichtigung des Transtheoretischen Modells der Verhaltensänderung. Sucht, 48, 284-295

John, U., Hill, A., Rumpf, H. J., Hapke, U., Meyer, C. (2003). Alcohol high risk drinking, abuse and dependence among tobacco smoking medical care patients and the general population. Drug and Alcohol Dependence, 69, 189-195

John, U., Rumpf, H.-J., Hapke, U. (1999). Estimating prevalence of alcohol abuse and dependence in one general hospital – an approach to reduce sample selection bias. Alcohol and Alcoholism, 34, 786-794

John, U., Rumpf, H.-J., Hapke, U. (2000). Bevölkerungsorientierte Suchtkrankenversorgung, Individuelle Hilfen für Suchtkranke. Früh erkennen, professionell handeln, effektiv integrieren (S. 71-82). Freiburg, Lambertus

Junge, B. (2001). Tabak – Zahlen und Fakten zum Konsum. In: Deutsche Hauptstelle gegen die Suchtgefahren (Hrsg.), Jahrbuch Sucht 2002 (S. 32-62). Geesthacht, Neuland

Kandel, D. B., Huang, F. Y., Davies, M. (2001). Comorbidity between patterns of substance use dependence and psychiatric syndromes. Drug and Alcohol Dependence, 64, 233-241

Kraus, L., Augustin, R. (2001). Repräsentativerhebung zum Gebrauch psychoaktiver Substanzen bei Erwachsenen in Deutschland. Sucht, 47, S3-S86

Kraus, L., Bauernfeind, R., Bühringer, G. (1998). Epidemiologie des Drogenkonsums. Ergebnisse aus Bevölkerungssurveys 1990 bis 1996. Baden-Baden, Nomos

Kreuter, M. W., Chheda, S. G., Bull, F. C. (2000). How does physician advice influence patient behavior? Evidence for a priming effect. Archives of Family Medicine, 9, 426-433

Maheux, B., Haley, N., Rivard, M., Gervais, A. (1999). Do physicians assess lifestyle health risks during general medical examinations? A survey of general practitioners and obstetrician-gynecologists in Quebec. Canadian Medical Association Journal, 160, 1830-1834

Marks, J. L., Hill, E. M., Pomerleau, C. S., Mudd, S. A., Blow, F. C. (1997). Nicotine dependence and withdrawal in alcoholic and nonalcoholic ever- smokers. Journal of Substance Abuse Treatment, 14, 521-527

McEwen, A., Preston, A., West, R. (2002). Effect of a GP desktop resource on smoking cessation activities of general practitioners. Addiction, 97, 595-597

McGinnis, J. M., Foege, W. H. (1999). Mortality and morbidity attributable to use of addictive substances in the United States. Proceedings of the Association of American Physicians, 111, 109-118

Meyer, C., John, U. (2001). Alkohol – Zahlen und Fakten zum Konsum. In: Deutsche Hauptstelle gegen die Suchtgefahren (Hrsg.), Jahrbuch Sucht 2002, 17-31. Geesthacht, Neuland

Meyer, C., John, U. (2002). Alkohol – Zahlen und Fakten zum Konsum. In: Deutsche Hauptstelle gegen die Suchtgefahren (Hrsg.), Jahrbuch Sucht 2003. Geesthacht, Neuland

Miller, N. S. (1999). Mortality risks in alcoholism and effects of abstinence and addiction treatment. Psychiatric Clinics of North America, 22, 371-383

Miller, N. S., Gold, M. S. (1998). Comorbid cigarette and alcohol addiction: epidemiology and treatment. Journal of Addictive Diseases, 17, 55-66

Peto, R., Lopez, A. D., Boreham, J., Thun, M., Heath, C. (1994). Mortality from smokers in developed countries 1950-2000. New York, Oxford University Press

Rothman, K. J., Keller, A. Z. (1972). The effect of joint exposure to alcohol and tobacco on risc of cancer of the mouth and pharynx. Journal of Chronic Disease, 25, 711-716

Saß, H., Wittchen, H.-U., Zaudig, M. (1998). Diagnostisches und Statistisches Manual psychischer Störungen DSM-IV (2. ed.). Göttingen, Hogrefe

Schumann, A., Hapke, U., Rumpf, H.-J., Meyer, C., John, U. (2000). Gesundheitsverhalten von Rauchern – Ergebnisse der TACOS-Studie. Das Gesundheitswesen, 62, 275-281

Statistisches Bundesamt. (2001a). Gesundheitswesen, Fachserie 12, Reihe 6.2, Diagnosedaten der Krankenhauspatienten 1999. Stuttgart, Metzler-Poeschel

Statistisches Bundesamt. (2001b). Gesundheitswesen, Fachserie 12, Reihe S.3. Stuttgart, Metzler-Poeschel

Statistisches Bundesamt. (2002). Gesundheitswesen. Fachserie 12, Reihe 4, Todesursachen in Deutschland 2000. Stuttgart, Metzler-Poeschel

Thun, M. J., Apicella, L. F., Henley, S. J. (2000). Smoking vs other risk factors as the cause of smoking-attributable deaths: confounding in the courtroom. Journal of the American Medical Association, 284, 706-712

Tuyns, A. (1979). Epidemiology of alcohol and cancer. Cancer Research, 39, 2840-2843.

Vartiainen, E., Seppala, T., Lillsunde, P., Puska, P. (2002). Validation of self reported smoking by serum cotinine measurement in a community-based study. Journal of Epidemiology and Community Health, 56, 167-170

Voigt, M. (2001). Einfluss des Rauchens der Mütter in der Schwangerschaft auf den somatischen Entwicklungsstand des Neugeborenen und daraus resultierende Kosten für die Perinatalmedizin in Deutschland. Rostock, Universität Rostock

Wutzke, S. E., Conigrave, K. M., Saunders, J. B., Hall, W. D. (2002). The long-term effectiveness of brief interventions for unsafe alcohol consumption: a 10-year follow-up. Addiction, 97, 665-675

Zacny, J. P. (1990). Behavioral aspects of alcohol-tobacco interactions. In M. Galanter (Hrsg.), Recent Developments in Alcoholism (Vol. 8, S. 205-219). New York, Plenum

Zur Versorgungslage von Rauchern und Personen mit riskantem Alkoholkonsum

Gallus Bischof, Ulrich John,
Christian Meyer, Ulfert Hapke, Hans-Jürgen Rumpf

HINTERGRUND

Nachdem sich die Behandlung substanzbezogener Störungen in der Vergangenheit weitgehend auf den Bereich der Abhängigkeit konzentrierte, hat sich in der Versorgung von Menschen mit Suchtmittelproblemen in den letzten Jahren ein Wandel in Richtung von Public Health Ansätzen vollzogen, bei welchen die Verbesserung der Gesundheitslage von suchtmittelkonsumierenden Personen in den Vordergrund getreten ist. Dabei sollen Maßnahmen möglichst bereits einsetzen, bevor abhängigkeitsbezogene Probleme entstehen. Neben politischen Ansätzen mit einem Schwerpunkt auf primärpräventiver Ebene wie zum Beispiel Einflussmaßnahmen durch Steuerpolitik oder Restriktionen hinsichtlich der Werbemöglichkeiten für Suchtmittel (vgl. den Beitrag von Hüllinghorst in diesem Band) existieren auch sekundär- und tertiärpräventive Ansätze, bei denen der suchtmittelkonsumierende Mensch im Zentrum der Aufmerksamkeit steht, wobei die Erreichbarkeit der Gesamtgruppe der Suchtmittelkonsumenten nicht aus den Augen verloren werden darf. Für Interventionsansätze wird damit die Bevölkerungsbezogenheit einer Maßnahme zunehmend bedeutsam, welche die gesellschaftliche Relevanz für die Population der Konsumenten erfasst.

Die Bevölkerungsbezogenheit einer Maßnahme kann dabei anhand des Bevölkerungsimpactes bestimmt wird, welcher die Effektivität einer Maßnahme, multipliziert mit der Teilnehmerrate ausdrückt. Die Effektivität wird als Rate definiert, zum Beispiel der nach einer Behandlung abstinent lebenden Personen, welche dann mit dem Anteil teilnehmender Personen an der entsprechenden Referenzpopulation, zum Beispiel dem Anteil der erreichten Alkoholabhängigen, multipliziert wird. Würden also durch eine Intervention 10% der Alkoholabhängigen erreicht, von denen wiederum nach Behandlungsende 40% abstinent wären, so ergibt dies einen Impact von 4%. Werden mit einer Maßnahme 80% der Abhängigen erreicht, von denen aber lediglich 5% abstinent werden, so

45

ergibt dies ebenfalls einen Impact von 4%, wobei beide Interventionen sich hinsichtlich des Aufwandes und der entstehenden Kosten beträchtlich voneinander unterscheiden können (John, Rumpf et al. 2000). Aus epidemiologischer Sicht ist zur Bewertung des Versorgungsangebotes für Menschen mit substanzbezogenen Störungen zunächst zu analysieren, welche Angebote welche Personengruppen zu erreichen vermögen.

GRUNDLAGEN: EPIDEMIOLOGIE SUBSTANZBEZOGENER STÖRUNGEN

Tabak und Alkohol stellen die größten vermeidbaren Gesundheitsrisiken dar (vgl. den Beitrag von John et al. in diesem Band). Anhand epidemiologischer Daten lässt sich die Zielpopulation, also derjenige Abschnitt der Bevölkerung, der Gegenstand von Interventionsmaßnahmen sein soll, abbilden. Weiterhin kann mittels Erfassung der Inanspruchnahme von Hilfeangeboten der klassischen Suchtkrankenhilfe und der Rate unbehandelter Ausstiegsprozesse der Impact des Hilfesystems grob eingeschätzt werden. Schließlich lässt sich anhand epidemiologischer Daten abbilden, in welchen Bereichen des öffentlichen Lebens Menschen mit Suchtmittelproblemen besonders gut erreichbar sind.

In Deutschland sind nach der Einschätzung einer Expertengruppe (Bühringer, Augustin et al. 2000) auf der Grundlage einer bundesweiten Repräsentativerhebung 2,4% der Bevölkerung (entsprechend 1,6 Millionen Menschen) als alkoholabhängig anzusehen, weitere 4% (beziehungsweise 2,7 Millionen Menschen) weisen einen aktuellen Alkoholmissbrauch auf. Insgesamt betreiben auf der Grundlage zweier bundesweiter Repräsentativerhebungen zwischen 10,3 und 11,9% (5,0 bis 8,3 Millionen Bundesbürger) der Bevölkerung einen riskanten Alkoholkonsum (30-60g Alkohol/Tag bei Männern, 20-40 g Alkohol/Tag bei Frauen), zwischen 2,9 und 4,9% betreiben einen gefährlichen Alkoholkonsum (60-120 g Alkohol/Tag bei Männern, 40-80g Alkohol/Tag bei Frauen; 1,4-3,4 Millionen Bundesbürger), 0,5-0,9% betreiben schließlich einen Hochkonsum (>80 g Alkohol/Tag bei Frauen, >120 g Alkohol/Tag bei Männern; 350.000 bis 440.000 Personen). Aus den Hochrechnungen wird ersichtlich, dass Alkoholabhängige den geringsten Anteil an Personen mit gesundheitlich riskantem Alkoholkonsum darstellen, während Personen ohne eine alkoholbezogene Diagnose (Abhängigkeit oder Missbrauch) den größten Anteil an Risikokonsumenten ausmachen.

Nach den Ergebnissen der bundesweiten Repräsentativerhebung mit 8139 befragten Personen (Ausschöpfung 45,5%) sind in Deutschland 38,9% der Männer und 30,6% der Frauen als Raucher (Personen, die in den letzten 30 Tagen geraucht haben) zu bezeichnen (Kraus, Augustin 2001). Hochgerechnet auf die 18-59jährige Wohnbevölkerung entspricht dies 16,7 Millionen Rauchern (9,5 Millionen Männer und 7,2 Millionen Frauen). Davon gaben über 35% der Befragten an, im Durchschnitt täglich 20 oder mehr Zigaretten zu rauchen. Diese Gruppe wurde als starke Raucher definiert.

VERSORGUNGSLAGE

Ein Strukturmodell mit Berücksichtigung der professionellen psychosozialen und medizinisch-psychiatrischen Dienste und Einrichtungen für Menschen mit Alkoholproblemen wurde bereits 1992 von Wienberg vorgelegt. Obwohl durch die Verbreiterung der Zielpopulation im Rahmen einer Public-Health-Betrachtungsweise das Modell nur bedingt für die Beschreibung von Diensten und Einrichtungen für Menschen mit entsprechenden alkohol- oder tabakbezogenen Störungen nutzbar ist, so lassen sich aus dem Modell doch institutionelle Rahmenbedingungen für populationsbezogene Interventionen ableiten. Im Folgenden werden von daher die verschiedenen Bausteine des Modells hinsichtlich ihrer derzeitigen Relevanz für Alkohol und Nikotin diskutiert. Nach Wienberg können die vorhandenen Hilfeangebote in drei unterschiedliche Pole differenziert werden:

Angebote, die ihren Schwerpunkt auf die Person des Abhängigen legen, stellen dabei die Institutionen der „klassischen Trias" des Suchthilfesystems mit Beratungsstellen, Fachkliniken und Selbsthilfegruppen dar. Im Zentrum der Aufmerksamkeit steht dabei die Abhängigkeit, seltener auch der Missbrauch, von Alkohol, illegalen Drogen und Medikamenten, während die Behandlung der Tabakabhängigkeit hier bestenfalls als adjuvantes Angebot vorhanden ist, wenngleich sich gerade in diesem Bereich sehr hohe Prävalenzen für Nikotinkonsum finden lassen. Diese Hilfen haben weitgehend Angebotscharakter, das heißt, die Betroffenen müssen von sich aus aktiv werden und die Behandlungsangebote in Anspruch nehmen, wobei dies ein Mindestmaß an Leidensdruck und Eigeninitiative voraussetzt.

Der zweite Eckpunkt behandelt Hilfen, welche stärker das soziale Umfeld der Betroffenen fokussieren und entsprechend stärker darauf abzielen, soziale Folge- und Begleitprobleme der Abhängigkeit zu mildern. Wienberg fasst darunter neben den klassischen Angeboten der öffentlichen Sozial- und Gesundheitsdienste freie Träger mit komplementären Angeboten, aber auch die Behandlung in psychiatrischen Krankenhäusern, sowie Justizvollzug und Forensik. Dieser Bereich der psychosozialen/psychiatrischen Basisversorgung ist dadurch gekennzeichnet, dass nicht der Substanzkonsum selbst, sondern die aus ihm ableitbaren sozialen Problemlagen den Behandlungsanlass darstellen. Daraus wird ersichtlich, dass auch in diesem Bereich maßgeblich die Behandlung von Folgeproblemen der Abhängigkeit von Alkohol, illegalen Drogen oder Medikamenten im Vordergrund steht, während Nikotin keine besondere Beachtung zugeschrieben wird. Allerdings gilt auch in diesem Bereich, dass hohe Raucherraten existieren.

Den dritten Eckpunkt stellt die medizinische Basisversorgung dar, schwerpunktmäßig bestehend aus Allgemeinkrankenhaus und Allgemeinarztpraxen. Behandlungsanlass ist nicht der Substanzkonsum selbst, sondern die körperliche Störung, welche damit zum Teil in einem direkten Zusammenhang steht. In diesem Bereich ist aufgrund der hohen Inanspruchnahme durch die Allgemeinbevölkerung eine besonders gute Erreichbarkeit der Betroffenen gewährleistet (vgl. den folgenden Abschnitt). Es ist aber davon auszugehen, dass weder Raucher noch Personen mit einem riskanten Alkoholkonsum hier adäquat in Bezug auf ihren Substanzkonsum beraten oder behandelt werden.

Nach Wienberg bestehen zwischen diesen drei Säulen des Behandlungsangebotes insgesamt nur wenige Beziehungen in Form von Kooperation, während Delegation oder Konkurrenz zwischen den Angeboten verbreitet ist.

EPIDEMIOLOGIE DER INANSPRUCHNAHME

Inanspruchnahme des Suchthilfesystems
bei alkoholbezogenen Störungen

Obwohl das klassische Angebot der Suchtkrankenhilfe, insbesondere das Angebot an Entwöhnungsmaßnahmen, in Deutschland als sehr effektiv gelten kann (Süß 1995), konzentriert es sich auf die Gruppe der (meist schwer) Alkoholabhängigen, welche nach den epidemiologischen Hochrechnungen lediglich etwa 20% der Menschen mit alkoholbedingten Gesundheitsrisiken oder -schädigungen darstellt. Zugleich wurde in einer Reihe epidemiologischer Studien nachgewiesen, dass auch in der Gruppe der aktual Abhängigen nur ein kleiner Teil durch die Angebote des Suchthilfesystems erreicht wird. Die weltweit bislang größte epidemiologische Studie zu Alkoholmissbrauch und -abhängigkeit, der 1992 in den USA durchgeführte National Longitudinal Alcohol Epidemiologic Survey (NLAES) mit 42.862 befragten Erwachsenen (älter als 18 Jahre) ergab, dass innerhalb der letzten zwölf Monate vor der Befragung lediglich 9,9% der Personen mit Alkoholmissbrauch oder -abhängigkeit Kontakt zum Behandlungssystem gehabt hatten (Grant 1996). Unter Behandlungssystem wurden dabei 23 unterschiedliche Behandlungsangebote zusammengefasst: stationäre Alkohol- oder Drogen-Rehabilitationsprogramme und stationäre Abteilungen von Psychiatrischen oder Allgemeinkrankenhäusern, ambulante Einrichtungen und/oder Entgiftungseinrichtungen, Selbsthilfegruppen für Alkohol- oder Drogenprobleme, Soziale Dienste und verschiedene Gesundheitsdienste wie Psychiater, Psychologen oder Sozialarbeiter sowie Geistliche. Die Lebenszeit-Prävalenz für Inanspruchnahme therapeutischer Hilfe in der Gruppe der Alkoholmissbraucher und -abhängigen betrug 23% für Männer und 15,1% für Frauen (Dawson 1996).

Aus Deutschland liegen bislang nur wenige epidemiologische Daten zu Inanspruchnahme von Hilfen bei Personen mit alkoholbezogenen Störungen vor. Erste Ergebnisse liefert die in Lübeck und Umland durchgeführte Studie Transitions in Alcohol Consumption and Smoking (TACOS), in welcher die Kriterien für Substanzmissbrauch und -abhängigkeit computergestützt in einem persönlichen Interview mittels einer deutschen Version des Munich Composite International Diagnostic Interview (M-CIDI) (Wittchen et al., 1995), ergänzt durch Fragen zur Inanspruchnahme substanzbezogener Hilfeangebote erhoben wurden (John, 2000). Dabei wurden über eine Zufallsstichprobe von Einwohnermeldeamtdaten 4075 Erwachsene (18-64 Jahre) befragt. Die Ausschöpfungsquote betrug 70,2%. Unter Inanspruchnahme suchtspezifischer Hilfen wurde dabei Kontakte zu spezialisierten Hilfeangeboten wie Beratungsstellen, Beratungen durch Ärzte oder anderes Fachpersonal, ambulante Gruppentherapie oder Selbsthilfegruppenbesuche verstanden.

Es wurde dabei unterschieden zwischen geringfügigen (maximal drei Kontakte zu Beratungsstellen, fünf Beratungen durch einen Arzt oder zehn Selbsthilfegruppenbesuche) und darüber hinausgehenden Hilfen. Ausschließliche Entgiftungsmaßnahmen ohne Inanspruchnahme weitergehender Hilfeangebote wurden nicht als Inanspruchnahme gewertet. Von den aktual alkoholabhängigen Personen hatten 70,9% keine Kontakte zum Suchthilfesystem, jeweils 14,5% hatten geringfügige beziehungsweise darüber hinausgehende Hilfen in Anspruch genommen. Die Ergebnisse zeigen weiterhin, dass 59,5% der lifetime-Abhängigen niemals Kontakte zu suchtspezifischen Hilfen hatten, wobei dieser Wert in der Gruppe der aktual Abhängigen mit 70,9% deutlich erhöht war (Rumpf, Meyer et al. 2000). Weitere 13,7% der lifetime-Abhängigen hatten lediglich geringfügige Hilfen in Anspruch genommen, wobei sich hier keine Unterschiede zwischen remittierten und Aktual-Abhängigen ergaben. Die Autoren folgern aus diesen Ergebnissen, dass bei Inanspruchnahme von Behandlung Remission eher durch regelmäßige Kontakte erreicht wird, während eine Mehrheit von Alkoholabhängigen ohne Inanspruchnahme von Hilfen remittiert (Rumpf, Meyer et al. 2000).

Insgesamt hatten also 73,2% der Alkoholabhängigen keine oder nur geringfügige Hilfen in Anspruch genommen, wobei sich in einer Studie keine Unterschiede zwischen den ohne jegliche Hilfe remittierten und den remittierten Inanspruchnehmern geringfügiger Hilfen ergaben (Bischof, Rumpf et al. 2002). Gleichzeitig ergab die Analyse, dass ohne formelle Hilfe Remittierte vergleichsweise ausgeprägte physische Beeinträchtigungen aufwiesen. Es ist von daher aus einer Public-Health-Perspektive auch in diesem Feld wünschenswert, mittels Frühintervention Schadensminimierung zu betreiben, wobei die Remissionsrate als Hinweis darauf verstanden werden kann, dass für einen Teil der Abhängigen die vorhandenen extensiven Hilfeangebote nicht notwendig sind. Ansatzpunkte zur Frühinterventionen können von daher zu einer Beschleunigung selbstorganisierter Ausstiegsprozesse beitragen, andererseits können sie aber auch zu einer Erhöhung der Inanspruchnahme weitergehender Hilfen führen (vgl. Abb.1).

Inanspruchnahme von Hilfen bei Rauchern

Im Bereich des Nikotinkonsums existiert gegenüber dem Alkoholbereich faktisch kein ausgebautes Hilfesystem. Dies lässt sich auch aus epidemiologischen Daten zur Inanspruchnahme von Hilfen schließen.

Abbildung 1: Funktion von Kurzinterventionen

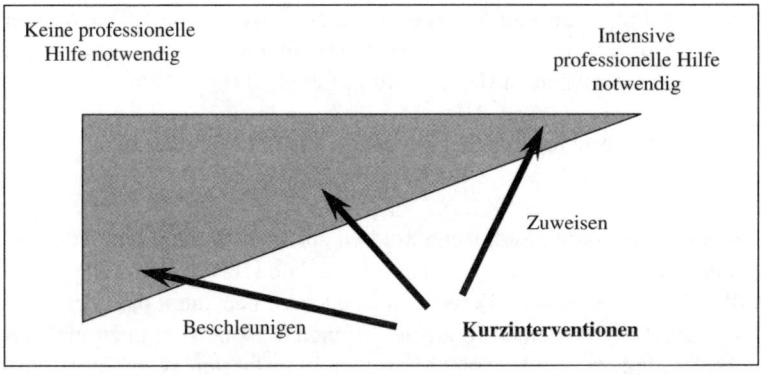

Bislang liegen nur wenige epidemiologische Daten zur Inanspruchnahme von Hilfen bei Nikotin vor. Von den Personen, die bereits versucht hatten, das Rauchen aufzugeben, nutzten in der Bundesstudie (Kraus and Augustin 2001) die meisten Nikotinsubstitutionspräparate, wie Nikotinpflaster (9,1%) oder Nikotinkaugummi (7,6%). Weitere 10,9% gaben Selbsthilfeangebote wie Manuale, CDs oder Videos, 1,7% Akupunktur oder Akupressur an. Lediglich 0,8% hatten an einem Entwöhnungskurs oder -seminar teilgenommen (Kraus, Augustin 2001).

Daten zu Merkmalen von Inanspruchnehmern nikotinbezogener Hilfen liefert die bereits erwähnte TACOS Studie. Von allen befragten Rauchern, die jemals einen Abstinenzversuch unternommen hatten, nutzten 14,3% irgendeine Form von Hilfen. Unter diesen verschiedenen Hilfeangeboten wurden am häufigsten Nikotinsubstitutionspräparate (7,8%) in Anspruch genommen, gefolgt von Akupunktur (6,7%) und Entwöhnungskursen (1,9%), wobei derzeitige Raucher gegenüber remittierten Rauchern häufiger Hilfen in Anspruch genommen hatten (19% vs. 8,5%). Inanspruchnehmer von Hilfen waren gegenüber Nicht-Inanspruchnehmern schwerer körperlich nikotinabhängig, erfüllten häufiger die Kriterien einer Nikotinabhängigkeit nach DSM-IV, rauchten mehr Zigaretten, rauchten seit längerer Zeit und wiesen eine höhere Änderungsmotivation auf. Die Autoren führen den Anstieg an Inanspruchnahme bei den Noch-Rauchern gegenüber den remittierten Rauchern, welche zum Zeitpunkt der Datenerhebung im Durchschnitt seit drei Jahren rauchfrei waren, auf das gestiegene Angebot an Hilfen zurück. Hinsichtlich der in Anspruch genommenen Hilfen überwogen die in kontrollierten Studien als wirksam bestätigten Methoden wie nikotinsubstituierende Präparate und Entwöhnungskurse, wobei die Effizienz von Akupunkturbehandlung in der Rauchentwöhnung als wissenschaftlich umstritten anzusehen ist (Meyer, Rumpf et al. 2000).

Inanspruchnahme der psychiatrischen/psychosozialen Basisversorgung

Angaben aus epidemiologische Studien zur Inanspruchnahme von Angeboten der psychiatrischen und psychosozialen Basisversorgung liegen u.W. bislang nicht vor. Hierbei gilt es auch zu beachten, dass epidemiologische Erhebungen i.d.R. die betroffenen Personen nur unzureichend abbilden, indem zum Beispiel Menschen in instabilen Wohnverhältnissen oder auch in Institutionen lebende Personen entweder bereits durch die Probandenvorauswahl ausgeschlossen werden oder aber durch Einwohnermeldeamtsgestützte Stichprobenziehungen unterrepräsentiert sind. Ein weiterer Punkt könnte sein, dass die eingesetzten Erhebungsinstrumente meist sehr komplex sind und somit von psychisch beeinträchtigten Personen wahrscheinlich überdurchschnittlich häufig nicht oder nicht vollständig bearbeitet werden.

Eine Hochrechnung der Kontaktdichte zu Alkoholabhängigen in der psychiatrisch-psychosozialen Basisversorgung stammt von Wienberg (2002). Demnach findet sich die höchste Erreichbarkeit im Rahmen von Gesundheitsämtern, in denen jährlich 4,5-5,5% der Alkoholabhängigen erreicht werden können. Weitere 3-4% aller Alkoholabhängigen werden demnach in psychiatrischen Abteilungen und Kliniken sowie in Einrichtungen für Wohnungslose erreicht. Bis zu einem Prozent der Abhängigen können weiterhin über Angebote des betreuten Wohnens, durch medizinisch-psychologische Untersuchungsstellen und im Maßregelvollzug kontaktiert werden. Zu berücksichtigen ist, dass es zwischen den genannten Gruppen Überschneidungen geben dürfte, so dass sich die genannten Zahlen nicht aufaddieren lassen. Zu dem erreichbaren Gesamtanteil von riskant Alkohol konsumierenden Personen und von Rauchern in diesem Bereich liegen keine Zahlen vor.

Epidemiologische Befunde zur Inanspruchnahme der
basismedizinischen Versorgung

Im Rahmen der TACOS Studie wurde neben der Erfassung von Substanzkonsum auch die Inanspruchnahme von Angeboten der basismedizinischen Versorgung überprüft.

Eine erste Analyse konzentrierte sich auf die Inanspruchnahme von Hilfen bei Alkoholabhängigen und Missbrauchern (Rumpf, Meyer et al. 2000). Als Schlussfolgerung ergab sich, dass insbesondere bei praktischen Ärzten, Hausärzten oder Internisten eine gute Interventionsmöglichkeit besteht, da 80% der Alkoholabhängigen im letzten Jahr Kontakte zu den entsprechenden Ärzten aufwiesen. Ein weiteres günstiges Setting stellt das Allgemeinkrankenhaus dar. Dort finden sich gegenüber Arztpraxen noch höhere Prävalenzen von Alkoholabhängigkeit und -missbrauch (John, Rumpf et al. 1999) und die Änderungsmotivation von Personen mit alkoholbezogenen Störungen ist gegenüber der Allgemeinbevölkerung erhöht. Insgesamt waren in den vergangenen 12 Monaten vor der Studie 24,5% der Alkoholabhängigen und 14% der Alkoholmissbraucher mindestens einmal stationär in einem Krankenhaus, so dass hier die Prävalenz alkoholbezogener Störungen gegenüber Allgemeinarztpraxen noch stärker erhöht ist und abhängige Patienten im Allgemeinkrankenhaus eine besonders hohe Änderungsmotivation aufweisen (Rumpf, Hapke et al. 1999).

Wird der Fokus auf die Gesamtgruppe aller riskant konsumierenden Personen und auf Raucher erweitert, so ergibt sich ein im Prinzip ähnliches Bild. Von den riskant Alkoholkonsumierenden Probanden waren 75% beim Hausarzt gewesen, 70% hatten einen Zahnarzt aufgesucht, 58% waren bei einem Facharzt und 15% waren mindestens eine Nacht in einem Krankenhaus. 7% der Alkohol-Risikokonsumenten hatten keinerlei medizinische Angebote in Anspruch genommen. Ähnliche Werte ergaben sich hinsichtlich der Raucher: hier waren 76% in den vergangenen 12 Monaten beim Hausarzt gewesen, 75% hatten einen Zahnarzt aufgesucht, 58% waren bei einem Facharzt und 12% waren mindestens eine Nacht in einem Krankenhaus. Schließlich hatten 6% der Raucher in den vergangenen 12 Monaten keinen Arzt aufgesucht.

Da die Gruppen erhebliche Überschneidungen aufweisen, wurde eine hierarchische Analyse der Inanspruchnahme der basismedizinischen Versorgung durchgeführt (Bischof, Rumpf et al. submitted). Ziel der

53

Abbildung 2: Erreichbarkeit von Rauchern und Risikokonsumenten in verschiedenen Bereichen der medizinischen Basisversorgung

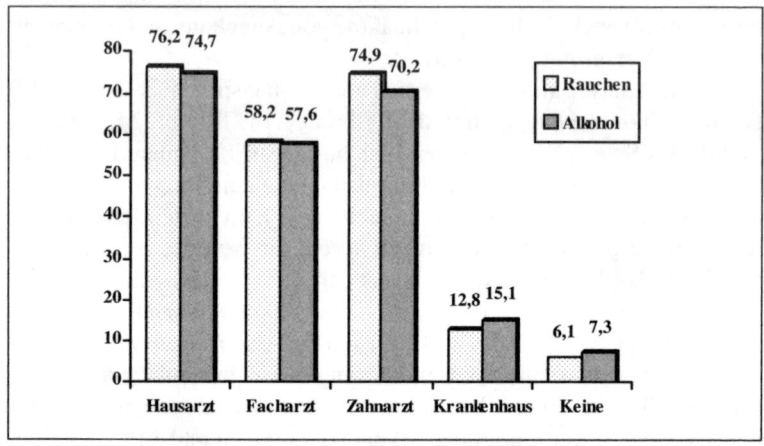

Analyse war es, die Verbesserung der Erreichbarkeit von Rauchern und Alkohol-Risikokonsumenten durch Erweiterung des Settings für Frühinterventionen quantifizieren. Dabei wurde angesichts der hohen Prävalenzen und erhöhten Änderungsmotivation zunächst das Allgemeinkrankenhaus analysiert und in einem nächsten Schritt Hausarztpatienten ohne Krankenhausaufnahme berücksichtigt. Facharztbesuche wurden aufgrund der erwartbare höheren Morbidität, zum Beispiel hinsichtlich internistischer Probleme, als dritte Gruppe definiert, gefolgt von Zahnarztbesuchen als einem weiteren Bereich der basismedizinischen Versorgung mit geringerem direkten Bezug zu alkoholbezogenen Symptomen. Weiterhin wurde gesondert die Gruppe ohne Inanspruchnahme zu irgendeinem der genannten Angebote der basismedizinischen Versorgung analysiert.

Insgesamt waren von der Gesamtpopulation, unabhängig von Tabak- oder Alkoholkonsum, 489 Probanden (12%) in den vergangenen 12 Monaten im Krankenhaus gewesen, 65% (n=2658) hatten ihren Hausarzt aufgesucht, ohne im Krankenhaus gewesen zu sein, 406 Probanden (10%) hatten einen Facharzt aufgesucht, ohne bei ihrem Hausarzt gewesen zu sein, weitere 8,3% (338) waren beim Zahnarzt gewesen, ohne den Hausarzt aufgesucht zu haben. Schließlich hatten 188 Probanden (4,8%)

54

keine Kontakte zur medizinischen Basisversorgung in den vergangenen
zwölf Monaten. Da sich die Inanspruchnahmegruppen bedeutsam hinsichtlich der zentralen Variablen Risikokonsum und Rauchen unterschieden, wurde in einer zweiten Analyse geprüft, welche Anteile der
entsprechenden Zielpopulation in welchem Setting erreicht werden können. Wird die Analyse auf die Gruppe der Alkohol-Risikokonsumenten
beschränkt, so ergeben sich angesichts der signifikanten Gruppendiffe-
renzen hinsichtlich der Prävalenz des Risikokonsums einige Unterschiede: Insgesamt waren 37 Risikokonsumenten (15,1%) in den vergangenen zwölf Monaten im Krankenhaus gewesen, 63,3 (n=155) hatten ihren
Hausarzt aufgesucht, ohne im Krankenhaus gewesen zu sein, 16 Risikokonsumenten (6,5%) hatten einen Facharzt aufgesucht, ohne bei ihrem
Hausarzt gewesen zu sein, weitere 7,8% (19) waren beim Zahnarzt gewesen, ohne den Hausarzt aufgesucht zu haben. Schließlich hatten 18 Risikokonsumenten (7,3%) keine Kontakte zur medizinischen Basisversorgung in den vergangenen zwölf Monaten. Bei Analyse des Inan-
spruchnahmeverhaltens der aktual rauchenden Studienteilnehmern
ergibt sich, dass insgesamt 195 Raucher (12,8%) in den vergangenen
zwölf Monaten im Krankenhaus gewesen waren, 64,9% (n=987) ihren
Hausarzt aufgesucht hatten, ohne im Krankenhaus gewesen zu sein, 116
Raucher (7,6%) einen Facharzt aufgesucht hatten, ohne bei ihrem Hausarzt gewesen zu sein und weitere 127% (8,4%) beim Zahnarzt gewesen
waren, ohne einen Haus- oder Facharzt aufgesucht zu haben. Schließlich
hatten 93 Raucher (6,1%) keine Kontakte zur medizinischen Basisversorgung in den vergangenen zwölf Monaten.
Die Autoren schließen aus den gefundenen Differenzen, dass Frauen
allgemein häufiger Angebote der basismedizinischen Versorgung in
Anspruch nehmen (Bischof, Rumpf et al. submitted). Durch die mittlerweile zunehmend etablierten Interventionsorte Krankenhaus und Hausarzt können 78,4% der Personen mit riskantem Alkoholkonsum und
77,7% der Raucher erreicht werden. Eine bedeutsame Steigerung dieser
Erreichungsraten ist durch die zusätzliche Nutzung der fachärztlichen
und zahnmedizinischen Versorgung, durch welche dann insgesamt
92,7% der riskant Alkohol konsumierenden Personen und 93,9% der
Raucher erreicht werden können, möglich. Zugleich liefern die Daten
aber auch Hinweise darauf, dass die Gruppe der Nicht-Inanspruchneh-
mer medizinischer Versorgung eine gesondert zu betrachtende Risiko-
population mit erhöhten Prävalenzen sowohl für riskanten Alkoholkonsum als auch für Tabakrauchen darstellt. Für diese Gruppe könnten sich

angesichts der erhöhten Arbeitslosenrate, insbesondere im Bereich riskanten Alkoholkonsums und Alkoholabhängigkeit, Interventionsangebote im Setting des Arbeits- beziehungsweise Sozialamts anbieten.

ZUSAMMENFASSUNG UND FAZIT

Das Versorgungssystem für Suchtkranke in Deutschland erreicht trotz hoher Effektivität in der Behandlung Abhängigkeitserkrankter nur einen geringen Anteil an Menschen mit substanzbezogenen Problemen. Aus einer Public-Health-Perspektive ist der bevölkerungsbezogene Impact des Hilfesystems von daher bei den gesellschaftlich besonders häufig konsumierten Substanzen Alkohol und Nikotin als gering einzustufen. Epidemiologische Studien konnten feststellen, dass nur wenige Personen mit einer Alkoholabhängigkeit durch das Suchthilfesystem erreicht werden und dass eine Majorität von Alkoholabhängigen ohne formelle Hilfen remittiert. Das bedeutet auch, dass viele Abhängige keine extensiven Hilfen zur Überwindung der Abhängigkeit benötigen.

Weitere Versorgungssysteme, zu denen Menschen mit Suchtmittelproblemen Kontakte haben, stellen die psychiatrisch-psychosoziale Basisversorgung und die basismedizinische Versorgung dar. Zur Rate von Menschen mit Suchtmittelproblemen in diesen Systemen liegen aus der epidemiologischen Perspektive schwerpunktmäßig Angaben bezüglich der Nutzung von Angeboten der basismedizinischen Versorgung vor. Dabei kann festgestellt werden, dass ein Großteil der Personen mit Konsum von Suchtmitteln hier erreicht werden kann. Neben den bereits etablierten Frühinterventionssettings Allgemeinkrankenhaus und hausärztliche Versorgung kann eine substantiell bessere Erreichbarkeit durch Einbeziehung von Fachärzten und der zahnärztlichen Versorgung erreicht werden. Gleichzeitig kann aus der Tatsache, dass eine Mehrheit dieser Personen keine Hilfe aus dem Suchthilfesystem benötigt, um eine Remission zu erreichen gefolgert werden, dass solche Ausstiegsprozesse mit relativ einfachen und kurzen Mitteln gefördert werden können. Generell erscheint eine Vergehensweise nach einem gestuften Ansatz vielversprechend, bei dem zunächst eine minimale Intervention vorgenommen wird, welche im Fall mangelnder Wirksamkeit durch weitere, gegebenenfalls intensivere Interventionen ergänzt wird (Rumpf, Bischof et al. 2003; vgl. Abbildung 3).

Abbildung 3: Schematische Darstellung eines gestuften
Behandlungsansatzes

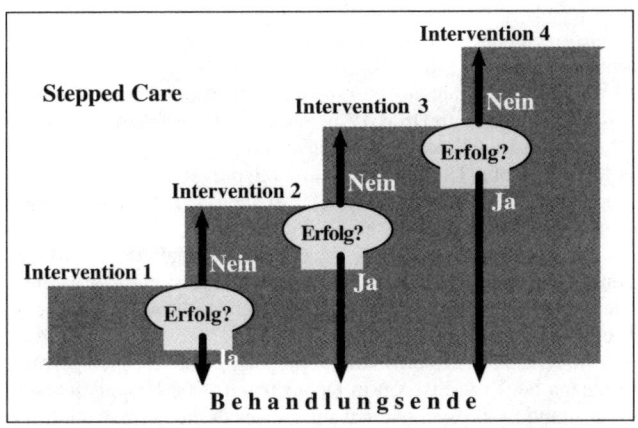

Zugleich weisen epidemiologische Befunde darauf hin, dass Personen
ohne Kontakte zur medizinischen Versorgung eine weitere Risikogrup-
pe darstellen. Bei dieser Gruppe scheinen angesichts hoher Arbeitslo-
senzahlen Frühinterventionsansätze im Bereich von Arbeitsämtern vielversprechend.

Zusammenfassend können die Angaben dahingehend interpretiert wer-
den, dass neben den bereits gut evaluierten Kurzinterventionsansätzen
im Rahmen der medizinischen Basisversorgung (vgl. den Beitrag von
Rumpf et al im vorliegenden Band) hier ergänzende Settings wie zum
Beispiel das Internet (vgl. Reinhardt et at, im vorliegenden Band) oder
Liaison-Dienste in Arbeitsämtern zu einer weiteren Verbesserung des
Bevölkerungsimpacts von Frühinterventionen beitragen können.

LITERATUR

Bischof, G., Rumpf, H. J., Hapke, U., Meyer, C., John, U. (2002). „Natural recovery from alcohol dependence: How restrictive should our definition of
treatment be ?" Journal of Studies on Alcohol 63: 229-236
Bischof, G., Rumpf, H. J., Meyer, C., Hapke, U., John, U. (submitted). „Inanspruchnahme medizinischer Versorgung bei Rauchern und riskant Alkohol
konsumierenden Personen: Ergebnisse einer repräsentativen Bevölkerungsstudie"

Bühringer, G., Augustin, R., Bergmann, E., Bloomfield, K., Funk, W., Junge, B., Kraus, L., Merfert-Diete, C., Rumpf, H.-J., Simon, R., Töppich, J. (2000). Alkoholkonsum und alkoholbezogene Störungen in Deutschland. Baden-Baden, Nomos

Dawson, D. (1996). „Gender differences in the probability of alcohol treatment." Journal of Substance Abuse 8: 211-225

Grant, B. F. (1996). „Toward an alcohol treatment model: a comparison of treated and untreated respondents with DSM-IV alcohol use disorders in the general population." Alcoholism: Clinical and Experimental Research 20: 372-378

John, U., Rumpf, H. J., Hapke, U. (1999). „Estimating prevalence of alcohol abuse and dependence in one general hospital - an approach to reduce sample selection bias." Alcohol & Alcoholism 34: 786-794

John, U., Rumpf, H.-J., Hapke, U. (2000). Bevölkerungsorientierte Suchtkrankenversorgung. Individuelle Hilfen für Suchtkranke - Früh erkennen, professionell handeln, effektiv integrieren. Deutsche Hauptstelle gegen die Suchtgefahren. Freiburg im Breisgau, Lambertus: 71-82

Kraus, L., Augustin, R. (2001). „Repräsentativerhebung zum Gebrauch psychoaktiver Substanzen bei Erwachsenen in Deutschland 2000 [Population survey on the consumption of psychoactive substances in the german adult population 2000]." Sucht 47 (Sonderheft 1): 7-86

Meyer, C., Rumpf, H. J., Hapke, U. and John, U. (2000). „Inanspruchnahme von Hilfen bei Rauchern zur Erlangung der Nikotin-Abstinenz." Sucht 46: 398-407

Rumpf, H. J., Bischof, G., Grothues, J., Reinhardt, S., Hapke, U., Meyer, C., John, U., Broocks, A., Junghanns, K., Hohagen, F. (2003). „Frühinterventionen bei alkoholbezogenen Störungen in der Allgemeinarztpraxis: Ein Stepped-Care Ansatz." Suchtmedizin 5 (1): 37-40

Rumpf, H.-J., Hapke, U., Meyer, C. , John, U. (1999). „Motivation to change drinking behavior: Comparison of alcohol dependent individuals in a general hospital and a general population sample." General Hospital Psychiatry 21: 348-353

Rumpf, H.-J., Meyer, C., Hapke, U., Bischof, G. , John, U. (2000). „Inanspruchnahme suchtspezifischer Hilfen von Alkoholabhängigen und -missbrauchern: Ergebnisse der TACOS Bevölkerungsstudie." Sucht 46: 9-17

Süß, H. M. (1995). „ Zur Wirksamkeit der Therapie bei Alkoholabhängigen: Ergebnisse einer Meta-Analyse." Psychologische Rundschau 46: 248-266

Wienberg, G. (1992). Struktur und Dynamik der Suchtkrankenversorgung in der Bundesrepublik - ein Versuch, die Realität vollständig wahrzunehmen in: Wienberg, G. (Hrsg.), Die vergessene Mehrheit. Zur Realität der Versorgung alkohol- und medikamentenabhängiger Menschen. Bonn, Psychiatrie-Verlag: 12-60

Wienberg, G. (2002). Versorgungsstrukturen von Menschen mit Alkoholproblemen in Deutschland - eine Analyse aus Public Health-Perspektive in: Mann, K. (Hrsg.), Neue Therapieansätze bei Alkoholproblemen. Lengerich, Pabst: 17-58

Kapitel 2
Frühentdeckung
und Kurzinterventionen

Identifizierung von Patienten mit Alkoholabhängigkeit, schädlichem Gebrauch oder riskantem Alkoholkonsum

Hans-Jürgen Rumpf, Ulrich John, Ulfert Hapke,
Christian Meyer, Gallus Bischof

Der Einsatz von Frühinterventionen bei alkoholbezogenen Störungen oder riskantem Alkoholkonsum setzt voraus, dass die entsprechenden Personen entdeckt werden. Maßnahmen dazu werden als Screening bezeichnet. Screening-Tests haben die Funktion zwischen Individuen mit einer Störung oder Erkrankung und gesunden Individuen auf ökonomische Weise zu unterscheiden. Sie ersetzen keine ausführliche Diagnostik. Personen mit auffälligen Befunden sollten zu einer adäquaten Beratung oder Behandlung weiterverwiesen werden. Es werden drei Zielgruppen unterschieden: 1. Personen mit riskantem Alkoholkonsum (durchschnittlicher Konsum >20 Gramm reinen Alkohols bei Frauen und >30 Gramm bei Männern). 2. Alkoholmissbrauch beziehungsweise schädlicher Gebrauch (Nachweis von tatsächlichen negativen physischen, psychischen oder sozialen Konsequenzen des Alkoholkonsums). 3. Alkoholabhängigkeit (Vorliegen von mindestens drei von sechs Merkmalen). Die Kriterien der Abhängigkeit nach ICD-10 sind: 1. Ein starker Wunsch oder Zwang, Alkohol zu trinken, 2. Verminderte Kontrolle darüber, wie häufig, wie viel und wie lange getrunken wird, 3. Vorliegen eines körperlichen Entzugssyndroms oder Trinken zu dessen Vermeidung, 4. Höhere Dosen werden für die gleiche Wirkung benötigt (Toleranzbildung), 5. Vernachlässigung von Interessen und hoher Zeitaufwand für den Alkoholkonsum, 6. Fortgesetzter Alkoholkonsum trotz schädlicher Folgen.

Der Beitrag gibt einen Überblick zu den zur Verfügung stehenden Screening-Verfahren für die Gruppe der 18 bis 64-Jährigen. Für jüngere und ältere Personengruppen sind altersspezifische Instrumente sinnvoll (Conigliaro, Kraemer, McNeil, 2000; Rumpf, Bromisch et al., 1998; Werner, Adger, 1995). Eine Reihe der nachfolgend beschriebenen Fragebögen sind im Elektronischen Handbuch zu Erhebungsinstrumenten im Suchtbereich EHES (Glöckner-Rist, Rist, Küfner, 2002) beschrieben; dort ist auch der Wortlaut der Fragen zu finden. Zugang zu EHES bekommt man über die Internetadresse: http://wwwpsy.uni-muenster.de/institut1/ehes/Download/Download.htm.

Zur Beurteilung von Screening-Verfahren werden am häufigsten die Begriffe Sensitivität (Rate der richtig erkannten Personen mit der entsprechenden Störung) und Spezifität (Rate der richtig erkannten Personen ohne die entsprechende Störung) genutzt. Diese beschreiben die Validität (Gültigkeit) der Verfahren. Ihre Reliabilität (Messzuverlässigkeit) wird ebenfalls angegeben, wenn entsprechende Daten vorliegen. Am häufigsten handelt es sich dabei um die interne Konsistenz (Cronbach's Alpha), welche beschreibt, wie gut Einzelitems mit dem Gesamtergebnis übereinstimmen. Ein besseres Maß ist die Testwiederholungs (Test-Retest)-Reliabilität. Sowohl Sensitivität und Spezifität als auch die Angaben zur Reliabilität nehmen Werte zwischen 0 und 1 an. Je höher die Maßzahlen sind, desto besser ist die Güte des jeweiligen Tests. Kurztests zur Entdeckung von Alkoholproblemen gliedern sich auf in (vgl. John, 1993):

(1) Klinische und biologische Tests: Klinisch-somatische Merkmale und Laborparameter.

(2) Indirekte Fragebogenverfahren: Items ohne direkten Bezug zum Alkoholkonsum.

(3) Direkte Fragebogenverfahren: Selbstaussagen zu alkoholbezogenen Items.

(4) Kombinationen von klinischen/biologischen Tests und Fragebogenverfahren.

1. KLINISCHE UND BIOLOGISCHE TESTS

Klinische und biologische Tests erfassen physische Veränderungen, die Folgeerscheinungen eines hohen Alkoholkonsums sind. Dabei kann es sich um unmittelbar sichtbare Zeichen wie Hautveränderungen (zum Beispiel Spider naevi als Folge von Leberfunktionsstörungen) handeln oder um Veränderungen, die erst durch eine körperliche Untersuchung (zum Beispiel Vergrößerung oder Druckdolenz der Leber) oder Laboranalysen (zum Beispiel erhöhte Blutwerte wie Gamma-Glutamyl-Transaminase) erkennbar sind.

1.1 Klinisch-somatische Merkmale

Ein Versuch, die Entdeckung von Alkoholabhängigen durch klinische Zeichen zu systematisieren, stammt von dem französischen Arzt Le Gô (Babor, Weill, Treffardier, Benard, 1985). Er entwickelte eine Matrix mit sechs Kardinal- und sechs Zusatzsymptomen (*Le Gô Grid*). Zu den Kardinalzeichen gehören: Auffälligkeiten an Gesichtshaut, Bindehaut des Auges und Zunge sowie Tremor von Mund, Zunge und Händen. Die Zusatzsymptome beziehen sich auf psychische, intestinale und psychomotorische Auffälligkeiten, Lebergröße und -konsistenz, Blutdruck und Gewicht und dienen zur Absicherung der Diagnose. Die Kardinalzeichen werden auf einer Rating-Skala von 0 bis 5 Punkten eingeschätzt. Bei einem Summenwert von 9-10 wird eine Alkoholabhängigkeit diagnostiziert. In einer Validierungsstudie fanden Babor et al. (1985) eine nur mäßige Interraterreliabilität (Übereinstimmung der Beurteilung durch mehrere Untersucher) von .53 bis .68 und keinen bedeutsamen Zusammenhang mit dem Alkoholabhängigkeitssyndrom, wie es in der Krankheitsklassifikation ICD-10 beschrieben wird (Dilling, Mombour, Schmidt, 1991; vgl. Edwards, Gross, 1976). Korrelationen mit Entzugserscheinungen und erhöhten Laborparametern waren jedoch signifikant.

Beurteilung des Le Gô Grid: Nicht durch Leugnung verfälschbar; mäßige Validität und Reliabilität, ermöglicht eher keine Frühentdeckung: insgesamt als alleiniges Verfahren nicht zu empfehlen.

Skinner, Holt, Sheu und Israel (1986) entwickelten den *Alcohol Clinical Index*, bestehend aus 17 klinischen Zeichen und 13 Items aus der medizinischen Anamnese. Zu den klinischen Zeichen gehörten u.a. Handtremor, Spider naevi, Gesichtsröte, Gangstörungen sowie auf Verletzungen hindeutende Hautzeichen (Abschürfungen, Quetschungen, Narben) und Verbrennungen durch Zigaretten. Zu den anamnestischen Hinweisen gehörten u.a. Konzentrationsstörungen, Halluzinationen, morgendliches Händezittern, Verletzungen bei Auseinandersetzungen oder Schlägereien und Durst beim Aufwachen. Sowohl klinische Zeichen als auch die Items aus der Anamnese erwiesen sich Laborwerten gegenüber in der Unterscheidung zwischen Patienten mit beziehungsweise ohne „Alkoholismus" als überlegen. Dabei erreichten je nach Patientengruppe die klinischen Zeichen eine Treffsicherheit (Rate der insgesamt richtig klassifizierten Patienten) von .85 und .91, die anamnestischen Items von .84

63

und .88 und die Laborwerte von .71 und .83. Es hat bislang wenige weitere Versuche zur Validierung des Verfahrens gegeben (Alterman, Gelfand, Sweeney, 1992), und es gibt eine Studie, die eine Unterlegenheit gegenüber dem Kurzfragebogen CAGE (Ewing, 1984; Ewing, Rouse, 1970/Beschreibung weiter unten) fand (Escobar, Espi, Canteras, 1995).

Beurteilung des Alcohol Clinical Index: Nicht durch Leugnung verfälschbar; mäßige Validität und Reliabilität, ermöglicht eher keine Frühentdeckung: insgesamt als alleiniges Verfahren nicht zu empfehlen.

Der klinische *Teil des Alcohol Use Disorders Identification Test* (Babor, de la Fuente, Saunders, Grant 1989) enthält ähnliche Merkmale wie Le Gô Grid und Alcohol Clinical Index und zusätzlich einen Laborwert. Im klinischen Teil wird nach Kopfverletzungen und Frakturen gefragt sowie konjunktivale Injektion, abnorme Gesichtsröte, Tremor von Hand und Zunge sowie Lebervergößerung beurteilt und eine Erhöhung der Gamma-Gluatamyl-Transferase bewertet.
Im Vergleich zu dem Fragebogenteil des AUDIT ist der klinische Teil selten untersucht worden. In einer Studie von Bohn, Babor und Kranzler (1995) erzielte das Verfahren beim vorgeschlagenen Schwellenwert eine akzeptable Sensitivität je nach Zielgruppe zwischen .67 und .82 bei jedoch schlechter Spezifität zwischen .37 und .54. Durch Erhöhung des Cut-off verbessert sich zwar die Spezifität, dafür geriet jedoch die Sensitivität in einen nicht akzeptablen Bereich.

Beurteilung des klinischen Teils des Alcohol Use Disorders Identification Test: Wenig durch Leugnung verfälschbar; mäßige Validität und Reliabilität, ermöglicht eher keine Frühentdeckung: insgesamt als alleiniges Verfahren nicht zu empfehlen.

1.2 Laborparameter

Ein hoher Alkoholkonsum schlägt sich in einer Reihe von Laborparametern nieder. Zu den Laborwerten, die Veränderungen nach hohen Alkoholtrinkmengen aufweisen, gehören u.a. Gamma-Glutamyl-Transferase (GGT), das mittlere Zellvolumen der roten Blutkörperchen (MCV), Carbohydrat Deficient Transferrin (CDT), Aspartat-Aminotransferase und Alanin-Aminotransferase (Mihas, Tavassoli, 1992; Watson, Mohs, Eskelson, Sampliner, Hartmann, 1986). Insbesondere GGT und MCV sind häufig als einzelne Parameter empfohlen worden (Eckardt, Ryback,

Rawlings, Graubard, 1981). Durch die Verwendung beider Tests konnten von 130 männlichen ambulanten Patienten ohne Alkoholismus 98% richtig identifiziert werden, von 121 männlichem Alkoholikern wurden jedoch nur 36% richtig klassifiziert (Eckardt et al., 1981). Das zeigt, dass bei einzelnen Parametern die Sensitivität gering ist; sie kann gesteigert werden, wenn mehrere Parameter kombiniert genutzt werden.

Die Spezifität biologischer Tests ist dadurch eingeschränkt, dass Veränderungen auch durch zahlreiche Erkrankungen ausgelöst werden, die in keinem Zusammenhang zum Alkoholkonsum stehen. In den letzten zehn Jahren wurde zunehmend diskutiert, ob das CDT hinsichtlich der Spezifität Verbesserungen erbringt. Das CDT zeigt eine Erhöhung, wenn in den letzten Wochen vor Blutabnahme erhöhter Alkoholkonsum vorgelegen hat (Schellenberg, Bernard, LeGoff, Bourdin, Weill, 1989; Soyka, 1995; Stibler, 1991). Neuere Übersichten kommen zu dem Schluss, dass das CDT in der Mehrzahl der Studien eine höhere Sensitivität im Vergleich zur GGT zeigte (Salaspuro, 1999). Es gibt Hinweise darauf, dass der Marker eine schlechtere Sensitivität bei Frauen aufweist (Anton, Moak, 1994; Salaspuro, 1999). Das CDT ist zunehmend zum Rückfallmonitoring eingesetzt worden und erweist sich dort als sensitiv, wenn man die Veränderungen zum individuelle Ausgangswert als Maß nutzt (Anton, 2001). Sowohl CDT als auch GGT werden beeinflusst durch Geschlecht, Alter, Body Mass Index und Tabakkonsum (Conigrave et al., 2002). Im Vergleich zu direkten Fragebogenverfahren haben sich Laborparameter in der Sensitivität und Spezifität als unterlegen erwiesen (Aertgeerts, Buntinx, Ansoms, Fevery, 2001; Beresford, 1987; Bernadt, Mumford, Taylor, Smith, Murray, 1982).

Beurteilung von Laborparametern: Nicht durch Leugnung verfälschbar; mäßige Sensitivität und Spezifität; insgesamt als alleiniges Verfahren nicht zu empfehlen.

2. INDIREKTE FRAGEBOGEN-VERFAHREN

Indirekte Screening-Fragebögen verzichten weitestgehend auf Items, die vom Probanden durchschaubar sind. Diese Verfahren sollen eine Entdeckung von Patienten mit Alkoholproblemen ermöglichen, ohne für Leugnungstendenzen anfällig zu sein.

65

2.1 Die MacAndrew Scale

Ein Ansatz indirekter Fragebogenverfahren nutzt den empirischen Zusammenhang, dass Individuen, bei denen Alkoholabhängigkeit oder -missbrauch vorliegt, einige Items aus Persönlichkeitstests auffällig beantworten. Als Itempool für diese Testverfahren diente das Minnesota Multiphasic Personality Inventory (Hathaway, McKinley, 1951). Die häufigste Verbreitung hat die MacAndrew Scale (MacAndrew, 1965) gefunden. In einer etwas neueren Studie zur Validität der MacAndrew Scale erreichte das Verfahren bei dem empfohlenen Grenzwert von 24 Punkten nach ethnischen Gruppen getrennt eine Sensitivität von .68 (Weiße) und .84 (Schwarze) und eine Spezifität von 1.0 und .66 (Gripshover, Dacey, 1994). Durch den Umfang der MacAndrew Scale gehört dieses Verfahren mit 49 Items nicht zu den klassischen Screening-Tests. Es wurden jedoch weitere Skalen aus dem MMPI entwickelt, die zum Teil wesentlich kürzer sind und somit als Screeningtests Verwendung finden können. In einer Übersicht verglichen Hays und Revetto (1992) 12 aus dem MMPI entwickelte Skalen mit dem Short MAST (SMAST; weiter unten beschrieben), einem aus 13 Fragen bestehenden Screening-Verfahren mit direkten Selbstaussage-Items (Selzer, Vinokur, Rooijen, 1975). Die MacAndrew Scale entdeckte 35% der Probanden mit einer Alkoholabhängigkeit oder einem -missbrauch nach DSM-III bei einer Spezifität von .64. Deutlich bessere Werte erreichten zwei von den Autoren neu entwickelte Skalen mit 4 und 8 Items. Der MMPI-4L hatte eine Sensitivität von .76 und eine Spezifität von .91; die entsprechenden Validitätsmaße für den MMPI-8L waren .77 und .92. Beide Fragebögen enthielten jedoch jeweils zwei Items, die Alkoholtrinken fokussieren und waren dem direkten Verfahren SMAST in der Rate der entdeckten Fälle unterlegen (Sensitivität: .83, Spezifität: .87).

Beurteilung von MacAndrew Scale und verwandten Verfahren: Wenig durch Leugnung beeinflussbar; mäßige Sensitivität und Spezifität; als Einzelverfahren nicht zu empfehlen.

2.2 Die Trauma Scale

Die Entwicklung der Trauma Scale (Skinner, Holt, Schuller, Roy, Israel, 1984) hatte zum Ziel, die Beeinflussbarkeit durch Dissimulation und

Leugnung zu minimieren. Das Verfahren beinhaltet Items, die nicht im direkten Zusammenhang zu Alkoholproblemen stehen. Grundlage ist der empirische Zusammenhang von Alkoholabusus und häufigen somatischen Traumata. Die Items fragen nach Frakturen, Unfällen, Kopfverletzungen, Verletzungen bei körperlichen Auseinandersetzungen und Verletzungen nach Alkoholkonsum. Die deutsche Übersetzung und Daten zur Validität finden sich bei Rumpf, Hapke, John (2001b).

Die Entwicklung erfolgte an einer Gruppe von 68 ambulanten Patienten mit bekannten Alkoholproblemen und 68 Patienten mit sozial angepasstem Trinkverhalten. Eine zweite Stichprobe von 61 Hausarztpatienten diente zur Replikation. Das Verfahren erreichte mit einem Cut-off von zwei bei ungewichteter Bewertung der dichotomen Items eine Sensitivität von .68 und .67 in den beiden Stichproben. Die Spezifität betrug .81 und .70. In einer brasilianischen Studie (Monteiro, Pires, Masur, 1986) lagen Sensitivität und Spezifität bei .66 und .81. Es gab jedoch einen Hinweis auf die Abhängigkeit der Validität dieses Verfahrens vom sozioökonomischen Status. Die Sensitivität war bei Patienten mit gehobenem Status höher. Weiterhin hatte das Item 5, das direkt Alkoholfolgen fokussiert, die höchste Aussagekraft in der Entdeckung von Patienten mit Alkoholproblemen.

Verglichen mit direkten Fragebogenverfahren wie CAGE (Ewing, 1984; Ewing, Rouse, 1970; Mayfield, McLeod, Hall, 1974) und MAST (Selzer, 1971), die weiter unten beschrieben werden, unterschied sich die Trauma Scale nicht in der Sensitivität (.59), hatte aber eine signifikant niedrigere Spezifität (.74) in der Identifizierung von Patienten mit erhöhtem Alkoholkonsum in einem Allgemeinkrankenhaus (Rumpf, Hapke, Erfurth, John, 1998). Die Trauma Scale identifizierte jedoch 13% der Individuen mit erhöhtem Alkoholkonsum, die in den anderen beiden Verfahren unauffällig waren. Mit Ausnahme von weiblichen chirurgischen Patienten verbesserte die Trauma Scale die Prädiktion der Gruppe mit hohem Alkoholkonsum, wenn das Verfahren ergänzend zu CAGE oder MAST eingesetzt wurde.

Beurteilung der Trauma Scale: Wenig durch Leugnung beeinflussbar; mangelnde Spezifität; erhöht als ergänzendes Verfahren die Sensitivität; als Einzelverfahren nicht zu empfehlen.

3. DIREKTE FRAGEBOGENVERFAHREN

Ein anderer Ansatz, um Patienten mit Alkoholstörungen durch ein Screening zu identifizieren, nutzt die Selbstaussagen der Patienten. Es handelt sich dabei um standardisierte Fragebogenverfahren, die direkt Einstellungen zum Alkoholkonsum und mögliche negative Konsequenzen erheben, so dass sie vom Probanden prinzipiell auch durchschaubar sind.

Tabelle 1: Beispielfragen für Selbstaussagen aus direkten Fragebogenverfahren

Item	In gleichem oder ähnlichem Wortlaut enthalten in den Verfahren
Haben Sie schon einmal das Gefühl gehabt, dass Sie Ihren Alkoholkonsum verringern sollten?	CAGE; LAST; TWEAK
Haben Sie schon einmal wegen Ihres Alkoholtrinkens ein schlechtes Gewissen gehabt oder sich schuldig gefühlt?	CAGE; LAST; MAST; AUDIT
Habe Ihr (Ehe-) Partner oder Ihre Eltern oder andere nahe Verwandte sich schon einmal über ihr Trinken Sorgen gemacht oder sich beklagt?	MAST; LAST; AUDIT; TWEAK
Wie oft trinken Sie 6 oder mehr Gläser Alkohol bei einer Gelegenheit?	AUDIT
Wie oft haben Sie sich während der letzten zwölf Monate nicht mehr an den vorrangegangenen Abend erinnern können, weil Sie getrunken hatten?	AUDIT; MAST; TWEAK
Haben Sie sich oder eine andere Person schon einmal unter Alkoholeinfluss verletzt?	AUDIT

3.1 Der MAST

Der Michigan Alcoholism Screening Test (MAST) wurde von Selzer (1971) mit dem Ziel entwickelt, ein strukturiertes Interview zur quantifizierbaren Erfassung von „Alkoholismus" zu schaffen, das den Erfordernissen eines Ankreuztestes entspricht. Er besteht aus 25 Items, die mit „Ja" und „Nein" beantwortet werden. Den Wortlaut der Items und Ergebnisse zur Güte des Verfahrens im deutschsprachigen Bereich sind zu finden bei Rumpf, Hapke und John (2001b).

Die Fragen beziehen sich auf Selbsteinschätzungen des Trinkverhaltens, negative Konsequenzen des Konsums sowie Missbrauchs- und Abhängigkeitssymptome. Eine Faktorenanalyse der MAST-Items ergab fünf Faktoren (Skinner, 1979): 1. Selbst- und Fremdwahrnehmung von Alkoholproblemen, 2. Strafrechtliche, arbeitsbezogene und soziale Probleme, 3. Hilfesuche, 4. Ehe- und Familienschwierigkeiten, 5. Leberpathologie. Die Gewichtung der Items erfolgte aufgrund einer Einschätzung der Fragen hinsichtlich ihres diskriminatorischen Wertes und reicht von 1 bis 5 Punkte. Es gilt nach den Autoren folgende Interpretation des Testergebnisses (Summe der gewichteten Einzelitems): unauffällig (0 bis 3 Punkte), wahrscheinlicher „Alkoholismus" (4 Punkte) und „Alkoholismus" (5 und mehr Punkte). Nach (Skinner, 1979) führt eine ungewichtete Bewertung (0 und 1 Punkt) bei einem Cut-off von 3 zu annähernd identischen Ergebnissen.

Eine Vielzahl von Studien hat den MAST und seine Kurzformen zum Gegenstand. Hedlund und Vieweg (1984) stellen in einer Übersichtsarbeit 11 Studien zur Validität des MAST zusammen. Danach liegt die Sensitivität zwischen .57 und 1.0, die Spezifität zwischen .36 und .95 und die Treffsicherheit zwischen .42 und .80. Unter Berücksichtigung methodischer Schwächen der einzelnen Studien geben die Autoren zusammenfassend einen Median für die Sensitivität des MAST von .90 an, für die Spezifität in den oberen Achtzigern. Einen weiteren Überblick zu Studien zum MAST liefert eine Übersichtsarbeit von Storgaard, Nielsen und Gluud (1994). In einer repräsentativen Stichprobe im Allgemeinkrankenhaus an 1167 Patienten betrug die Sensitivität der deutschsprachigen Version des MAST .78 bei einer Spezifität von .94 (Rumpf, Hapke, Hill, John, 1997; Rumpf et al., 2001b).

Nach Hedlund und Vieweg (1984) lag die interne Konsistenz in 6 Studien zwischen .83 und .95. Die Test-Retest-Reliabilität wird von Zung (1982) mit .97 (Intervall 1 Tag), .86 (2 Tage) und .85 (3 Tage) angegeben. Bei einem durchschnittlichen Intervall von 4,8 Monaten lag der Reliabilitätskoeffizient bei .84 (Skinner, Sheu, 1982). Dabei waren Items, die sich auf die Selbstwahrnehmung von Alkoholproblemen beziehen (zum Beispiel Frage 1), weniger reliabel als Fragen nach konkreten Ereignissen wie In-Gewahrsamnahme wegen Autofahren unter Alkoholeinfluss.

In der deutschen Version erzielte der MAST ein Alpha von .91 (Rumpf et al., 1997; Rumpf et al., 2001b).

Der MAST, wie auch seine Kurzformen und der CAGE, wurden kritisiert, weil die Items sich nicht definitiv auf einen *Zeitraum* beziehen (C.J. Cherpitel, 1995a; Maisto, Connors, Allen, 1995). Es werden also auch Merkmale oder Ereignisse aus der Vergangenheit erfasst. Dadurch wird die Spezifität der Tests erniedrigt, wenn es Ziel ist, nur aktuelle Störungen zu erkennen. Magruder-Habib, Harris, Fraker (1982) entwickelten eine Abwandlung des MAST mit der Spezifizierung von drei Zeiträumen. Der Test erhielt den Namen Veterans Alcoholism Screening Test (VAST). Die Ergebnisse des VAST-c („c" = current, entspricht dem Zeitraum des letzten Jahres)wurden bei 112 Patienten mit dem MAST (unbestimmter Zeitrahmen) verglichen. Bei aktueller Alkoholabhängigkeit (die Kriterien wurden innerhalb der letzten 12 Monate erfüllt) erreichte der MAST eine Sensitivität von 1.0 und eine Spezifität von .62, der VAST-c zeigte eine niedigere Sensitivität (.83) bei einer höheren Spezifität (.89). Erwartungsgemäß ist also bei Einengung des Zeitraums eine bessere Spezifität zu erreichen, wobei jedoch auch die Sensitivität abnimmt. Zu einem ähnlichen Befund kommt eine Arbeit mit Variationen des Zeitrahmens für den CAGE (s.u.), wobei die Einschränkung auf die letzten 12 Monate zu einer geringeren Sensitivität führte (Bradley, Kivlahan, Bush, McDonell, Fihn, 2001).

Beurteilung des MAST: Häufig untersucht; gute Sensitivität, Spezifität und Reliabilität; relativ unökonomisch durch Zahl der Items (25) und gewichteter Bewertung; eingeschränkt empfehlenswert als Einzelverfahren durch die mangelnde Ökonomie; besser geeignet für Alkoholabhängigkeit und -missbrauch als für Risikokonsum.

Der *Short MAST (SMAST)* umfasst 13 Fragen der ursprünglichen 25 Items (s. Rumpf et al., 2001b) wurde von Selzer et al. (1975) durch schrittweise multiple Regression an einer Stichprobe von 501 männlichen Kraftfahrern entwickelt, von denen sich 228 in ambulanter oder stationärer Therapie wegen Alkoholproblemen befanden. Bei einer computer-unterstützten Darbietung des SMAST wurde eine durchschnittliche Beantwortungszeit in zwei Stichproben von 81 und 95 Sekunden ermittelt (Hays et al., 1993).Die Korrelation der Summenwerte des SMAST mit denen des MAST betrug für die Gesamtstichprobe .97. Die Autoren schlugen eine ungewichtete Wertung mit folgender Interpretation vor: kein „Alkoholismus" (0-1 Punkt),: Hinweis auf „Alkoholismus" (2 Punkte): „Alkoholismus" (3 und mehr Punkte). Unabhängig von dieser Wertung sollen die in der Ursprungsform als diagnostisch eingestuften Fragen auch im SMAST Anwendung finden, was bedeutet, dass eine positive Antwort bei einer dieser drei Fragen für eine Diagnose genügt.

Studien zur Validität des SMAST zeigen überwiegend zufriedenstellende bis gute Werte (zum Beispiel Cleary et al., 1988; Fleming, Barry, 1991; Hays, Revetto, 1992). In einer repräsentativen Stichprobe im Allgemeinkrankenhaus an 1167 Patienten betrug die Sensitivität des deutschsprachigen SMAST .72 bei einer Spezifität von .93 und in Allgemeinarztpraxen (n=774) waren die entsprechenden Werte .53 und .93 (Rumpf et al., 1997; Rumpf et al., 2001b).

Selzer et al. (1975) geben Alpha-Koeffizienten als Reliabilitätsmaß von .76 bis .93 an. Die interne Konsistenz erreichte bei Zung (1979) .81 und .77 in zwei Stichproben von jeweils 100 Fällen von Fahren unter Alkoholeinfluss. Hays und Revetto (1992) ermittelten einen Alpha-Koeffizienten von .93. Die Deutsche Version erzielte ein Alpha von .86 (Rumpf et al., 1997; Rumpf et al., 2001b).

Beurteilung des SMAST: Häufig untersucht; gute Sensitivität, Spezifität und Reliabilität; relativ ökonomisch; empfehlenswert als Einzelverfahren; besser geeignet für Alkoholabhängigkeit und -missbrauch als Risikokonsum.

Eine weitere Kurzform des MAST umfasst zehn Fragen. Der *Brief MAST (BMAST)* wurde von Pokorny, Miller und Kaplan (1972) entwickelt, wobei keine genauen Kriterien zur Itemauswahl angegeben werden (s. Rumpf et al., 2001b). Für eine Stichprobe von 122 Patienten (60 männliche „Alkoholiker" und 62 männliche psychiatrische Patienten) geben die Autoren eine Korrelation von .99 des BMAST mit dem MAST an.

In einem Vergleich von Fragebogenverfahren und Laborparametern bei 385 psychiatrischen Patienten (Bernadt et al., 1982) lagen die Sensitivität und Spezifität des BMAST bei .89. Damit war die Sensitivität deutlich höher als bei einzelnen Laborparametern, jedoch geringer als beim

71

CAGE (.91), der weniger spezifisch war (.77). In einer weiteren Studie wurde die Validität des BMAST an drei Stichproben geprüft (Chan, Pristach, Welte, 1994). Dabei erzielte das Verfahren eine nur mäßige Sensitivität bei hoher Spezifität. Im Setting einer Notfallambulanz erreichte der BMAST gemessen an den Diagnosen Alkoholabhängigkeit und schädlicher Gebrauch nach ICD-10 ebenfalls nur eine geringe Sensitivität (.30 bei Alkoholabhängigkeit, .31 bei schädlichem Konsum) bei einer wiederum hohen Spezifität (.99/.98, Cherpitel, 1995). Die Deutsche Version hatte im Allgemeinkrankenhaus eine Sensitivität von .53 bei einer Spezifität von .98 (Rumpf et al., 1997; Rumpf et al., 2001b). Die Alpha-Koeffizienten als Maß für die Reliabilität wurden für den Brief MAST bei .80 und .60 bei zwei Stichproben von jeweils 100 Fällen von Fahren unter Alkoholeinfluss angegeben (Zung, 1979). Das Alpha der deutschsprachigen Fassung betrug .84 (Rumpf et al., 1997; Rumpf et al., 2001b).

Beurteilung des BMAST: Häufig untersucht; geringe Sensitivität, hohe Spezifität, gute Reliabilität; nicht empfehlenswert wegen der geringen Sensitivität.

3.2 Der CAGE Fragebogen

Ein häufig eingesetztes und kurzes Verfahren ist der CAGE Questionnaire, der zunächst von Ewing und Rouse (1970) entwickelt (s. Ewing, 1984) und von Mayfield, McLeod und Hall (1974) validiert wurde. Der Name des Fragebogens besteht aus den Anfangsbuchstaben der Kernwörter der vier Fragen des Tests: *C*ut-down on drinking (Verringern des Konsums), *A*ngry about criticism (Verärgerung wegen Kritik am Trinken), *G*uilty feelings (Schuldgefühle) und *E*yopener (morgens als erstes Alkohol konsumiert). Die deutschsprachigen Items und Daten zur Güte finden sich bei Rumpf, Hapke, John (2001a).
Der CAGE wurde ursprünglich an 130 Patienten im Allgemeinkrankenhaus entwickelt (Ewing, Rouse, 1970; Ewing, 1984). 16 dieser Patienten hatten nach Ansicht der behandelnden Ärzte und bestätigt durch die Krankenakten ein Alkoholproblem; dabei wurde nicht unterschieden zwischen Alkoholabhängigkeit, Alkoholmissbrauch oder riskantem Alkoholkonsum. Vier der von den Patienten beantworteten Items unterschieden am besten zwischen den Gruppen der Patienten mit bezie-

hungsweise ohne Alkoholproblem. In ihrer Arbeit zur Validierung des CAGE schlugen Mayfield et al. (1974) einen Schwellenwert von 2 Punkten vor. Nach Ewing (1984) sollte bereits eine positive Antwort Anlass zu einer weiteren Untersuchung sein; dieser Cut-off konnte sich jedoch nicht allgemein durchsetzen.

Es sind eine Vielzahl von Validierungsstudien durchgeführt worden. So erreichte der Test zum Beispiel in Allgemeinarztpraxen eine Sensitivität von .84 und eine Spezifität von .95 bei der Identifizierung von Patienten mit einem Alkoholkonsum von mehr als 64 Gramm Alkohol pro Tag (King, 1986). Bei 521 Patienten im Allgemeinkrankenhaus fanden Bush, Shaw, Cleary, Delbanco, Aronson (1987) für Alkoholabhängigkeit oder -missbrauch eine Sensitivität von .85 und eine Spezifität von .89, wenn ein Schwellenwert von einem Punkt festgelegt wurde, und bei einem Cut-off von zwei Punkten eine Sensitivität von .75 und eine Spezifität von .96.

In einer Stichprobe von 821 ambulanten Patienten wurde die Validität des CAGE anhand von DSM-III-R Kriterien für Alkoholabhängigkeit oder-missbrauch geprüft (Buchsbaum, Buchanan, Centor, Schnoll, Lawton, 1991). Die Autoren fanden eine Sensitivität von .74 und eine Spezifität von .91. Bei 771 ambulanten Notfallpatienten betrug die Sensitivität für Alkoholabhängigkeit nach ICD-10 .76 und für schädlichen Gebrauch .75 bei einer Spezifität von .90 und .88 (Cherpitel, 1995). Bei 1667 männlichen Patienten eines Veteranen-Krankenhauses in Kansas City erreichte der CAGE bei einem Cut-off von zwei Punkten eine Sensitivität von .86 und eine Spezifität von .93, wobei Alkoholabhängigkeit nach DSM-III-R aufgrund eines strukturierten Interviews als Goldener Standard galt. Bei einem Cut-off von zwei Punkten sank die Sensitivität auf .80, während sich die Spezifität auf .96 erhöhte (Liskow, Campbell, Nickel, Powell, 1995).

Im deutschsprachigen Raum erreichte der CAGE in einer Stichprobe von 166 männlichen Allgemeinkrankenhauspatienten eine Sensitivität von .85 und eine Spezifität von .91 bei der Identifizierung von Alkoholabhängigen (Richter, Zahn, 1991). In einer größeren und repräsentativen Stichprobe an 1167 Patienten in einem Allgemeinkrankenhaus in Deutschland betrug die Sensitivität des CAGE .72 bei einer Spezifität von .93, und in Allgemeinarztpraxen (n=774) waren die entsprechenden Werte .53 und .93 (Rumpf et al., 1997; Rumpf et al., 2001a).

Der Alpha-Koeffizient als Reliabilitätsmaß lag in einer Studie an zwei Stichproben (296 und 270 Klienten aus zwei Behandlungseinrichtungen für Fälle von Fahren unter Alkoholeinfluss) bei .66 und .63. (Hays et al., 1993). In der gleichen Studie wurde eine durchschnittliche Beantwortungszeit bei computer-gestützter Darbietung von 31 und 32 Sekunden ermittelt. Die deutsche Version des CAGE erzielte im Allgemeinkrankenhaus ein Alpha von .79 und in Allgemeinarztpraxen von .72 (Rumpf et al., 1997; Rumpf et al., 2001a).

Beurteilung des CAGE: Häufig untersucht; befriedigende bis gute Sensitivität, gute Spezifität und Reliabilität; ökonomisch durch wenige Items (4) und einfache Auswertung; Einsatz als Einzelverfahren empfehlenswert, aber weniger sensitiv als längere Verfahren; besser geeignet für Alkoholabhängigkeit und -missbrauch als für Risikokonsum.

3.3 Der AUDIT

Die WHO regte die Entwicklung eines Screening-Verfahrens an, das in unterschiedlichen Ländern und Kulturen einsetzbar sein sollte. Das Ziel in der Entwicklung des Alcohol Use Disorders Identification Test (AUDIT, Babor, de la Fuente et al., 1989; Babor, Kranzler, Lauerman, 1989; Saunders, Aasland, Babor, DeLaFuente, Grant, 1993) war, riskantes Trinkverhalten bereits früh zu entdecken, um sekundärpräventive Maßnahmen einsetzen zu können.

Das Verfahren besteht aus zehn Kernfragen (Selbstbeurteilung) und acht zusätzlichen Items zur Fremdbeurteilung durch den Arzt. Während sich die 10 Kernfragen durchgesetzt haben, wird der klinische Teil wenig genutzt (s. oben). Die ersten drei Fragen des Selbstbeantwortungsteils beziehen sich auf Trinkfrequenz, Trinkmenge und Trinkexzess. Diese drei Fragen werden auch als eigenständige Kurzform genutzt (*AUDIT-C*), dabei steht C für consumption questions (Bush, Kivlahan, McDonell, Fihn, Bradley, 1998). Die weiteren Fragen beschreiben Abhängigkeits- und Missbrauchssymptome. Es wird ein Schwellenwert von 8 Punkten empfohlen.

Übersichten zu Forschungsarbeiten über den AUDIT geben Allen, Litten, Fertig und Babor (1997) sowie Reinert und Allen (2002). In Studien, die seit 1996 durchgeführt wurden, weist der AUDIT eine Spezifität zwischen 0.33 und 0.97, auf. Dabei liegt der Wert in der Mehrzahl der

74

Studien zwischen 0.70 und 0.90. Die Spezifität variiert zwischen 0.74 und 0.97 (Reinert, Allen, 2002).

Wenngleich die Validität des Verfahrens durch viele Studien gut belegt ist, zeigen sich hingegen deutliche Diskrepanzen hinsichtlich des jeweils günstigsten Schwellenwertes des AUDIT. In einer Studie im Allgemeinkrankenhaus wurde für die Kernfragen ein Cut-off von 5 Punkten empfohlen, da so die günstigsten Werte für Sensitivität und Spezifität erreicht wurden (Schmidt, Barry, Fleming, 1995). Die Sensitivität für Patienten, welche die Kriterien für Alkoholabhängigkeit oder -missbrauch nach DSM-III-R erfüllten, lag bei .61, die Spezifität betrug .84. In einer weiteren Validierungsstudie zum AUDIT in medizinischen Settings (Bohn, Babor, Kranzler, 1995) wird hingegen für die Kernfragen ein Schwellenwert von 10 Punkten empfohlen. In der Gruppe von Patienten mit riskantem Trinkkonsum betrug hierbei die Sensitivität .87, die Spezifität .75. Bei 1333 ambulanten Patienten eines Family Practice Centers in Texas erreichten die AUDIT Kernfragen die beste Validität bei einem vergleichweise niedrigen Cut-off von 4 (Volk, Steinbauer, Cantor, Holzer, 1997). Die Schwierigkeit, einen einheitlichen Schwellenwert zu validieren, mag einerseits durch die Tatsache bedingt sein, dass unterschiedliche Gruppen (Alkoholabhängige, Alkoholmissbraucher und Risikokonsumenten) erfasst werden, andererseits durch die große Spanne der möglichen Punktwerte (0 bis 40), die in den 10 Kernfragen erreicht werden können. Eine Übersichtsarbeit kommt zu dem Resultat, dass bei Frauen ein Cut-off von 4 angemessen ist (Bradley, Boyd-Wickizer, Powell, Burman, 1998). Das Problem der variierenden Schwellenwerte wird von Volk et al. (1997) diskutiert. Sie kommen zu dem Schluss, dass ein einzelner Schwellenwert für alle Settings und Zwecke nicht ideal sein mag. Im deutschsprachigen Raum gibt es zur Zeit lediglich Daten zur Validität des AUDIT aus einer Allgemeinbevölkerungsstudie. Hier erwies sich ein Cut-off von 5 als am günstigsten. Als annähernd gleichwertig, insbesondere wenn es Ziel war, Risikokonsum zu identifizieren, erwies sich der drei Fragen umfassende AUDIT-C. Ein Übersichtsarbeit bestätigt die Güte des AUDIT-C (Reinert, Allen, 2002), allerdings gibt es Hinweise für eine schlechtere Sensitivität bei Frauen (Aertgeerts et al., 2001).

Die Reliabilität (Cronbachs Alpha) wird für die Kernfragen des AUDIT mit .77 (Schmidt et al., 1995) und .82 bis .83 (Hays et al., 1993) angegeben. Die durchschnittliche Beantwortungszeit bei computer-gestützter Darbietung betrug in zwei Stichproben 123 und 133 Sekunden (Hays et al., 1993).

Beurteilung des AUDIT: Häufig untersucht; gute Sensitivität, Spezifität und Reliabilität; eingeschränkt ökonomisch durch mehrstufiges Antwortformat und gewichtete Auswertung; z.Zt. wenig empfehlenswert im deutschsprachigen Bereich, da Cut-off Empfehlungen fehlen; sowohl für Abhängigkeit und Missbrauch als auch für Risikokonsum geeignet. Der AUDIT-C ist als ökonomische Kurzform insbesondere für Risikokonsum empfehlenswert, aber auch hier fehlt noch ein Cut-off für den deutschsprachigen Bereich.

3.4 Der LAST

Ziel in der Entwicklung des Lübecker Alkoholabhängigkeits und -missbrauchs-Screening-Test (LAST) war, die Vorzüge der Verfahren CAGE und MAST in einem ökonomischen Test zu verbinden (Rumpf et al., 1997; Rumpf, Hapke, John, 2001a, 2001c). Dabei sollte ein möglichst hohe Sensitivität für die Entdeckung von Alkoholabhängigkeit und -missbrauch erreicht und gleichzeitig eine schnelle und einfache Durchführung und Auswertung gesichert werden. Aus diesem Grunde wurde ein Ja/Nein-Anwortformat gewählt und auf Gewichtungen der Fragen in der Auswertung verzichtet.

Der LAST wurde an einer Stichprobe von 1167 konsekutiven, 18- bis 64-jährigen Patienten eines Allgemeinkrankenhauses entwickelt. Mittels eines zweistufigen diagnostischen Vorgehens wurde erhoben, ob bei den Patienten Alkoholabhängigkeit oder -missbrauch nach DSM-III-R oder ICD-10 vorlag. Aus dem 28 Fragen umfassenden Itempool von CAGE und MAST wurden mittels eines mehrstufigen Vorgehens (u.a. durch logistische Regressionsanalysen, Item- und Konsistenzanalyse) 9 Fragen extrahiert. Diese neue Testversion wurde in einer zweiten Stichprobe von 436 Allgemeinkrankenhauspatienten anhand der nach den ICD-10 Forschungskriterien und DSM-IV ermittelten Diagnosen Alkoholabhängigkeit und -missbrauch validiert sowie an einer Stichprobe von 774 konsekutiven, 14- bis 75-jährigen Patienten aus Allgemeinarztpraxen überprüft (Gold Standard ICD-10 und DSM-III-R). Auf Grundlage aller drei Studien wurde eine endgültige Version mit 7 Items ausgewählt. (Beispielitems: „Haben Sie schon einmal das Gefühl gehabt, dass Sie Ihren Alkoholkonsum verringern sollten?", „Haben Sie wegen des Trinkens einmal Probleme am Arbeitsplatz bekommen?") Der Test ist zu beziehen über den Hogrefe Verlag (http://www.testzentrale.de/ tests/t0122701.htm).

Es liegen Gütekriterien aus drei Stichproben mit insgesamt 2377 Allgemeinkrankenhaus- und Allgemeinarztpatienten vor (Rumpf et al., 1997; Rumpf et al., 2001a, 2001c). Weiterhin stehen Daten aus einer repräsentativen Bevölkerungsstichprobe (N=3335) zur Verfügung (Rumpf, Hapke, Meyer, John, 2002). Der LAST erreicht eine Sensitivität für das Vorliegen von Alkoholabhängigkeit oder -missbrauch von .82 und .87 im Allgemeinkrankenhaus und .63 in Arztpraxen bei jeweils hoher Spezifität von .91 und .88 (Krankenhaus) sowie .93 (Praxen). In der Allgemeinbevölkerung liegt die Sensitivität für Alkoholmissbrauch bei .49 und für Alkoholabhängigkeit bei .86. mit der jeweiligen Spezifität von .82 und .83. Im Vergleich zu anderen Verfahren zeichnet sich der LAST durch eine höhere Sensitivität gegenüber Verfahren mit ähnlichem Umfang aus (CAGE und SMAST), sowie durch eine gleich hohe Sensitivität, verglichen mit dem deutlich umfangreicheren MAST, der 24 Items umfasst.

Die interne Konsistenz (Cronbach's Alpha) als Reliabilitätskennwert liegt für den LAST im Allgemeinkrankenhaus zwischen .80 und .81, in Arztpraxen bei .69, in der Allgemeinbevölkerung bei .72.

Beurteilung des LAST: Gute Datenbasis aus dem deutschsprachigen Raum; hohe Sensitivität und Spezifität, gute Reliabilität; ökonomisch durch wenige Items und einfache Auswertung; Einsatz als Einzelverfahren empfehlenswert; besser geeignet für Alkoholabhängigkeit und -missbrauch als für Risikokonsum.

3.5 Der TWEAK Test

Das Verfahren baut auf einigen Items des CAGE auf. Vorläufer dieses kurzen Verfahrens sind der T-ACE Questionnaire und der NET Fragebogen (Sokol, Martier, Ager, 1989), die in der Gynäkologie zur Entdeckung von schwangeren Frauen mit Alkoholproblemen eingesetzt wurden. Der Name TWEAK steht für *T*olerance to alcohol, *W*orry about drinking, *E*ye-opener, *A*mnesia (blackouts) und *c*ut down on drinking ($c=K$). Es existieren zwei Versionen des Toleranz-Items. Im ersten wird nach der Menge alkoholischer Getränke gefragt, bis man eine Wirkung des Alkohols verspürt (Grenzwert: >2). Im zweiten wird nach der Anzahl der Getränke bis man einschläft oder, falls dies nicht vorkommt, der höchsten Anzahl, die man trinkt, gefragt (Grenzwert: >4). Sowohl Toleranz als auch Sorgen Angehöriger werden mit zwei Punkten bewertet; die anderen Items erhalten einen Punkt. Ein Wert >2 gilt als positiv. Der TWEAK erreichte bei schwangeren Frauen eine Sensitivität von .68 bis .79 und eine Spezifität von .83 bis .93 (Sokol et al., 1989). Das Verfahren wurde in einer Validierungstudie in drei Populationen eingesetzt: 252 Alkoholiker in Behandlung, 390 ambulante Krankenhauspatienten und 993 Probanden aus der Allgemeinbevölkerung (Chan, Pristach, Welte, Russel, 1993). Die Angaben zur Validität beziehen sich jeweils auf die beiden unterschiedlichen Items zur Toleranzentwicklung. Bei ambulanten Patienten erreichte das Verfahren für beide Versionen eine Sensitivität von .94 und eine Spezifität von .96 und .89, wobei Alkoholabhängigkeit nach DSM-III-R als Goldener Standard galt. Bei der Identifizierung von Patienten mit erhöhten Trinkmengen wies der TWEAK günstigere Werte für Sensitivität und Spezifität als CAGE und Brief MAST auf. Gleiches galt auch für die Stichprobe aus der Allgemeinbevölkerung. Weitere Hinweise zur Validität des Verfahrens finden sich in Cherpitel (1995), Cherpitel (1998), Cherpitel (1999).

Eine mögliche Überschätzung der Sensitivität des TWEAK in den bisherigen Studien ist durch seine Einbettung in andere Screening-Items gegeben, was aus Daten zu dem verwandten Verfahren T-ACE hervorgeht. In einer Stichprobe von 2.717 Patientinnen einer Klinik zur Geburtsvorsorge wurden TWEAK und T-ACE, eingebettet in CAGE- und MAST-Items sowie Fragen zum Trinkverhalten, eingesetzt (Russel et al., 1996). Bei 1420 Patientinnen wurde nur der T-ACE angewandt. Die Daten zeigten eine höhere Sensitivität des T-ACE (.88) bei eingebetteter, verglichen mit alleiniger Darbietung (.67). Dagegen war die Spezifität bei Einbettung in andere Items niedriger (.79 vs. .86). Die Autoren vermuten, dass ein ähnlicher Effekt für den TWEAK gilt; drei der Items sind bei beiden Tests gleich.

Beurteilung des TWEAK: Hohe Sensitivität und Spezifität; ökonomisch durch geringe Itemanzahl; als Einzelverfahren z.Zt. nicht empfehlenswert, da für den deutschsprachigen Raum Daten und Empfehlungen zum Cut-off fehlen.

3.6 Weitere direkte Fragebogenverfahren

Der *Five-Shot questionnaire* umfasst zwei Fragen des AUDIT und drei Fragen des CAGE, die zur Entdeckung von riskantem Alkoholkonsum dienen sollen (Seppä, Lepistö, Sillanaukee, 1998). In der ursprünglichen Stichprobe, die auf 40-jährige Männer beschränkt war, erreichte der Fragebogen eine Sensitivität von .77 und eine Spezifität von .83. In einer niederländische Allgemeinarztstudie konnte die Validität des Verfahrens bestätigt werden (Aertgeerts et al., 2001).

Beurteilung des Five Shot Questionnaires: Z.Zt. noch ungenügende Datenbasis, keine Erfahrungen aus dem deutschsprachigen Bereich.

Speziell für den Einsatz in der Notfallambulanz wurde ein Verfahren mit fünf Fragen entwickelt, der *Rapid Alcohol Problems Screen* (RAPS). Die Fragen stammen aus AUDIT, TWEAK und MAST und erzielten eine Sensitivtät von .90 bei einer Spezifität von .78 (Cherpitel, 1995b). Eine verkürzte Form (RAPS4) erwies sich in einer Nachfolgestudie als besonders valide (Cherpitel, 2000).

Beurteilung des RAPS/RAPS4: Ökonomische und sensitives Verfahren; z.Zt. noch ungenügende Datenbasis, keine Erfahrungen aus dem deutschsprachigen Bereich.

Die *Cyr und Wartman-Fragen* bestehen nur aus zwei Items (Cyr und Wartman, 1988): 1. Haben Sie jemals ein Alkoholproblem gehabt? 2. Wann haben Sie zum letzten Mal ein alkoholisches Getränk getrunken? Bei einer bejahenden Antwort der ersten Frage und/oder der Antwort, dass das letzte alkoholische Getränk innerhalb der letzten 24 Stunden getrunken wurde, gilt der Test als positiv. In einer Validierungsstudie wurde die Validität als ungenügend beurteilt (Schorling, Willems, Klas, 1995).

Beurteilung der Cyr und Wartman-Fragen: Wahrscheinlich mangelnde Validität; wenig Daten; derzeit nicht zu empfehlen.

Lediglich eine *Frage* sieht ein Vorgehen von *Williams und Vinson* (2001) vor: „Wann hatten Sie zum letzten Mal mehr als vier (bei Frauen) beziehungsweise fünf (bei Männern) alkoholische Getränke an einem Tag?" Die ursprünglich Frage stammte von Taj, Devera-Sales und Vinson (1998) und wurde modifiziert. Für einen auffälligen Befund spricht die Antwortkategorie „innerhalb der letzten drei Monate". Diese Frage erzielte ein Sensitivität und Spezifität von jeweils .86 in einer Notfall-ambulanz-Stichprobe. Ein Replikation steht noch aus.

Beurteilung der Frage von Williams und Vinson: Insgesamt noch zu wenige und aus dem deutschsprachigen Bereich keine Daten.

Ein weiteres sehr kurzes Verfahren hat zum Ziel, gleichzeitig riskanten Drogen und Alkoholkonsum mit zwei Fragen zu identifizieren (Brown, Leonard, Saunders, Papasouliotis, 2001). Das Two-Item Conjoint Screening (*TICS*) ist noch zu wenig untersucht, um eine Beurteilung abgeben zu können.

Der Kurzfragebogen für Alkoholgefährdete (Feuerlein, Küfner, Ringer, Antons, 1976; Feuerlein, Küfner, Haf, Ringer, Antons, 1989) stammt als erstes Instrument aus dem deutschsprachigen Raum. Der *KFA* umfasst 22 Fragen zu Selbstaussagen aus somatischen, psychischen und sozialen Bereichen sowie zu abhängigem Trinkverhalten. Der Cut-off wird bei 6 Punkten angesetzt. Bei 120 männlichen Alkoholikern und 80 männlichen Patienten eines Allgemeinkrankenhauses ohne Hinweis auf „Alkoholismus" erreichte der Fragebogen einen Validitätskoeffizienten (Korrelation des Testergebnisses mit der Diagnose) von .81 bei 9% falsch positiven und 11% falsch negativen Klassifikationen. Die Testhalbierungsreliabilität betrug .94.

Die von den Testautoren berichteten Werte zu Validität und Reliabilität können als hoch angesehen werden. Sie beziehen sich jedoch ausschließlich auf männliche Probanden. Weitere Validierungsdaten sind nicht bekannt.

Beurteilung des KFA: Mangelhafte Datenlage; wenig ökonomisch wegen Anzahl der Items.

3.7 Beinflussbarkeit und Fälschungstendenzen bei direkten Fragebogenverfahren

Fragebogenverfahren, die direkte Selbstaussagen nutzen, können bewusst verfälscht werden. Hierzu gibt es ein paar Untersuchungen am Beispiel des MAST.

Skinner (1979) fand keinen Zusammenhang zwischen der MAST-Punktzahl und einer Leugnungsskala, während Erwünschtheit als Antwortstil negativ mit der Gesamtpunktzahl des MAST korrelierte (r= -

.32). Bei Selzer et al. (1975) war der Zusammenhang mit einer Skala zur Leugnung unerwünschter Inhalte geringer, woraus die Autoren den Schluss ziehen, dass Leugnung bei der Beantwortung der MAST-Fragen keinen bedeutenden Einfluss ausübt.

Für die Beurteilung der Validität von Selbstaussagen ist es von Bedeutung, ob diese ein Alkoholproblem entdecken lassen, ohne dass sich das Individuum selbst darüber bewusst ist, oder ob in ihnen die Selbstwahrnehmung des Alkoholproblems zu Tage tritt. Kaplan et al. (1974) verglichen die MAST-Resultate zweier Patientengruppen miteinander, deren unterschiedliche stationäre Settings eine Zuordnung ermöglichten, inwieweit sich die Patienten selbst als alkoholabhängig identifizierten. Diejenigen, die sich selbst als alkoholabhängig ansahen, erzielten signifikant höhere Punktzahlen im MAST und bejahten häufiger jene Items, die anhand eines Expertenratings zur Gruppe der Fragen zugeordnet waren, die sich auf die Selbstwahrnehmung des Alkoholproblems beziehen. Die Ergebnisse legen nahe, dass eine mangelnde Selbstwahrnehmung des Patienten als alkoholabhängig die Wahrscheinlichkeit verringert, durch den MAST entdeckt zu werden.

In einer Studie an 60 Probanden (20 Patienten mit Alkoholabhängigkeit oder -missbrauch, 20 psychiatrische und 20 internistische Patienten ohne Alkoholprobleme) wurde der MAST jeweils mit zwei unterschiedlichen Instruktionen ausgefüllt (Otto, Hall, 1988). Bei der ersten Bedingung sollte eine wahrheitsgemäße Beantwortung erfolgen, die zweite Instruktion forderte die Probanden auf, in einer vorgestellten Bewerbungssituation den Psychologen zu täuschen und die Fragen bewusst so zu beantworten, dass ein guter Eindruck entstehe. Während bei der wahrheitsgemäßen Beantwortung alle 20 Patienten mit einer Alkoholproblematik vom MAST identifiziert wurden, blieben bei der zweiten Instruktion 18 dieser Patienten vom MAST unentdeckt. Die Ergebnisse zeigen, dass bei der Beantwortung des MAST Dissimulation möglich ist.

4. KOMBINATIONEN VON SELBSTAUSSAGEN UND KLINISCHEN/BIOLOGISCHEN TESTS

Bei der Kombination von Selbstaussagen mit klinischen Fragen und Laborparametern können die Vorteile der unterschiedlichen methodischen Ansätze wirksam werden, das heißt die hohe Sensitivität von Selbstaus-

81

sagen und die Unabhängigkeit von Leugnung und Dissimulation bei klinischen Elementen und Labortests. Von der ursprünglichen Intention ist der *AUDIT* auch ein kombiniertes Verfahren, es hat sich allerdings durchgesetzt, dass nur der Fragebogenteil eingesetzt wird, da der klinische Teil weniger valide ist (s.o).

Ein im deutschsprachigen entwickeltes und häufig eingesetztes Verfahren ist der *Münchner Alkoholismus Test* (MALT; Feuerlein, Ringer, Küfner, Antons, 1977, 1979). Der Test besteht aus 24 Fragen im Selbstbeurteilungsteil (MALT-S) und 7 Items im Fremdbeurteilungsteil (MALT-F). Die 24 Selbstbeurteilungsfragen beziehen sich auf Einstellungen zum Alkoholkonsum, Konsumverhalten, psychische und soziale Folgen des Alkoholtrinkens sowie körperliche Beschwerden. Der Arzt beurteilt weiterhin, ob eine Lebererkrankung vorliegt, eine Polyneuropathie, ein aktuelles oder früheres Delirium Tremens, ein hoher Alkoholkonsum (zwei Items), ein Foetor alcoholicus zum Untersuchungszeitpunkt und ob Familienangehörige oder andere engere Bezugspersonen schon einmal wegen eines Alkoholproblems des Patienten Rat gesucht haben.

Beurteilung des MALT: Gut untersucht; kann wegen seines Umfanges nicht als Screening-Test verstanden werden.

Der *ScreeT-9* hat zum Ziel, zwischen Alkoholabhängigen, Alkoholmissbrauchern und Normalkonsumenten zu differenzieren (Richter, Klemm und Zahn, 1994a; 1994b). Der Screening-Test enthält die folgenden 9 Items: Alkoholbezogene Probleme im Beruf oder Straßenverkehr, maximale Trinkmenge von mindestens 200 Gramm Reinalkohol pro Tag im letzten halben Jahr, Trinkstil mit Tendenz zu gelegentlichen Räuschen, erloschener Brechreflex auf Alkohol, abnorme Gesichtsröte, Hohe Leberwerte (GGT, GOT, GPT), Vorstellungsgrund ist ein Alkoholproblem.

Er nutzt also neben Selbstaussagen auch klinische Testitems. Die Erfragung der Items ist nicht standardisiert, es werden Beispielfragen angegeben. Die Auswertung erfolgt durch unterschiedliche Gewichtungen der einzelnen Items und der Addition einer Konstanten. Es werden dabei zwei getrennte Werte ermittelt, die über ein Entscheidungsschema schließlich zur Diagnose führen.

Das Instrument wurde faktorenanalytisch aus 23 Items an einer Stichprobe von 166 männlichen Allgemeinkrankenhauspatienten entwickelt und in zwei weiteren Gruppen validiert. Dabei handelte es sich um 102

Männer einer neurologischen Abteilung und 149 Frauen und 151 Männer aus einer allgmeinmedizinischen Praxis. Als Kriterien dienten in den ersten beiden Stichproben Expertenurteile und in der dritten der MALT. Von den Normaltrinkern konnten in den drei Stichproben zwischen 61% und 97% richtig klassifiziert werden. Dabei lag diese Raten am niedrigsten bei männlichen Patienten der Allgemeinarztpraxis. Bei den Alkoholmissbrauchern waren es 30% bis 96% mit der geringsten Rate bei Arztpraxis-Patientinnen. Die Alkoholabhängigen wurden zu 66% bis 80% korrekt klassifiziert, wobei es keine alkoholabhängigen Frauen in der Arztpraxis gab und dort nur drei Fälle bei männlichen Patienten zur geringsten Entdeckungsrate führten. Von den Autoren wurden keine Angaben zur Reliabilität gemacht.

Beurteilung des ScreeT-9: Ungenügende Datenlage; keine Angaben zur Interrater-Reliabilität, fehlende Standardisierung; Anzahl der Items ökonomisch, Auswertung etwas aufwendiger; z.Zt. nicht zu empfehlen.

5. ZUSAMMENFASSENDE BEWERTUNG

Für den Einsatz eines Screening-Tests mit Hilfe von klinischen Zeichen spricht, dass die körperliche Untersuchung routinemäßig in Settings der primären Gesundheitsversorgung durchgeführt wird und die entsprechenden Ratings dabei vorgenommen werden können. Weiterhin ist eine Screening-Diagnose, mit Ausnahme der anamnestischen Angaben, nicht durch Verleugnung vom Patienten beeinflussbar. Es ist jedoch ein entsprechendes Training notwendig, um zu zuverlässigen Ergebnissen zu kommen. Die Objektivität von klinischen Tests ist aufgrund der zu erhebenden Merkmale, die durch Ratings erfasst werden und einen Bewertungsspielraum zulassen, eingeschränkt. Darüber hinaus messen Verfahren wie Le Gô Grid oder Alcohol Clinical Index Merkmale, die mit organischen oder physiologischen Veränderungen einhergehen, so dass eine frühe Entdeckung von Alkoholproblemen in Frage gestellt wird (Saunders, Conigrave, 1990).

Die Entdeckung von Patienten mit Alkoholstörungen durch Labortests bietet den Vorteil, auf Daten zu beruhen, die vom Probanden in der Testsituation nicht beeinflussbar sind. Das bedeutet, dass eine Screening-Diagnose gestellt werden kann, ohne dass die Mitarbeit des Patienten notwendig ist. Beeinflussende Faktoren wie Leugnung, Abwehr und Dissimulation haben dabei keine Bedeutung. Ein weiterer Vorteil ist, dass Labordaten im Krankenhaus und in Praxen niedergelassener Ärzte in der Regel verfügbar sind. Die für ein Screening notwendigen Laborwerte werden jedoch nicht routinemäßig bei allen Patienten erhoben (Searight, 1992) und durch die Laboruntersuchung entsteht eine zeitliche Verzögerung, die dazu führen kann, dass der Patient bereits nicht mehr verfügbar ist, wenn die Ergebnisse vorliegen (Saunders, Conigrave, 1990). Im Vergleich zu anderen Screening-Instrumenten haben sich Laborparameter in der Validität gegenüber Selbstaussagen der Patienten in Fragebogenverfahren als unterlegen erwiesen (Aertgeerts et al., 2001; Beresford, 1987; Bernadt et al., 1982). Es kommt hinzu, dass Erhöhungen von zum Beispiel GGT und MCV eher erst dann auftreten, wenn bereits über eine längere Zeit Alkohol in hohen Mengen konsumiert wurde, so dass auf diesem Wege eine Früherkennung schwierig ist (Malla, Merskey, 1987; Searight, 1992). Das validere CDT gehört nicht zu den in der Routine erhobenen Parametern, es ist zudem relativ kostenaufwendig. Für die Beurteilung von Laborparametern ist ärztliches Personal notwendig, um Erkrankungen oder pharmakologische Einflüsse auszuschließen, die eine Erhöhung von Laborwerten ausgelöst haben könnten. So fällt die Möglichkeit fort, das Screening einschließlich der Auswertung von nichtärztlichem Personal durchführen zu lassen.

Ergänzend sei auf einen motivationalen Aspekt verwiesen, der mit dem Einsatz von Laborparametern verbunden ist. Wenn ein Screening aufgrund von Selbstaussagen negativ bleibt, Laborparameter oder andere Befunde aber auf eine Alkoholproblematik hinweisen, ist wenig zu erwarten, dass der Patient einer Beratung oder Intervention zugänglich sein wird. Hingegen bieten Screenings aufgrund von Selbstaussagen bereits einen ersten Anknüpfungspunkt für das Gespräch, indem auf die auffällig beantworteten Fragen eingegangen werden kann. Saunders und Conigrave fassen diesen Aspekt so zusammen: „Ärzte sollten Diagnosen fällen, indem sie mit ihren Patienten reden, nicht indem sie sich auf Blutuntersuchungen verlassen" (1990, S. 1065).

Im Vergleich zu Laborparametern und indirekten Fragebogenverfahren erreichen die direkten Fragebogeninstrumente die höchste Sensitivität und Spezifität. Obwohl diese Verfahren vom Patienten zu durchschauen und daher anfällig für Dissimulation und Leugnung sind, zeigen sie eine bessere Gültigkeit. Angesichts der im Vergleich hohen Validitätsmaße dieser Verfahren spielt der Faktor der Leugnung offenbar eine – auf die Mehrheit der Patienten bezogen – eher untergeordnete Rolle. Fragebogenverfahren könne zudem durch verschiedene Berufsgruppen eingesetzt werden. Es ist keine spezifisches Wissen notwendig, so dass zum Beispiel Krankenschwestern und Arzthelferinnen das Screening übernehmen können. Weiterhin sind sie kostengünstig und gut implementierbar in die Routinedokumentation. Ihre Ergebnisse stehen im Gegensatz zu Labordaten sofort zur Verfügung. Darüber hinaus bieten die Items eine gute Möglichkeit, einen Anknüpfungspunkt für das beratende Gespräch zu finden. Der Zugang zum Patienten ist offener, als wenn verdeckte Verfahren angewandt werden.

Von den beschriebenen Verfahren gibt es nur wenig Erfahrungen und Daten zur Gültigkeit im deutschsprachigen Bereich. Der LAST bietet hier eine Ausnahme. Er ist gut untersucht und zeigt bessere Validität beziehungsweise Ökonomie verglichen mit CAGE und MAST. In der Identifizierung von Risikokonsum zeigen Verfahren wie AUDIT und AUDIT-C eine bessere Sensitivität (Rumpf et al., 2002). Problematisch ist bei AUDIT und AUDIT-C, dass keine Empfehlungen zu Cut-off Werten aufgrund mangelnder Daten in Deutschland gemacht werden können. Hier gibt es z. Zt. Projekte, die in absehbarer Zeit Daten liefern werden. Wenn die Cut-off Frage geklärt ist, kann der LAST für die Zielgruppe Alkoholabhängigkeit und -missbrauch empfohlen werden, der AUDIT-C für die Entdeckung von Risikokonsum und der AUDIT, wenn alle Gruppen angestrebt werden.

Klinische Zeichen und Laborwerte können und sollten, sofern sie vorliegen, ergänzend genutzt werden. Sie bieten vor allem auch einen therapeutischen Nutzen und können als Faktor zur Motivierung genutzt werden oder als Verstärkung bei Trinkmengenreduktion oder Abstinenz.

LITERATUR

Aertgeerts, B., Buntinx, F., Ansoms, S., Fevery, J. (2001). Screening properties of questionnaires and laboratory tests for the detection of alcohol abuse or dependence in a general practice population. British Journal of General Practice, 51, 172-173

Alterman, A.I., Gelfand, L.A., Sweeney, K.K. (1992). The Alcohol Clinical Index in lower socioeconomic alcohol-dependent men. Alcohol Clin Exp Res, 16(5), 960-963

Anton, R.F. (2001). Carbohydrate-deficient transferrin for detection and monitoring of sustained heavy drinking. What have we learned? Where do we go from here? Alcohol, 25(3), 185-188

Anton, R.F., Moak, D.H. (1994). Carbohydrate-deficient transferrin and gamma-glutamyltransferase as markers of heavy alcohol consumption: gender differences. Alcohol Clin Exp Res, 18(3), 747-754

Babor, T.F., de la Fuente , J.R., Saunders , J., Grant, M. (1989). The Alcohol Use Disorders Identification Test: guidelines for use in primary health care. Geneva: World Health Organization: Division of Mental Health

Babor, T.F., Kranzler, H.R., Lauerman, R.J. (1989). Early detection of harmful alcohol consumption: comparison of clinical, laboratory, and self-report screening procedures. Addictive Behaviors, 14, 139-157

Babor, T.F., Weill, J., Treffardier, M., Benard, J.Y. (1985). Detection and diagnosis of alcohol dependence using the Le Go Grid Methode. In: N.C. Chang, H. Chao (Eds.), Early identification of alcohol abuse, 321-338. Washington, D.C.: U.S. Department of Health and Human Services – Public Heath Service – Alcohol, Drug Abuse, and Mental Health Administration

Beresford, T.P. (1987). Screening for alcohol abuse using the CAGE questionare. The American Journal of Medicine, 83, 805

Bernadt, M.W., Mumford, J., Taylor, C., Smith, B., Murray, R.M. (1982). Comparison of questionnaire and laboratory tests in the detection of excessive drinking and alcoholism. The Lancet, 2, 325-329

Bohn, M.J., Babor, T.F., Kranzler, H.R. (1995). The Alcohol Use Disorders Identification Test (AUDIT): validation of a screening instrument for use in medical settings. Journal of Studies on Alcohol, 56, 423-432

Bradley, K.A., Boyd-Wickizer, J., Powell, S.H., Burman, M.L. (1998). Alcohol screening questionnaires in women: a critical review. JAMA, 280, 166-171

Bradley, K.A., Kivlahan, D.R., Bush, K.R., McDonell, A.M.B., Fihn, S.D. (2001). Variations on the CAGE alcohol screening questionnaire: strengths and limitations in VA general medical patients. Alcoholism: Clinical and Experimental Research, 25, 1472-1478

Brown, R.L., Leonard, T., Saunders, L.A., Papasouliotis, O. (2001). A two-item conjoint screen for alcohol and other drug problems. Journal of the American Board of Family Practice, 14, 95-106

Buchsbaum, D.G., Buchanan, R.G., Centor, R.M., Schnoll, S.H., Lawton, M.J. (1991). Screening for alcohol abuse using CAGE scores and likelihood ratios. Annals of Internal Medicine, 115, 774-777

Bush, B., Shaw, S., Cleary, P., Delbanco, T.L., Aronson, M.D. (1987). Screening for alcohol abuse using the CAGE questionnaire. The American Journal of Medicine, 82, 231-235

Bush, K., Kivlahan, D.R., McDonell, M.B., Fihn, S.D., Bradley, K.A. (1998). The AUDIT Alcohol Consumption Questions (AUDIT-C). An effective brief screening test for problem drinking. Archives of Internal Medicine, 158, 1789-1795

Chan, A.W., Pristach, E.A., Welte, J.W. (1994). Detection of alcoholism in three populations by the Brief-Mast. Alcoholism: Clinical and Experimental Research, 18, 695-701

Chan, A.W.K., Pristach, E.A., Welte, J.W., Russel, M. (1993). Use of the TWEAK test in screening for alcoholism/heavy drinking in three populations. Alcoholism: Clinical and Experimental Research, 17, 1188-1192

Cherpitel, C.J. (1995). Analysis of cut points for screening instruments for alcohol problems in the emergency room. Journal of Studies on Alcohol, 56, 695-700

Cherpitel, C.J. (1995a). Screening for alcohol problems in the emergency department. Annals of Emergency Medicine, 26, 158-166

Cherpitel, C.J. (1995b). Screening for alcohol problems in the emergency room: a rapid alcohol problems screen. Drug and Alcohol Dependence, 40, 133-137

Cherpitel, C.J. (1998). Performance of screening instruments for identifying alcohol dependence in the general population, compared with clinical populations. Alcoholism: Clinical and Experimental Research, 22, 1399-1404

Cherpitel, C.J. (1999). Screening for alcohol problems in the U.S. general population: a comparison of the CAGE and TWEAK by gender, ethnicity, and services utilization. Journal of Studies on Alcohol, 60, 705-711

Cherpitel, C.J. (2000). A brief screening instrument for problem drinking in the emergency room: the RAPS4. Rapid Alcohol Problems Screen. Journal of Studies on Alcohol, 61, 447-449

Cleary, P.D., Miller, M., Bush, B.T., Warburg, M.M., Delbanco, T.L., Aronson, M.D. (1988). Prevalence and recognition of alcohol abuse in a primary care population. The American Journal of Medicine, 85, 466-471

Conigliaro, J., Kraemer, K., McNeil, M. (2000). Screening and identification of older adults with alcohol problems in primary care. J Geriatr Psychiatry Neurol, 13 (3), 106-114

Conigrave, K.M., Degenhardt, L.J., Whitfield, J.B., Saunders, J.B., Helander, A., Tabakoff, B. (2002). CDT, GGT, and AST as markers of alcohol use: the WHO/ISBRA collaborative project. Alcoholism: Clinical and Experimental Research, 26(3), 332-339

Dilling, H., Mombour, W., Schmidt, M.H. (1991). Internationale Klassifikation psychischer Störungen. ICD-10 Kapitel V (F). Bern, Huber

Eckardt, M.J., Ryback, R.S., Rawlings, R.R., Graubard, B.I. (1981). Biochemical diagnosis of alcoholism – a test of the discriminating capabilities of gamma-glutamyl transpeptidase and mean corpuscular volume. Journal of the American Medical Association, 246 (23), 2707-2710

Edwards, G., Gross, M.M. (1976). Alcohol dependence: provisional description of a clinical syndrome. British Medical Journal, 1058

Escobar, F., Espi, F., Canteras, M. (1995). Diagnostic tests for alcoholism in primary health care: compared efficacy of different instruments. Drug Alcohol Depend, 40(2), 151-158

Ewing, J.A. (1984). Detecting alcoholism: the CAGE questionnaire. Journal of the American Medical Association, 252, 1905-1907

Ewing, J.A., Rouse, B.A. (1970, February 3). Identifying the hidden alcoholic. Paper presented at the 29th International Congress on Alcohol and Drug Dependence, Sydney, Australia

Ewing, J.A., Rouse, B.A. (1970, February 3). Identifying the hidden alcoholic. Paper presented at the 29th International Congress on Alcohol and Drug Dependence, Sydney, Australia

Fleming, M.F., Barry, K.L. (1991). The effectiveness of alcoholism screening in an ambulatory care setting. Journal of Studies on Alcohol, 52, 33-36

Glöckner-Rist, A., Rist, F., Küfner, H. (2002). Elektronisches Handbuch zu Erhebungsinstrumenten im Suchtbereich (EHES). Mannheim: Zentrum für Umfragen, Methoden und Analysen. Retrieved, from the World Wide Web: http://wwwpsy.uni-muenster.de/institut1/ehes/Download/Download.htm

Gripshover, D.L., Dacey, C.M. (1994). Discriminative validity of the MacAndrew Scale in settings with a high base rate of substance abuse. Journal of Studies on Alcohol, 55, 303-308

Hathaway, S.R., McKinley, J.C. (1951). The Minnesota Multiphasic Personality Inventory Manual (revised). New York: Psychological Corporation

Hays, R.D., Hill, L., Gillogly, J.J., Lewis, M.W., Bell Rand, R.M., Nicholas, R. (1993). Response times for the CAGE, Short-MAST, AUDIT, and JELLINEK Alcohol Scales. Behavior Research Methods, Instruments, Computers, 25, 304-307

Hays, R.D., Revetto, J.P. (1992). Old and new MMPI-derived scales and the Short-MAST as screening tool for alcohol disorder. Alcohol, Alcoholism, 27(6), 685-695

Hedlund, J.L., Vieweg, B.W. (1984). The Michigan Alcoholism Screening Test (MAST): A comprehensive review. Journal of Operational Psychiatry, 15, 55-65

John, U. (1993). Ansätze zur Diagnostik der Alkoholabhängigkeit. Zeitschrift für Klinische Psychologie, Psychopathologie und Psychotherapie, 41, 1-17

Kaplan, H.B., Pokorny, A.D., Kanas, T., Lively, G. (1974). Screening tests and self-identification in the detection of alcoholism. Journal of Health, Social Behavior, 15, 51-56

King, M. (1986). At risk drinking among general practice attenders: validation of the CAGE questionnaire. Psychological Medicine, 16, 213-217

Liskow, B., Campbell, J., Nickel, E.J., Powell, B.J. (1995). Validity of the CAGE questionnaire in screening for alcohol dependence in a walk-in (triage) clinic. Journal of Studies on Alcohol, 56, 277-281

MacAndrew, C. (1965). The differentiation of male alcoholic outpatients from non-alcoholic psychotic outpatients by means of the MMPI. Quarterly Journal of Studies on Alcohol, 26, 238-276

Magruder-Habib, K., Harris, K.E., Fraker, G.G. (1982). Validation of the Veterans Alcoholism Screening Test. Journal of Studies on Alcohol, 43, 910-926

Maisto, S.A., Connors, G.J., Allen, J.P. (1995). Contrasting self-report screens for alcohol problems: a review. Alcoholism: Clinical and Experimental Research, 19, 1510-1516

Malla, A., Merskey, H. (1987). Screening for alcoholism in family practice. Family Practice Research Journal, 6, 138-147

Mayfield, D., McLeod, G., Hall, P. (1974). The CAGE Questionnaire: Validation of a New Alcoholism Screening Instrument. American Journal of Psychiatry, 131, 1121-1123

Mihas, A.A., Tavassoli, M. (1992). Laboratory markers of ethanol intake and abuse: A critical appraisal. The American Journal of the Medical Sciences, 303, 415-428

Monteiro, M.G., Pires, M.L.N., Masur, J. (1986). The Trauma Questionnaire for detecting alcohol abuse: Limiting factors. Alcohol, 3, 287-289

Otto, R.K., Hall, J.E. (1988). The utility of the Michigan Alcoholism Screening Test in the detection of alcoholics and problem drinkers. Journal of Personality Assessment, 52, 499-505

Reinert, D.F., Allen, J.P. (2002). The Alcohol Use Disorders Identification Test (AUDIT): a review of recent research. Alcoholism: Clinical and Experimental Research, 26, 272-279

Richter, G., Zahn, M. (1991). Validierung des MALT (Münchener Alkoholismus-Test) und des CAGE (amerikanischer 4-item-Alkoholismus-Test) an einer stationären Hochrisikogruppe mit Verleugnungstendenz. Sucht, 37, 175-179

Rumpf, H.-J., Bromisch, B., Botzet, M., Hill, A., Hapke, U., John, U. (1998). Epidemiologie des Alkoholmißbrauchs im höheren Alter. In U. Havemann-Reinecke, S. Weyerer, H. Fleischmann (Eds.), Alkohol und Medikamente, Mißbrauch und Abhängigkeit im Alter (pp. 29-37). Freiburg, Lambertus

Rumpf, H.-J., Hapke, U., Erfurth, A., John, U. (1998). Screening questionnaires in the detection of hazardous alcohol consumption in the general hospital – direct or disguised assessment? Journal of Studies on Alcohol, 59, 698-703

Rumpf, H.-J., Hapke, U., Hill, A., John, U. (1997). Development of a screening questionnaire for the general hospital and general practices. Alcoholism: Clinical and Experimental Research, 21, 894-898

Rumpf, H.-J., Hapke, U., John, U. (2001a). Der CAGE Fragebogen. In: A. Glöckner-Rist, F. Rist (Eds.), Elektronisches Handbuch zu Erhebungsinstrumenten im Suchtbereich (EHES). Version 1.00. Mannheim: Zentrum für Umfragen, Methoden und Analysen

Rumpf, H.-J., Hapke, U., John, U. (2001a). Der Lübecker Alkoholabhängig-keits- und -missbrauchs- Screening-Test (LAST). In: A. Glöckner-Rist, F. Rist, H. Küfner (Eds.), Elektronisches Handbuch zu Erhebungsinstrumenten im Suchtbereich (EHES). Version 1.00. Mannheim: Zentrum für Umfragen, Methoden und Analysen

Rumpf, H.-J., Hapke, U., John, U. (2001b). Deutsche Versionen des Michigan Alcoholism Screening Test (MAST, SMAST, BMAST). In: A. Glöckner-Rist, F. Rist (Eds.), Elektronisches Handbuch zu Erhebungsinstrumenten im Suchtbereich (EHES). Version 1.00. Mannheim: Zentrum für Umfragen, Methoden und Analysen

Rumpf, H.-J., Hapke, U., John, U. (2001b). Die Trauma-Skala. In: A. Glöckner-Rist, F. Rist, H. Küfner (Eds.), Elektronisches Handbuch zu Erhebungsinst-rumenten im Suchtbereich (EHES). Version 1.00. Mannheim: Zentrum für Umfragen, Methoden und Analysen

Rumpf, H.-J., Hapke, U., John, U. (2001c). LAST. Lübecker Alkoholabhängig-keits- und -missbrauchs-Screening-Test. Manual. Göttingen, Hogrefe

Rumpf, H.-J., Hapke, U., Meyer, C., John, U. (2002). Screening for alcohol use disorders and at-risk drinking in the general population: psychometric per-formance of three questionnaires. Alcohol and Alcoholism, 37, 261-268

Salaspuro, M. (1999). Carbohydrate-deficient transferrin as compared to other markers of alcoholism: a systematic review. Alcohol, 19(3), 261-271

Saunders, J.B., Aasland, O.G., Babor, T.F., DeLaFuente, J.R., Grant, M. (1993) Development of the Alcohol Use Disorders Identification Test (AUDIT): WHO collaborative project on early detection of persons with harmful alco-hol consumption-II. Addiction, 88, 617-629

Saunders, J.B., Conigrave, K.M. (1990). Early identification of alcohol pro-blems. Canadian Medical Association Journal, 143, 1060-1069

Schellenberg, F., Bernard, J.F., LeGoff, A.M., Bourdin, C., Weill, J. (1989). Evaluation of Carbohydrate-Deficient-Transferrin compared with TF Index and other markers of alcohol abuse. Alcoholism: Clinical and Experimental Research, 13, 605-610

Schmidt, A., Barry, K.L., Fleming, M.F. (1995). Detection of problem drinkers: The Alcohol Use Disorders Identification Test (AUDIT). Southern Medical Journal, 88, 52-59

Schorling, J.B., Willems, J.P., Klas, P.T. (1995). Identifying problem drinkers: lack of sensitivity of the two-question drinking test. American Journal of Medicine, 98, 232-236

Searight, H.R. (1992). Screening for alcohol abuse in primary care: current sta-tus and research needs. Family Practice Research Journal, 12, 193-204

Selzer, M.L. (1971). The Michigan Alcoholism Screening Test: The quest for a new diagnostic instrument. American Journal of Psychiatry, 127, 1653-1658

Selzer, M.L., Vinokur, A., Rooijen, M.A. (1975). A self-administered Short Mi-chigan Alcoholism Screening Test (SMAST). Journal of Studies on Alcohol, 36, 117-126

Seppä, K., Lepistö, J., Sillanaukee, P. (1998). Five-shot questionnaire on heavy drinking. Alcoholism: Clinical and Experimental Research, 22, 1788-1791

Skinner, H.A. (1979). A Multivariate Evaluation of the MAST. Journal of Studies on Alcohol, 40(9), 831-845

Skinner, H.A., Holt, S., Schuller, R., Roy, J., Israel, Y. (1984). Identification of alcohol abuse using laboratory tests and a history of trauma. Annals of Internal Medicine, 101, 847-851

Skinner, H.A., Holt, S., Sheu, W.J., Israel, Y. (1986). Clinical versus laboratory detection of alcohol abuse: the alcohol clinical index. British Medical Journal, 292, 1703-1708

Skinner, H.A., Sheu, W.-J. (1982). Reliability of alcohol use indices: The lifetime drinking history and the MAST. Journal of Studies on Alcohol, 43, 1157-1170

Sokol, R.J., Martier, S.S., Ager, J.W. (1989). The T-ACE Questions: Practical prenatal detection of risk-drinking. American Journal of Obstetrics and Gynecology, 160, 863-870

Soyka, M. (Ed.). (1995). Biologische Alkoholismusmarker. Weinheim, Chapman, Hall

Stibler, H. (1991). Carbohydrate deficient transferrin in serum: a new marker of potentially harmful alcohol consumption reviewed. Clinical Chemistry, 37, 2029-2037

Storgaard, H., Nielsen, S.D., Gluud, C. (1994). The validity of the Michigan Alcoholism Screening Test (MAST). Alcohol, Alcoholism, 29, 493-502

Taj, N., Devera-Sales, A., Vinson, D.C. (1998). Screening for problem drinking: does a single question work? Journal of Family Practice, 46, 328-335

Watson, R.R., Mohs, M.E., Eskelson, C., Sampliner, R.E., Hartmann, B. (1986). Identification of alcohol abuse and alcoholism with biological parameters. Alcoholism: Clinical and Experimental Research, 10, 364-385

Werner, M.J., Adger, H., Jr. (1995). Early identification, screening, and brief intervention for adolescent alcohol use. Arch Pediatr Adolesc Med, 149(11), 1241-1248

Williams, R., Vinson, D.C. (2001). Validation of a single screening question for problem drinking. Journal of Family Practice, 50, 307-312

Zung, B.J. (1979). Psychometric properties of the MAST and two briefer versions. Journal of Studies on Alcohol, 40, 845-859

Zung, B.J. (1982). Evaluation of the Michigan Alcoholism Screening Test (MAST) in assessing lifetime and recent problems. Journal of Clinical Psychology, 38, 425-439

Anmerkung: Die Arbeit wurde gefördert durch das Bundesministerium für Gesundheit (326-4914-8/38) und das Bundesministerium für Bildung und Forschung BMBF (01EB0121).

Früherkennung, Kurzintervention, Beratung und Motivation bei alkoholbezogenen Störungen: Der Stellenwert von Arztpraxis und Beratungsstelle

Hans-Jürgen Rumpf, Georg Kremer

Einleitung

Auf Grundlage einer vom Bundesministerium für Gesundheit in Auftrag gegebenen Expertise ist in Deutschland mit 1,6 Millionen Personen zu rechnen, die eine aktuelle Alkoholabhängigkeit aufweisen. Hinzu kommen noch etwa 3,2 Millionen Personen, die früher einmal die Diagnose der Alkoholabhängigkeit erfüllt haben (Bühringer et al., 2000). Weiterhin weisen 2,7 Millionen Personen einen aktuellen Alkoholmissbrauch auf. Insgesamt betreiben 8,3 Millionen Individuen einen riskantem Alkoholkonsum (30-60g Reinalkohol für Männer, 20-40g für Frauen), 3,4 Millionen einen gefährlichem Konsum (60-120g pro Tag für Männer, 40-80g für Frauen) und 440.000 Personen Hochkonsum (mehr als 120g bei Männern und mehr als 80g bei Frauen). Die Kosten der alkoholbezogenen Erkrankungen werden pro Jahr auf circa 20 Milliarden Euro geschätzt.

Trotz der bedeutsamen gesundheitlichen und volkswirtschaftlichen Folgen ist die Versorgungslage von Menschen mit alkoholbezogenen Störungen oder riskantem Konsum defizitär. Eine in Lübeck und Umgebung durchgeführte Bevölkerungsuntersuchung an 4.075 Personen ergab, dass von den alkoholabhängigen Individuen nur ein kleiner Teil eine alkoholbezogene Behandlung erhält (vgl. auch Bischof. John, Meyer, Hapke, Rumpf, in diesem Band). Von jenen, die eine aktuelle Alkoholabhängigkeit innerhalb der letzten zwölf Monate aufwiesen, hatten 70,9% keinerlei Kontakt zu suchtspezifischen Hilfen. 14,5% wiesen geringfügige Hilfen auf, zum Beispiel drei Kontakte zur Beratungsstelle oder neun Selbsthilfegruppen-Besuche. Bei weiteren 14,5% ging die Hilfe darüber hinaus (Rumpf, Meyer, Hapke, Bischof, John, 2000). Die Daten der gleichen Studie ergaben weiterhin, dass 80% der alkoholabhängigen Personen mindestens einmal im Jahr Kontakt zu einem Hausarzt, einem praktischen Arzt oder einem Internisten haben (Tabelle 1).

Bei Alkoholmissbrauchern lag diese Rate bei 67,4%. Weiterhin waren 24,5% der Abhängigen einmal im Jahr in einem Krankenhaus. Die Daten zeigen, dass Einrichtungen der medizinischen Versorgung einen günstigen Zugangsweg zu Personen mit problematischem Alkoholkonsum darstellen. In Entsprechung hierzu zeigen sich auch dort hohe Prävalenzraten von Alkoholabhängigkeit und -missbrauch. In einer Lübecker Untersuchung wiesen 12,7% der 18-65-jährigen Krankenhauspatienten eine Alkoholabhängigkeit auf und 4,8% einen Alkoholmissbrauch. In zwölf randomisiert ausgewählten Arztpraxen hatten 7,2% eine Abhängigkeit und 3,5% einen Missbrauch (Hill, Rumpf, Hapke, Driessen, John, 1998; John, Hapke, Rumpf, Hill, Dilling, 1996; John, Rumpf, Hapke, 1999). Eine weitere Zahl, die belegt, welchen Stellenwert die medizinische Versorgung in der Behandlung Alkoholabhängiger einnimmt, ist die Schätzung, dass von allen stationär aufgenommenen Alkoholabhängigen in einem Jahr 91% in Allgemeinkrankenhäusern behandelt werden, 6% in psychiatrischen Krankenhäusern und weitere 3% in den spezialisierten Einrichtungen der Entwohnungsbehandlung (John, Hapke, Rumpf, 2001).

Tabelle 1: Kontakte zu Einrichtungen der medizinischen Versorgung von Alkoholabhängigen und -missbrauchern in den letzten 12 Monaten (Rumpf, Meyer, Hapke, Bischof, John, 2000)

	Arztpraxis (Praktischer Arzt, Allgemeinmediziner, Internist)	Allgemeinkrankenhaus
Alkoholabhängigkeit	80,0%	24,5%
Alkoholmissbrauch	67,4%	14,0%

FRÜHERKENNUNG

Als Verfahren, die in der täglichen Routine eingesetzt werden können, haben sich Fragebögen mit Selbstaussagen als geeignet erwiesen (für einen ausführlichen Überblick zu Methoden der Identifizierung von alkoholbezogenen Störungen s. Rumpf, John, Hapke, Meyer, Bischof., in diesem Band). Sie zeigen im Vergleich zu Laborparametern eine besse-

93

re Sensitivität (Rate der richtig identifizierten Personen mit einer Störung) und Spezifität (Rate der richtig Personen ohne die Störung) (Aertgeerts, Buntinx, Ansoms, Fevery, 2001; Beresford, Blow, Hill, Lucey, 1990; Bernadt, Mumford, Taylor, Smith, Murray, 1982). Unter den Fragebogenverfahren haben sich solche als überlegen erwiesen, die den Alkoholkonsum und dessen mögliche problematische Folgen direkt ansprechen. Indirekte Verfahren, die zum Beispiel häufigere Verletzungen oder Traumata bei alkoholbezogenen Störungen erfragen, zeigen insbesondere eine schlechtere Spezifität (Rumpf, Hapke, Erfurth, John, 1998). International gibt es eine Reihe von direkten Fragebogenverfahren, die zum Einsatz in Bereichen der medizinischen Versorgung geeignet sind. Ein Verfahren, zu dem auch im deutschsprachigen Raum umfangreiche Daten vorliegen, ist der Lübecker Alkoholabhängigkeits und -missbrauchs-Screening-Test (LAST; Rumpf, Hapke, Hill, John, 1997; Rumpf, Hapke, John, 2001b). Er besteht aus 7 Fragen und ermöglicht eine zuverlässige Einschätzung, ob eine alkoholbezogene Störung im Sinne von Alkoholabhängigkeit oder -missbrauch vorliegt. Wenn darüber hinaus Personen mit erhöhtem Alkoholkonsum, aber ohne bereits bestehende Störung (Abhängigkeit oder Missbrauch) erfasst werden sollen, bietet sich als ergänzendes Verfahren eine Kurzform des Alcohol Use Disorders Identication Test (AUDIT; Saunders, Aasland, Babor, DeLaFuente, Grant, 1993; deutsche Version: Rumpf, Meyer, Hapke, John, 2001c) an, der AUDIT-C (Bush, Kivlahan, McDonell, Fihn, Bradley, 1998). Dieser aus drei Fragen zu Häufigkeit und Menge des Alkoholkonsums bestehende Bogen ist für die Identifizierung von Risikokonsumenten gut geeignet und weist dabei eine vergleichbare Güte wie der gesamte AUDIT auf (Rumpf, Hapke, Meyer, John, 2002).

KURZINTERVENTION

Kurzinterventionen bei alkoholbezogenen Störungen umschreiben ein breites Spektrum von Maßnahmen. Es reicht von schriftlichen Informationen bis hin zu mehrfachen Beratungsgesprächen. Solche wenig aufwendigen Maßnahmen haben sich als effektiv erwiesen (Bien, Miller, Tonigan, 1993). Die Mehrheit der Studien hat sich dabei primär auf Personen mit riskantem Alkoholkonsum bezogen, aber auch für Alkoholabhängige ist die Wirksamkeit nachgewiesen. Dabei zeigen sich signifikante Trinkmengenreduktionen im Vergleich zu Kontrollgruppen und teilweise auch eine vergleichbare Effektivität wie aufwendigere Behandlungen (Bien, Miller, Tonigan, ebd.). Die Autoren identifizierten folgende Gemeinsamkeiten wirksamer Kurzinterventionen, die mit dem Begriff FRAMES zusammengefasst werden:

F   Feedback

       Rückmeldung persönlicher Risiken/Beeinträchtigungen

R   Responsibility

       Betonung der persönlichen Verantwortung

A   Advice

       Klarer Ratschlag

M   Menue

       Verschiedene Änderungsoptionen aufzeigen

E   Empathy

       Empatischer Beratungsstil

S   Self-Efficacy

       Erhöhung der Selbstwirksamkeitserwartungen

Eine Metaanalyse über zehn Studien fand im Vergleich zur Kontrollbedingung für die Trinkmengenreduktion in der Interventionsbedingung ein Odds Ratio von 1,9 (Wilk, Jensen, Havighurst, 1997), das bedeutet, dass die Chance für eine Reduktion der Trinkmenge in der Interventionsgruppe knapp doppelt so hoch war wie in der Kontrollgruppe, die keinerlei Intervention erhielt. Aber nicht in allen Studien zeigte sich ein bedeutsamer Effekt von Kurzinterventionen. So ergab zum Beispiel eine Studie in Arztpraxen zwar eine Trinkmengenreduktion nach sechs Monaten, jedoch nicht nach zwölf Monaten (Richmond, Heather, Wodak, Kehoe, Webster, 1995). Allerdings hatten sich bei der 1-Jahres Katamnese die negativen sozialen Konsequenzen des Alkoholkonsums der Interventionsgruppe im Vergleich zur Kontrollgruppe verringert. Diese Studie, die ein naturalistischeres Design aufwies als vergleichbare Untersuchungen, zeigt, dass hinsichtlich der Implementierung von Interventionen und der Auswahl der jeweils geeignetsten Form noch Forschungsbedarf besteht. So kommt eine Metaanalyse von Poikolainen

(1999) zu dem Ergebnis, dass ein gesicherter Effekt bei aufwendigeren Interventionen und weiblichen Probanden gesichert werden konnte. Obgleich eine Abnahme der Trinkmenge in ähnlicher Höhe auch bei Männern vorlag, wurde der Effekt aufgrund mangelnder statistischer Homogenität nicht bedeutsam. Andererseits zeigen die Versuche, Kurzinterventionen in Arztpraxen zu implementieren, dass mangelnde Zeit einer der Hauptgründe für Ärzte ist, nicht zu intervenieren (Kaner, Heather, McAvoy, Lock, Gilvarry, 1999). Eine mögliche Lösung, die auf der einen Seite einen Therapieerfolg durch aufwendigere Kurzinterventionen sichert, gleichzeitig aber ökonomisch bleibt, könnte durch einen Stepped-Care-Ansatz erreicht werden. Bei einem solchen gestuften Vorgehen beginnt man mit einer sehr wenig aufwendigen Maßnahme, überprüft den Erfolg und intensiviert die Maßnahme bei Nichterreichen des Erfolgskriteriums. Ein entsprechendes Projekt wird derzeit in Lübeck durchgeführt (Rumpf et al., 2001a).

MOTIVATION

Wenn man innerhalb der Allgemeinbevölkerung die Bereitschaft von Alkoholabhängigen ermittelt, ihr Trinkverhalten zu ändern, zeigt sich, dass die Mehrheit keine Änderungsmotivation aufweist. Ausgehend vom Transtheoretischen Modell der Verhaltensänderung (Keller, Velicer, Prochaska, 1999; Prochaska, DiClemente, 1986) befanden sich in einer norddeutschen Bevölkerungsstudie 58% im Stadium der Absichtslosigkeit (keine Intention, das Trinken zu ändern), 16% im Stadium der Absichtsbildung (kognitive Auseinandersetzung mit dem Trinkverhalten, Abwägen der Vor- und Nachteile) und 26% im Stadium der Handlung (Abstinenz oder Trinkmengenreduktion; Rumpf, Hapke, Meyer, John, 1999). Zur Inanspruchnahme klassischer suchtspezifischer Hilfen ist die Änderungsbereitschaft eine grundlegende Voraussetzung, die nach den obigen Daten jedoch für fast drei Viertel der Betroffenen nicht gegeben ist. Bei proaktiven Kurzinterventionen, die ein aktives Zugehen auf die entsprechenden Personen beinhalten, sind daher Maßnahmen notwendig, die auch dann geeignet sind, wenn wenig oder keine Änderungsbereitschaft besteht.

Ein geeignetes Vorgehen bietet das Konzept des Motivational Interviewing (Motivierende Gesprächsführung; Miller, Rollnick, 1999; 2002).

Die Motivierende Gesprächsführung berücksichtigt, dass je nach Stadium unterschiedliche Maßnahmen sinnvoll sind, um eine Verhaltensänderung zu erreichen. Für die meisten Menschen ist es zunächst einmal notwendig, die Bereitschaft zur Änderung zu fördern, um dann im zweiten Schritt die Umsetzung zu planen.

Die Basis dieses Ansatzes bilden vier Grundprinzipien, nach denen gehandelt wird. Dabei steht an erster Stelle, dass *Empathie* eine entscheidende Voraussetzung bildet, um Motivation aufbauen zu können. Das bedeutet, dass das Verhalten nicht kritisiert und die Person mit ihrem Verhalten angenommen wird. Durch das Hineinversetzen in den Gesprächspartner gelingt es, Ansätze zur Motivationsbildung zu finden und Gegenreaktionen wie Widerstand zu vermeiden. Ein weiteres Grundprinzip ist das *Entwickeln von Diskrepanz* zwischen dem Substanzkonsum (zum Beispiel das Rauchen) und Zielen der betroffenen Personen (zum Beispiel sportliche Fitness oder Gesundheit). Den *Glauben an die eigenen Fähigkeiten* zur Verhaltensänderung (Selbstwirksamkeit) zu *fördern* ist für die Entwicklung von Motivation entscheidend.

Als ein weiteres Grundprinzip gilt es, *den Widerstand aufzunehmen.* Widerstand wird in der Regel als eine negative Eigenschaft von Personen mit Substanzproblemen angesehen. Es gilt, dass diese Menschen besonders schwierig sind, da sie von vornherein mit Abwehr und Leugnung reagieren. In der Motivierenden Gesprächsführung hingegen wird Widerstand als ein Hinweis darauf verstanden, dass die Maßnahme oder Äußerung des Beraters nicht zur Änderungsbereitschaft gepasst hat; ein deutliches Beispiel wäre, wenn der Berater einem Alkoholabhängigen eine Entwöhnungstherapie empfiehlt, dieser jedoch noch im Stadium der Absichtslosigkeit ist. Die Motivierende Gesprächsführung beinhaltet Methoden, die bei Auftreten von Widerstand einen konstruktiven Fortgang des Gespräches ermöglichen, wobei die Inhalte des Widerstandes genutzt werden können.

Neben den Grundprinzipien beinhaltet die Motivierende Gesprächsführung 5 Strategien, mit denen Motivation aufgebaut werden kann: *Offene Fragen* sind geeignet, die Auseinandersetzung mit dem Problemverhalten zu fördern, zum Beispiel: „Worüber machen Sie sich in Bezug auf Ihren Alkoholkonsum Gedanken?" *Aktives Zuhören* ermöglicht es, Besorgnis bezüglich des Substanzkonsums zu entdecken und zu fokussieren. Der Berater gibt dabei die wesentlichen Inhalte der Äußerungen des Klienten wieder. Das aktive Zuhören bewirkt weiterhin, dass der Betroffene sich verstanden fühlt, und ermöglicht eine Vertiefung der Problematik. *Bestätigen* beinhaltet Lob („Prima, dass Sie etwas am Rauchen ändern wollen"), Anerkennung („Sie machen im Moment eine schwierige Zeit durch") und Verständnis („Ich kann gut nachvollziehen, dass Alkohol für Sie der einzige Weg war, einmal zur Ruhe zu kommen").

Zusammenfassen ist ein wirkungsvolles Vorgehen, bei dem die vom Betroffenen genannten Inhalte, die für eine Änderungsmotivation bedeutsam sind, wiedergegeben werden. *Selbstmotivierende Aussagen hervorrufen* beinhaltet eine Reihe von Techniken, wie zum Beispiel auffordernde Fragen („Inwiefern ist Ihr Rauchen ein Anlass zur Sorge für Sie oder andere?") und das Beleuchten von Vor- und Nachteilen des Substanzkonsums („Was sind die angenehmen Seiten des Rauchens?", „Was gehört zu den negativen Dingen dabei?").

Neben diesen Strategien der Motivierenden Gesprächsführung gibt es einfache strukturierende Vorgehensweisen, die besonders für Frühinterventionen geeignet sind. Solche Elemente werden unter dem Begriff „Beratung zur Verhaltensänderung" zusammengefasst (Rollnick, Mason, Butler, 1999). Diese Techniken sind leicht erlernbar (zum Beispiel auch von Krankenschwestern oder Arzthelferinnen) und können in Situationen eingesetzt werden, wo nur wenig Zeit zur Verfügung steht, zum Beispiel in der Arztpraxis oder im Allgemeinkrankenhaus. So eine Vorgehensweise kann daraus bestehen, dass man sich einen typischen Tag schildern lässt, dass man mit dem Betroffenen die Vor- und Nachteile des Substanzkonsums durchgeht, Informationen in geeigneter Weise anbietet oder Hilfe bei der Entscheidungsfindung leistet. Im Rahmen dieser Gesprächsstrukturen kommen wiederum die oben beschriebenen Prinzipien und Strategien zur Anwendung. Die strukturierenden Vorgehensweisen sind geeignet, ein Gespräch über eine mögliche Verhaltensänderung („change talk") entstehen zu lassen, die Grundprinzipien und Strategien vermeiden es, in ein von Widerstand geprägtes Gespräch („resistance talk") zu geraten.

Früherkennung und Kurzinterventionen wurden in zahlreichen Studien in der medizinischen Primärversorgung evaluiert. Dabei wurden viele effektive und praktikable Vorgehensweisen herausgearbeitet. Inwieweit diese Erfahrungen auch für die ambulante Suchtkrankenhilfe von Bedeutung sind, soll im nächsten Abschnitt diskutiert werden.

DIE FUNKTION DER BERATUNGSSTELLE IN DER FRÜHINTERVENTION

Im Vergleich zu den Möglichkeiten der Früherkennung und Frühintervention, die sich in der medizinischen Primärversorgung ergeben, nehmen sich die entsprechenden Möglichkeiten der ambulanten Suchtkrankenhilfe aktuell eher bescheiden aus. Wenn man Früherkennung definiert als: „Erstmals aus professioneller Sicht ein Problem mit Suchtmitteln erkennen", dann kommt dies in der ambulanten Suchtkrankenhilfe nur selten vor. Ambulante Suchtkrankenhilfe wird von Klienten aufgesucht, die – teilweise begleitet von „äußerem Druck" – ein Mindestmaß an Problemsicht entwickelt haben und häufig schon spezifische Vorerfahrungen aufweisen können.

Einige Daten aus der aktuellen EBIS-Jahresstatistik 2000 (Welsch 2001; IFT 2001) sollen im Folgenden im Hinblick auf den aktuellen Stellenwert von Früherkennung und Frühintervention diskutiert werden: Ambulante Suchtkrankenhilfe fungiert in 75% der Fälle als Dienstleister zuweisender Institutionen oder Personen, zum Beispiel von Arztpraxen (Vermittlungsrate von 10%), Krankenhäusern (11%), anderen Beratungsdiensten (7%), betrieblichen Suchthelfern (6%) oder nahen Bezugspersonen des Betroffenen (13%). (Früh-) Erkennung ist somit oftmals nicht mehr nötig.

Die EBIS-Statistik weist insgesamt einen Anteil von circa 43% erstbehandelten Klienten aus. Erstbehandelt heißt hier, „erstmals suchtbezogene Hilfe in Anspruch genommen". Berücksichtigt man die Daten zur Häufigkeit ambulanter und stationärer Behandlungen von Alkoholabhängigen in der Arztpraxis und im Allgemeinkrankenhaus (Hill 2001; Rumpf et al. 2000), so muss man realistisch davon ausgehen, dass ein Teil der hier als Erstbehandelte klassifizierten Klienten suchtmittelbezogene Vorbehandlungen absolviert hat, somit nicht wirklich erstbehandelt ist. Diese Annahmen werden durch die Vermittlungsraten aus Krankenhäusern und Arztpraxen gestützt. Allerdings bleibt unklar, wie qualifiziert die über die somatische Vorbehandlung hinaus gehenden Interventionen in den genannten Bereichen gewesen ist. Auch viele der aus Betrieben vermittelten Klienten haben schon problematisierende Vorgespräche im Betrieb geführt, gelten somit streng genommen ebenfalls nicht als erstbehandelt. Der Anteil wirklich erstbehandelter alkoholabhängiger Klienten kann somit nicht sicher angegeben werden. Circa 5% der alkoholabhängigen Klienten sind unter 25 Jahren alt und können daher mit einiger Plausibilität als „früh erreicht" angesehen werden.

Ein bezogen auf Alkoholprobleme deutlich in Richtung „frühes Erreichen" weisendes Datum ist der Anteil der Klienten mit der Diagnose
„Schädlicher Gebrauch": 12% der erreichten Klienten weisen diese Diagnose auf. Zwar lassen die EBIS-Daten keinen Rückschluss zu, ob diese Klienten auch andere substanzbezogene Störungen aufweisen und
wenn ja, welche, man kann aber mit einiger Plausibilität davon ausgehen, dass zumindest ein Teil dieser Klienten im Rahmen einer ersten
Problematisierung seines Alkoholkonsums Kontakt zur ambulanten
Suchtkrankenhilfe aufnimmt, etwa wegen einer Auflage vom Arbeitge-
ber oder durch Vermittlung aus anderen Beratungsdiensten.

Ein letztes Datum schließlich betrifft die Rate der Arbeits- und Erwerbstätigen: 70% der alkoholabhängigen Klienten waren zum Zeitpunkt der
Kontaktaufnahme arbeits- oder erwerbstätig oder in Ausbildung. Zum
Vergleich: Patienten psychiatrischer Entzugskliniken waren nach einer
Erhebung von Wienberg (1993) zu 33% erwerbstätig oder in Ausbildung. Einer aktuelleren Arbeit von Bauer, Hasenöhrl (2000) mit Patienten des Qualifizierten Entzugs in der Psychiatrie entnehmen wir eine Er-
werbstätigenquote von 19% (in einer allerdings strukturell schwachen
Region). Die höhere Rate der erwerbstätigen beziehungsweise in Ausbildung befindlichen Klienten im Rahmen der ambulanten Suchtkrankenhilfe kann auch als Hinweis auf ein im Mittel früheres Erreichen in
der ambulanten Suchtkrankenhilfe interpretiert werden.

Halten wir fest:

- Ambulante Suchtkrankenhilfe hat im Hinblick auf Früherkennung
  einen geringeren Stellenwert als die medizinische Primärversorgung.
  Frühintervention in der ambulanten Suchtkrankenhilfe setzt somit in
  der Regel vergleichsweise später an.

- Dennoch ist der Schluss erlaubt, dass – bei unsicherer Datenlage vor-
  sichtig geschätzt – etwa jeder dritte bis vierte der von der ambulanten
  Suchtkrankenhilfe erreichten Klienten als „in einem frühen- oder
  Vor-Stadium der Abhängigkeitsentwicklung erreicht" einzustufen
  ist. Allein aus quantitativer Sicht macht es also durchaus Sinn, entsprechende differenzierte Interventionskonzepte für die ambulante
  Suchtkrankenhilfe zu entwickeln.

Eine Weiterentwicklung der ambulanten Suchtkrankenhilfe in Richtung
Frühintervention sollte demnach zwei Stoßrichtungen verfolgen:

(1) Die Beratungskonzepte sollten sich konsequenter als bisher am Bedarf der von ihr auch jetzt schon erreichten (im Hinblick auf das Ausmaß der Problematik heterogenen) Zielgruppen orientieren (vgl. DHS 2001). Inhaltlich ist eine Orientierung am o.b. Konzept der motivierenden Gesprächsführung sinnvoll.

(2) Ambulante Suchtkrankenhilfe sollte ihre Kompetenzen nutzen, um Menschen mit Alkoholproblemen verschiedener Versorgungssysteme durch „entgegen-kommende" und verbindlich kooperierende Arbeitsstrukturen frühzeitiger zu erreichen (vgl. DHS ebd.). Dies soll im Folgenden ausführlich diskutiert werden.

„Frühintervention" wurde von der Deutschen Hauptstelle für Suchtfragen zu einem der herausragenden Grundprinzipien moderner Suchtkrankenhilfe erhoben. „Früh" ist dabei relativ: „Je eher riskanter, schädlicher oder missbräuchlicher Konsum beziehungsweise Abhängigkeit erkannt werden und entsprechende Interventionen erfolgen ..." (DHS ebd., S. 17). Die DHS sieht hier ein großes Potential in der Verbesserung der Zusammenarbeit mit der medizinischen Primärversorgung. Diese Ansicht wird durch die eingangs referierten Daten gestützt und hat sich mittlerweile in der Fachwelt durchgesetzt (vgl. Leune 2001). So empfiehlt zum Beispiel der Fachverband Sucht e.V. (2001) in seinen „Grundprinzipien und Leitlinien zur Prävention und Behandlung von Abhängigkeitserkrankungen" eine stärkere Verzahnung der Suchtkrankenhilfe mit der medizinischen Versorgung und bemängelt gleichzeitig die fehlenden aufsuchenden und niedrigschwelligen Angebote der Suchtkrankenhilfe. Wie kann nun das Prinzip der möglichst frühzeitigen Erkennung und Intervention in der ambulanten Suchtkrankenhilfe unter Berücksichtigung eines Ausbaus der Zusammenarbeit mit Ärzten und Krankenhäusern systematisch umgesetzt werden? Eine Lösung besteht im Aufbau von „entgegen-kommenden" Arbeitsstrukturen.

(1) Konkret sollte die ambulante Suchtkrankenhilfe einen systematischen Liaisondienst in *Allgemeinkrankenhäusern* anbieten, der seine Ressourcen insbesondere in die Früherkennung von noch nicht abhängigen Konsumenten und deren (kurzer) Beratung investiert. Sie würde sich damit nicht mehr darauf beschränken, ausschließlich bei den „schweren" und „unbequemen" Fällen hinzugezogen zu werden (wenn sie in der Vergangenheit dieses Arbeitsfeld überhaupt für sich proklamiert hatte), sondern könnte die Erfahrungen der Modellerprobungen

101

aus Lübeck und Bielefeld (John et al. 1996, Kremer et al. 1998) mit der Früherkennung und kurzen motivierenden Interventionen bei riskant und schädlich konsumierenden Patienten für ihr Arbeitsfeld nutzen.

(2) Auch bei *niedergelassenen Ärzten* könnte eine Form des Liaisondienstes mit Beratungsstellen erfolgen. Dabei wäre es Aufgabe der Ärzte, die Identifizierung der in Frage kommenden Patienten (im Ideal durch systematisches Screening) zu übernehmen. Die weiterführende Intervention wäre dann Aufgabe der Beratungsstelle und könnte zum Beispiel an einem wöchentlichen Termin in der Arztpraxis stattfinden. Die Realisierung würde jedoch voraussetzen, dass entsprechende personelle Ressourcen geschaffen werden.

Wo sich ein Liaisondienst nicht installieren lässt, kann die ambulante Suchtkrankenhilfe auch fortbildend, supervidierend und (was häufig schon der Fall ist) im Falle einer Vermittlung weiter behandelnd tätig sein. Mitarbeiter von Suchtberatungsstellen sollten die niedergelassenen Ärzte ihrer Kommune oder ihres Stadtteils systematisch und regelmäßig persönlich aufsuchen, um deren Sensibilität für Probleme mit Suchtmitteln und die Kenntnis angemessener Interventionen zu schärfen. Die Kompetenzen niedergelassener Ärzte in der Kurzintervention und motivierenden Gesprächsführung würden so kontinuierlich ausgebaut. Gleichzeitig erhielten sie eine fundierte Kenntnis des regionalen suchtspezifischen Hilfesystems und würden (vermutlich) häufiger in Beratungsstellen und andere suchtspezifische Einrichtungen vermitteln.

Somit trüge die ambulante Suchtkrankenhilfe wesentlich zu einer suchtmittelspezifischen Professionalisierung der medizinischen Versorgung und zur Entwicklung eines (zumindest inhaltlich) „sektorübergreifend" getragenen integrierten Versorgungssystems bei. Befürchtungen, dass die Suchtkrankenhilfe „medizinisiert" würde, würde damit der Boden entzogen (vgl. Pörksen 2001).

Ein so strukturierter höherer Stellenwert der Frühintervention ginge notwendigerweise mit einer Veränderung traditioneller Beratungskonzepte und einem Verzicht auf bislang bestimmende Aufgaben einher. An drei strukturellen Aspekten soll dies konkretisiert werden:

(1) Arbeits-Ort: Traditionelle Suchtberatung findet im Büro des Sozialarbeiters statt, Frühintervention hingegen am Krankenbett, in der Cafeteria oder im Wartezimmer. Sie ist aufsuchend und passt sich der aktuellen Lebenssituation des Klienten an.

(2) Arbeits-Beziehung: Traditionelle Suchtberatung erwartet vom Klienten, dass er seine Beratungsbedürftigkeit deutlich macht und Veränderungsmotivation vorweist. Die Rollen sind klar verteilt: Klient als Hilfesuchender auf der einen, Berater als Helfender auf der anderen Seite. Frühintervention hingegen stellt diese klassischen Rollendefinitionen strukturell in Frage, indem sie ein aufsuchendes Angebot darstellt, das den Klienten für eine Problematisierung subjektiv häufig unangenehmer Inhalte zu gewinnen sucht.

(3) Arbeits-Inhalt: Ein Teil der traditionellen Suchtberatung ist „heimliche" Psychotherapie. Viele Mitarbeiter von Suchtberatungsstellen haben psychotherapeutische Weiterbildungen und bringen diese Kenntnisse in die Arbeit mit den Klienten ein. Sie nehmen sich dabei für einen (hochselektierten) Teil der Klienten so viel Zeit wie dies ein niedergelassener Psychotherapeut auch tun würde. Diese inhaltliche Schwerpunktsetzung kommt den Klienten sicherlich zugute, ist es doch oftmals unmöglich, als psychotherapiebedürftiger Klient mit einer Suchtmittelproblematik einen niedergelassenen Psychotherapeuten zu finden. Gleichwohl ist diese Schwerpunktsetzung – sollte sich die personelle Ausstattung der ambulanten Suchtkrankenhilfe nicht verändern – bei konsequenter Frühintervention nicht mehr aufrecht zu erhalten. Die zur Verfügung stehende Zeit muss dann auf mehr Klienten verteilt werden.

Inhaltliche Konzepte, die sich bislang ausschließlich auf die Population der Alkoholabhängigen beziehen, sind im Hinblick auf Zielgruppen „unterhalb" der Abhängigkeitsschwelle zu ergänzen beziehungsweise zu ersetzen. Dies betrifft zum Beispiel Konzepte zu Krankheitsverläufen und Phasenmodellen, zur Motivation, zu Behandlungsformen, zu Behandlungszielen, zum Stellenwert der traditionellen Selbsthilfe u.v.m. Konkret bedeutet das zum Beispiel:

(1) Störungs-Konzept: Traditionelle Suchtberatung ist „Sucht"-Beratung, Frühintervention ist vielmehr Konsum-Beratung. Ein bedeutsamer Teil der in der Arztpraxis oder im Allgemeinkrankenhaus im Rahmen von Frühinterventions-Konzepten erreichbaren Patienten mit Alkoholproblemen weist keine Abhängigkeit auf.

(2) Motivation: Traditionelle Suchtberatung erwartet vom Klienten, dass er zu einer Veränderung motiviert ist, und hält ihn für noch nicht weit genug „gesunken" („Jellinek-Trichter"), sollte er es nicht sein. Frühintervention sieht die Entwicklung und die Stärkung von Verände-

rungsmotivation als eines ihrer wesentlichen Ziele an und forciert gezielt die Auseinandersetzung mit ambivalenten Einstellungen zum Alkoholkonsum.

(3) Veränderung: Traditionelle Suchtberatung ist eingebunden in den Königsweg „Entgiftung – Beratung – Entwöhnung – Nachsorge". Frühintervention steht für sich und basiert auf individuellen Wegen der Veränderung. Einen Königsweg gibt es nicht.

Früherkennung und Frühintervention sind für die ambulante Suchtkrankenhilfe weitgehend neue Betätigungsfelder. Sie verlangen von den Mitarbeitern teilweise weitreichende Veränderungen in grundsätzlichen Fragen der Beratung und Behandlung von Menschen mit Suchtmittelproblemen. In diesem Beitrag konnte die Vielschichtigkeit und Komplexität dieses künftig zu entwickelnden Veränderungsprozesses nur angedeutet werden. Alle wissenschaftlichen Erkenntnisse lassen es jedoch als unverzichtbar erscheinen, dass die ambulante Suchtkrankenhilfe sich den Fragen der Früherkennung und Frühintervention bei Alkoholproblemen offensiv und aufsuchend zuwendet. Durch eine Verknüpfung von Allgemeinkrankenhäusern und Allgemeinarztpraxen mit der ambulanten Suchtkrankenhilfe wird eine deutlich bessere Versorgung von Menschen mit alkoholbezogenen Störungen möglich.

LITERATUR

Aertgeerts, B., Buntinx, F., Ansoms, S., Fevery, J. (2001). Screening properties of questionnaires and laboratory rests for the detection of alcohol abuse or dependence in a general practice population. British Journal of General Practice, 51, 172-173

Bauer, U:, Hasenöhrl, A. (2000). Therapierfolg Alkoholabhängiger nach qualifizierter Entzugsbehandlung und konventioneller Entgiftung (vergleichende 28-Monats-Katamnese). SUCHT, 46, 250-259

Beresford, T.P., Blow, F.C., Hill, E., Lucey, M.R. (1990). Comparison of CAGE questionnaire and computer-assisted laboratory profiles in screening for covert alcoholism. Lancet, 336, 482-485

Bernadt, M.W., Mumford, J., Taylor, C., Smith, B., Murray, R.M. (1982). Comparison of questionnaire and laboratory tests in the detection of excessive drinking and alcoholism. The Lancet, 2, 325-329

Bien, T.H., Miller, W.R., Tonigan, J.S. (1993). Brief interventions for alcohol problems: a review. Addiction, 88, 315-336.

Bühringer, G., Augustin, R., Bergmann, E., Bloomfield, K., Funk, W., Junge, B., Kraus, L., Merfert-Diete, C., Rumpf, H.-J., Simon, R., Töppich, J. (2000). Alkoholkonsum und alkoholbezogene Störungen in Deutschland. Baden-Baden, Nomos

Bush, K., Kivlahan, D.R., McDonell, M.B., Fihn, S.D., Bradley, K.A. (1998). The AUDIT Alcohol Consumption Questions (AUDIT-C). An effective brief screening test for problem drinking. Archives of Internal Medicine, 158, 1789-1795

Deutsche Hauptstelle gegen die Suchtgefahren (2001). Situation und Perspektiven der Suchtkrankenhilfe – Positionspapier 2001, Hamm

Fachverband Sucht (2001). Grundprinzipien und Leitlinien zur Prävention und Behandlung von Abhängigkeitserkrankungen. www.sucht.de

Hill, A., Rumpf, H.-J., Hapke, U., Driessen, M., John, U. (1998). Prevalence of alcohol dependence and abuse in general practice in Germany – a representative study. Alcoholism: Clinical and Experimental Research, 22, 935-940

Hill, A. (2001). Hausarztpraxen als Zentren zur Früherkennung und Behandlung von Alkoholproblemen – ein realistisches Modell? In: G. Wienberg, M. Driessen (Hrsg.), Auf dem Weg zur vergessenen Mehrheit – Innovative Konzepte für die Versorgung von Menschen mit Alkoholproblemen. Bonn, Psychiatrie-Verlag

Institut für Therapieforschung München IFT (2001). Jahresauswertung EBIS-A 2000. www.ebis-ift.de

John, U., Hapke, U., Rumpf, H.-J. (2001). Missbrauch oder Abhängigkeit von Alkohol. Frühdiagnostik und Frühintervention in der Arztpraxis. Deutsches Ärzteblatt, 98, A 2438-2442

John, U., Hapke, U., Rumpf, H.-J., Hill, A., Dilling, H. (1996). Prävalenz und Sekundärprävention von Alkoholmißbrauch und -abhängigkeit in der medizinischen Versorgung. Baden-Baden, Nomos

John, U., Rumpf, H. J., Hapke, U. (1999). Estimating prevalence of alcohol abuse and dependence in one general hospital – an approach to reduce sample selection bias. Alcohol, Alcoholism, 34, 786-794

Kaner, E.F., Heather, N., McAvoy, B.R., Lock, C.A., Gilvarry, E. (1999). Intervention for excessive alcohol consumption in primary health care: attitudes and practices of English general practitioners. Alcohol and Alcoholism, 34, 559-566

Keller, S., Velicer, W. F., Prochaska, J.O. (1999). Das Transtheoretische Modell – Eine Übersicht. In S. Keller (Hrsg.), Motivation zur Verhaltensänderung – Das Transtheoretische Modell in Forschung und Praxis (S. 17-44). Freiburg, Lambertus

Kremer, G., Dormann, S., Wienberg, G., Pörksen, N., Wessel, T., Rüter, E. unter Mitarbeit von Engler, U., Schlanstedt, G. (1998). Erkennung und Behandlung von PatientInnen mit Alkoholproblemen in der medizinischen Basisversorgung und Vernetzung mit dem Versorgungssystem für Abhängigkeitskranke.

In: Bundesministerium für Gesundheit (Hrsg.), Weiterentwicklung von Hilfen für Alkoholkranke und Menschen mit Alkoholproblemen. Baden-Baden, Nomos

Leune, J. (2001). Zahlen, Fakten und Trends im Hilfesystem. In: Deutsche Hauptstelle gegen die Suchtgefahren (Hrsg.), Jahrbuch Sucht 2002. Geesthacht: Neuland-Verlag

Miller, W. R., Rollnick, S. (1999). Motivierende Gesprächsführung: Ein Konzept zur Beratung von Menschen mit Suchtproblemen. Freiburg, Lambertus

Miller, W.R., Rollnick, S. (2002). Motivational Interviewing. Preparing People for Change (2. ed.). New York: Guilford

Poikolainen, K. (1999). Effectiveness of brief interventions to reduce alcohol intake in primary health care populations: a meta-analysis. Preventive Medicine, 28, 503-509

Pörksen, N. (2001). Hat die traditionelle Suchtkrankenhilfe eine Zukunft? In: G. Wienberg, M. Driessen (Hrsg.), Auf dem Weg zur vergessenen Mehrheit – Innovative Konzepte für die Versorgung von Menschen mit Alkoholproblemen. Bonn, Psychiatrie-Verlag

Prochaska, J. O., DiClemente, C. C. (1986). Toward a comprehensive model of change. In W. R. Miller, N. Heather (Eds.), Treating addictive behaviors: Processes of change (pp. 3-27). New York, Plenum Press

Richmond, R., Heather, N., Wodak, A., Kehoe, L., Webster, I. (1995). Controlled evaluation of a general practice-based brief intervention for excessive drinking. Addiction, 90, 119-132

Rollnick, S., Mason, P., Butler, C. (1999). Health Behaviour Change. Kent, Churchill Livingstone

Rumpf, H. J., Hapke, U., Meyer, C., John, U. (1999). Motivation to change drinking behavior: Comparison of alcohol dependent individuals in a general hospital and a general population sample. General Hospital Pychiatry, 21, 348-353

Rumpf, H.-J., Bischof, G., Hapke, U., Meyer, C., Broocks, A., Junghanns, K., Hohagen, F., John, U. (2001a). Ein gestuftes Beratungskonzept für Patienten mit alkoholbezogenen Störungen in der allgemeinmedizinischen Praxis – Das Lübecker Projekt SIP. Schleswig-Holsteinisches Ärzteblatt, 54, 42-49

Rumpf, H.-J., Hapke, U., Erfurth, A., John, U. (1998). Screening questionnaires in the detection of hazardous alcohol consumption in the general hospital – direct or disguised assessment? Journal of Studies on Alcohol, 59, 698-703

Rumpf H.-J., Hapke, U., Hill, A., John, U. (1997). Development of a screening questionnaire for the general hospital and general practices. Alcoholism: Clinical and Experimental Research, 21, 894-898

Rumpf, H.-J., Hapke, U., John, U. (2001b). Der Lübecker Alkoholabhängigkeits und -missbrauchs-Screening-Test (LAST). Testmanual. Göttingen, Hogrefe

Rumpf H.-J., Hapke, U., Meyer, C., John, U. (2002). Screening for alcohol use disorders and hazardous drinking in the general population: Psychometric performance of three questionnaires. Alcohol and Alcoholism, 37; 261-268

Rumpf, H.-J., Meyer, C., Hapke, U., Bischof, G., John, U. (2000). Inanspruchnahme suchtspezifischer Hilfen von Alkoholabhängigen und -mißbrauchern: Ergebnisse der TACOS Bevölkerungsstudie. Sucht, 46, 9-17

Rumpf H.-J., Meyer, C., Hapke, U., John, U. (2001c). Deutsche Version des Alcohol Use Disorders Identification Test (AUDIT). In A. Glöckner-Rist, F. Rist (Hrsg.), Elektronisches Handbuch zu Erhebungsinstrumenten im Suchtbereich (EHES). Version 1.0 . Mannheim: Zentrum für Umfragen, Methoden und Analysen

Saunders, J. B., Aasland, O. G., Babor, T. F., DeLaFuente, J. R., Grant, M. (1993). Development of the Alcohol Use Disorders Identification Test (AUDIT): WHO collaborative project on early detection of persons with harmful alcohol consumption-II. Addiction, 88, 617-629

Welsch, K. (2001). Jahresstatistik der professionellen Suchtkrankenhilfe. Daten aus der Suchthilfestatistik 2000 für Deutschland. In: Deutsche Hauptstelle gegen die Suchtgefahren (Hrsg.) Jahrbuch Sucht 2002. Geesthacht, Neuland

Wienberg, G. (1993). Abhängigkeitskranke in psychiatrischer Krankenhausbehandlung. Ergebnisse einer Erhebung in 14 Kliniken der Bundesrepublik. SUCHT, 39, 264-275

Wilk, A. I., Jensen, N. M., Havighurst, T. C. (1997). Meta-analysis of randomized control trials addressing brief interventions in heavy alcohol drinkers. Journal of General Internal Medicine, 12, 274-283.

Anmerkung: Die Arbeit wurde in Teilen gefördert durch das Bundesministerium für Bildung und Forschung BMBF (01EB0121).

107

Kurzinterventionen bei alkoholbezogenen Störungen in der Arztpraxis: ein Leitfaden der DHS

Hans-Jürgen Rumpf, Georg Kremer, Ulfert Hapke, Ulrich John, Gallus Bischof, Christian Meyer, Janina Grothues, Susa Reinhardt

EINLEITUNG

Nach epidemiologischen Daten einer Studie aus der Allgemeinbevölkerung in Norddeutschland haben 80% der alkoholabhängigen Personen mindestens einmal im Jahr Kontakt zu einem Hausarzt, einem praktischen Arzt oder einem Internisten; bei Alkoholmissbrauchern lag diese Rate bei 67,4% (Rumpf, Meyer, Hapke, Bischof, John, 2000, vgl. Bischof et al., in diesem Band). Die Daten zeigen, dass die Arztpraxis einen günstigen Zugangsweg zu Personen mit problematischem Alkoholkonsum darstellt. Auf Initiative der Deutschen Hauptstelle für Suchtfragen (DHS) wurde mit Unterstützung der Barmer ein sehr kurzer Leitfaden entwickelt, der dem niedergelassenen Arzt die Möglichkeit geben soll, den Patienten aktiv zu unterstützen, um Motivation zur Trinkmengenreduktion aufzubauen und diese wirksam umzusetzen. Die Erstellung des Leitfadens wurde in Teilen vom Bundesministerium für Bildung und Forschung gefördert.

Ziel dieses Beitrages ist es, diesen Leitfaden vorzustellen und begleitende Hinweise zu seinem Einsatz zu liefern. Der Leitfaden kann sinnvoll ergänzt werden durch einen kürzlich von der Bundeszentrale für gesundheitliche Aufklärung (BZgA) herausgegeben umfangreichen Ratgeber (s. Lang et al., in diesem Band).

ÜBERSICHT

Der Leitfaden besteht aus einem doppelseitigen laminierten DIN-A4-Blatt (Abbildung 1). Auf der ersten Seite finden sich Hinweise zu vier Schritten innerhalb des Patientenkontaktes. Auf der zweiten Seite werden ergänzend Grundlagen, sowie Tipps und Regeln der Gesprächsfüh-

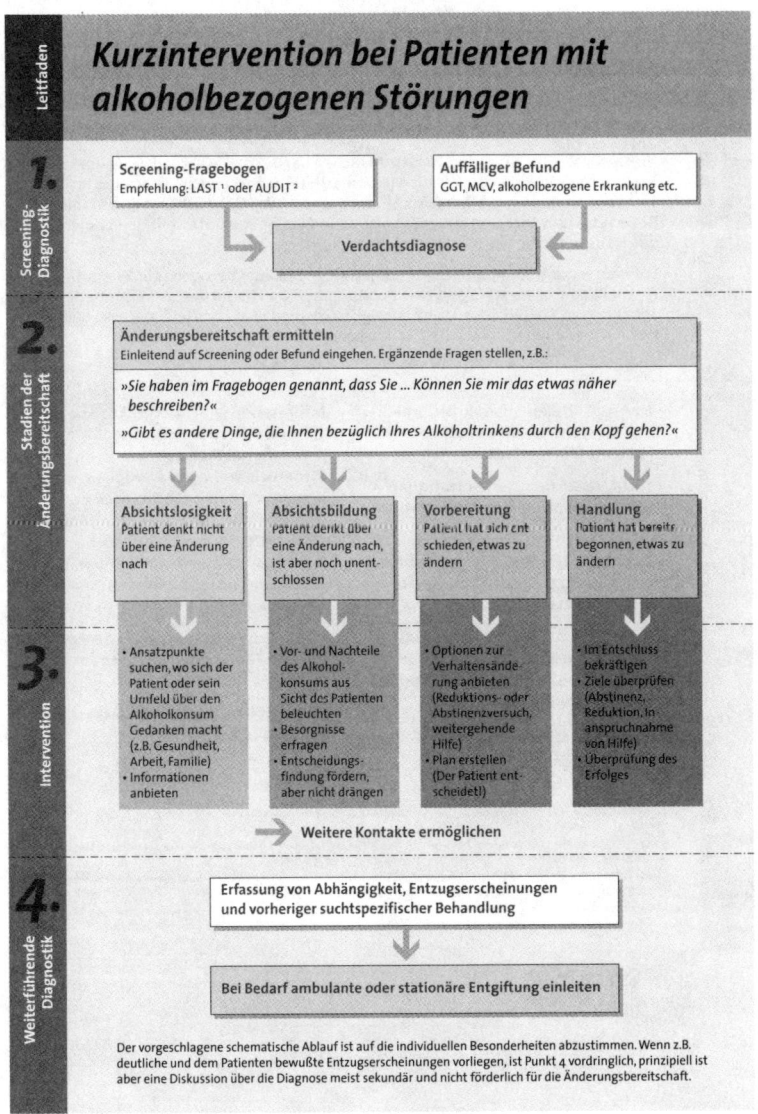

Leitfaden

Kurzintervention bei Patienten mit alkoholbezogenen Störungen

1. Screening-Diagnostik

Screening-Fragebogen	Auffälliger Befund
Empfehlung: LAST [1] oder AUDIT [2]	GGT, MCV, alkoholbezogene Erkrankung etc.

Verdachtsdiagnose

2. Stadien der Änderungsbereitschaft

Änderungsbereitschaft ermitteln
Einleitend auf Screening oder Befund eingehen. Ergänzende Fragen stellen, z.B.:

»Sie haben im Fragebogen genannt, dass Sie ... Können Sie mir das etwas näher beschreiben?«

»Gibt es andere Dinge, die Ihnen bezüglich Ihres Alkoholtrinkens durch den Kopf gehen?«

Absichtslosigkeit	Absichtsbildung	Vorbereitung	Handlung
Patient denkt nicht über eine Änderung nach	Patient denkt über eine Änderung nach, ist aber noch unentschlossen	Patient hat sich entschieden, etwas zu ändern	Patient hat bereits begonnen, etwas zu ändern

3. Intervention

• Ansatzpunkte suchen, wo sich der Patient oder sein Umfeld über den Alkoholkonsum Gedanken macht (z.B. Gesundheit, Arbeit, Familie) • Informationen anbieten	• Vor- und Nachteile des Alkoholkonsums aus Sicht des Patienten beleuchten • Besorgnisse erfragen • Entscheidungsfindung fördern, aber nicht drängen	• Optionen zur Verhaltensänderung anbieten (Reduktions- oder Abstinenzversuch, weitergehende Hilfe) • Plan erstellen (Der Patient entscheidet!)	• Im Entschluss bekräftigen • Ziele überprüfen (Abstinenz, Reduktion, Inanspruchnahme von Hilfe) • Überprüfung des Erfolges

→ Weitere Kontakte ermöglichen

4. Weiterführende Diagnostik

Erfassung von Abhängigkeit, Entzugserscheinungen und vorheriger suchtspezifischer Behandlung

Bei Bedarf ambulante oder stationäre Entgiftung einleiten

Der vorgeschlagene schematische Ablauf ist auf die individuellen Besonderheiten abzustimmen. Wenn z.B. deutliche und dem Patienten bewußte Entzugserscheinungen vorliegen, ist Punkt 4 vordringlich, prinzipiell ist aber eine Diskussion über die Diagnose meist sekundär und nicht förderlich für die Änderungsbereitschaft.

rung aufgeführt und Literaturangaben gemacht. Der Leitfaden ist über die DHS zu beziehen.

Leitfaden

Grundlagen

Gesprächsführung

• Menschen, die Ihr Verhalten ändern, brauchen dazu Zeit. Die Veränderung des Trinkverhaltens verläuft in Stadien (s. Vorderseite), wobei erst am Ende eine tatsächliche Änderung sichtbar wird. Ein vertrauensvolles Gespräch und eine stabile Beziehung zum Arzt sind förderlich in diesem Prozess. Kurzinterventionen durch den Hausarzt haben sich in Studien als wirksam erwiesen [3].

• Die Intervention sollte immer auf das jeweilige Stadium bezogen sein. Wenn Sie einem Patienten vorschlagen, eine Beratungsstelle aufzusuchen, der Betroffene aber noch im Stadium der Absichtslosigkeit ist, wird er sich verteidigen oder sein Problem verleugnen. Sinnvoll ist es, die nächste Stufe zum Ziel zu haben.

Tipps & Regeln

→ Den Betroffenen nicht kritisieren, stattdessen verständisvoll und mitfühlend sein (Empathie).

→ Nicht versuchen, den Betroffenen mit Argumenten überzeugen zu wollen.

→ Daran denken, dass kleine Schritte ein Erfolg sind; auch Rückschritte gehören dazu.

→ Den Patienten als Experten ansehen; nur er kann bestimmen, was für ihn machbar ist. Deshalb immer mehrere Optionen aufzeigen.

→ Rückmeldungen (z.B. über Laborwerte oder Befunde) und

Information (z.B. über risikoarme Trinkmengen oder Hilfeangebote) sind sehr nützlich aber nur dann förderlich, wenn der Patient sie auch annehmen kann. Es ist hilfreicher Informationen anzubieten, anstatt sie unaufgefordert zu geben. Im Anschluss sollte erfragt werden, was die Information für den Patienten bedeutet.

→ Das Selbstvertrauen des Patienten in seine Fähigkeiten zu einer Veränderung unterstützen.

→ Sicherstellen, dass der Kontakt weiter besteht.

Literatur

[1] Rumpf, H.-J., Hapke, U. & John, U. (2001). Der Lübecker Alkoholabhängigkeits und -missbrauchs-Screening-Test (LAST). Testmanual. Göttingen: Hogrefe

[2] Babor, T. F., de la Fuente , J. R., Saunders , J. & Grant , M. (1989). The alcohol use disorders identification test: Guidelines for use in primary health care. Geneva: World Health Organization, Division of mental health.

[3] Flemming M. F., Barry, K. L., Manwell, L. B., Johnson, K. & London, R. (1997). Brief physician advice for problem alcohol drinkers. A randomized controlled trial in community-based primary care practices. JAMA, 277; 1039-1045

Miller, W. R. & Rollnick, S. (Hrsg.). (1999). Motivierende Gesprächsführung: Ein Konzept zur Beratung von Menschen mit Suchtproblemen. Freiburg: Lambertus.

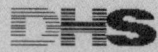

Hrsg.: Deutsche Hauptstelle gegen die Suchtgefahren e.V.
Postfach 1369, 59003 Hamm . Tel. 0 23 81/90 15-0, Fax 0 23 81/90 15-30
eMail: info@dhs.de, Internet: www.dhs.de

Autoren: H.-J. Rumpf, G. Kremer, U. Hapke, U. John, G. Bischof, C. Meyer
Die Erstellung des Leitfadens wurde in Teilen vom Bundesministerium
für Bildung und Forschung (BMBF) gefördert.

Wir danken der Barmer für die freundliche Unterstützung.

BARMER
Deutschlands größte Krankenkasse

DIE VIER SCHRITTE DES VORGEHENS

1. Screening-Diagnostik

Zur Bestimmung, ob es sich um einen Patienten handelt, der ein problematisches Trinkverhalten aufweist, ist es notwendig, eine Screening-Diagnostik durchzuführen, falls keine anderen deutlichen Hinweise auf eine Alkoholproblematik durch Laborwerte wie zum Beispiel GGT oder MCV oder die körperliche Untersuchung vorliegen. Auch kann ein Verdacht, der durch einen auffälligen Befund entstanden ist, durch ein Screening untermauert werden. Hier haben sich einfache Fragebogenverfahren trotz der bei einem Teil der Patienten vorhandenen Leugnungstendenz am besten bewährt (s. Rumpf, John et al., in diesem Band). Laborwerte können z.T. zusätzlichen Aufschluss bieten. Ein Verfahren, zu dem im deutschsprachigen Raum umfangreiche Daten vorliegen und der daher als Mittel der Wahl empfohlen wird, ist der Lübecker Alkoholabhängigkeits und -missbrauchs-Screening-Test (LAST; Rumpf, Hapke, Hill, John, 1997; Rumpf, Hapke, John, 2001a). Er besteht aus sieben Fragen und ermöglicht eine zuverlässige Einschätzung, ob eine alkoholbezogene Störung im Sinne von Alkoholabhängigkeit oder -missbrauch vorliegt. Er ist zu beziehen über den Verlag Hogrefe (www.hogrefe.de). Ein weiteres Verfahren – ist der Alcohol Use Disorders Identication Test (AUDIT; Saunders, Aasland, Babor, DeLaFuente, Grant, 1993; deutsche Version: Rumpf, Meyer, Hapke, John, 2001c) zugänglich über das „Elektronische Handbuch zu Erhebungsinstrumenten im Suchtbereich (EHES)": www.social-science-gesis.de / Methodenberatung / ZIS / Ehes.htm. Der Einsatz des AUDIT wird allerdings dadurch erschwert, dass wenig Erfahrungen mit dem Instrument in Deutschland vorliegen und ein zuverlässiger Schwellenwert, ab dem der Test positiv ist, nicht angegeben werden kann. International bekannt ist weiterhin der CAGE, der auch als Grundlage für den in Deutschland entwickelten LAST diente. Es handelte sich um ein Akronym für die Kernbegriffe: Cut-down on drinking, Annoyed by criticism, Guilty feelings und Eye-opener (Ewing, 1984; Ewing, Rouse, 1970; Mayfield, McLeod, Hall, 1974; deutsche Version: Rumpf, Hapke, John, 2001b), der auch über EHES zu finden ist. Der Test entdeckt eine geringere Anzahl von Personen mit problematischen Alkoholkonsum als zum Beispiel der LAST. Wenn Personen mit erhöhtem Alkoholkonsum, aber ohne bereits bestehende Störung (Abhängigkeit oder

Missbrauch) erfasst werden sollen, bietet sich als ergänzendes Verfahren eine Kurzform des AUDIT an, der AUDIT-C (Bush, Kivlahan, McDonell, Fihn, Bradley, 1998). Diese drei Fragen zu Häufigkeit und Menge des Alkoholkonsums sind für die Identifizierung von Risikokonsumenten gut geeignet und weisen dabei eine vergleichbare Güte wie der gesamte AUDIT auf (Rumpf, Hapke, Meyer, John, 2002).

2. STADIEN DER ÄNDERUNGSBEREITSCHAFT

Ein entscheidender Aspekt zur Nutzung von Kurzinterventionen ist die Motivation zur Verhaltensänderung. Dabei ist es notwendig, dass die Maßnahmen der jeweiligen Änderungsmotivation angepasst sind. Ein grundlegendes Modell dazu ist das Transtheoretische Modell der Verhaltensänderung von Prochaska und DiClemente (Keller, Velicer, Prochaska, 1999; Prochaska, DiClemente, 1986).

Das Modell beinhaltet Stadien der Änderungsbereitschaft, die charakterisieren, welche Änderungsmotivation bei Personen vorhanden ist (Abbildung 2). Im Stadium der Absichtslosigkeit gibt es noch keine gedankliche Auseinandersetzung mit dem Problemverhalten. Menschen in diesem Stadium konsumieren Alkohol, ohne bedeutsame Bedenken zu haben. Im Stadium der Absichtsbildung findet eine kognitive Auseinandersetzung statt, die jedoch noch nicht zur konkreten Verhaltensänderung führt, da Ambivalenz vorherrscht. Menschen in diesem Stadium erwägen Vor- und Nachteile des Alkoholkonsums. Im Stadium der Vorbereitung werden schließlich konkrete Handlungen geplant, die dann im Handlungsstadium umgesetzt werden. In den Stadien Vorbereitung und Handlung können aktive Hilfen wie das Verweisen an Beratungsstellen oder Therapieeinrichtungen gegeben werden. In den Stadien Absichtslosigkeit und Absichtsbildung hingegen ist es von entscheidender Bedeutung, zunächst Motivation aufzubauen, damit im späteren Verlauf eine Veränderung des Verhaltens möglich wird. Es folgt schließlich noch das Aufrechterhaltungsstadium, in dem das neue Verhalten (zum Beispiel weniger oder gar keinen Alkohol mehr zu trinken) beibehalten wird. Dieses Stadium ist auf der Karte nicht extra aufgeführt, da der Handlungsbedarf in den anderen vier Stadien im Vordergrund steht.

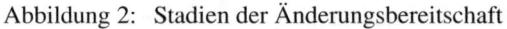

Abbildung 2:   Stadien der Änderungsbereitschaft

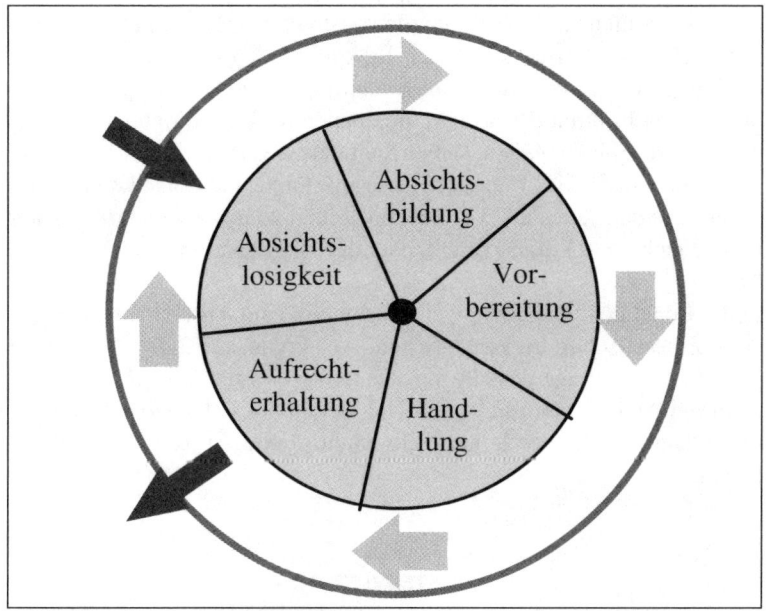

Im Hinblick auf therapeutische Interventionen ist es entscheidend zu bestimmen, welche Änderungsbereitschaft beim Patienten vorherrscht. Es gibt eine Reihe von Verfahren, die zur Bestimmung der Änderungsmotivation geeignet sind. Am einfachsten ist es jedoch, diese direkt aus den Äußerungen des Patienten im Beratungsgespräch zu entnehmen. Wenn das nicht gelingt, können ergänzende Hilfen genutzt werden, die weiter unten erläutert werden. Das Beratungsgespräch lässt sich sehr gut einleiten, indem auf den Fragebogen (oder auch den Untersuchungsbefund) eingegangen wird. Es kann Bezug zu den Fragen genommen werden, die im Fragebogen auffällig beantwortet wurden. Zum Beispiel: „Sie haben im Fragebogen genannt, dass Sie schon einmal das Gefühl hatten, dass Sie Ihren Alkoholkonsum verringern sollten. Können Sie mir das etwas näher beschreiben?/Was war der Anlass dazu?" Eine ergänzende Frage, die Informationen zur Änderungsbereitschaft liefern kann, ist: „Gibt es andere Dinge, die Ihnen bezüglich Ihres Alkoholkonsums durch den Kopf gehen?"

113

Falls ein auffälliger Befund Ausgangspunkt für das Gespräch ist, kann dieser thematisiert werden. Es ist jedoch besonders wichtig, dies in einer nicht bedrohlichen Form zu tun, da sonst auf Seiten des Patienten Widerstand entsteht. Bei auffälligen Laborbefunden ist es erfahrungsgemäß ein günstiger Weg, folgende Einleitung zu wählen: „Es gibt da Auffälligkeiten in Ihren Blutwerten, die manchmal mit erhöhtem Alkoholkonsum zusammenhängen. Haben Sie Interesse, dass wir uns das einmal zusammen ansehen?" Eine sich daran anschließende Frage könnte sein: „Was denken Sie dazu?" Die Fragen sollten so gestaltet sein, dass der Patient sich nicht kritisiert fühlt, aber die Möglichkeit hat, sich dazu zu äußern.

In der Regel genügen die obigen Fragen, um eine Abschätzung der Änderungsbereitschaft zu ermöglichen. Als Ergänzung oder Alternative kann folgende Frage gestellt werden: „Wie wichtig ist es Ihnen, etwas an ihrem Alkoholkonsum zu ändern? Stellen Sie sich dazu eine 10-stufige Skala vor, auf der 1 ‚gar nicht wichtig‘ und 10 ‚sehr wichtig‘ bedeutet."

3. INTERVENTION

Bei den Interventionen lassen sich verschiedene Elemente unterscheiden: 1. Grundprinzipien der Beratung, 2. Techniken der Gesprächsführung und 3. Strategien, die ein strukturiertes Vorgehen ermöglichen.

3.1 Grundprinzipien

Grundlage für die Beratung sind die vier Grundprinzipien nach Miller und Rollnick (Miller, Rollnick, 1999; 2002). Diese sind:

- *Empathie* als eine entscheidende Voraussetzung, um Motivation aufbauen zu können. Das Verhalten wird nicht kritisiert, und die Person wird mit ihrem Verhalten angenommen. Durch das Hineinversetzen in den Gesprächspartner gelingt es, Ansätze zur Motivationsbildung zu finden und Gegenreaktionen zu vermeiden.

- Das *Entwickeln von Diskrepanz* zwischen dem Alkoholkonsum und Zielen der betreffenden Person (zum Beispiel Gesundheit, Partnerschaft, Arbeit) ist ein Weg, um Motivation aufzubauen.

- Zur Entwicklung der Motivation ist es entscheidend, den Glauben an die eigenen Fähigkeiten zur Verhaltensänderung (*Selbstwirksamkeit*) zu *fördern*.

- Den *Widerstand aufnehmen*. Widerstand wird oft als eine negative Eigenschaft von Personen mit Alkoholproblemen angesehen. In der Motivierenden Gesprächsführung hingegen wird Widerstand als ein Hinweis darauf verstanden, dass die Maßnahme oder Äußerung des Beraters nicht zur Änderungsbereitschaft gepasst hat. Durch Interventionen wie Aktives Zuhören oder die Betonung der persönlichen Entscheidungsfreiheit des Patienten kann sinnvoll mit dem Widerstand umgegangen werden.

3.2 Techniken der Gesprächsführung

Vier Interventionstechniken haben sich in der Motivierenden Gesprächsführung bewährt:

(1) *Offene Fragen* sind geeignet, um die Auseinandersetzung mit dem Problemverhalten zu fördern. Beispielfragen (Rollnick, Mason, Butler, 1999), die sich auf die Änderungsmotivation und Selbstwirksamkeit beziehen, sind in Tabelle 1 aufgeführt.

(2) *Bestätigung* beinhaltet Lob („Es ist eine sehr gute Idee, dass Sie versuchen wollen, bestimmte Trinkmengen nicht mehr zu überschreiten"), Anerkennung („Sie machen im Moment eine schwierige Zeit durch") und Verständnis („Ich kann gut nachvollziehen, dass Alkohol trinken für Sie im Moment der einzige Weg ist, um einmal zur Ruhe zu kommen").

(3) *Aktives Zuhören* ermöglicht es, Besorgnis bezüglich des Substanzkonsums zu entdecken und zu fokussieren. Der Berater gibt dabei die wesentlichen Inhalte der Äußerungen des Patienten wieder. Das aktive Zuhören bewirkt weiterhin, dass der Betroffene sich verstanden fühlt, und ermöglicht eine Vertiefung der Problematik.

(4) *Zusammenfassen* ist ein wirkungsvolles Vorgehen, bei dem die vom Betroffenen genannten Inhalte, die für eine Änderungsmotivation bedeutsam sind, wiedergegeben werden. Zusammenfassungen sollten zwischen einzelnen Gesprächblöcken vorgenommen werden, dienen zur Strukturierung des Gespräches und sollten zum Ende der jeweiligen Beratung erfolgen.

115

Ratschläge können im Rahmen der motivierenden Gesprächsführung gegeben werden, es sollte jedoch explizit um Erlaubnis gefragt werden („Möchten Sie gern erfahren, was ich Ihnen in dieser Situation raten würde?"). Insgesamt sollte mit Ratschlägen sparsam umgegangen werden. Es ist sinnvoller, Optionen aufzuzeigen und den Patienten selbst nach Lösungen suchen zu lassen. Alles, was zur weiteren *Unterstützung* dient, um zu einer Verhaltensänderung zu gelangen, ist im Rahmen der Beratung möglich. So kann zum Beispiel dem Patienten die Information gegeben werden, dass es Beratungsstellen für Partnerschaftskonflikte gibt.

Tabelle 1: Hilfreiche offene Fragen

Wichtigkeit / Bedeutung / Änderungsmotivation explorieren	Zuversicht / Selbstwirksamkeit aufbauen
• Was geht Ihnen bezüglich Ihres Alkoholkonsums durch den Kopf? • Gibt es etwas, über das Sie sich in Bezug auf Ihren Alkoholkonsum Gedanken machen? • Haben Sie schon einmal darüber nachgedacht, etwas an Ihrem Alkoholkonsum zu ändern? • Was müsste passieren, damit es für Sie sehr viel wichtiger wird, etwas am Alkoholtrinken zu ändern? • Was müsste passieren, dass Sie ernsthaft eine Änderung des Alkoholkonsums in Betracht ziehen? • Warum haben Sie solch eine hohe Punktzahl für die Bedeutung einer Änderung des Alkoholkonsums angegeben (s. 3.3.4)? • Was müsste passieren, dass die Punktzahl für die Wichtigkeit einer Änderung von x nach y ansteigt (s. 3.3.4)?	• Was müsste passieren, damit Sie mehr Zuversicht bekommen, etwas an Ihrem Alkoholkonsum zu ändern? • Warum haben Sie sich bei der Einschätzung Ihrer Zuversicht einen solch hohen Punktwert gegeben (s. 3.3.4)? • Wie könnte Sie einen höheren Punktwert auf der Skala der Zuversicht erreichen (s. 3.3.4)? • Wie kann ich Sie darin unterstützen, dass Sie es schaffen werden? • Was haben Sie früher hilfreich gefunden, als Sie schon einmal einen Anlauf gemacht haben / als Sie etwas anderes in Ihrem Leben erfolgreich verändert haben? • Welche Erfahrungen aus früheren Versuchen helfen Ihnen jetzt, etwas anders zu machen?

Wichtigkeit/Bedeutung/Änderungs-motivation explorieren	Zuversicht/Selbstwirksamkeit aufbauen
• Was verhindert, dass Sie auf der Skala der Wichtigkeit von x nach y wandern (s. 3.3.4)?	• Falls Sie sich entscheiden müssten, etwas zu ändern, welche Möglichkeiten gäbe es für Sie? Kennen Sie Wege, die für andere hilfreich waren? • Was wären die Dinge, die Sie tun müssten, um Ihr Ziel zu erreichen? Halten Sie einige dieser Dinge für erreichbar? • Können Sie sich irgend etwas vorstellen, das Sie zuversichtlicher machen würde?

3.3 Strukturierte Vorgehensweisen

Die einzelnen Vorgehensweisen sind in den folgenden Quellen detaillierter zu finden: Miller, Rollnick, 1999; Miller, Zweben, DiClemente, Rychtarik, 1999; Rollnick, Heather, Bell, 1992; Rollnick et al., 1999.

3.3.1 Typischer Tag

Dieses Modul gehört zu denen, die in frühen Stadien der Änderungsbereitschaft eingesetzt werden können. Das Modul ermöglicht es, den Lebensalltag des Patienten kennen zu lernen und den Substanzkonsum unbedrohlich zu thematisieren. Das Modul ist durch folgende Elemente bestimmt:

(1) Auswahl eines typischen Tages (möglichst zeitnah; konkret benennen).

Beispiel: „Ich würde gerne mehr über ihren Lebensalltag erfahren. Können sie mir bitte einen typischen Tagesablauf schildern."

(2) Beschreibung des Alkoholkonsums.

Beispiel: „Wie gehört das Konsumieren von Alkohol in ihren Tagesablauf."

Hinweis: Das Modul sollte nicht allzu viel Zeit in Anspruch nehmen. Bei ausufernden Beschreibungen kann durch Zusammenfassungen strukturiert und gekürzt werden.

3.3.2 Vor und Nacheile des Alkoholkonsums

Das Modul ist geeignet, um in frühen Stadien der Änderungsbereitschaft Änderungsmotivation zu entwickeln oder zu fördern. Bei den Stadien Absichtslosigkeit und Absichtsbildung sollte es jeweils Einsatz finden. Das Modul hat folgenden Ablauf:

(1) Exploration der Vorteile

Beispiel: „Was sind einige der angenehmen Dinge am Alkoholkonsum?"

(2) Zusammenfassen der Vorteile und Exploration der Nachteile

Beispiel: „Sie haben genannt, dass ihnen ... am Alkoholtrinken gefällt. Was sind einige der weniger angenehmen Seiten des Alkoholtrinkens?"

(3) Zusammenfassen der Vorteile und Nachteile mit der Anschlussfrage: „Was von den weniger angenehmen Seiten des Alkoholkonsums beschäftigt sie am meisten?"

Hinweis: Oft ist es schwierig, die Vorteile zu erheben und es kommt nur die Antwort, dass Alkohol gut schmeckt. Hier kann man Hinweise und Hilfestellung geben zum Beispiel: „Anderen Menschen gefällt es, dass der Alkohol sie entspannt. Ist dies etwas, was für sie auch von Bedeutung ist?" Wichtig ist weiterhin, dass eine erschöpfende Exploration erfolgt. Es sollte wiederholt gefragt werden, was es sonst noch an positiven oder negativen Seiten gibt. Bei den Nachteile kann es ebenfalls hilfreich sein, Dinge vorzugeben. Diese können sich auf die wesentlichen Lebensbereiche Partnerschaft, Arbeit, Gesundheit usw. beziehen.

3.3.3 Zukunft / Vergangenheit

Das Modul ist einsetzbar in frühen Stadien der Änderungsbereitschaft. Es kann als eine Alternative oder Ergänzung zu „Vorteile und Nachteile"

118

genutzt werden. Dabei ist das Ziel, durch einen Blick in Vergangenheit oder Zukunft Diskrepanzen zur jetzigen Situation und dem Alkoholkonsum zu erzeugen. Das Modul beinhaltet folgende Vorgehensweise:

(1) Änderungswünsche für die Zukunft erfragen.

Beispiel: „Wenn sie sich ihre Zukunft vorstellen, was würden sie sich wünschen, was für sie im Vergleich zu heute anders sein sollte?"
„Wenn sie einmal zurückdenken, gab es eine Zeit in der Vergangenheit, wo Sie mit ihrem Leben zufriedener als heute waren?"

(2) Hindernisse und Zusammenhang zum Alkoholkonsum explorieren.

Beispiel: „Was hindert Sie daran, diese Ziele zu erreichen?"
„Was hat sich – verglichen mit früher – geändert?" „Welche Rolle spielt der Alkoholkonsum bei Ihren Wünschen und Zielen?"

> Hinweis: Das Modul ist schlecht einsetzbar, wenn es keine Unzufriedenheiten mit der derzeitigen Situation gibt. Das kann insbesondere bei Personen mit riskantem Konsum der Fall sein, die keine manifesten Probleme durch den Alkoholkonsum haben.

3.3.4 Wichtigkeits-Zuversichts-Skala

Das Modul dient zur Förderung von Änderungsbereitschaft und Selbstwirksamkeitserwartungen. Das Modul hat folgende Elemente:

(1) Einschätzung der Bedeutung einer möglichen Verhaltensänderung.

Beispiel: „Wie wichtig ist Ihnen auf einer Skala von 1-10, etwas an Ihrem Alkoholkonsum zu ändern, wenn 1 ‚gar nicht wichtig' und 10 ‚sehr wichtig' bedeutet?"

(2) Begründung, warum eine solch hohe Zahl gewählt wurde.

Beispiel: „Warum haben Sie x und nicht y (niedrigere Zahl) gewählt?"

(3) Begründung, warum keine höhere Zahl gewählt wurde.

Beispiel: „Was müsste passieren, damit Sie statt x y (höhere Zahl) wählen?"

Die Exploration der Zuversicht einer Verhaltensänderung sollte nicht zu früh erfolgen, um Widerstand zu vermeiden. Das Vorgehen entspricht dem obigen.

(1) Exploration von Selbstwirksamkeit.

Beispiel: „Wie zuversichtlich sind Sie auf einer Skala von 1-10, etwas an Ihrem Alkoholtrinken zu ändern, wenn 1 ‚gar nicht zuversichtlich‘ und 10 ‚sehr zuversichtlich ist‘?"

(2) Begründung der Höhe der gewählten Zahl.

Beispiel: „Warum haben Sie bei der Beurteilung ihrer Zuversicht x statt y (niedrigere Zahl) gewählt?"

(3) Begründung, warum keine höhere Zahl gewählt wurde.

Beispiel: „Was muss passieren, damit Sie statt x y (höhere Zahl) wählen?"

Hinweis: Falls Patienten Schwierigkeiten mit dem Rating haben, verbale Hilfen anbieten und gegebenenfalls nur Dreier-Rating wählen, zum Beispiel gar nicht/mittel/sehr.

3.3.5 Informationen geben

Das Modul ist prinzipiell für jedes Stadium der Änderungsbereitschaft geeignet, allerdings unterscheiden sich die Inhalte. So ist es zum Beispiel sinnvoll, in den Stadien der Absichtslosigkeit und Absichtsbildung Informationen über Alkoholkonsum und mögliche gesundheitliche Schäden zu geben. Informationen zu Optionen professioneller Unterstützung sollten erst ab dem Vorbereitungsstadium gegeben werden. Das Modul beinhaltet folgende Regeln und Vorgehensweisen:

(1) Es ist hilfreich, einen geeigneten Moment für das Anbieten von Informationen abzuwarten oder zu wählen.

(2) Information sollte immer angeboten und nicht ungefragt gegeben werden.

Beispiel: „Würden sie gerne mehr erfahren über ...?"

(3) Es sollte eine neutrale Beschreibung gewählt werden. Vermieden werden sollte, die Information direkt auf den Patienten zu beziehen.

Beispiel: „Anderen Menschen in ihrer Situation hat geholfen ..." „Wissenschaftliche Untersuchungen haben zeigen können, dass ..."

(4) Es sollte sich immer eine Frage nach der Bedeutung der Information für den Patienten anschließen.

Beispiel: „Was bedeutet diese Information für Sie?" „Was sind Ihre Gedanken zu dem, was Sie jetzt an Informationen erhalten haben?"

Hinweis: Informationen sollten stets einfach und leicht verständlich gegeben werden. Auf „dramatische" Schilderungen sollte verzichtet werden, wenn es um negative Konsequenzen wie zum Beispiel Gesundheitsstörungen geht. Bei Informationen über Hilfsangebote sollten mehrere Optionen aufgezeigt werden. In jedem Fall ist die Betonung der persönlichen Entscheidungsfreiheit hilfreich.

3.3.6 Hilfe bei der Entscheidungsfindung

Das Modul ist frühestens ab dem Absichtsbildungsstadium einsetzbar und hier auch erst, wenn die Absichtsbildung soweit vorangeschritten ist, dass es Sinn macht, zu einer Entscheidung zu gelangen. Folgende Punkte sollten beachtet werden:

(1) Nicht zur Entscheidung drängen. Verschiedene Schlüsselfragen können die Entscheidungsfindung einleiten. Es sollte dabei jedoch vermieden werden, Fragen zu stellen wie: „Was werden Sie jetzt tun."

Beispiel: „Was ergibt sich für Sie aus den Vor- und Nachteilen, die wir in Bezug auf Ihren Alkoholkonsum besprochen haben?"

(2) Informationen und Optionen anbieten. Die Informationen sollten in neutraler Weise gegeben werden.

Beispiel: „Anderen Personen hat geholfen, wenn sie ..."

(3) Betonen, dass der Patient Experte seiner eigenen Person ist. Es sollten immer mehrere Optionen aufgezeigt werden, damit die Entscheidungsfreiheit erhalten bleibt.

Hinweis: Eine Beratung muss nicht zu einer Entscheidung führen.

3.3.7 Selbstverpflichtung stärken

Dieses Modul ist geeignet für die Stadien der Vorbereitung und eventuell der frühen Handlung. Es enthält folgende Teile:

(1) Zusammenfassung der vom Patienten genannten Argumente, die für eine Verhaltensänderung sprechen.

(2) Eine Schlüsselfrage, welche in die Richtung einer möglichen Verhaltensänderung weist.

Beispiel: „Was ergibt sich jetzt daraus für Sie?" „Was könnte ein nächster Schritt sein?"

(3) Informationen und eventuell Ratschlag anbieten.

(4) Einen Plan aushandeln.

(4.1) Ziele festlegen.

(4.2) Veränderungsalternativen erwägen.

(4.3) Einen Veränderungsplan erstellen, der enthalten soll:

• die wichtigsten Gründe für eine Änderung,

• die Hauptziele,

• die Handlungsschritte,

• die ersten Schritte,

• Unterstützung einholen,

• erwartete positive Ergebnisse des Plans.

3.3.8 Strategien weiterer Begleitung

Dieses Modul ist geeignet für die Stadien Handlung und Aufrechterhaltung. Folgende drei Elemente sollten enthalten sein (Miller et al., 1999).

(1) Zu Beginn der Sitzung sollten *Fortschritte*, die in der Zwischenzeit gemacht wurden, exploriert werden. Dazu gehört es zu prüfen, ob vorher festgelegte Pläne und Ziele implementiert wurden.

(2) Erneuern der *Motivation*. Dieses Modul kann optional eingesetzt werden, wenn es sinnvoll erscheint, eine Bestärkung des derzeitigen Verhaltens zu erreichen, indem erneut die Motivation zur Verhaltensänderung thematisiert wird.

Beispiel: „Können Sie einmal zurückdenken, was waren für Sie aus jetziger Sicht die wichtigsten Gründe für eine Änderung ihres Alkoholkonsums?"

(3) Erneute Verstärkung der *Selbstverpflichtung*. Das kann zum Beispiel geschehen, indem die Punkte, die zum Aushandeln eines Änderungsplans gehörten, erneut durchgegangen werden. Es kann dabei darauf geachtet werden, welche Änderungen von Zielen und Einzelschritten stattgefunden hat. Häufig ist eine Neubewertung sinnvoll und kann einen veränderten Plan nach sich ziehen. Dabei sollten mögliche Hürden bei der Fortsetzung des Plans exploriert werden.

Beispiel: „Ich würde mit Ihnen ganz gerne noch einmal den Plan durchgehen, den wir zusammen aufgestellt haben, um zu sehen, welche Dinge davon gut funktioniert haben.

3.4 Ausrichtung der Intervention auf die Änderungsbereitschaft

Entscheidend bei der Auswahl der Intervention ist, diese nach der Änderungsbereitschaft auszurichten (Hapke, Rumpf, Schumann, John, 1999). Auf der Leitfaden-Karte findet sich eine knappe Charakterisierung der in Frage kommenden Maßnahmen. Im Folgenden werden einzelne Strategien beschrieben, die für die jeweiligen Stadien geeignet sind. Eine Übersicht, welche Intervention in welchem Stadium der Änderungsbereitschaft geeignet ist, findet sich in Tabelle 2 (Rumpf, Bischof, Grothues, Reinhardt, 2002).

3.4.1 Interventionen im Stadium der Absichtslosigkeit

Für Personen, die sich im Stadium der Absichtslosigkeit befinden, geht es darum, zunächst eine Diskrepanz herzustellen zwischen dem derzeitigen Alkoholkonsum und Wünschen und Zielen des Patienten. Gesucht wird dabei nach Ansatzpunkten, wo sich der Patient Gedanken über den Alkoholkonsum macht. Auch kann es sinnvoll sein, in geeigneter, nicht bedrohlicher Weise Informationen zu geben. Wie aus der Tabelle 1 zu entnehmen ist, bieten sich die Strategien „Typischer Tag", „Vor- und Nachteile", „Zukunft/Vergangenheit", „Wichtigkeits-Zuversichts-Skala" und „Informationen geben" an.

Tabelle 2:   Zuordnung von Vorgehensweisen zu Stadien der Änderungsbereitschaft

Vorgehensweisen	Anwendung bei Stadien				
	Absichtslosigkeit	Absichtsbildung	Vorbereitung	Handlung	Aufrechterhaltung
Typischer Tag	X	X	(X)	-	-
Vor- und Nachteile	X	X	(X)	-	-
Zukunft/Vergangenheit	X	X	(X)	-	-
Wichtigkeits-Zuversichts-Skala	X	X	X	-	-
Informationen geben	X	X	X	X	X
Hilfe bei der Entscheidungsfindung	-	X	X	-	-
Selbstverpflichtung stärken	-	-	X	(X)	-
Strategien weiterer Begleitung	-	-	-	X	X

3.4.2 Interventionen im Stadium der Absichtsbildung

Menschen, die sich in diesem Stadium befinden, profitieren insbesondere davon, wenn die Vor- und Nachteile des Alkoholkonsums beleuchtet werden. Weiterhin kann es sinnvoll sein, die Entscheidungsfindung zu fördern. Insgesamt sind folgende Strategien prinzipiell für dieses Stadium geeignet: „Typischer Tag", „Vor- und Nachteile", „Zukunft/Vergangenheit", „Wichtigkeits-Zuversichts-Skala", „Informationen geben" und „Hilfe bei der Entscheidungsfindung".

3.4.3 Interventionen im Stadium der Vorbereitung

Im Vordergrund bei diesem Stadium steht, dass Optionen für eine mögliche Verhaltensänderung angeboten werden. Das kann sich beziehen auf Versuche zur Reduktion des Alkoholkonsums oder zur Abstinenz sowie zur Inanspruchnahme von fachlicher Hilfe. Am Schluss des Ge-

124

spräches kann ein Plan zum weiteren Vorgehen stehen. Allerdings sollte an diesem Punkt nicht zu einer Entscheidung gedrängt werden. Strategien wie „Typischer Tag", „Vor- und Nachteile", „Zukunft/Vergangenheit" können hilfreich sein, wenn ein Absichern und Untermauern der Motivation erfolgen soll, haben jedoch nicht in jedem Fall mehr die Bedeutung wie in den frühen Stadien. Stattdessen werden folgende Strategien wichtiger: „Wichtigkeits-Zuversichts-Skala", „Hilfe bei der Entscheidungsfindung", „Selbstverpflichtung stärken".

3.4.4 Interventionen im Stadium der Handlung und Aufrechterhaltung

Wenn Patienten bereits mit einer Verhaltensänderung begonnen haben, ist es förderlich, sie in ihrem Entschluss zu bekräftigen und zu überprüfen, welche Ziele und Pläne bestehen. Weiterhin kann es Aufgabe des Arztes sein, gemeinsam mit dem Patienten zu überprüfen, ob der gewünschte Erfolg eintritt, also die Trinkmenge tatsächlich auf das geplante Ausmaß reduziert oder die Abstinenz eingehalten wird. Dazu kann der Arzt vorschlagen, eine Kontrolle der Blutparameter vorzunehmen, und dem Patienten zum Beispiel einen abnehmenden GGT-Wert zurückmelden. Als Interventionen kommen in Frage: „Informationen geben" und die „Strategien weiterer Begleitung".

4. WEITERFÜHRENDE DIAGNOSTIK

Das Beratungsgespräch bietet in der Regel eine Fülle von Informationen, die eine weiterführende Diagnostik oft nicht mehr notwendig machen. Ergänzend können Informationen zum Vorliegen von Abhängigkeitskriterien (Dilling, Mombour, Schmidt, 1991) eingeholt werden, um mit dem Patienten zu entscheiden, ob es sinnvoller ist, Trinkmengenreduktion oder Abstinenz anzustreben. Zu den *Abhängigkeitskriterien* gehören:

- Ein starker Wunsch oder Zwang, Alkohol zu trinken.
- Eine verminderte Kontrolle darüber, wie oft, wie viel und wie lange getrunken wird.
- Ein körperliches Entzugssyndrom
- Trinken, um körperliche Entzugserscheinungen zu vermeiden.

125

- Toleranzentwicklung.

- Ein eingeengtes Verhaltensmuster im Umgang mit Alkohol, bei dem zunehmend weniger gesellschaftlich übliche Regeln eine Rolle spielen, sowie die Vernachlässigung von Interessen zugunsten des Substanzkonsums.

- Anhaltendes Trinken trotz physischer, sozialer oder psychischer negativer Folgen.

Bei Vorliegen von drei dieser Kriterien ist von einer Alkoholabhängigkeit auszugehen. Besonders wenn ausgeprägtes Verlangen und starker Kontrollverlust vorliegen oder bereits erfolglose Abstinenzversuche in der Vergangenheit bekannt sind, kann es sinnvoll sein, Abstinenz anstelle von Reduktion anzustreben.

Für die Entscheidung, ob eine Entgiftung notwendig ist, sollte eine Erhebung von *Entzugszeichen* (Saß, Wittchen, Zaudig, 1996) erfolgen: Vegetative Hyperaktivität (Schwitzen, Puls über 100), Handtremor, Schlaflosigkeit, Übelkeit oder Erbrechen, visuelle, taktile oder akustische Halluzinationen oder Illusionen, psychomotorische Agitiertheit, Angst, Grand-mal-Anfälle. Besonders Entzugskrämpfe und delirante Symptome in der Vergangenheit erfordern eine stationär überwachte Entgiftung.

Die Erfassung der Inanspruchnahme früherer *suchtspezifischer Behandlung* kann als Orientierung dienen, ob auch aktuell eine fachspezifische Therapie sinnvoll erscheint.

Der vorgeschlagene schematische Ablauf ist auf die individuellen Besonderheiten abzustimmen. Wenn zum Beispiel deutliche und dem Patienten bewusste Entzugserscheinungen vorliegen, ist Punkt 4 vordringlich, prinzipiell ist aber eine Diskussion über die Diagnose meist sekundär und nicht förderlich für die Änderungsbereitschaft. Besonders eine Diskussion der *Trinkmenge* birgt die Gefahr, dass der Patient sich kritisiert fühlt und mit Widerstand reagiert. Daher ist es ratsam, wenn möglich, hierauf zu verzichten oder diesen Punkt an den Schluss des Gespräches zu verschieben, wenn bereits eine gute Gesprächsbasis entstanden ist. Statt über Trinkmengen des Patienten zu sprechen, ist es oft hilfreicher, Informationen zu risikoarmen Trinkmengen anzubieten, wobei folgende Faustregel für gesunde Personen im Erwachsenenalter gilt: Durchschnittlich nicht mehr als 20g Alkohol (etwa 2 kleine alkoholische Getränke) für Frauen und 30g (etwa 3 kleine Getränke) für Männer am Tag. Derzeit ist in der Diskussion, diese Grenzen auf 10 beziehungsweise 20g herabzusetzen.

Am *Ende des Gespräches* kann eine kurze Zusammenfassung der wichtigsten Inhalte des Gespräches hinsichtlich einer Verhaltensänderung stehen. Sinnvoll ist es, eine weitere Anbindung zu ermöglichen und zum Beispiel einen neuen Termin zu vereinbaren.

LITERATUR

Bush, K., Kivlahan, D. R., McDonell, M. B., Fihn, S. D., Bradley, K. A. (1998). The AUDIT Alcohol Consumption Questions (AUDIT-C). An effective brief screening test for problem drinking. Archives of Internal Medicine, 158, 1789-1795

Dilling, H., Mombour, W., Schmidt, M. H. (Eds.). (1991). Internationale Klassifikation psychischer Störungen. ICD-10 Kapitel V (F). Bern, Huber

Ewing, J.A. (1984). Detecting alcoholism: The CAGE questionnaire. Journal of the American Medical Association, 252, 1905-1907

Ewing, J.A., Rouse, B.A. (1970, February 3). Identifying the hidden alcoholic. Paper presented at the 29th International Congress on Alcohol and Drug Dependence, Sydney, Australia

Hapke, U., Rumpf, H.-J., Schumann, A., John, U. (1999). Beratung von Menschen mit problematischem Alkohol-, Medikamenten- oder Drogenkonsum auf Basis des TTM. In S. Keller (Ed.), Motivation zur Verhaltensänderung – Das Transtheoretische Modell in Forschung und Praxis (pp. 81-92). Freiburg, Lambertus

Keller, S., Velicer, W.F., Prochaska, J.O. (1999). Das Transtheoretische Modell – Eine Übersicht. In S. Keller (Ed.), Motivation zur Verhaltensänderung – Das Transtheoretische Modell in Forschung und Praxis (pp. 17-44). Freiburg, Lambertus

Mayfield, D., McLeod, G., Hall, P. (1974). The CAGE Questionnaire: Validation of a New Alcoholism Screening Instrument. American Journal of Psychiatry, 131, 1121-1123

Miller, W.R., Rollnick, S. (Eds.). (1999). Motivierende Gesprächsführung: Ein Konzept zur Beratung von Menschen mit Suchtproblemen. Freiburg, Lambertus

Miller, W.R., Rollnick, S. (2002). Motivational Interviewing. Preparing People for Change. (2. ed.). New York: Guilford.

Miller, W.R., Zweben, A., DiClemente, C.C., Rychtarik, R.G. (1999). Motivational Enhancement Therapy Manual. (Vol. 2). Rockville: National Institute on Alcohol Abuse and Alcoholism

Prochaska, J.O., DiClemente, C.C. (1986). Toward a comprehensive model of change. In: W. R. Miller, N. Heather (Eds.), Treating addictive behaviors: Processes of change (pp. 3-27). New York, Plenum Press

Rollnick, S., Heather, N., Bell, A. (1992). Negotiating behaviour change in medical settings: The development of brief motivational interviewing. Journal of Mental Health, 1, 25-37

Rollnick, S., Mason, P., Butler, C. (1999). Health Behavior Change. A Guide for Practitioners. Edinburgh, Churchill Livingstone

Rumpf, H.-J., Bischof, G., Grothues, J., Reinhardt, S. (2002). Interventionsmanual Projekt SIP. Lübeck, Universität zu Lübeck

Rumpf, H.-J., Hapke, U., Hill, A., John, U. (1997). Development of a screening questionnaire for the general hospital and general practices. Alcoholism: Clinical and Experimental Research, 21, 894-898

Rumpf, H.-J., Hapke, U., John, U. (2001a). Der Lübecker Alkoholabhängigkeits und -missbrauchs-Screening-Test (LAST). Testmanual. Göttingen, Hogrefe

Rumpf, H.-J., Hapke, U., John, U. (2001b). Deutscher CAGE Fragebogen. In: A. Glöckner-Rist, F. Rist (Eds.), Elektronisches Handbuch zu Erhebungsinstrumenten im Suchtbereich (EHES). Version 1.0 . Mannheim: Zentrum für Umfragen, Methoden und Analysen

Rumpf, H.-J., Hapke, U., Meyer, C., John, U. (2002). Screening for alcohol use disorders and hazardous drinking in the general population: Psychometric performance of three questionnaires. Alcohol and Alcoholism, 37, 261-268

Rumpf, H.-J., Meyer, C., Hapke, U., Bischof, G., John, U. (2000). Inanspruchnahme suchtspezifischer Hilfen von Alkoholabhängigen und -mißbrauchern: Ergebnisse der TACOS Bevölkerungsstudie. Sucht, 46, 9-17

Rumpf, H.-J., Meyer, C., Hapke, U., John, U. (2001c). Deutsche Version des Alcohol Use Disorders Identification Test (AUDIT). In: A. Glöckner-Rist, F. Rist (Eds.), Elektronisches Handbuch zu Erhebungsinstrumenten im Suchtbereich (EHES). Version 1.0 . Mannheim: Zentrum für Umfragen, Methoden und Analysen

Saß, H., Wittchen, H.-U., Zaudig, M. (1996). Diagnostisches und Statistisches Manual psychischer Störungen DSM-IV. Göttingen, Hogrefe

Saunders, J.B., Aasland, O.G., Babor, T.F., DeLaFuente, J.R., Grant, M. (1993). Development of the Alcohol Use Disorders Identification Test (AUDIT): WHO collaborative project on early detection of persons with harmful alcohol consumption-II. Addiction, 88, 617-629.

Anmerkung: Die Arbeit wurde gefördert durch das Bundesministerium für Bildung und Forschung BMBF (01EB0121). Die Herstellung des Leitfadens wurde unterstützt durch die Barmer Ersatzkasse und die Deutsche Hauptstelle für Suchtfragen.

Kurzintervention bei Patienten mit Alkoholproblemen – Ein Beratungsleitfaden der BZgA für die ärztliche Praxis

Peter Lang, Gisela Marsen-Storz, Gerd Rakete

Aktuelle Schätzungen zum Umfang des Alkoholkonsums auf der Basis einer Repräsentativerhebung von Kraus und Bauernfeind (1998) gehen von 1,6 Millionen Deutschen aus, die eine Alkoholabhängigkeit aufweisen, das sind 2,4% der Bevölkerung im Alter über 18 Jahren. Über die Abhängigkeit von Alkohol hinaus gerät zunehmend auch der schädliche Konsum (Missbrauch) und der riskante Alkoholkonsum in das Blickfeld. Etwa 4% der Bevölkerung, circa 2,65 Millionen Personen, haben nach DSM-IV Diagnosekriterien ein Trinkverhalten, das als Alkoholmissbrauch einzustufen ist (Bühringer et al., 2000). Darüber hinaus haben weitere 4 Millionen Menschen – das sind noch einmal knapp 5% der Bevölkerung – ein riskantes Trinkverhalten (Hüllinghorst, 2001). Die genannten Zahlen dürften eher als eine konservative Schätzung problematischen Alkoholkonsums anzusehen sein; das heißt aufgrund des methodischen Vorgehens bei der Datenerhebung wird das tatsächliche Ausmaß des Alkoholproblems in Deutschland zu niedrig geschätzt, weil Angaben zum eigenen Trinkverhalten eher zurückhaltend gemacht werden oder auffällige Personengruppen nicht (mehr) in der Untersuchung repräsentiert sind (Wienhold, 2001a). Die volkswirtschaftlichen Kosten alkoholbezogener Erkrankungen belaufen sich pro Jahr auf schätzungsweise etwa 20 Milliarden EURO (Bühringer et al., 2000).

Bei der Behandlung der Alkoholabhängigkeit und des problematischen Alkoholkonsums hat sich in den letzten Jahren ein deutlicher Wandel vollzogen. Im Gegensatz zu früheren Annahmen wird heute nicht mehr davon ausgegangen, dass der Ausstieg aus der Abhängigkeit grundsätzlich von der Erfahrung eines „Tiefpunktes" abhängt. Vielmehr hat sich die begründete Überzeugung durchgesetzt, dass durch gezielte Interventionen schon in früheren Stadien der Suchtkarriere eine Umkehr eingeleitet werden kann.

Riskantes Trinkverhalten muss nicht in einen Alkoholmissbrauch und Missbrauch nicht in eine Abhängigkeitsentwicklung münden, wenn das

Verhalten rechtzeitig erkannt und behandelt wird. Es hat sich als sinn-voll erwiesen, bereits bei riskantem und schädlichem Konsum (Miss-brauch) Beratung und Behandlung anzubieten, um gesundheitlichen Schäden entgegenzuwirken und um einem möglichen Übergang in ein noch problematischeres Trinkverhalten vorzubeugen. Eine solche Be-handlung muss nicht notwendigerweise zeitaufwendig sein; im Rahmen der vorbeugenden Intervention hat sich die Durchführung von Kurzthe-rapien bewährt (Küfner, 2000).

Der quantitativ bedeutsamste Bereich für die Versorgung von Men-schen mit Alkoholproblemen ist die Hausarztpraxis gefolgt vom Allge-meinkrankenhaus. Diese Einrichtungen bieten sich für die Früh- und Kurzintervention geradezu an (Kremer, Wienberg, Pörksen, 1999). Die Einschätzung beruht auf der Erfahrung, dass der weitaus größte Teil der Personen mit problematischem Alkoholkonsum im Verlauf eines Jahres Einrichtungen der medizinischen Primärversorgung aufsucht. Etwa 70 – 80% der Menschen mit Alkoholproblemen gehen innerhalb eines Jah-res mindestens einmal zu ihrem Hausarzt (Wienberg, 2001b). Es ist da-von auszugehen, dass bei jedem zehnten Patienten, der die Praxis eines niedergelassenen Arztes aufsucht, ein Alkoholmissbrauch oder eine Al-koholabhängigkeit vorliegt (Maier et al., 1996). Etwa 30 – 35% aller Al-koholabhängigen werden innerhalb eines Jahres in ein Allgemeinkran-kenhaus eingewiesen. Im Gegensatz dazu erreichen die Fachberatungs-stellen und Fachkliniken im Laufe eines Jahres nur etwa 6% aller behandlungsbedürftigen Alkoholkranken (Wienberg, 2001b).

Günstig für eine Früh- und Kurzintervention ist die Arztpraxis auch des-halb, weil zwischen Patient und Arzt in der Regel häufig eine intensive Vertrauensbeziehung besteht. Da das Eingeständnis von Alkoholprob-lemen bei den meisten Betroffenen mit Angst und Unsicherheit verbun-den ist, wird diese Basis benötigt, um sich dem schwierigen Thema überhaupt zu nähern.

Dazu ist vom Arzt in der Beratung von Patienten mit problematischem Alkoholkonsum eine hohe soziale Kompetenz und eine große fachliche Sicherheit gefordert. Inwiefern diese Voraussetzungen gegeben sind, ist Gegenstand zahlreicher zum Teil gegensätzlicher Einschätzungen (Gla-eske, 2001; Gölz, 2001). Angemerkt wird insbesondere, dass Ärzte auf dem Gebiet der Diagnostik und Therapie von Abhängigkeitserkrankun-gen oder gar auf dem Gebiet der Früherkennung und Frühintervention bei riskantem und schädlichem Konsum während ihrer Ausbildung bislang kaum oder keine Kenntnisse erwerben konnten. „Dementsprechend erfahren alkoholabhängige Patienten in somatischen Bereichen von Allgemeinkrankenhäusern und in Arztpraxen keine ausreichende Therapie ihrer Alkoholprobleme. Damit wird aber die Chance einer effektiven Intervention bezüglich der Abhängigkeit vertan" (John et al., 1996).

Um den Anforderungen der Ärzte in der Beratung von Patienten mit Abhängigkeitserkrankungen Rechnung zu tragen, hat die Bundesärztekammer im September 1998 die „Fachkunde suchtmedizinische Grundversorgung" eingeführt. Diese Regelung ist mittlerweile in den meisten Landesärztekammern in entsprechende Fort- und Weiterbildungsprogramme umgesetzt worden. Der Erwerb der Fachkunde oder einer entsprechenden Qualifikation – je nach Handhabung in den einzelnen Landesärztekammern – ist an die Teilnahme eines 50 Stunden umfassenden Kursangebotes geknüpft, in dem Kenntnisse der Prävention, Diagnostik und Therapie von Abhängigkeitserkrankungen als auch bei schädlichem Gebrauch oder riskanten Konsummustern vermittelt werden (Flenker 2001). Die Bundeszentrale für gesundheitliche Aufklärung (BZgA) hat das Thema „Beratung von Patienten mit Alkoholproblemen" zum Anlass genommen, in Zusammenarbeit mit der Bundesärztekammer den Beratungsleitfaden „Kurzintervention bei Patienten mit Alkoholproblemen" zu erarbeiten und herauszugeben. Die auf eine Initiative des Fachverbandes Sucht und der Deutschen Hauptstelle für Suchtfragen (DHS) hin entwickelten Materialien liegen seit Ende Dezember 2001 vor und sind im Verlauf des Jahres 2002 flächendeckend an alle niedergelassenen Allgemeinärzte in einzelne Bundesländer verteilt worden. [Bestellanforderungen des Leitfadens und der ergänzenden Patienteninformationen können gerichtet werden an die BZgA per Fax (0221/89 92-257), per E-Mail (order@bzgas.de) oder per Internet: www.bzga.de.]

Zielsetzung des Leitfadens ist es, den niedergelassenen Ärzten

- eine übersichtliche Darstellung der für die Praxis nützlichen Fachinformationen zum Thema Alkoholkonsum zu geben;

- praktikable, einfach zu handhabende Diagnoseinstrumente zu vermitteln;

- ein Repertoire von aufeinander aufbauenden Interventionsschritten darzustellen, die in einem realistischen Zeitrahmen im Praxisalltag durchzuführen sind;

- Techniken der Gesprächsführung zusammenzufassen;
- Informationen zur Weitervermittlung von Patienten zur Verfügung zu stellen.

AUFBAU DES BERATUNGSLEITFADENS „KURZINTERVENTION BEI PATIENTEN MIT ALKOHOLPROBLEMEN"

Der Beratungsleitfaden gliedert sich im Wesentlichen in drei Teile: Diagnostik, Techniken der Gesprächsführung und Interventionskonzept.

Diagnostik

Viele Patienten mit Alkoholproblemen bleiben in der Praxis unerkannt. Mit Hilfe relativ einfacher Screening-Verfahren kann abgeklärt werden, ob die Behandlung eines Alkoholproblems notwendig ist. Zur systematischen Erkennung von Patienten sollten Screenings routinemäßig durchgeführt werden. Für den Einsatz in der Praxis des niedergelassenen Arztes haben sich die Kombination aus der Ermittlung der Trinkmenge, den Angaben aus dem CAGE- oder LAST-Fragebogen (Ewing, 1984; Rumpf et al., 2001) sowie die Fragen zur Alkoholabhängigkeit nach ICD-10 bewährt. Da kein einzelnes Merkmal einen sicheren Schluss auf die Alkoholproblematik erlaubt, ist es notwendig, ein Mosaik von Angaben des Patienten, körperlichen Merkmalen und Laborindikatoren zusammenzufügen, um eine sichere Diagnose zu erstellen.

- Zur Ermittlung der *Trinkmenge* wird der durchschnittliche Alkoholkonsum berechnet, wobei eine Trinkmenge von 20g Alkohol für Frauen und von 30g für Männer die kritische Grenze darstellt. Dies entspricht internationalen Empfehlungen, die diese Menge als Grenze für alkoholische Getränke bei gesunden Personen festlegen. Darüber hinaus gibt es eindeutige Hinweise, dass bei einzelnen Erkrankungen ein erhöhtes Risiko bereits unterhalb dieser Trinkmenge besteht (British Medical Association 1995; s. auch Bühringer et al. 2000).

- Der *CAGE-Fragebogen* umfasst lediglich vier Items (Frage zur Reduktion des Alkoholkonsums, zu Ärger über Kritik am Trinkverhalten, Schuldgefühlen und Trinken am Morgen). Zwei oder mehr Ja-

Anworten signalisieren schädlichen oder abhängigen Alkoholkonsum (Mayfield et al. 1979; McIntosh et al. 1994).

- Die *ICD-10 Fragen zur Alkoholabhängigkeit* beinhalten 6 Diagnosekriterien (u.a. Dosissteigerung und verminderte Kontrollfähigkeit). Treffen mindestens drei der Kriterien (im Zeitraum des letzten Jahres) zu, liegt eine Abhängigkeitserkrankung vor (Dilling et al. 1993).

Der Leitfaden baut seine Interventionsschritte einerseits auf den beiden ICD-10 Diagnosen von Abhängigkeit und schädlichem Konsum (Missbrauch) und andererseits auf zwei trinkmengenkorrelierten Konsumniveaus auf. Anhand der Angaben lassen sich vier Konsummuster unterscheiden, die jeweils spezifische Interventionen notwendig machen:

- risikoarmer Konsum,

- riskanter Konsum,

- schädlicher Konsum (Missbrauch),

- Alkoholabhängigkeit.

Risikoarmer Alkoholkonsum: Durchschnittliche Menge an konsumiertem reinen Alkohol ist pro Tag < 20g bei Frauen oder < 30g bei Männern. Keine körperlichen oder sozialen Auffälligkeiten, keine Entzugssymptome.

Riskanter Alkoholkonsum: Durchschnittliche Menge an konsumiertem reinen Alkohol ist pro Tag > 20g bei Frauen oder > 30/40g bei Männern. Selten körperliche oder soziale Auffälligkeiten, keine Entzugssymptome, Fragebogenverfahren negativ.

Schädlicher Alkoholkonsum (Alkoholmissbrauch): Körperliche und soziale Folgen, keine Entzugssymptome. Fragebogenverfahren CAGE, LAST, ScreeT-9 (Richter et al., 1994), Laborindikatoren positiv. Trinkmengen im Tagesdurchschnitt in der Regel >60g reinen Alkohol bei Männern und >40g bei Frauen.

- *Alkoholabhängigkeit:* Körperliche und soziale Folgen feststellbar; Kriterien der ICD-10 insbesondere Entzugssymptome, Ergebnisse der Fragebogenverfahren CAGE, LAST, ScreeT-9, Laborindikatoren positiv. Trinkmengen selten weniger als 100g reiner Alkohol pro Tag.

Techniken der Gesprächsführung

Wie kann mit einem möglichst effektiven Beratungsaufwand eine notwendige Verhaltensänderung erreicht werden? Unter dieser Fragestellung haben in den letzten Jahren zwei Modelle in der Beratung zur Verhaltensänderung besondere Beachtung gefunden: Zum einen die von Miller und Rollnick entwickelte „Motivierende Gesprächsführung" (1991 [dt. Ausgabe 1999]) und zum anderen das Modell der Verhaltensänderung („Transtheoretische Modell") von Prochaska et al. (1994, siehe auch Heidenreichs, Hoyers, 2001). Ausführliche Übersichtsarbeiten zur Praxis der beiden Modelle und zur empirischen Evidenz finden sich zum Modell der Verhaltensänderung bei Keller (1999) und zur Motivierenden Gesprächsführung bei Demmel (2001).

Ziel der Motivierenden Gesprächsführung ist es, mit kurzen, aber zielorientierten Beratungsgesprächen eine Änderung problematischer Verhaltensweisen zu erreichen. Im Gesprächsverlauf soll die Bereitschaft des Patienten zu einer Verhaltensänderung möglichst erhöht und Ablehnung sowie Widerstand gegen eine Veränderung weitestgehend reduziert werden. Um dies zu erreichen sind zwei Aspekte von besonderer Bedeutung: Eine empathische, verstehende Gesprächshaltung auf Seiten des Arztes und das Stärken vorhandener Fähigkeiten zur Verhaltensänderung auf Seiten des Patienten.

Verdienst der Arbeitsgruppe von Prochaska et al. (1994) ist es, darauf hingewiesen zu haben, dass die Motivation zur Änderung eines Verhaltens sich in mehreren Schritten – von einem Stadium der „Absichtslosigkeit" bis hin zu einer „Stabilen Verhaltensänderung" – entwickelt. Dieser Veränderungsprozess ist häufig nicht linear, sondern es kommt zu Rückschritten und Rückfällen in alte Gewohnheiten. Beratung wird um so erfolgreicher, je genauer sie sich an den Stadien der Verhaltensänderung orientiert.

Die beiden theoretischen Konzepte haben sich in der Praxis bewährt und bilden die Grundlage für die Kurzintervention. Wichtige und akzeptable Ziele der Intervention können hierbei sein: eine deutliche Reduktion des Alkoholkonsums, die Initiierung des Ausstiegs aus einem problematischen Konsummuster, die Sicherung neuer gesundheitsorientierter Verhaltensweisen oder bei Bedarf die Vermittlung in weiterführende suchtspezifische Beratungs- und Behandlungsinstitutionen beziehungsweise Selbsthilfegruppen.

Das Interventionskonzept

Für jede der vier diagnostisch ermittelten Konsumgruppen sollten differenzierte Interventionsstrategien genutzt werden, die im Folgenden kurz beschrieben werden. Grundsätzlich lässt sich der Interventionsablauf in die Einzelschritte Vermittlung des Diagnoseergebnisses, Förderung der Änderungsbereitschaft, Entwicklung der Änderungskompetenz sowie Begleitung und Nachsorge gliedern.

Intervention: Risikoarmer Konsum

Hat die Befragung der konsumierten Alkoholmenge ergeben, dass die durchschnittliche Trinkmenge weniger als 20 g / Tag reiner Alkohol (Frauen) beziehungsweise 30 g / Tag (Männer) liegt, ist der Alkoholkonsum als risikoarm zu bezeichnen. Patienten sollten darauf hingewiesen werden, diese Trinkmenge auf Dauer möglichst nicht zu überschreiten. Aufgrund der geringeren Menge an Körperflüssigkeit sind die genannten Grenzwerte für den Alkoholkonsum bei älteren Menschen sogar noch niedriger anzusetzen.

Darüber hinaus legen bestimmte Lebenssituation wie zum Beispiel Schwangerschaft oder die Einnahme alkoholsensitiver Medikamente den deutlichen Hinweis auf einen absoluten Alkoholverzicht nahe. (Für die Beratung zum Alkoholverzicht in der Schwangerschaft ist ein gesondertes Beratungsmanual durch die BZgA entwickelt worden: Der Beratungsleitfaden „Alkoholfrei durch die Schwangerschaft" für Ärztinnen und Ärzte der Fachrichtung Gynäkologie und Geburtshilfe sowie die Beratungsbroschüre „Auf dein Wohl, mein Kind! – Ein Ratgeber zum Thema Alkohol für werdende Eltern" kann ebenfalls unter den oben genannten Adressen bestellt werden.)

Intervention: Riskanter Konsum

Die detaillierte Rückmeldung über die Einschätzung des riskanten Alkoholkonsums ist von Bedeutung, da sie vom Patienten zum Anlass genommen werden kann, sein gegenwärtiges Trinkverhalten kritisch zu reflektieren. Ziel der Diagnosevermittlung ist es nicht, den Patienten mit einem pathologischen Etikett zu konfrontieren, sondern ihm die diagnostische Beurteilung möglichst transparent und plausibel zu vermitteln.

Unter dem Aspekt der Förderung der Änderungsbereitschaft und der Stärkung der Änderungskompetenz ist es sinnvoll, eine Empfehlung zur Reduzierung der Trinkmenge auszusprechen und mit dem Patienten die Vor- und Nachteile einer Verhaltensänderung mit dem Ziel zu diskutieren, eine Entscheidung über das weitere Trinkverhalten zu treffen. Nach Möglichkeit sind Trinkziele festzulegen und gemeinsam Strategien zu entwickeln, wie die Ziele erreicht werden können.

Untersuchungen zeigen, dass Kurzintervention bei Patienten mit riskantem Alkoholkonsum erfolgreich angewandt werden kann (Ockene et al. 1999). In der Untersuchung von Fleming et al. (1997) führte bereits ein kurzer ärztlicher Rat zur Reduktion des Alkoholkonsums bei Problemtrinkern zu einem deutliche Rückgang in der Trinkmenge im Vergleich mit einer Kontrollgruppe. Der Beratungsaufwand dazu muss nicht hoch sein. Bereits Gespräche von lediglich fünf bis zehn Minuten haben einen nachweisbaren Effekt auf die Reduzierung der Konsummenge (im Überblick Küfner 2000).

Intervention: Schädlicher Konsum (Alkoholmissbrauch)

Grundsätzlich ist auch beim schädlichen Gebrauch von Alkohol das Ziel, auf ein gesundheitlich unbedenkliches Trinkverhalten beim Patienten hinzuwirken.

Mit Hilfe eines Trinktagebuches kann das Problembewusstsein des Patienten aktiv gefördert werden. Er wird zu einer Objektivierung seines Konsumverhaltens angehalten und ist damit auch in der Lage, die genauen Umstände des Alkoholkonsums zu erkennen sowie besondere Risikofaktoren zu identifizieren.

Ist die Entscheidung zur Änderung des Alkoholkonsums getroffen, ist die gemeinsame Erstellung eines Veränderungsplans mit Zielvereinbarungen eine gute Grundlage zur Erfolgsbewertung. Die präzise Erfassung von Risikosituationen und das Erlernen neuer Verhaltensweisen in Reaktion auf identifizierte Risikofaktoren bestimmen maßgeblich das Ergebnis der Behandlung. Neben der Vermittlung von Trinkregeln (zum Beispiel kein Alkohol vor 17 Uhr; Abstinenz an ein bis zwei Tagen pro Woche) und Verhaltenskompetenzen an den Patienten sollte auch untersucht werden, inwiefern das soziale Umfeld – Partner, Familie – zur Erreichung der Trinkziele mit einzubeziehen ist.

Die bisher vorliegenden empirischen Ergebnisse unterstützen den Einsatz von Kurzinterventionen auch bei Patienten mit schädlichem Alko-

holkonsum. Auch wenn die Studien größtenteils im angloamerikanischen Kulturraum durchgeführt wurden – und von daher nur mit Einschränkungen zu übertragen sind, lässt sich in der Summe feststellen:
Kurzintervention führt zu einer Senkung des Alkoholkonsums im Vergleich zu Patientengruppen, bei den der Alkoholkonsum nicht proble-
matisiert wurde, und zeitlich aufwendige Therapieformen sind einer
Kurzintervention im Ergebnis nicht überlegen (Kahan et al. 1997, Bien
et al. 1993).

Intervention: Alkoholabhängigkeit

Es sollte nicht entmutigen, wenn Patienten nicht bereit sind, sofort aktiv
zu werden und ihren Alkoholkonsum zu ändern. Entscheidungen zur
Verhaltensänderung gehen oft mit schwankender Motivation und Un-
schlüssigkeit einher. Dies ist häufig bei Abhängigen der Fall, die noch
keine Änderungsperspektiven für sich erkennen können oder wollen.
Einige Patienten sind trotz gezielter Gespräche nicht bereit, eine grundlegende Änderung ihres Konsumverhaltens anzustreben beziehungsweise sich auf weitergehende therapeutische Hilfen einzulassen. Auch
bei diesen Patienten ist es wichtig, die Kontinuität der Behandlung zu
sichern und die aktuellen gesundheitlichen Probleme zu behandeln, um
weitere körperliche Folgeschäden zu verhindern beziehungsweise abzu-
mildern.

Falls der Patient bereit ist, sich von seiner Abhängigkeit zu lösen, werden konkrete Hilfen und Empfehlungen erwartet.

• Es sollte zunächst auf einen körperlichen Entzug hingewirkt werden.

• Auf die Möglichkeit der Beratung durch Beratungsstellen sowie auf
  Angebote zur Entwöhnungsbehandlung sollte hingewiesen werden.
  Je nach Indikationsstellung kann die Behandlung stationär oder ambulant erfolgen. In einzelnen Regionen existieren auch bereits teil-
  stationäre Angebote.

• Vermittlung von Selbsthilfeangeboten.
  (Informationen zu regionalen Beratungs- und Hilfsangeboten sind
  zum Beispiel über das BZgA-Beratungstelefon zur Suchtprävention
  unter der Nummer 0221/89 20 31 erhältlich.)

Für Patienten, die erfolgreich ihr Trinkverhalten ändern, ist es wichtig,
dass sie die Vorteile ihrer Verhaltensänderung als Verbesserung ihrer
Lebensqualität wahrnehmen. Von ärztlicher Seite kann dazu beigetra-

gen werden, indem die Patienten bei jedem Besuch für ihre Fortschritte Anerkennung finden und in ihren Änderungsbemühungen bestärkt werden. Hierzu gehört auch der konstruktive Umgang mit Rückfällen (Kruse et al. 2000).

BROSCHÜREN „ALLES KLAR" UND „ALKOHOLFREI LEBEN"

Zur Unterstützung des ärztlichen Beratungsgespräches ist die Broschüre „Alles klar – Tipps und Informationen für den für den verantwortungsvollen Umgang mit Alkohol" entwickelt worden, die ebenfalls über die BZgA bezogen werden kann. Sie fasst die wesentlichen Informationen zum Thema Alkohol zusammen und soll möglichst im direkten Gespräch an die Patienten weitergegeben werden. Anhand eines Selbsttests können Patienten für sich klären, ob sie einen risikoarmen, riskanten, schädlichen oder abhängigen Alkoholkonsum aufweisen. Die Broschüre zeigt Wege auf, wie Menschen riskante Trinkgewohnheiten dauerhaft verändern können. Weitere wichtige Elemente zur Selbsthilfe sind Hinweise zu Entspannungstechniken, zum Umgang mit Konflikten sowie ergänzende Beratungs- und Hilfsangebote.

Zusätzlich zu der Broschüre „Alles klar" ist ein weiteres Informationsheft erhältlich. Das Heft „Alkoholfrei leben. Rat und Hilfe bei Alkoholproblemen" ist speziell für Patienten mit missbräuchlichem Alkoholkonsum und Abhängigkeit geschrieben, um den besonderen Bedürfnissen dieser Personengruppe in der Beratung und Behandlung gerecht zu werden. (Die Broschüre kann bei der BZgA angefordert werden.)

Perspektiven

Der Leitfaden zur Kurzintervention bei Patienten mit Alkoholproblemen schafft Voraussetzungen für den niedergelassenen Arzt, den Umgang mit einer schwierigen Patientengruppe fachlich fundiert und lösungsorientiert zu gestalten. Allerdings wird sich bei allem Pragmatismus ein gewisser Zeitaufwand für den Arzt nicht vermeiden lassen. Das Erreichen der mit dem Leitfaden verbundenen Zielsetzungen, hängt nicht zuletzt auch davon ab, ob es gelingt, diesen Aufwand in das anerkannte Leistungsspektrum des Arztes zu integrieren.

Der Leitfaden richtet sich primär an niedergelassene Ärzte, insbesondere an Hausärzte. In der Praxis könnte er jedoch auch eine Brücke zum suchtspezifischen Hilfesystem schlagen, indem er die Verständigung zwischen den Versorgungsbereichen fördert und die positiven Möglichkeiten, die für beide Seiten mit einer Zusammenarbeit verbunden sind, herausarbeitet.

LITERATUR

Bien T.H., Miller W.R., Tonigan J.S. (1993): Brief intervention for alcohol problems: a review. Addiction 88: 315-336

British Medical Association (1995) Alcohol: Guidelines on sensible drinking. British Medical Association: London

Bühringer G., Augustin R., Bergmann E. et al. (2000) Alkoholkonsum und alkoholbezogene Störungen in Deutschland. Band 128 der Schriftenreihe des Bundesministeriums für Gesundheit. Nomos Verlag: Baden-Baden

Bundeszentrale für gesundheitliche Aufklärung (BZgA), Bundesärztekammer (Hrsg.) (2001) Kurzintervention bei Patienten mit problematischem Alkoholkonsum. Bundeszentrale für gesundheitliche Aufklärung (BZgA): Köln

Demmel R. (2001) Motivational Interviewing: Ein Literaturüberblick. Sucht 47 (3): 171-188

Dilling H., Mombour W., Schmidt H.M. (1993) Internationale Klassifikation psychischer Störungen, ICD-10. Huber Verlag: Bern

Ewing J.A. (1984) Detecting alcoholism: The CAGE questionnaire. JAMA 252: 1905-1907

Heidenreichs T., Hoyers J. (2001) Stadien der Veränderung bei Substanzmissbrauch und -abhängigkeit: Eine methodenkritische Übersicht. Sucht 47 (3): 158-170

Hüllinghorst R. (2001) Auf dem Weg zur „vergessenen Mehrheit" – Herausforderungen und Perspektiven für ein zukunftsfähiges Hilfesystem. In Wienberg G., Driessen M. (Hrsg.) Auf dem Wege zur vergessenen Mehrheit. Innovative Konzepte für die Versorgung von Menschen mit Alkoholproblemen. Bonn: Psychiatrie-Verlag, 24-39

Feuerlein W., Küfner H., Soyka M. (1998) Alkoholismus – Missbrauch und Abhängigkeit. Stuttgart: Thieme Verlag

Fiellin D.A., Reid M.C., O'Connor P.G. (2000) Screening for alcohol problems in primary care: a systematic review. Arch Intern Med 10; 160 (13): 1977-89

Flenker I. (2001) „Fachkunde suchtmedizinsche Versorgung" – Konzeption und erste Erfahrungen. In Wienberg G , Driessen M (Hrsg.) Auf dem Wege zur vergessenen Mehrheit. Innovative Konzepte für die Versorgung von Menschen mit Alkoholproblemen. Bonn: Psychiatrie-Verlag, 298-315

Fleming M.F., Barry K.L., Manwell L.B., Johnson K., London R. (1997) Brief physician advice for problem alcohol drinkers. A randomized controlled trial in community-based primary care practices, JAMA 277 (13): 1039-1045

Glaeske G. (2001) Ohne Moos nix los! Zur Finanzierung von Früherkennung und Kurzintervention in Arztpraxen und Allgemeinkrankenhäusern. In Wienberg G., Driessen M. (Hrsg.) Auf dem Wege zur vergessenen Mehrheit. Innovative Konzepte für die Versorgung von Menschen mit Alkoholproblemen. Bonn: Psychiatrie-Verlag, 303-316

Gölz J. (2001): Vision für eine Versorgung im Netzwerk: Der Hausarzt in der Suchtmedizin. Grundsätzliche Probleme der ambulanten Suchttherapie. Konturen 6 (22): 18-19

Heidenreichs T., Hoyers J. (2001) Stadien der Veränderung bei Substanzmissbrauch und -abhängigkeit: Eine methodenkritische Übersicht. Sucht 47 (3): 158-170

John U., Hapke U., Rumpf H.-J., Hill A., Dilling H. (1996) Prävalenz und Sekundärprävention von Alkoholmissbrauch und -abhängigkeit in der medizinischen Versorgung. Band 71 der Schriftenreihe des Bundesministeriums für Gesundheit. Baden-Baden: Nomos Verlag

Kahan M., Wilson L., Becker L. (1995) Effectiveness of physician-based intervention with problem drinkers: A review. Can Med Assoc J 152 (6): 851-859

Keller S. (1999) Motivation zur Verhaltensänderung. Das Transtheoretische Modell in Forschung und Praxis. Freiburg im Breisgau: Lambertus Verlag

Kraus L., Augustin R. (2001) Repräsentativerhebung zum Konsum psychotroper Substanzen bei Erwachsenen in Deutschland 2000. Sucht, 47; Sonderheft 1

Kraus L., Bauernfeind R. (1998) Repräsentativerhebung zum Konsum psychotroper Substanzen bei Erwachsenen in Deutschland 1997. Sucht, 44; Sonderheft 1

Kremer G., Wienberg G., Pörksen N. (1999) Patienten mit Alkoholproblemen beim Hausarzt. Münch. med. Wschr. 144 (11): 133-136

Kruse G., Körkel J., Schmalz U. (2000) Alkoholabhängigkeit erkennen und behandeln. Bonn: Psychiatrie-Verlag

Küfner H. (2000) Ergebnisse von Kurzinterventionen und Kurztherapien bei Alkoholismus – ein Überblick. Suchtmed 2 (4): 181-192

Mayfield D., McLeod G., Hall P. (1979) The CAGE questionnaire: validation of a new alcoholism screening instrument. Am J Psychiatry 131: 1121-1123

Maier W., Linden M., Sartorius N. (1996): Psychische Erkrankungen in der Allgemeinarztpraxis- Ergebnisse und Schlussfolgerungn einer WHO-Studie. Deutsches Ärzteblatt 93: B-947 – B-950

McIntosh M.C., Leigh G., Baldwin N.J. (1994) Screening for hazardous drinking. Using the CAGE and measures of alcohol consumption in familiy practice. Can Fam Physician 9 (40): 1546-1553

Miller W.R., Rollnick S. (1999) Motivierende Gesprächsführung – Ein Konzept zur Beratung von Menschen mit Suchtproblemen. Freiburg i.Br.: Lambertus Verlag

Ockene J.K., Adams A., Hurley T.G., Wheeler E.V., Hebert J.R. (1999) Brief physician- and nurse practioner-deliverd counseling for high-risk drinkers: does it work? Archives of Internal Medicine, 159: 2198-2205

Prochaska J.O., Norcross J.C., DiClemete C.C. (1994) Changing for Good. New York: William Morrow and Company

Richter G., Klemm P.G., Zahn M. (1994) ScreeT-9. Ein 9-Item-Screening-Test für die Unterscheidung von Alkoholabhängigen, Alkoholmissbrauchern und Normaltrinkern (Normalkonsumenten). Sucht, 40: 186-194

Rumpf H.J., Hapke U., John U. (2001) LAST. Lübecker Alkoholabhängigkeits- und -missbrauchs-Screening-Test. Manual Göttingen: Hogrefe

Wienberg G. (2001a) Die „vergessene Mehrheit" heute – Teil I: Ein Blick zurück nach vorn. In Wienberg G., Driessen M. (Hrsg.) Auf dem Wege zur vergessenen Mehrheit. Innovative Konzepte für die Versorgung von Menschen mit Alkoholproblemen. Bonn: Psychiatrie-Verlag, 12-22

Wienberg G. (2001b): Die „vergessene Mehrheit" heute – Teil V: Bilanz und Perspektiven. In Wienberg G., Driessen M. (Hrsg.) Auf dem Wege zur vergessenen Mehrheit. Innovative Konzepte für die Versorgung von Menschen mit Alkoholproblemen. Bonn: Psychiatrie-Verlag, 318-332

Ein stadienbezogenes Selbsthilfemanual zur Trinkmengenreduktion auf den Grundlagen des Transtheoretischen Modells der Verhaltensänderung

Janina Grothues, Gallus Bischof, Susa Reinhardt, Ulfert Hapke,
Ulrich John, Christian Meyer, Hans-Jürgen Rumpf

EINLEITUNG

Selbsthilfemanuale zur Trinkmengenreduktion beziehungsweise Abstinenzerlangung bieten aus Sicht bevölkerungsorientierter Suchtkrankenhilfe eine hohe Erreichbarkeit der Zielgruppe bei geringem Ressourceneinsatz. Sie sollten daher so beschaffen sein, dass sie für Personen in den unterschiedlichen Stadien der Änderungsbereitschaft hilfreich sind und somit auch Betroffene, die zunächst keine Änderung ihres Verhaltens anstreben, zur Trinkmengenreduktion beziehungsweise Abstinenz motivieren. Das Transtheoretische Modell der Verhaltensänderung (TTM) hat sich in diesem Bereich als besonders fruchtbares methodisches Konzept erwiesen. Bisher konnten Manuale auf den Grundlagen des TTM im Bereich der Raucherentwöhnung eine große Anzahl von Personen zur Änderung motivieren. Im Bereich der Alkoholforschung sind jedoch derzeit in Deutschland noch keine stadienbezogenen Selbsthilfemanuale erhältlich. Die im folgenden Beitrag beschriebene Selbsthilfebroschüre zur Trinkmengenreduktion beziehungsweise Abstinenzerlangung wurde auf den Grundlagen des TTM entwickelt und leistet somit einen sinnvollen Beitrag zur Prävention alkoholassoziierter Störungen. Anhand einer einzigen übersichtlichen und handlichen Broschüre wird der Zugang zu motivationsfördernden und verhaltenstherapeutischen Bausteinen sowohl für änderungsbereite als auch für wenig motivierte Personen ermöglicht.

HINTERGRUND

In Deutschland besteht ein hoher Bedarf an Maßnahmen zur Prävention substanzbezogener Gesundheitsstörungen; der Pro-Kopf-Verbrauch an

Alkohol ist weltweit unter den höchsten Rängen anzusiedeln (Meyer, John, 2001). Eine Beeinflussung alkoholassoziierter Gesundheitsstörungen lässt einen signifikanten Beitrag zur Erhöhung der Lebenserwartung und zur Verringerung der Morbidität erwarten (John et al., 2002). Besonders effektiv sind Maßnahmen zur Prävention oder Reduktion, wenn sie ein breites Spektrum der Zielpopulation erreichen. Die bestehenden Angebote des Suchtversorgungssystems werden jedoch nur von einem kleinen Teil der betroffenen Personen in Anspruch genommen (Dawson, 1996; Rumpf, Hapke, Meyer, John, 1999; Rumpf, Meyer, Hapke, Bischof, John, 2000). Mögliche Ursachen liegen unter anderem darin, dass nur ein geringer Teil der Risikokonsumenten eine Änderung ihres Trinkverhaltens wünscht (John et al., 2002; Rumpf, Hapke, Meyer, Bischof, John, 2001). Die geringen Raten der Inanspruchnahme lassen den Schluss zu, dass die bestehenden Maßnahmen der Suchtkrankenhilfe den vergleichsweise höheren Anteil an wenig änderungsbereiten Betroffenen nicht erfassen. Entsprechende Maßnahmen zur Prävention alkoholassoziierter Störungen sollten daher bevölkerungsorientierter ausgerichtet sein, das heißt Betroffene mit unterschiedlicher Änderungsbereitschaft ansprechen und zur Inanspruchnahme weiterer Leistungen motivieren (John et al., 2002; Rumpf, Hapke et al., 2001). Es besteht ein Bedarf an Maßnahmen zur *proaktiven* Einflussnahme auf die Bevölkerung durch Initiative der Helfer, das heißt diese müssen geeignete Mittel zur Verhaltensänderung auch bei denjenigen Suchtmittelkonsumenten anbieten, die zunächst keine Änderung ihres Verhaltens wünschen (John et al., 2002).

Eine Möglichkeit eines solchen kosteneffizienten, proaktiven Vorgehens, das heißt des Erreichens einer weiten Zielgruppe durch geringen Ressourcenaufwand, ist durch den Einsatz von Selbsthilfemanualen gegeben (Schmid, Jeffrey, Hellerstedt, 1989). Eine Vielzahl von Zugangswegen scheint geeignet, wobei sich Einrichtungen der medizinischen Basisversorgung (Allgemeinarztpraxis, Allgemeinkrankenhaus) besonders anbieten. Bereits in Arztpraxen lassen sich mindestens 80% der Bevölkerung erreichen (John, Hapke, Rumpf, 2001). Denkbare weitere Zugangswege für Selbsthilfemanuale sind Arbeitsplatz, Krankenkassen, Institutionen wie Arbeitsamt oder Sozialamt, Konsumorte wie Gaststätten und Diskotheken, sowie der Zugang per Internet (Rumpf, Hapke et al., 2001).

ÄNDERUNGSMOTIVATION

Um auch wenig änderungsbereite Personen im Sinne bevölkerungsorientierter Maßnahmen zu erreichen, ist es erforderlich, die zu erreichen-
de Zielgruppe differenziert nach der individuellen Änderungsbereitschaft der Betroffenen zu betrachten (John et al., 2002). Hierzu hat sich
das Transtheoretische Modell (TTM) nach Prochaska und DiClemente
(Prochaska, DiClemente, 1983; Prochaska, DiClemente, 1984; Prochaska, DiClemente, Norcross, 1992) als besonders fruchtbares methodisches Konzept erwiesen. Es werden fünf aufeinander aufbauende *Stadi-
en der Änderungsbereitschaft* unterschieden (Keller, Velicer, Prochaska, 1999). Prochaska und DiClemente (Prochaska, DiClemente, 1986)
weisen darauf hin, dass nur wenige Betroffene die Stadien der Änderung
in einer Richtung durchlaufen. Das Modell sieht vor, dass eine Person
zu jeder Zeit ein Stadium verlassen und in eines der vorangegangenen
Stadien zurückkehren kann. Eine Kurzübersicht über die Stadien der
Verhaltensänderung findet sich in Tabelle 1.

Im Stadium der *Absichtslosigkeit* findet keine Auseinandersetzung mit
dem eigenen Trinkverhalten statt, eine Änderung wird nicht in Erwä-
gung gezogen. Dies kann sowohl in einem Mangel an relevanten Informationen, als auch in einem Mangel an Problembewusstsein beziehungsweise ungünstiger Konsequenzen des entsprechenden Risikover-
haltens begründet liegen. In der Stufe der Absichtslosigkeit finden sich
auch Personen, die sich nach mehreren Rückfällen keinen Erfolg von
weiteren Änderungsversuchen mehr versprechen. Personen im Stadium
der Absichtslosigkeit tendieren dazu, Informationen bezüglich ihres Risikokonsums auszublenden und eine bewusste Auseinandersetzung mit
der Thematik zu vermeiden.

Das Stadium der *Absichtsbildung* ist durch zunehmende Auseinandersetzung mit dem eigenen Trinkverhalten gekennzeichnet. Die betroffene Person wägt Argumente für und wider eine Änderung ihres Alkoholtrinkverhaltens ab. Oftmals stehen die Vor- und Nachteile des persönlichen Konsums in ausgewogener Balance, was dazu führt dass noch
keine konkreten Schritte zur Änderung des Verhaltens unternommen
werden. Die Person ändert jedoch gleichzeitig ihre Einstellung zum eigenen Alkoholkonsum und nimmt sich vor, eine Änderung ihres Verhaltens in absehbarer Zeit, das heißt „in den nächsten sechs Monaten",
einzuleiten. Personen können jedoch sowohl im Stadium der Absichts-

losigkeit, als auch im Stadium der Absichtsbildung sehr lange verharren, ohne dass ein weiteres Fortschreiten im Änderungsprozess erkennbar wird.

Im Stadium der *Vorbereitung* wird eine klare Entscheidung für eine Änderung des Trinkverhaltens getroffen, und es werden konkrete Maßnahmen zur Änderung des eigenen Trinkverhaltens geplant. Oftmals werden bereits erste Schritte unternommen, um diese Pläne in die Tat umzusetzen. Der Rahmen der Vorbereitung ist zeitlich eng begrenzt (meist die „nächsten 30 Tage") und wird somit als „Durchgangsstufe" (Keller et al., 1999) beschrieben.

Im Stadium der *Handlung* führen die konkret geplanten Maßnahmen zu einer tatsächlichen Verhaltensänderung. Im Gegensatz zu den vorangegangenen Phasen stehen im Stadium der Handlung beobachtbare Verhaltensweisen zur Zielerreichung stärker im Vordergrund als kognitiv-affektive Prozesse. Eine Person befindet sich im Stadium der *Aufrechterhaltung*, wenn das Zielverhalten seit mindestens sechs Monaten stabil beibehalten werden konnte.

Das Ziel entsprechender Interventionen zur Verhaltensänderung besteht darin, die betreffende Person zum Schritt in das nächsthöhere Stadium zu motivieren. Dabei sind einige Änderungsprozesse, das heißt Aktivitäten und Ereignisse, die ein riskantes Verhalten und damit zusammenhängende Kognitionen und Emotionen beeinflussen und verändern (DiClemente, 1991), in einzelnen Stadien bedeutsamer und werden häufiger genutzt als andere (Perz, DiClemente, Carbonari, 1996). Diese jeweiligen Änderungsprozesse sollten in Abhängigkeit der jeweiligen Stadien verstärkt unterstützt werden (vgl. Tabelle 1). Endziel entsprechender Maßnahmen ist die jeweilige Trinkmengenreduktion beziehungsweise Abstinenz, sowie gegebenenfalls die Inanspruchnahme weiterführender therapeutischer Hilfeangebote.

Tabelle 1:   Stadien der Änderungsbereitschaft des Transtheoretischen
               Modells (in Anlehnung an Keller et al., 1999; Prochaska et
               al., 1992)

Stadien der Änderungsbereitschaft	Beschreibung	Prozesse der Verhaltensänderung, die gefördert werden sollten
Absichtslosigkeit („pre-contemplation")	Keine Auseinandersetzung mit dem eigenen Alkoholtrinkverhalten, eine Änderung des Trinkverhaltens wird nicht in Erwägung gezogen	- Steigern des Problembewusstseins - Wahrnehmen förderlicher Umweltbedingungen
Absichtsbildung („contemplation")	Zunehmende Wahrnehmung und Neubewertung des Alkoholkonsums und seiner Konsequenzen, eine Änderung des Trinkverhaltens wird in Erwägung gezogen	- Emotionales Erleben - Selbstneubewertung - Neubewertung der persönlichen Umwelt
Vorbereitung („preparation")	Konkrete Maßnahmen zur Änderung des eigenen Alkoholtrinkverhaltens werden geplant (Handlungsintention) Erste Handlungsschritte werden unternommen	- Selbstverpflichtung - Nutzen hilfreicher Beziehungen
Handlung („action")	Eine tatsächliche Verhaltensänderung findet statt	- (Selbst-) Verstärkung - Gegenkonditionierung - Kontrolle der Umwelt
Aufrechterhaltung („maintenance")	Die vorangegangene Verhaltensänderung wird beibehalten	

WISSENSCHAFTLICHE GRUNDLAGEN FÜR DIE ERSTELLUNG EINES STADIENBEZOGENEN SELBSTHILFEMANUALS ZUR TRINKMENGENREDUKTION

Befunde zum Einsatz stadienbezogener Selbsthilfemanuale finden sich vorwiegend im Bereich der Rauchentwöhnung (DiClemente et al., 1991; Rossi, 1993; Rumpf, Meyer, Hapke, Dilling, John, 1998). Eine Evaluation derartiger Manuale nach inhaltlichen Kriterien findet sich bei Schumann, Hapke, John (1999). Aufgrund empirischer Erhebungen ließ sich nachweisen, dass entsprechende Programme auf dem Hintergrund des TTM eine große Anzahl von Rauchern und damit auch Raucher mit geringer Änderungsmotivation erreichen (Goldberg et al., 1994; Pallonen et al., 1994; Prochaska, DiClemente, Velicer, Rossi, 1993; Salmen, Behrendt, 1996). Ein Vergleich zur Effektivität nicht-stadienbezogener Selbsthilfemanuale zur Raucherentwöhnung mit einem auf den Stadien des TTM basierenden Manuals ergab eine äquivalente Erfolgsquote über einen Zeitraum von sechs und zwölf Monaten; im Hinblick auf langfristigere Abstinenz nach 18 Monaten ergab sich jedoch eine signifikant höhere Abstinenzrate nach Einsatz des stadienbezogenen Manuals (Prochaska et al., 1993). Ein computerbasiertes Expertensystem, welches von einem Selbsthilfemanual begleitet wird, wurde ebenfalls auf den Grundlagen des TTM entwickelt (Prochaska et al., 1993; Prochaska, Velicer, Fava, Rossi, Tsoh, 2001) und für den deutschsprachigen Raum adaptiert (Martin-Diener, Gehring, Somaini, 1997).

Der Einsatz von Selbsthilfemanualen im Bereich der Alkoholforschung ist international gut dokumentiert (Cunningham, Sdao-Jarvie, Koski-Jannes, Breslin, 2001; Finfgeld, 2000). Die Effektivität diesbezüglicher Selbsthilfebroschüren wird häufig im Zusammenhang mit der nicht-homogenen Änderungsbereitschaft der Zielgruppe diskutiert (Savage, Hollin, Hayward, 1990). Auch in Deutschland liegt derzeit zum Thema Trinkmengenreduktion beziehungsweise Abstinenz eine übersichtliche Reihe von benutzerfreundlichen und informativen Selbsthilfemanualen vor (vgl. Bundeszentrale für gesundheitliche Aufklärung, BzgA; Deutsche Hauptstelle für Suchtfragen, DHS). Diese Manuale sind jedoch nicht differenziert nach den Stadien der Änderungsbereitschaft aufgebaut. Weitererführende Literaturrecherchen in mehreren medizinischen Datenbanken ergaben ebenfalls keine Befunde zu Selbsthilfemanualen im Rahmen der Trinkmengenreduktion beziehungsweise Abstinenz unter besonderer Berücksichtigung des Transtheoretischen Modells. Somit soll durch die Entwicklung des im Folgenden beschriebenen gestuften Selbsthilfemanuals (Rumpf et al., 2002) ein sinnvoller Beitrag zur Prävention von alkoholassoziierten Störungen auch bei wenig änderungsmotivierten Betroffenen geleistet werden.

KONZEPTUELLER RAHMEN UND METHODISCHER AUFBAU

Entwicklungsrahmen

Das im Folgenden vorgestellte Selbsthilfemanual zur Trinkmengenreduktion beziehungsweise Abstinenz wurde im Rahmen des Forschungsprojektes SIP („Stepped Care for Problem Drinkers") (Rumpf, Bischof et al., 2001) entwickelt. Dieses Projekt beschäftigt sich mit dem Einsatz von gestuften, stadienbezogenen Kurzinterventionen bei alkoholbezogenen Störungen in der allgemeinärztlichen und internistischen Praxis (Rumpf, Bischof et al., 2001). Das Projekt ist als Teilvorhaben eingebunden in den Suchtforschungsverbund „Frühinterventionen bei Substanzmissbrauch (EARLINT)" und wird drittmittelgefördert durch das Bundesministerium für Bildung und Forschung (BMBF; Förderkennzeichen 01EB0121). Derzeit befindet sich die Selbsthilfebroschüre als studiengebundenes Studienmanual im Eigendruck. Einer Verlegung durch die Deutsche Hauptstelle für Suchtfragen (DHS) ist zugesagt.

Inhaltliche Entwicklungskriterien

Grundlage für die Erstellung des Selbsthilfemanuals ist das TTM der Verhaltensänderung. Aufgebaut und gegliedert nach den im vorhergehenden Text umrissenen fünf Stadien der Änderungsbereitschaft (Absichtslosigkeit, Absichtsbildung, Vorbereitung, Handlung, Aufrechterhaltung) ermöglicht es den gezielten Zugang zu den jeweils relevanten Textabschnitten für die entsprechende Phase der Verhaltensänderung. Der stadienumfassende Aufbau innerhalb eines einzigen Manuals ermöglicht die Nutzung durch eine weite Zielgruppe von Risikokonsumenten, Missbrauchern sowie Abhängigen für alle Phasen der Änderungsbereitschaft. Dieser Aufbau ermöglicht es einer Person, sich in Abhängigkeit ihrer derzeitigen Änderungsmotivation innerhalb des selben Manuals in verschiedenen Stadien zu bewegen. Angestrebt ist eine Steigerung der Handlungsmotivation, das heißt ein Fortschreiten in das nächsthöhere Änderungsstadium mit dem Ziel der entsprechenden Trinkmengenreduktion beziehungsweise Abstinenz.

Einzelne Bausteine des Manuals wurden unter Berücksichtigung verhaltenstherapeutischer Modelle und Erkenntnisse erstellt. Sie umfassen vor allem die Aspekte Informationsvermittlung, Selbstbeobachtung, Vertragsmanagement, Analyse von Risikofaktoren und Situations-Reiz-Kontrolle, Selbstverstärkung, Nutzung sozialer Unterstützung und Rückfallprävention (Marlatt, 1985; Marlatt, 1985a; Marlatt, Gordon, 1980, 1985). Der Fokus des gesamten Manuals liegt auf dem Aspekt der Selbstbeobachtung sowie der Betonung der Eigenverantwortlichkeit und Entscheidungsfreiheit des Einzelnen. Hierdurch soll eine konfrontative Haltung mit der Resonanz des Widerstandes durch die Person vermieden werden. Eine solche konfrontative Wirkung kann sich, gemäß den Erkenntnissen der Motivierenden Gesprächsführung („Motivational Interviewing", MI) (Miller, 1983), kontraproduktiv auf den Änderungsprozess auswirken und besonders in den frühen Stadien der Änderungsbereitschaft zu Problemverdrängung und Ablehnung der zu vermittelnden Informationen führen. Therapeutische Bausteine des MI sowie seiner Adaption für die Anwendung in der medizinischen Versorgung, des „Behaviour Change Counselling" (Rollnick, Mason, Butler, 1999), wurden in Abhängigkeit der Änderungsprozesse des TTM verwendet, das heißt innerhalb der einzelnen stadienbezogenen Textabschnitte werden die jeweils angemessenen Änderungsprozesse unterstützt und gefördert (vgl. Tab 1). Eine zusammenfassende Übersicht der einzelnen Bausteine und ihre Anwendung in den Stadien des Manuals findet sich in Tabelle 2.

Tabelle 2:   Inhaltliche Bausteine und ihre stadienbezogene
               Anwendung innerhalb des Manuals

Inhaltliche Bausteine	Beschreibung	Verstärkte Anwendung in den Änderungsstadien
Informations-vermittlung	Informationen zu alkoholas-soziierten Gesundheitsrisiken und -störungen sowie risiko-armen Trinkmengen	Absichtslosigkeit, Absichts-bildung
Förderung von Ambivalenz	Differenzierte Auseinander-setzung mit Vor- und Nach-teilen des persönlichen Trinkverhaltens	Absichtslosigkeit, Absichts-bildung
Resistenzre-duktion	Betonung und Förderung von Entscheidungsfreiheit und Eigenverantwortlichkeit	Absichtslosigkeit, Absichts-bildung
Hilfe bei der Entschei-dungsfindung	Differenzierte Auseinander-setzung mit positiven und negativen Erwartungshaltun-gen zur Verhaltensänderung, Exploration von Handlungs-wichtigkeit und Erfolgszu-versicht, Verstärkung hand-lungsorientierter Kognitio-nen, Generieren von realistischen Handlungsopti-onen	Absichtsbildung, Vorbereitung
Selbstbeob-achtung	Analyse situationaler, perso-naler und emotionaler Bedin-gungen des Alkoholkon-sums, Risikosituationen	Absichtsbildung, Vorberei-tung, Handlung
Selbstver-pflichtung, Handlungs-plan und Ver-tragsmanage-ment	(Schriftliche) Erarbeitung der persönlichen Handlungsziel-setzung und realistischer Handlungsstrategien und -hilfen	Alle Stadien

Inhaltliche Bausteine	Beschreibung	Verstärkte Anwendung in den Änderungsstadien
Situations-Reiz-Kontrolle	Einsatz alternativer Verhaltensweisen zur Veränderung von Verhaltensketten	Vorbereitung
Risikomanagement	Umgang mit situationalen, emotionalen und personalen Risikofaktoren	Vorbereitung, Handlung, Aufrechterhaltung
Soziale Unterstützung	Nutzung von sozialer Unterstützung zur Verhaltensänderung	Vorbereitung, Handlung, Aufrechterhaltung
Selbstverstärkung	Belohnung änderungsrelevanter Handlungsschritte die zu Trinkmengenreduktion beziehungsweise Abstinenz führen	Vorbereitung, Handlung, Aufrechterhaltung
Bilanzierung	Reflexion der Risiken des eigenen Trinkverhaltens, Zielsetzung, persönliche Gründe zur Verhaltensänderung und Handlungsplan, Bilanz bisheriger Erfolge und Veränderungen	Handlung, Aufrechterhaltung
Rückfallprophylaxe	Strategien und Techniken zur Rückfallvermeidung und Sicherung langfristiger Trinkmengenreduktion beziehungsweise Abstinenz	Handlung, Aufrechterhaltung

Chronologischer Aufbau

Einleitend wird die Zielgruppe des Manuals festgelegt und Informationen zu alkoholassoziierten Gesundheitsstörungen und risikoarmen Trinkmengen vermittelt. Beispiele zur praktischen Anwendung der Informationen erleichtern die Selbsteinschätzung des mit dem eigenen Trinkverhalten verbundenen persönlichen Risikos. Es folgt eine knappe Übersicht zu den einzelnen Stadien der Änderung und deren Beschreibung, sowie ein Überblick zum Aufbau der Broschüre, um dem Nutzer

151

einen Eindruck zum zugrundeliegenden Theorieansatz zu ermöglichen und zugleich die Handhabung des Manuals zu erleichtern. Ein kurzer und übersichtlicher Selbsttest zu Beginn der Broschüre ermöglicht dem Leser eine Einschätzung zum persönlichen Stadium der Änderung und verweist an die jeweils relevanten Textabschnitte des Manuals. Ein erneuter Selbsttest am Ende eines jeden stadienbezogenen Abschnittes ermöglicht es, über die auf den vorausgegangenen Seiten vermittelten Informationen und Strategien zu reflektieren und bei eventueller Änderung auf motivationaler und verhaltensbezogener Ebene ebenfalls den entsprechenden Abschnitt für das neue Stadium der Änderung zu nutzen. Durch schriftliche Anleitungen und Übungen in allen Stadien des Manuals werden die jeweiligen Änderungsprozesse unterstützt, die kognitive Auseinandersetzung mit dem eigenen Verhalten gefördert, sowie die Selbstverpflichtung verstärkt.

Kognitiv-affektive und evaluative Prozesse wie die Bildung eines Problembewusstseins, das Wecken von Emotionen, die Neubewertung der sozialen Umwelt und der eigenen Person, sowie soziale Bestimmung sind Techniken, die entsprechend des TTM besonders in den frühen Phasen der Änderung verstärkt von Bedeutung sind (Keller et al., 1999; Perz et al., 1996). Informationen zu alkoholassoziierten Gesundheitsrisiken sowie risikoarmen Trinkmengen finden sich daher verstärkt in den Stadien der *Absichtslosigkeit* und *Absichtsbildung*. Durch Analyse des eigenen Alkoholtrinkverhaltens und das Generieren von Vor- und Nachteilen des persönlichen Alkoholkonsums soll ein Empfinden von Ambivalenz in Bezug auf die eigene Änderungsbereitschaft geweckt werden. Durch Widerspiegelung dieser Ambivalenz anhand visueller Gegenüberstellung der positiven und negativen Aspekte wird das Problembewusstsein der Person gefördert. Durch kognitive Auseinandersetzung mit möglichen Konsequenzen einer Verhaltensänderung wird eine Handlungszielrichtung generiert und die Entscheidungsfindung erleichtert.

In den Stadien der *Vorbereitung*, *Handlung* und *Aufrechterhaltung* sind verhaltensbezogene Änderungsprozesse wie Selbstbestimmung, Gegenkonditionierung, Stimuluskontrolle, Stützende Beziehungen und Management der positiven Verstärkung (Prochaska et al., 1992) von besonderer Bedeutung. Zur Förderung dieser Prozesse finden die therapeutischen Bausteine Selbstbeobachtung, Selbstverpflichtung, Handlungsplan und Vertragsmanagement, Situations-Reiz-Kontrolle, Risikomanagement, Soziale Unterstützung, Reflexion und Rückfallprophylaxe verstärkte Anwendung. Anhand von Selbstbeobachtung wird die Analyse situationaler, personaler und emotionaler Bedingungen des Alkoholkonsums sowie individueller Risikosituationen ermöglicht. Erarbeitung persönlicher Handlungszielsetzungen und schrittweise Erarbeitung der geplanten Vorgehensweisen und Strategien – eines Handlungsplanes – erleichtert die realistische Einschätzung der eigenen Fähigkeiten und ermöglicht zielorientiertes und strukturiertes Vorgehen. Situations-Reiz-Kontrolle umfasst die Erarbeitung und das Einsetzen von alternativen Verhaltensweisen zur Veränderung von Verhaltensketten. Risikomanagement ermöglicht den gezielten und konstruktiven Umgang mit individuellen Risikosituationen in Bezug auf angestrebte Handlungsziele. Zur Festigung erfolgreicher Trinkmengenreduktion beziehungsweise Abstinenz im Rahmen der Rückfallprophylaxe werden persönliche Gründe und Faktoren, die eine Person ursprünglich zur Verhaltensänderung bewog, erneut rekonstruiert, um Handlungsintentionen zu verstärken und Handlungserfolge zu verdeutlichen. Zum Umgang mit Rückfällen werden Versagensängste diskutiert und abgeschwächt, und die Person wird angeleitet, hilfreiche Erfahrungen mit der angestrebten Trinkmengenreduktion beziehungsweise Abstinenz zu generieren und einzelne Strategien für weitere Handlungsansätze vertiefend zu nutzen.

Im Anhang des Manuals finden sich praxisorientierte Hilfen wie eine Liste zu Adressen und Kontaktmöglichkeiten für weitere Beratungsangebote, ein Trinktagebuch zur selbständigen Analyse der Trinkgewohnheiten, sowie eine Anleitung zum Erlernen einer Entspannungstechnik zum Umgang mit Anspannung.

AUSBLICK

Das im vorliegenden Beitrag beschriebene Selbsthilfemanual zur Trinkmengenreduktion beziehungsweise Abstinenz wurde auf dem Hintergrund des Transtheoretischen Modells der Verhaltensänderung (TTM) erstellt und bietet somit erstmals in diesem Bereich die Möglichkeit, die gesamte Zielgruppe unabhängig von der vorliegenden Änderungsmotivation zu erreichen. Da im Bereich der Raucherentwöhnung unter Berücksichtigung des TTM bereits gute Erfolge im Einsatz mit gestuften Selbsthilfemanualen erzielt wurden, ist zu erwarten, dass die vorliegende Broschüre ebenfalls Wirksamkeit aufweist. Hierzu besteht jedoch weiterer Forschungsbedarf. Wünschenswert wären Modellprojekte mit

153

systematischer Distribution der Manuale. In Krankenhäusern und Arzt-praxen könnte die entsprechende Zielgruppe anhand eines vorgeschal-teten Screenings identifiziert werden. Screening und Verteilung der Ma-nuale wären kostengünstig durch medizinisches Hilfspersonal durch-führbar.

LITERATUR

Cunningham, R., Sdao-Jarvie, K., Koski-Jannes, A., Breslin, F.C. (2001). Using self-help materials to motivate change at assessment for alcohol treatment. Journal of substance abuse, 20(4), 301-304

Dawson, D. . (1996). Correlates of past-year status among treated and untreated persons with former alcohol dependence: United States, 1992. Alcoholism: Clinical and Experimental Research, 20, 771-779

DiClemente, C.C. (1991). Motivational Interviewing and Stages of Change. In: W. R. Miller, Rollnick, S. (Ed.), Motivational Interviewing, 191-203, New York, The Guilford Press

DiClemente, C.C., Prochaska, J.O., Fairhust, S.K., Velicer, W.F., Velasquez, M.M., Rossi, J.S. (1991). The process of smoking cessation: An analysis of precontemplation, contemplation and preparation stages of change. Journal of Consulting and Clinical Psychology, 59, 295-304

Finfgeld, D.L. (2000). Use of self-help manuals to treat problem drinkers. J Psychosoc Nurs Ment Health Serv, 38(4), 20-27

Goldberg, D.N., Hoffmann, A.M., Farinha, M.F., Marder, D.C., Tinson-Mitchem, L., Burton, D., Smith, E.G. (1994). Physician delivery of smoking cessation advice based on the stages-of-change model. American Journal of Preventive Medicine, 10, 267-274

John, U., Hapke, U., Rumpf, H.-J. (2001). Missbrauch oder Abhängigkeit von Alkohol. Frühdiagnostik und Frühintervention in der Arztpraxis. Deutsches Ärzteblatt, 98, A 2438-2442

John, U., Hapke, U., Rumpf, H.-J., Meyer, C., Bischof, G., Hanke, M., Schu-mann, A., Riedel, J., Hannöver, W., Tyrian, J. R., Bott, K., Michael, A. (2002). Prävention von Gesundheitsstörungen aufgrund von Tabakrauchen und Alkoholkonsum – der Beitrag zur Gesundheitsversorgung mit besonde-rer Berücksichtigung ders Transtheoretischen Modells der Verhaltensände-rung. Sucht, 48(4), 284-295

Keller, S., Velicer, W.F., Prochaska, J.O. (1999). Das Transtheoretische Modell – Eine Übersicht. In S. Keller (Ed.), Motivation zur Verhaltensänderung – Das Transtheoretische Modell in Forschung und Praxis, 17-44, Freiburg, Lambertus

Marlatt, G. (1985). Cognitive factors in the relapse process. In: G. Marlatt, R. J. Gordon (Eds.), Relapse prevention (pp. 128-200). New York, Guilford

Marlatt, G. A. (1985a). Coping and substance abuse: implications for research, prevention and treatment. In S. Shiffman, T.A. Wills (Eds.), Coping and substance use (pp. 367-386). Orlando, Academic Press

Marlatt, G.A., Gordon, J.R. (1980). Determinants of relapse: Implications for the maintenance of behavior change. In: P.O. Davidson, S.M. Davidson (Eds.), Behavioral medicine: Changing health lifestyles, 410-452, New York, Bruner, Mazel

Marlatt, G.A., Gordon, J.R. (Eds.). (1985). Relapse prevention. Maintenance strategies in the treatment of addictive behaviors. New York: Guilford Press.

Martin-Diener, E., Gehring, T.M., Somaini, B. (1997). Computergestützte Raucherentwöhnung [Computer-assisted smoking cessation]. Therapeutische Umschau, 8, 463-467

Meyer, C., John, U. (2001). Alkohol – Zahlen und Fakten zum Konsum. In: Deutsche Hauptstelle gegen die Suchtgefahren (Ed.), Jahrbuch Sucht 2002, 17-31, Geesthacht, Neuland

Miller, W.R. (1983). Motivational interviewing with problem drinkers. Behavioral Psychotherapy, 1, 142-172

Pallonen, U.E., Leskinen, L., Prochaska, J.O., Willey, C.J., Kääriäinen, R., Salonen, J.T. (1994). A 2-year self-help smoking cessation manual intervention among middle-aged Finnish men: An application of the transtheoretical model. Preventive Medicine, 23, 507-514

Perz, C.A., DiClemente, C.C., Carbonari, J.P. (1996). Doing the right thing at the right time? The interaction of stages and processes of change in successful smoking cessation. Health Psychology, 15, 462-468

Prochaska, J.O., DiClemente, C.C. (1983). Self change processes, self efficacy and decisional balance across five stages of smoking cessation. In: J.O. Prochaska, C.C. DiClemente (Eds.), Advances in cancer control, 131-140, New York, Alan R. Liss, Inc

Prochaska, J.O., DiClemente, C.C. (1984). The transtheoretical approach: Crossing traditional boundaries of therapy. Homewood, IL, Dow Jones Irwin

Prochaska, J.O., DiClemente, C. C. (1986). The transtheoretical approach. In: J.C. Norcross (Ed.), Handbook of eclectic psychotherapy, 163-200, New York, Brunner, Mazel

Prochaska, J.O., DiClemente, C.C., Norcross, J.C. (1992). In search of how people change. American Psychologist, 47, 1102-1114

Prochaska, J.O., DiClemente, C.C., Velicer, W.F., Rossi, J.S. (1993). Standardized, individualized, interactive, and personalized self-help programs for smoking cessation. Health Psychology, 12, 399-405

Prochaska, J.O., Velicer, W.F., Fava, J.L., Rossi, J.S., Tsoh, J.Y. (2001). Evaluating a population-based recruitment approach and a stage-based expert system intervention for smoking cessation. Addictive Behaviors, 26, 589-602

Rollnick, S., Mason, P., Butler, C. (1999). Health Behavior Change. A Guide for Practitioners. Edinburgh, Churchill Livingstone

Rossi, J.S. (1993). Standardized, individualized, interactive, and personalized self-help programs for smoking cessation. Health Psychology, 22, 399-405

Rumpf, H.-J., Bischof, G., Grothues, J., Reinhardt, S., Hapke, U., Meyer, C., John, U. (2002). Leitfaden zum Umgang mit Alkohol:Informationen, Tests und Hilfen in 5 Phasen. Medizinische Universität zu Lübeck, Forschungsgruppe S:TEP

Rumpf, H.-J., Bischof, G., Hapke, U., Meyer, C., Broocks, A., Junghanns, K., Hohagen, F., John, U. (2001). Das Lübecker Projekt SIP – Ein gestuftes Beratungskonzept für Patienten mit alkoholbezogenen Störungen in der allgemeinärztlichen Praxis. Schleswig-Holsteinisches Ärzteblatt, 12/2001

Rumpf, H.-J., Hapke, U., Meyer, C., Bischof, G., John, U. (2001). Die Rolle von Motivation und neuen Formen der Kurzintervention in der betrieblichen Suchthilfe. In Deutsche Hauptstelle gegen die Suchtgefahren (Ed.), Sucht und Arbeit – Prävention und Therapie substanz- und verhaltensbezogener Störungen in der Arbeitswelt, 189-201, Freiburg, Lambertus

Rumpf, H.-J., Hapke, U., Meyer, C., John, U. (1999). Motivationale Grundlagen für die Sekundärprävention von Alkoholabhängigkeit in unterschiedlichen Populationen. In S. Keller (Ed.), Motivation zur Verhaltensänderung – Das Transtheoretische Modell in Forschung und Praxis (pp. 57-65). Freiburg, Lambertus

Rumpf, H.-J., Meyer, C., Hapke, U., Bischof, G., John, U. (2000). Inanspruchnahme suchtspezifischer Hilfen von Alkoholabhängigen und -mißbrauchern: Ergebnisse der TACOS Bevölkerungsstudie. Sucht(46), 9-17

Rumpf, H.-J., Meyer, C., Hapke, U., Dilling, H., John, U. (1998). Stadien der Änderungsbereitschaft bei Rauchern in der Allgemeinbevölkerung. Das Gesundheitswesen, 60, 592-597

Salmen, S., Behrendt, A. (1996). Erfolgreiche Raucherentwöhnung in der Rehabilitation- Das Stage Model der Verhaltensänderung. Praxis der Klinischen Verhaltenstherapie und Rehabilitation, 9, 82-86

Savage, S.A., Hollin, C.R., Hayward, A.J. (1990). Self-help manuals for problem drinking: the relative effects of their educational and therapeutic components. British Journal of Clinical Psychology, 29 (Pt 4), 373-382

Schmid, T.L., Jeffrey, R.W., Hellerstedt, W.L. (1989). Direct mail recruitment to house-based smoking and weight control programs: A comparison of strengths. Preventive Medicine, 18, 503-517

Schumann, A., Hapke, U., John, U. (1999). Selbsthilfemanuale zur Rauchentwöhnung: Bewertung anhand inhaltlicher und formaler Kriterien. Sucht, 45(14), 250-262

Die Arbeit wurde gefördert durch das Bundesministerium für Bildung und Forschung (Förderkennzeichen: 01EB0121).

Die Entwicklung eines individualisierten computerisierten Feedbacks für Personen mit alkoholbezogenen Störungen

Susa Reinhardt, Gallus Bischof, Janina Grothues,
Hans-Jürgen Rumpf

1. EINLEITUNG

Nur ein geringer Anteil der suchtmittelabhängigen Patienten gibt an, suchtspezifische fachliche Hilfe in Anspruch zu nehmen (Dawson, 1996; Rumpf, Meyer, Hapke, Bischof, John, 2000). Dies gilt sowohl für den Bereich der Nikotinabhängigen (Meyer, Rumpf, Hapke, John, 2000), als auch der Alkoholabhängigen oder der Alkoholmissbraucher in nationalen und internationalen Studien. So gaben in einer repräsentativen Bevölkerungsstudie in Lübeck und Umgebung 70,9% der Befragten mit Alkoholabhängigkeit an, bisher keine suchtspezifische Hilfe in Anspruch genommen zu haben (Rumpf et al., 2000). Es ist zu vermuten, dass der überwiegende Teil der Betroffenen nicht durch das bestehende Suchthilfesystem erreicht werden kann. Daher müssen in Zukunft stärkere Anstrengungen unternommen werden, die Zugangswege für die Betroffenen zu erweitern, den Zugang zu erleichtern und die Behandlungsmöglichkeiten zu verbessern.

Ein Schritt in diese Richtung sind die Bestrebungen der Public-Health-Ansätze. Dabei geht es um die Bereitstellung niedrigschwelliger Therapieangebote, um einen möglichst hohen Bevölkerungsimpact zu erreichen (John, Rumpf, Hapke, 2000). Der Bevölkerungsimpact beschreibt die Effektivität einer Interventionsmaßnahme (Prozentsatz zum Beispiel abstinent Lebender nach Therapie) in Relation zur Teilnehmerrate (Teilnehmer an Therapie dividiert durch Referenzpopulation, zum Beispiel Raucher in der Bevölkerung Deutschlands) (John et al., 2000). Das heißt Interventionen, die eine Effektivität von 30% aufweisen und nur 20% der Zielbevölkerung erreichen, haben einen Impact von 0,06; Interventionen, die 60% der Zielgruppe erreichen, aber dabei eine Effektivität von 10% aufweisen, haben ebenfalls einen Impact von 0,06. So sollte ein Programm mit Anspruch auf hohen Impact nicht nur möglichst effektiv sein, sondern muss auch von so vielen Teilnehmern wie möglich genutzt werden, um einen Effekt auf die Gesundheit der Gesamtbevölkerung zu haben. Gerade in diesem Bereich spielen daher Früh- beziehungsweise Kurzinterventionen eine wichtige Rolle.

Die Effektivität von Kurzinterventionen ist in verschiedenen Studien nachgewiesen worden (Moyer, Finney, Swearingen, Vergun, 2002; Wilk, Jensen, Havighurst, 1997). Dies gilt für den gesamten Bereich der Suchtstörungen, auch für riskanten Konsum, Alkoholabhängigkeit und -missbrauch (zum Beispiel Bien, Miller, Tonigan, 1993): In verschiedenen Studien konnte gezeigt werden, dass Kurzinterventionen eine signifikante Trinkmengenreduktion hervorriefen (Bien et al., 1993).

Bei den meisten Programmen zur Änderung von gesundheitsschädigendem Verhalten wird der Versuch unternommen, mit spezifischen Informationen zu einer Veränderung von riskanten Verhaltensweisen beizutragen. Dabei spielen individuelle Rückmeldungen als ein Element der Kurzintervention eine elementare Rolle (Bien et al., 1993; DiClemente, Marinilli, Singh, Bellino, 2001). Die sechs Elemente, die bei Kurzinterventionen im Allgemeinen bedeutsam sind, wurden zusammengefasst zum Akronym FRAMES: „feedback" (bestimmte Rückmeldungen der Erhebungsergebnisse, manchmal ausdrücklich Rückmeldung der Beeinträchtigungen, um zu Veränderung zu motivieren), „responsibility" (Betonung der eigenen Verantwortung, um persönliche Kontrolle als Motivationsförderung zu nutzen), „advice" (der ausdrückliche verbale oder schriftliche Ratschlag, das Risikoverhalten zu verändern), „menu" (Erarbeitung und Bereitstellung verschiedener alternativer Strategien zur Überwindung des Problemverhaltens), „empathy" (verständnisvoller, warmer und einfühlender Ansatz des Beratungsstils) und „self-efficacy" (Ermutigung zu Optimismus und Veränderung der Selbstwirksamkeitserwartung) (Bien et al., 1993). Zusätzlich gibt es Hinweise darauf, dass aus mehreren Kontakten bestehende Kurzinterventionen wirksamer sind (Poikolainen, 1999).

Dass individualisierte Rückmeldung allein als Kurzintervention ausreicht, ist für den Bereich des Tabakkonsums gut untersucht (Prochaska, Velicer, Guadagnoli, Rossi, 1991; Velicer, Rossi, Prochaska, 1996). Es gibt Hinweise darauf, dass für Alkoholkonsumenten bereits das Zusenden eines Feedbacks (enthalten waren normative Rückmeldung und solche zu den Risiken, die mit hohem Konsum verbunden sind) bei College-Studenten zu einer deutlichen Reduktion der Trinkmenge führt (Agostinelli, Brown, Miller, 1995). Es bleibt jedoch zu untersuchen, ob von einer solchen Intervention auch Abhängige oder Missbraucher genügend profitieren (Sitharthan, Kavanagh, Sayer, 1996). In einer Studie von Cunningham et al. erzielte ein normatives Feedback in einer Region in Toronto polarisierende Effekte: Individuen, die ein Risiko durch den Alkoholkonsum wahrnahmen, reduzierten ihre Alkoholmenge, diejenigen, die kein Risiko wahrnahmen, nahmen nach Erhalt des Feedbacks mehr Alkohol zu sich (Cunningham, Wild, Bondy, Lin, 2001). Die Nachhaltigkeit der Ergebnisse bleibt zu überprüfen. Auch Sobell und Kollegen erreichten eine Trinkmengenreduzierung bei Personen mit alkoholbezogenen Problemen durch den Einsatz eines postalischen Rückmeldebogens, unabhängig davon, ob dieser individualisiert war oder nur normative Informationen enthielt (Sobell et al., 2002).

Verschiedene Medien können beim Einsatz solcher Feedback-Systeme genutzt werden. Neben einer postalischen Rückmeldung können die entsprechenden Textbausteine auch direkt auf dem Bildschirm zurückgemeldet werden. Durch den Einsatz computerisierter Feedback-Systeme lässt sich die Effizienz von Kurzinterventionen deutlich steigern (Velicer et al., 1996). Diese sogenannten Expertensysteme erstellen eigenständig aus den Angaben der Probanden individuelle Texte mit spezifischen Rückmeldungen.

Die rasante Entwicklung in der Computertechnologie und die Verbreitung der Nutzung von PC's sowohl im beruflichen als auch im privaten Bereich hat dazu beigetragen, dass damit weitere Zugangswege offen stehen. Sie machen es möglich, eine größere Anzahl von Betroffenen frühzeitiger zu erreichen und Kurzinterventionen wirksamer zu machen, bevor weiterreichende negative Konsequenzen entstanden sind. Dabei bietet das Internet eine gute Möglichkeit zur weiten und effizienten Verbreitung von wirksamen Früh- und Kurzinterventionen. Ein besonderer Nachteil bei der Benutzung des Internets für bevölkerungsweite Interventionen liegt allerdings eindeutig in der Gruppe der erreichbaren Teilnehmer: Zumindest bis heute sind Internet-User in der Mehrzahl jung, männlich und von relativ hohem Bildungsstand (Martin-Diener, Suter, Somaini, 1999). Entsprechende Programme könnten auch in Intranets von Betrieben und/oder Behörden installiert werden. Wie die Entwicklungen auf diesem Gebiet voranschreiten werden, kann niemand vorhersagen. Es ist aber davon auszugehen, dass sich die derzeitige Tendenz einer immer breiter werdenden Schicht von Internet-Benutzern fortsetzen wird.

2. FEEDBACK- UND EXPERTENSYSTEME

Die Begrifflichkeiten von Feedback- beziehungsweise Expertensystemen sind nicht eindeutig geklärt. Expertensysteme sind Computerprogramme, die den menschlichen Experten bei der Problemlösung im weitesten Sinne unterstützen sollen (Martin-Diener et al., 1999). Feedback-Systeme dienen gleichfalls der Unterstützung der Fachexperten, allerdings in sehr viel bescheidenerem Rahmen, eher im Sinne einer detaillierten und schriftlichen Rückmeldung von gegebenen Informationen. In diesem Beitrag werden die beiden Begriffe synonym verwendet, denn im Zusammenhang mit dem Transtheoretischen Modell werden in der Literatur die computergestützten Interventionssysteme zur Verhaltensänderung oft als „Expertensysteme" bezeichnet, sind aber relativ einfach strukturiert und auch für Laien überschaubar (Martin-Diener et al., 1999). Für die Entwicklung eines computerisierten Feedbacks muss man sich zunächst über den eigentlichen Inhalt einer solchen Rückmeldung Gedanken machen. Laut der Taxonomie von DiClemente et al. gibt es drei verschiedenen Arten von Feedback (DiClemente et al., 2001):

I. Generelle Informationen, die für eine ganze Gruppe relevant sein können:

   1. basierend auf der gesamten Population,

   2. basierend auf einer Subgruppe der Population.

II. Gezielt angepasstes Material an die Charakteristiken der Teilnehmer:

   1. basierend auf demographischen Charakteristiken (Alter, Geschlecht, Zugehörigkeit ...),

   2. basierend auf den Charakteristiken des Risikos.

III. Individualisierte Informationen basierend auf einer vorangegangenen Erhebung:

   1. Quelle des Vergleiches

      a. normativ (bezogen auf die Vergleichsgruppe),

      b. ipsativ (bezogen auf frühere Angaben der gleichen Person),

   2. Inhalt

      a. Informationen über das Risiko/Problem,

b. derzeitiger Status,

c. Möglichkeiten der Änderung.

Dabei ist zu betonen, dass individualisierte Rückmeldungen vom Nutzer weniger Energie und Aufwand erfordern, um die dargebotenen Informationen der eigenen Angaben mit der tatsächlich empfundenen Situation zu verbinden, also als persönlich relevant zu verarbeiten.

Es liegen bereits positive Erfahrungen mit solchen Expertensystemen aus verschiedenen Bereichen vor. Ein Feedbacksystem, welches den Anforderungen der individualisierten Information auf Grundlage einer vorangegangenen Erhebung entspricht, wurde von Prochaska und Mitarbeitern für die Raucherentwöhnung entwickelt (Prochaska, DiClemente, Velicer, Rossi, 1993). Dieses Programm gibt in zeitlichen Abständen von 0,1 und 6 Monaten normative, später auch ipsative Rückmeldungen, die den Veränderungen in Einstellungen des Klienten Rechnung tragen. Dieses Expertensystem wurde von Martin-Diener et al. (Martin-Diener et al., 1999) für den deutschsprachigen Bereich adaptiert (http://www.stop-tabac.ch). Als Grundlage für die Rückmeldungen werden Daten erhoben, die Kernvariablen des Transtheoretischen Modells der Änderungsmotivation von Prochaska und DiClemente (1984, Keller, Velicer, Prochaska, 1999) erfassen.

Das *Transtheoretische Modell (TTM)* ist geeignet zur Beschreibung und Erklärung einer Änderung von gesundheitsrelevanten Verhaltensweisen. Dabei bilden die „Stufen der Verhaltensänderung" („stages of change") den Kernpunkt, aber auch die Veränderungsstrategien („processes of change") und die Konstrukte der Entscheidungsbalance („decisional balance") und der Selbstwirksamkeitserwartung („self-efficacy") spielen eine entscheidende Rolle (Keller, 2002). Die Stufen (oder Stadien) beschreiben die Zeitdimension und den Prozesscharakter von Veränderungen in gesundheitsrelevanten Verhaltensbereichen. Zunächst entwickelt für den Bereich des Tabakkonsums, werden mit fortschreitenden Forschungsansätzen immer weitere Anwendungsbereiche erfasst, wie zum Beispiel Ernährungsverhalten, Kondombenutzung und körperliche Bewegung (Keller, 2002). Als Stufen der Verhaltensänderung werden fünf voneinander unterschieden:

(1) Stufe der Absichtslosigkeit („precontemplation"): Hier besteht keine Intention, das problematische Verhalten in der nächsten Zeit (zum Beispiel in den nächsten sechs Monaten) zu ändern.

(2) Stufe der Absichtsbildung („contemplation"): Es finden erste Auseinandersetzungen mit dem problematischen Verhalten statt und erste Erwägungen entstehen, es zu ändern.

(3) Stufe der Vorbereitung („preparation"): Es werden erste Schritte zur Veränderung des gesundheitsriskanten Verhaltens geplant und das Zielverhalten wird innerhalb der nächsten 30 Tage in Angriff genommen.

(4) Stufe der Handlung („action"): Das Verhalten ist seit weniger als sechs Monaten erfolgreich verändert.

(5) Stufe der Aufrechterhaltung („maintenance"): Das veränderte Verhalten wird seit mehr als sechs Monaten aufrechterhalten.

In einigen Kontexten (zum Beispiel beim Rauchen) wird eine sechste Stufe postuliert, die dann als Stufe der Stabilisierung („termination") die Aufrechterhaltung des veränderten Verhaltens beschreibt, ohne dass jedoch noch eine situative Versuchung oder Rückfallgefahr gegeben ist (Keller, 2002). Es hat sich gezeigt, dass die meisten betroffenen Individuen keinen linearen Durchlauf von einer Stufe zur nächsten aufweisen, wahrscheinlicher ist ein ständiger Prozess von Ein- und Ausstieg, Stehen-bleiben auf einer Stufe oder Überspringen einer anderen. Rückfälle werden anerkannt als Bestandteile der Veränderung, der konstruktive Umgang damit wird genutzt als Mittel zur Erhöhung der Wahrscheinlichkeit der Zielerreichung im nächsten Versuch. Daher bürgerte sich dafür auch der Begriff des revolving-door-Modells der Veränderungsstufen ein (Prochaska, DiClemente, 1986). Um den Betroffenen einen Übergang von einer Stufe zur nächsten zu ermöglichen, müssen dem Berater/Therapeuten die Strategien der Verhaltensänderung beziehungsweise kognitiven Prozesse bekannt sein, die auf der jeweiligen Stufe beim Klienten wichtig sein können oder vom Berater beim Klienten ausgelöst werden sollten. Es hat sich herausgestellt, dass jede Stufe der Verhaltensänderung ihre spezifischen Prozesse aufweist. Die zehn Prozesse auf Seiten des Klienten sind (nach Perz, DiClemente, Carbonari, 1996):

(A) Auf subjektive Bewertungsprozesse und das emotionale Erleben bezogene Strategien sind bedeutsam bei frühen Stadien der Verhaltensänderung (Absichtslosigkeit und Absichtsbildung):

(1) Steigern des Problembewusstseins",

(2) „emotionales Erleben",

(3) „Neubewertung der persönlichen Umwelt",

(4) „Selbstneubewertung",

(5) „Wahrnehmen förderlicher Umweltbedingungen".

(B) Auf das Verhalten bezogene Strategien sind bedeutsam bei den späteren Stufen der Verhaltensänderung (Vorbereitung bis Aufrechterhaltung):

(6) „Selbstverpflichtung",

(7) „Kontrolle der Umwelt",

(8) „Gegenkonditionierung",

(9) „Nutzen hilfreicher Beziehungen" und

(10) „Selbstverstärkung".

Da sich hier Therapieelemente der verschiedenen Schulen wiederfinden, hat sich fur das Modell der Begriff des Transtheoretischen Modells angeboten.

Neben den Stufen und den Strategien der Verhaltensänderung gibt es zwei weitere bedeutsame Variablen („abhängige Variablen"). Das Konstrukt der Entscheidungsbalance stellt die wahrgenommenen subjektiven Vor- und Nachteile einer Verhaltensänderung in den Vordergrund. Bei der Progression über die verschiedenen Stufen ist eine Veränderung in der Gewichtung der Vor- und Nachteile systematisch und reproduzierbar: Je weiter fortgeschritten jemand auf der Stufenfolge ist, desto wichtiger werden die Vorteile der Verhaltensänderung. Ein zweites Konstrukt, dass hier kurz beschrieben werden soll, ist die Selbstwirksamkeitserwartung im Zusammenhang mit situativen Versuchungen. Im Kontext des TTM beschreibt sie die Zuversicht eines Individuums, ein bestimmtes Zielverhalten auch in Situationen mit Verlockungen oder Anfechtungen zu zeigen, da dies ein Kernpunkt zwischen Wissen und Handeln darstellt. Die Selbstwirksamkeit steht in einem vermuteten Zusammenhang mit der Motivation, dass Problemverhalten zu ändern und gelten als Prädiktoren für Rückfälle: Die Werte der Selbstwirksamkeitserwartung sind monoton ansteigend über die Stufen der Verhaltensänderung, die Versuchung nimmt dabei gleichzeitig ab (Keller et al., 1999). Das TT-Modell ist empirisch hinreichend gestützt und hat sich in verschiedenen Kontexten bewährt, was in Studien zur seiner Wirksamkeit bewiesen werden konnte (Prochaska et al., 1993; Prochaska et al., 1994; Velicer, Norman, Fava, Prochaska, 1999).

Es hat sich gezeigt, dass dieses Modell besonders geeignet ist für die Auswahl von Interventionen, da es dem meist langwierigen und rückfallgefährdeten Prozess der Verhaltensänderung durch motivationale Stufen Rechnung trägt.

Für den Bereich der alkoholbezogenen Störungen gibt es im deutschsprachigen Raum bisher keine entsprechende Anwendung. Es existiert eine relativ einfache Entwicklung eines solchen Internet-Programms (http://notes.camh.net/efeed.nsf/newform) aus Kanada für Patienten mit riskantem Trinkverhalten, dass nach einer kurzen Erhebung von Trinkmuster, Trinkverhalten und Trinkmenge während einer typischen Woche, Fragen nach negativen Konsequenzen des Trinkens und einigen soziodemographischen Fragen dem Nutzer eine normative Rückmeldung seines Trinkverhaltens im Vergleich zur Population gleichen Alters und Geschlechts gibt (Cunningham, Humphreys, Koski-Jännes, 2000). Die gefundenen Ergebnisse sind relativ vielversprechend (zum Beispiel monatlich fast 500 „Besuche" auf der Internetseite; circa 56% der Besucher, die bereit waren, ergänzende Angaben zum Nutzen der Internetseite zu machen, schätzten das Feedback als sehr oder extrem nützlich ein). Allerdings muss in einem nächsten Schritt eine Evaluation darüber erfolgen, ob das Erhalten einer solchen Rückmeldung im Internet zu irgendeiner positiven Veränderung im Trinkverhalten führt.

Die Frage, ob Interventionen zur Verhaltensänderung mit Experten-Systemen wirksamer sind als solche mit herkömmlichen Selbsthilfematerialien konnte in einer Studie im Tabakbereich bejaht werden (Prochaska et al., 1993). Der Einfluss einer begleitenden Beratung durch einen Fachmann und auch die Frage, ob ähnliche Ergebnisse auf dem Gebiet der alkoholbezogenen Störungen zu erwarten sind, ist noch nicht sicher.

Zusammengefasst ist Feedback also ein ökonomisch einsetzbares Instrument zur Förderung von Verhaltensänderungen, auch wenn Detail-Fragen, wie beispielsweise Menge und Verteilung von normativer zu ipsativer Rückmeldung, noch nicht eindeutig geklärt sind.

3. ENTWICKLUNG VON EXTR@

Im Rahmen des Projektes SIP (Stepped Interventions for Problem drinkers) wurde ein individuelles computerisiertes Feedback für Patienten in Allgemeinarztpraxen entwickelt. Ziel der Studie ist, herkömmliche Kurzinterventionen mit einem gestuften Vorgehen bei Hausarzt-Patienten mit riskantem Alkoholkonsum, Alkoholmissbrauch oder -abhängigkeit zu vergleichen (Rumpf et al., 2001). Als Teil der Intervention werden an die teilnehmenden Patienten postalische Feedbacks versandt. Begleitend bekommen alle Teilnehmer ein Selbsthilfemanual.

Derzeit wird in der Arbeitsgruppe S:TEP an der Realisierung des Internet-tauglichen Feedbacksystems Extr@ (Expertentest und -ratgeber Alkohol) gearbeitet, welches auf den schriftlichen Rückmeldungen aus dem Projekt SIP aufbaut.

Für die individuelle Rückmeldung werden Elemente benutzt, die auf dem oben beschriebenen TTM beruhen. Ergänzend zum TTM werden in der Rückmeldung Konzepte normativer Rückmeldung von Trink mengen und motivierender Gesprächsführung (Miller, Rollnick, 1999) genutzt.

Die Basis zur Berechnung der Algorithmen, die für das Feedback genutzt werden, sind Daten, die durch einen Fragebogen am Beginn der Studienteilnahme von jedem Probanden erhoben werden. Dabei werden folgende Konstrukte und Variablen erfasst:

(1) Stadien der Verhaltensänderung,

(2) Entscheidungsbalance: Vor- und Nachteile des Alkoholkonsums,

(3) Strategien der Änderung,

(4) Selbstwirksamkeitserwartung und situative Versuchung,

(5) Angaben zu Trinkmenge, Trinkfrequenz und zum Binge-Drinking (Trinkmengen von mehr als 60 Gramm Reinalkohol pro Gelegenheit für Frauen und 80 Gramm pro Gelegenheit für Männer).

Die schriftliche Rückmeldung enthält folgende Elemente:
Nach der persönlichen Anrede des Teilnehmers wird in einem kurzen *Einleitungstext* Auskunft zum Feedback gegeben und auf ein Selbsthilfemanual verwiesen, das die Studienteilnehmer zeitgleich mit dem Feedback erhalten (zu diesem Selbsthilfemanual s.a. den Beitrag von

Grothues et al. in diesem Band). In diesem Manual, das ebenfalls nach den Stadien der Verhaltensänderung aufgebaut ist, können Angaben, die im Feedback rückgemeldet wurden, von den Nutzern vertieft werden. Der allgemeine Einleitungstext lautet:

> Sie erhalten nachfolgend von uns eine persönliche Rückmeldung, die aus Ihren Angaben erstellt wurde. Einige der hier angesprochenen Dinge werden auch in der beiliegenden Broschüre vertieft. Wir werden daher des Öfteren auf diejenigen Seiten der Broschüre verweisen, die für Sie persönlich besonders interessant sind.

Nach dem Konzept des TTM werden Stadien unterschieden im Hinblick auf die Motivation, das Verhalten zu ändern. Diese werden unter der Überschrift des *Änderungswunsches* nach den Angaben des Klienten zurückgemeldet. Je nachdem, ob sich die Person im Stadium der Absichtslosigkeit, der Absichtsbildung, der Vorbereitung oder der Handlung befinden, wird der passende Eintrag aus verschiedenen Textbausteinen ausgewählt. Hierfür ein exemplarischer Textbaustein für einen Studienteilnehmer im Stadium der Absichtsbildung:

> Sie machen sich Gedanken über den Alkoholkonsum, sind sich aber unschlüssig, ob Sie etwas daran ändern möchten. Im Moment sehen Sie dafür keine ausreichende Notwendigkeit. Für Sie sind besonders die Seiten 9-14 der beiliegenden Broschüre interessant. Sie können dort einige wertvolle Anregungen und Informationen finden, die auf Ihre Situation passen.

Aufbauend auf einem Fragebogen zur Entscheidungsbalance, der die Wichtigkeit von *Vor- und Nachteilen* hinsichtlich des Alkoholtrinkens erfasst, wird berechnet, ob eher die Vor- oder die Nachteile des Alkoholkonsums bei dem jeweiligen Klienten überwiegen. Entsprechend kann daraufhin aus drei Textblöcken der passende Eintrag ausgewählt werden (Überwiegen der Vorteile, Überwiegen der Nachteile oder beide sind gleichgewichtig). Es erfolgt anschließend in einer Tabelle eine Auflistung von jeweils drei Items zu den Vor- und den Nachteilen und ihre Gegenüberstellung. Dabei werden die Items mit den höchsten Bewertungen aus dem Erhebungsinstrument ausgewählt. Falls es keine klaren Unterschiede gibt, wird dieses entsprechend als Text vermerkt. Ein Beispieltext bei einem Überwiegen der positiven Seiten des Alkoholkonsums könnte folgendermaßen lauten:

Es gibt bei Ihnen sowohl einige Dinge, die Ihnen am Alkoholtrinken gut gefallen, als auch einige Aspekte, die Ihnen weniger gut gefallen. Dies geht vielen Menschen so. Insgesamt hat sich aufgrund der von Ihnen ausgefüllten Fragebögen ergeben, dass bei Ihnen derzeit die positiven Seiten des Alkoholtrinkens überwiegen. Das heißt, sie machen sich derzeit nicht so viele Gedanken über die negativen Seiten oder empfinden die angenehmen Dinge am Alkohol als wichtiger. Es ist oftmals interessant, die beiden Seiten der Medaille einmal gegenüberzustellen. Wir haben daher jeweils drei der wichtigsten positiven und negativen Aspekte, die sich aus Ihren Fragebögen ergaben, für Sie aufgeschrieben:

Angenehme Dinge	Unangenehme Dinge
• Sie haben mehr Selbstvertrauen, wenn Sie Alkohol trinken. • Alkoholische Getränke schmecken Ihnen gut. • Alkohol zu trinken, hilft Ihnen locker zu sein und sich zu äußern.	• Alkoholkonsum beeinträchtigt Sie beim Erfüllen von Aufgaben zu Hause und / oder der Arbeit. • Sie sind der Meinung, Alkoholtrinken ist schädlich für Ihre Gesundheit. • Wenn Sie Alkohol trinken, sind Sie körperlich weniger leistungsfähig.

Im Anschluss daran folgt ein Abschnitt, der für alle Klienten gleich ist und beschreibt, wie man die Vor- und Nachteile im Hinblick auf eine Verhaltensänderung nutzen kann. Eine weitere Auseinandersetzung des Klienten mit seinem Alkoholkonsum, zum Beispiel durch vertiefendes Abwägen der kurzfristigen und langfristigen Konsequenzen der Vor- beziehungsweise Nachteile, wird angeraten. Der dazugehörige Textbaustein lautet folgendermaßen:

Möglicherweise haben Sie über diese Dinge bisher noch nicht so genau nachgedacht oder diese Punkte nicht so neben einander gestellt. Vielleicht haben wir Ihnen auch Anregungen gegeben, einmal über andere Dinge nachzudenken, die Ihnen persönlich am Alkoholtrinken wichtig sind, oder die Sie als störend empfinden.

Es könnte sie interessieren, einmal zu überlegen, welches der angenehmen oder unangenehmen Dinge in der Tabelle Sie als besonders wichtig empfinden. Sie könnten diese kennzeichnen, zum Beispiel mit einem Kreuzchen, wenn Sie möchten. Weiterhin ist es oftmals interessant zu überlegen, welche dieser Dinge auf der positiven oder negativen Seite Ihnen zu diesem Zeitpunkt, also auf kurze Sicht gesehen, am wichtigsten sind. Danach könnten Sie überlegen, welche der Dinge Ihnen auf lange Sicht, also dauerhaft gesehen, mehr Vorteile bringen könnten.

Anschließend erfolgt ein Vergleich der individuellen Trinkmenge mit der Allgemeinbevölkerung in Prozentangaben. Ausgehend von den Angaben im Fragebogen erfolgt entsprechend der *wöchentlichen Trinkmenge* eine Eingruppierung der Studienteilnehmer. Die jeweilige Zugehörigkeit der Person zu einer der Gruppen wird in einem Kreisdiagramm schraffiert herausgestellt. In einem Kasten wird noch einmal das *erhöhte Risiko* bei mehr als 14 alkoholischen Getränken bei gesundheitlich nicht beeinträchtigten Frauen und entsprechend 21 Getränken bei gesunden Männern betont. Beispielhaft für eine weibliche Studienteilnehmerin mit mehr als 22 Drinks pro Woche:

Wenn Sie wissen möchten, wie viel Sie im Vergleich zu anderen Personen aus der Allgemeinbevölkerung trinken, so können Sie dies dem Diagramm entnehmen. Ein Drink entspricht etwa 0,2 Liter Bier, 0,1 Liter Wein oder 0,02 cl. Spirituosen. Ihr Alkoholkonsum liegt innerhalb des schraffierten Tortenstücks. Damit trinken Sie mehr Alkohol als 96% der Frauen zwischen 18 und 65 Jahren.

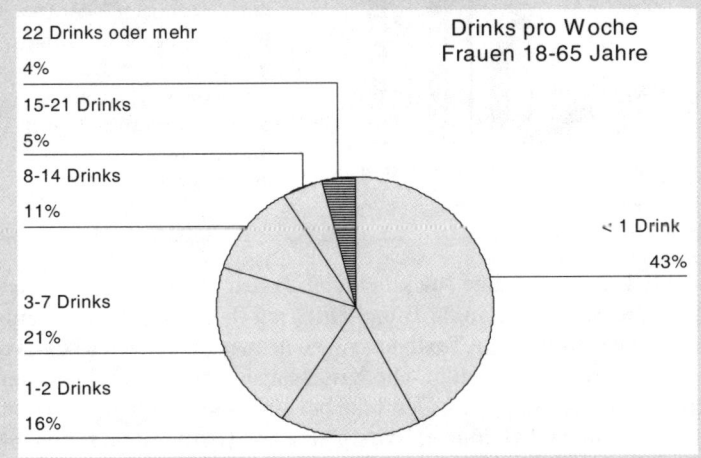

Bei Frauen ohne gesundheitliche Beeinträchtigungen gilt ein Konsum von mehr als zwei Drinks pro Tag beziehungsweise 14 Drinks in der Woche als gesundheitlich riskant.

Es erfolgt eine zweite Möglichkeit, das Risiko des Alkoholkonsums einzuschätzen, indem ein Balkendiagramm gezeigt wird, nachdem bei steigender Trinkmenge die *Wahrscheinlichkeit negativer Konsequenzen* deutlich zunimmt. Eine grafische Hervorhebung des jeweils passenden Balkens im Säulendiagramm erleichtert dem Probanden die Zuordnung in die zugehörige Gruppe. Der Textbaustein für einen Studienteilnehmer mit 22-50 alkoholischen Getränken in der Woche lautet:

169

Der folgenden Abbildung können Sie entnehmen wie hoch das Risiko möglicher negativer Folgen bei Ihrem derzeitigen Alkoholkonsum ist. Dabei sind sowohl gesundheitliche, soziale als auch psychische Konsequenzen berücksichtigt.

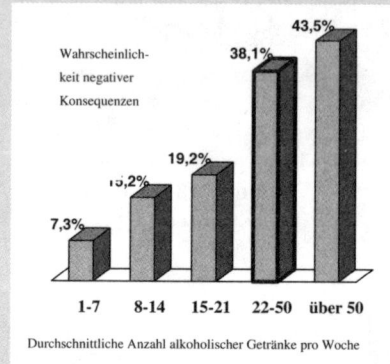

Der stark umrandete Balken gibt das Ihrem Alkoholkonsum entsprechende Risiko an. Das bedeutet, dass Personen mit der von Ihnen angegebenen Trinkmenge bei einer Wahrscheinlichkeit von etwa 38% mit negativen Folgen des Alkoholkonsums rechnen müssen.

Schließlich wird als letzte Rückmeldung zu den Trinkmengen bei denjenigen, die das Kriterium für Binge-Drinking (hoher Konsum bei einer Gelegenheit) erfüllen, ein Textbaustein zu dem ansteigenden Risiko von derartigem Trinken eingefügt. Die Kriterien sind bei weiblichen Studienteilnehmern mehr als vier Getränke bei einer Gelegenheit, bei männlichen mehr als fünf Getränke. Exemplarischer Textbaustein für weibliche Studienteilnehmer:

Studien konnten zeigen, dass Frauen, die mehr als vier Getränke bei einer Gelegenheit trinken, bereits ein erhöhtes Risiko von negativen Konsequenzen haben. Sie können Ihr derzeitiges Risiko deutlich vermindern, wenn Sie zukünftig unterhalb dieser Menge bleiben.

Entsprechend der Einordnung des Probanden in die Stadien der Änderungsbereitschaft werden unter der Überschrift *Strategien im Umgang mit Alkohol* verschiedene Prozesse zurückgemeldet. Es hat sich erwiesen, dass bei den frühen Stadien „Absichtslosigkeit" und „Absichtsbildung" auf das Erleben bezogene Strategien und Prozesse bedeutsam sind, während bei den Stadien „Vorbereitung" und „Handlung" eher die verhaltensbezogenen Prozesse im Vordergrund stehen (Perz et al.,

1996). Daher wird bei Vorliegen der ersten beiden Stadien der Änderungsbereitschaft eine Rückmeldung zu den erlebnisbezogenen Strategien gegeben. Dabei sind Normdaten aus einer Bevölkerungsstichprobe (Meyer, Rumpf, Hapke, Dilling, John, 2000) herangezogen und jeweils ein Textbaustein für hohe beziehungsweise niedrige Nutzung der Strategien ausgewählt worden. Die Entscheidung, ob hohe oder niedrige Werte vorliegen, wird anhand des Medians getroffen. Es erfolgen jeweils Rückmeldungen zu den Prozessen „Steigern des Problembewusstseins", „emotionales Erleben", „Neubewertung der persönlichen Umwelt", „Selbstneubewertung" und „Wahrnehmen förderlicher Umweltbedingungen". Falls der Studienteilnehmer im Stadium „Vorbereitung" oder „Handlung" ist, wird eine Rückmeldung gegeben zu den Strategien „Selbstverpflichtung", „Kontrolle der Umwelt", „Gegenkonditionierung", „Nutzen hilfreicher Beziehungen" und „Selbstverstärkung". Hier wiederum ein Beispiel für einen Textbaustein:

> Es beeindruckt Sie insgesamt weniger, wenn Sie von negativen Folgen des Alkoholkonsums hören. Versuchen Sie sich einmal vorzustellen, welche Bedeutung diese Informationen für Sie und ihr Umfeld haben können, indem Sie sich dieses genau ausmalen. Sie denken eher wenig darüber nach, welche Auswirkungen Ihr Alkoholkonsum auf andere Menschen hat. Vielleicht gibt es für Sie auch keinen Anlass dazu. Für einige kann es sinnvoll sein, sich in die Situation der Ihnen nahestehenden Menschen hineinzudenken. Für Sie gibt es Punkte, wo der Alkoholkonsum mit Ihren Einstellungen und Ihrem Erleben nicht übereinstimmt. Das mag ein Argument sein, weiter über Vorteile einer möglichen Änderung nachzudenken. Verglichen mit anderen, achten Sie vermehrt auf Information, in denen darüber berichtet wird, welche negativen Dinge mit Alkoholtrinken verbunden sein können. Damit gehen Sie einen Schritt in die Richtung, Vor- und Nachteile gegeneinander abzuwiegen. Das kann Sie voranbringen. Es fällt Ihnen auf, dass in der Öffentlichkeit und in der Gesellschaft Hilfen und Hinweise gegeben werden, vorsichtig mit Alkohol umzugehen. Hat das eine Bedeutung für Ihren eigenen Alkoholkonsum?

Wie oben bereits beschrieben, stehen die Konstrukte der Selbstwirksamkeitserwartung und der situativen Versuchungen in einem Zusammenhang mit der Motivation das Verhalten zu ändern. Daher wird im

Anschluss eine Rückmeldung zur Selbstwirksamkeitserwartung, den Alkoholkonsum kontrollieren zu können beziehungsweise nicht trinken zu müssen, gegeben. Das hat für Personen in dem Stadium der „Absichtslosigkeit" noch keine große Bedeutung, so dass hier kein solches Feedback erstellt wird. Für Personen in dem Stadium „Absichtsbildung" wird, wieder gesteuert über den Median, ein Textblock bei hoher beziehungsweise bei niedriger Selbstwirksamkeitserwartung gegeben. Hier ein Textbaustein für einen Studienteilnehmer mit einer niedrigen Selbstwirksamkeitserwartung:

> Wenn man seinen Alkoholkonsum verändern möchte, ist es wichtig, diejenigen Situationen genau zu kennen, in denen es einem schwer fallen könnte, wenig beziehungsweise keinen Alkohol zu trinken. Ihren Angaben entnehmen wir, dass Sie verglichen mit anderen wenig Zutrauen in Ihre Fertigkeiten haben, auch in kritischen Situationen bei Ihren Zielen zu bleiben. Dies ist möglicherweise ein wichtiger Hinderungsgrund für Sie, konkrete Veränderungen zu planen. Vergegenwärtigen Sie sich solche Situationen und überlegen Sie, wie Sie mit solchen Situationen besser umgehen können und welche Alternativen zum Alkoholtrinken es dabei für Sie geben könnte. Lesen Sie hierzu auch die Seiten 19-20 und 23-24.

Die Zuversicht, seinen Alkoholkonsum kontrollieren zu können, hängt mit Versuchungen, in bestimmten Situationen zu trinken, zusammen. Daher wird für Personen, die in den Stadien „Vorbereitung" und „Handlung" sind, neben der Rückmeldung über hohe oder niedrige Selbstwirksamkeit auch angegeben, in welchen Situationen die höchste Versuchung auftritt. Das erfolgt nur für diejenigen Studienteilnehmer, die niedrige Selbstwirksamkeitserwartungen haben. Dabei wird unterschieden zwischen vier Gruppen von Situationen: bei körperlichen Beschwerden, bei negativer Stimmung, in positiven sozialen Situationen und bei Vorliegen von Verlangen. Die Skala mit der höchsten Bewertung aus dem Fragebogen wird als Textbaustein rückgemeldet. Wenn alle vier Skalen gleichrangig bewertet wurden, wird kein Text eingefügt. Hier soll ein Beispiel für Versuchung in Situationen mit negativer Stimmung dargestellt werden:

Ihren Angaben konnten wir entnehmen, dass es Ihnen besonders bei negativen Stimmungszuständen schwer fällt, wenig beziehungsweise keinen Alkohol zu trinken. Folgendes kann hilfreich sein:

- Alternativen entwickeln.
- Musik hören, sich entspannen.
- Stressige Situationen meiden.
- Mit Freunden sprechen.
- Sich in Erinnerung führen, dass Alkohol keine Probleme löst.

Am *Ende der Rückmeldung* wird darauf verwiesen, dass es sinnvoll sein kann, den Text mehrfach beziehungsweise zu einem späteren Zeitpunkt erneut zu lesen, um dadurch ein weiteres Voranschreiten im Hinblick auf eine eventuelle Verhaltensänderung zu ermöglichen. Textbaustein:

Wir hoffen, Ihnen interessante Hinweise gegeben zu haben, die Sie für Ihre Gesundheit und Ihr Wohlbefinden nutzen können. Einiges von dem, was wir Ihnen als Rückmeldung gegeben haben, können Sie in der Broschüre vertiefen. Es hat sich auch als sehr hilfreich erwiesen, solch eine Rückmeldung wie diesen Brief öfter zu lesen oder nach einer längeren Pause noch einmal zur Hand zu nehmen.

Auswertung der bisherigen Ergebnisse zum Feedback:
Am Beginn der jeweiligen Intervention nach Zusenden des Feedbacks werden bei den Studienteilnehmern unter anderem zwei Aspekte zur Rückmeldung systematisch erhoben. Die beiden Aspekte können als Teil-Evaluation des Feedbacks hinsichtlich der Akzeptanz auf Seiten der Nutzer gelten, obwohl sie derzeit noch als vorläufig angesehen werden müssen. Die Studienteilnehmer werden gebeten, die Rückmeldung hinsichtlich zweier Aspekte jeweils auf einer Skala von 1 bis 10 einzuschätzen:

(1) Wie zutreffend für Sie persönlich fanden Sie die Rückmeldung? (1 bedeutet „gar nicht zutreffend" und 10 bedeutet „sehr zutreffend") und

(2) wie hilfreich für Sie persönlich fanden Sie die Rückmeldung? (1 bedeutet „gar nicht hilfreich" und 10 bedeutet „sehr hilfreich"). Hierbei zeigten sich die folgenden vorläufigen Ergebnisse (N=78): Der Mittelwert der Einstufung, wie zutreffend die Rückmeldung empfunden wur-

de, liegt bei 6,46 (Range: 1-10); der Mittelwert der Einstufung, wie hilf-reich sie empfunden wurde, liegt bei 6,48 (Range von 1-10). Es ergibt sich, dass 65% der Studienteilnehmer die Rückmeldung als auf sie persönlich zutreffend (Bewertung mit 6 und höher) und 62% sie als hilfreich (Bewertung mit 6 und höher) einschätzen.

4. AUSBLICK

Für die zukünftige Forschung bleiben einige Fragen offen. Es ist zu prüfen, ob die Wirksamkeit einer Rückmeldung, die bei Rauchern gefunden wurde, in ähnlicher Weise auch für Personen mit alkoholbezogenen Störungen gilt. Zunächst einmal bleibt abzuwarten, welche Ergebnisse das Projekt SIP zum Feedback bringen wird im Zusammenhang mit der Wirksamkeitsprüfung der Kurzinterventionen bei Patienten mit alkoholbezogenen Störungen. Weiterhin ist zu untersuchen, ob eine Rückmeldung in diesem Sinne eine allein erfolgversprechende Intervention auch für Patienten mit einer Alkoholabhängigkeit darstellen kann. Eventuell können niedrigschwellige Therapieangebote über eine Erhöhung der Erreichbarkeit der betroffenen Individuen eine bedeutsame Ergänzung zu aufwändigeren Angeboten der traditionellen Suchthilfe darstellen. Es muss geklärt werden, ob es Patienten gibt, denen ein anonymes Feedback bessere Hilfestellung bietet als ein umfangreicherer persönlicher Kontakt mit einem Experten. Letztendlich wird entscheidend sein, welche und wie Ressourcen eingesetzt werden können, um möglichst viele Betroffene zu erreichen und sie zu einer Verhaltensänderung oder gegebenenfalls zur Inanspruchnahme weiterer Hilfen zu motivieren. Obwohl es bereits eine Vielzahl erfolgversprechender Behandlungsmöglichkeiten und hilfreicher Forschungsansätze gibt, muss gerade in Deutschland noch weitere Anstrengung in die Klärung der offenen Fragen gesteckt werden, um zu einer Optimierung der gesundheitlichen Versorgung der Bevölkerung beizutragen. Hier wird auch in Zukunft noch ein großer Forschungsbedarf bestehen.

LITERATUR

Agostinelli, G., Brown, J.M., Miller, W.R. (1995). Effects of normative feed-back on consumption among heavy drinking college students. Journal of Drug Education, 25, 31-40

Bien, T.H., Miller, W.R., Tonigan, J.S. (1993). Brief interventions for alcohol problems: a review. Addiction, 88, 315-336

Cunningham, J.A., Humphreys, K., Koski-Jännes, A. (2000). Providing personalized assessment feedback for problem drinking on the internet: a pilot project. Journal of Studies on Alcohol, 61(6), 794-798

Cunningham, J.A., Wild, T.C., Bondy, S.J., Lin, E. (2001). Impact of normative feedback on problem drinkers: a small-area population study. Journal of Studies on Alcohol, 62, 228-233

Dawson, D.A. (1996). Correlates of past-year status among treated and untreated persons with former alcohol dependence: United States, 1992. Alcoholism: Clinical and Experimental Research, 20, 771-779

DiClemente, C.C., Marinilli, A.S., Singh, M., Bellino, L.E. (2001). The role of feedback in the process of health behavior change. American Journal of Health Behavior, 25, 217-227

John, U., Rumpf, H.-J., Hapke, U. (2000). Bevölkerungsorientierte Suchtkrankenversorgung. In: Deutsche Hauptstelle gegen die Suchtgefahren (Ed.), Individuelle Hilfen für Suchtkranke – Früh erkennen, professionell handeln, effektiv integrieren (pp. 71-82). Freiburg, Lambertus

Keller, S. (2002). Transtheoretisches Modell. In: H. Weber (Ed.), Gesundheitspsychologie von A bis Z. Göttingen, Hogrefe

Keller, S., Velicer, W.F., Prochaska, J.O. (1999). Das Transtheoretische Modell – Eine Übersicht. In: S. Keller (Ed.), Motivation zur Verhaltensänderung – Das Transtheoretische Modell in Forschung und Praxis (pp. 17-44). Freiburg, Lambertus

Martin-Diener, E., Suter, T., Somaini, B. (1999). Computergestützte Interventionsprogramme: Entwicklung, Wirksamkeit und Umsetzung. In: S. Keller (Ed.), Motivation zur Verhaltensänderung: Das Transtheoretische Modell in Forschung und Praxis. Freiburg, Lambertus

Meyer, C., Rumpf, H.-J., Hapke, U., Dilling, H., John, U. (2000). Prevalence of alcohol consumption, abuse and dependence in a country with high per capita consumption: Findings from the German TACOS study. Social Psychiatry and Psychiatric Epidemiology, 35, 539-547

Meyer, C., Rumpf, H.J., Hapke, U., John, U. (2000). Inanspruchnahme von Hilfen bei Rauchern zur Erlangung der Nikotin-Abstinenz. Sucht, 46, 398-407

Miller, W.R., Rollnick, S. (Eds.). (1999). Motivierende Gesprächsführung: Ein Konzept zur Beratung von Menschen mit Suchtproblemen. Freiburg, Lambertus

Moyer, A., Finney, J.W., Swearingen, C.E., Vergun, P. (2002). Brief interventions for alcohol problems: a meta-analytic review of controlled investigations in treatment-seeking and non-treatment-seeking populations. Addiction, 97, 279-292

Perz, C.A., DiClemente, C.C., Carbonari, J.P. (1996). Doing the right thing at the right time? The interaction of stages and processes of change in successful smoking cessation. Health Psychology, 15, 462-468

Poikolainen, K. (1999). Effectiveness of brief interventions to reduce alcohol intake in primary health care populations: a meta-analysis. Preventive Medicine, 28, 503-509

Prochaska, J.O., DiClemente, C.C. (1986). Toward a comprehensive model of change. In: W.R. Miller, N. Heather (Eds.), Treating addictive behaviors: Processes of change (pp. 3-27). New York, Plenum Press

Prochaska, J.O., DiClemente, C.C., Velicer, W.F., Rossi, J.S. (1993). Standardized, individualized, interactive, and personalized self-help programs for smoking cessation. Health Psychology, 12, 399-405

Prochaska, J.O., Velicer, W.F., Guadagnoli, E., Rossi, J.S. (1991). Patterns of change: Dynamic typology applied to smoking cessation. Multivariate Behavioral Research, 26, 83-107

Prochaska, J.O., Velicer, W.F., Rossi, J.S., Goldstein, M.G., Marcus, B.H., Rakowski, W., Fiore, C., Harlow, L.L., Redding, C.A., Rosenbloom, D., Rossi, S.R. (1994). Stages of change and decisional balance for 12 problem behaviors. Health Psychology, 13, 39-46

Rumpf, H.-J., Bischof, G., Hapke, U., Meyer, C., Broocks, A., Junghanns, K., Hohagen, F., John, U. (2001). Ein gestuftes Beratungskonzept für Patienten mit alkoholbezogenen Störungen in der allgemeinmedizinischen Praxis. Das Lübecker Projekt SIP. Schleswig-Holsteinisches Ärzteblatt, 54(12), 42-49

Rumpf, H.-J., Meyer, C., Hapke, U., Bischof, G., John, U. (2000). Inanspruchnahme suchtspezifischer Hilfen von Alkoholabhängigen und -missbrauchern: Ergebnisse der TACOS Bevölkerungsstudie. Sucht, 46, 9-17

Sitharthan, T., Kavanagh, D.J., Sayer, G. (1996). Moderating drinking by correspondence: an evaluation of a new method of intervention. Addiction, 91(3), 345-355

Sobell, L.C., Sobell, M.B., Leo, G.I., Agrawal, S., Johnson-Young, L., Cunningham, J.A. (2002). Promoting self-change with alcohol abusers: a community-level mail intervention based on natural recovery studies. Alcoholism: Clinical and Experimental Research, 26, 936-948

Velicer, W.F., Norman, G.J., Fava, J.L., Prochaska, J.O. (1999). Testing 40 predictions from the Transtheoretical Model. Addictive Behaviors, 24, 455-469

Velicer, W.F., Rossi, J.S., Prochaska, J.O. (1996). A criterion measurement model for health behavior change. Addictive Behaviors, 21, 555-584

Wilk, A.I., Jensen, N.M., Havighurst, T.C. (1997). Meta-analysis of randomized control trials addressing brief interventions in heavy alcohol drinkers. Journal of General Internal Medicine, 12, 274-283

Die Arbeit wurde gefördert durch das Bundesministerium für Bildung und Forschung (Förderkennzeichen: 01EB0121), das Ministerium für Soziales, Gesundheit und Verbraucherschutz des Landes Schleswig-Holstein (Förderzeichen: IX – 446 402.7080-014), die Innungskrankenkasse Schleswig-Holstein und die Guttempler Schleswig-Holstein.

Motivational Interviewing: Mission impossible? oder Kann man Empathie lernen?

Ralf Demmel

Ich sollte nicht rauchen, dachte er.

Ich trinke zuviel Bier.

Keines von beidem ist gut für mich, auf keinen Fall die Zigaretten. Nach seiner Darmkrebsoperation vor fast einem Jahr hatte ihm ein ahnungsloser Arzt gesagt, ab und zu ein Glas Bier würde nicht schaden – was Van Veeteren sich sofort ins Gedächtnis eingeprägt hatte, und er wusste, dass er diese Aussage nie vergessen würde, selbst wenn er 110 Jahre alt würde.

Håkan Nesser, Die Frau mit dem Muttermal

Wie lernt man Motivational Interviewing (MI)? Wie lange dauert das? Kann das jeder lernen? Auf diese Fragen findet man in der Literatur keine befriedigenden Antworten (zusammenfassend Demmel, 2001; Dunn, Deroo, Rivara, 2001). Wir wissen nahezu nichts über die Effizienz herkömmlicher Fortbildungen (in der Regel werden die Teilnehmer lediglich um eine globale Bewertung des Lernerfolgs gebeten; siehe zum Beispiel Prescott, Opheim, Børtveit, 2002). Die bislang vorliegenden Daten sowie die Berichte erfahrener Trainer geben jedoch wenig Anlass zu Optimismus. Die Auswirkungen eines zweitägigen MI-Trainings auf die Routine scheinen eher gering zu sein (Miller, Mount, 2001). Darüber hinaus überschätzen zahlreiche Teilnehmer ihre eigenen Fähigkeiten – „Reflective Listening? Das ist ja nichts Neues! Das mache ich sowieso schon" – und sehen daher keine Notwendigkeit, weitere Fortbildungsangebote in Anspruch zu nehmen: „The single-workshop approach to clinical training may thus even serve as a kind of inoculation against further learning, inflating clinician self-efficacy without altering practice behavior enough to improve client outcomes" (Miller, Mount, 2001, p. 468). Das geringe Interesse an der (Prozess-)Evaluation von Trainingsmaßnahmen geht häufig mit einer vagen Beschreibung von Behandlungsprogrammen sowie einer inflationären Verwendung des Begriffs *Motivational Interviewing* einher (zum Beispiel Kuchipudi, Hobein, Flickinger, Iber, 1990): Die interne Validität – Was machen die

Therapeuten eigentlich mit ihren Patienten? Ist das wirklich MI? – wird selten überprüft. „Manualtreue" kann jedoch keineswegs vorausgesetzt werden: „Put bluntly, we do not know what went on inside the consultation ..." (Rollnick, 2001, p. 1769). Was tun? Welche Schlussfolgerungen lassen sich vor dem Hintergrund der – zumeist englischsprachigen – Literatur in Hinblick auf Planung und Durchführung ärztlicher Fortbildung ziehen?

Standardisieren ...

Eine zusammenfassende Bewertung der bislang durchgeführten Studien lässt vermuten, dass die Wahrscheinlichkeit einer erfolgreichen Anwendung der von Miller und Rollnick (1991, 2002) entwickelten Behandlungstechniken durch ein weitgehend standardisiertes Vorgehen deutlich erhöht werden kann (Demmel, 2001; siehe auch Rollnick, Heather, Bell, 1992).

Anpassen ...

Das Training sollte den Vorkenntnissen der Teilnehmer angepasst werden. Die Implementierung so genannter „opportunistischer" Kurzinterventionen zum Beispiel darf keine langjährige psychotherapeutische Ausbildung oder Erfahrung der durchführenden Ärzte voraussetzen (Reid, Fiellin, O'Connor, 1999, p. 1687). Rollnick et al. (2002) schlagen vor, MI – ein aufwendiges psychotherapeutisches Verfahren, dessen Anwendung die Integration einer Vielzahl komplexer und anspruchsvoller therapeutischer Techniken und somit ein hohes Ausbildungsniveau voraussetzt – von *behavior change counseling* (BCC) abzugrenzen. BCC ist in vielerlei Hinsicht eine Adaptation und Vereinfachung des von Miller und Rollnick (1991, 2002) beschriebenen Vorgehens, die den Prinzipien der *patient-centered medicine* (Stewart et al., 1995) entspricht, und die Etablierung eines egalitären Behandlungsstils in der medizinischen Basisversorgung erleichtern soll (siehe auch Rollnick, Mason, Butler, 1999).

Dosieren ...

Die „Dosierung" von Trainingsmaßnahmen scheint einen Einfluss auf deren Erfolg zu haben: Mehrere kleine „Dosen" (zum Beispiel zehnmal zwei Stunden) sind einer einmaligen hohen „Dosierung" (zum Beispiel einmal drei Tage) vorzuziehen (Prescott et al., 2002).

Beobachten ...

Selbsteinschätzungen von Ärzten oder Therapeuten einerseits – Habe ich dem Patienten Gelegenheit gegeben, seine Sicht der Dinge darzustellen? Habe ich aufmerksam zugehört? etc. – und die Ergebnisse der Auswertung von Audio- oder Videoaufzeichnungen stimmen in der Regel nicht überein (zum Beispiel Miller, Mount, 2001). Auf eine Analyse beobachtbaren Verhaltens (Wie lange spricht der Patient? Bittet der Arzt um Erlaubnis? etc.) kann daher nicht verzichtet werden: „The direct observation of practice behavior moves psychotherapy research beyond the simplistic black box conception of treatments, which have often been characterized in outcome studies by little more than a brand name, a description of ingredients, and a manual of intended procedures" (Miller, Mount, 2001, p. 469).

Simulieren ...

Rollenspiele mit standardisierten Patienten unter alltäglichen Bedingungen – zum Beispiel im Rahmen der Sprechstunde – kommen der „Wahrheit" wahrscheinlich wesentlich näher als die herkömmlichen Übungen während eines Workshops (Rollnick, Kinnersley, Butler, 2002).

(Ver-)lernen ...

Offensichtlich wird von Trainern häufig übersehen, dass die Anwendung der von Miller und Rollnick (1991, 2002) beschriebenen Gesprächstechniken keinesfalls mit einer Einstellungsänderung beziehungsweise dem „Ablegen alter Gewohnheiten" einhergehen muss: So gelingt es beispielsweise zahlreichen Ärzten und Therapeuten, im Verlauf eines Gesprächs scheinbar inkompatible Kommunikationsstile zu mixen und somit trotz aufmerksamen Zuhörens Reaktanz zu provozieren: „If consistency of counseling approach is an important determinant of outcome, training may thus need to focus as much on selectively suppressing old counseling habits as on enhancing new ones. The need for and difficulty of suppressing prior counseling patterns may increase with years of experience" (Miller, Mount, 2001, p. 468).

179

ZUM BEISPIEL PROJECT BrIAN …

Im Rahmen des vom Bundesministerium für Bildung und Forschung geförderten Projekts BrIAN (*Br*ief *I*ntervention for *A*lcohol Problems and *N*icotine Dependence) bereiten sich Hausärzte aus Nordrhein-Westfalen während einer sechsstündigen Fortbildung auf die Durchführung einer Kurzintervention vor, die weitgehend den von Miller und Rollnick (1991, 2002) formulierten Behandlungsprinzipien entspricht. Die Intervention wird in einem zweiseitigen Gesprächsleitfaden beschrieben (siehe Kasten 1): Auf das Angebot, den Patienten über die Ergebnisse eines Screenings zu informieren (*permission*), folgen eine sachliche und wertungsfreie Rückmeldung über die Höhe des Alkoholkonsums (*feedback*), offene Fragen nach der Veränderungsbereitschaft des Patienten (*eliciting change talk*; siehe Abbildung 1 und Kasten 2) und gegebenenfalls die Vereinbarung der Behandlungsziele in gegenseitigem Einvernehmen zwischen Arzt und Patient (*shared decision making*). Rollenspiele mit instruierten Schauspielern – so genannten standardisierten Patienten (zusammenfassend Hoppe, 1995) – sollen die Ärzte einerseits auf die Durchführung der Intervention vorbereiten und andererseits eine Beurteilung der „Manualtreue" erlauben (die Mehrzahl der Gespräche wird aufgezeichnet und transkribiert; zur Transkription von Gesprächen siehe zum Beispiel Dittmar, 2002). Die Analyse der Audioaufzeichnungen ist Gegenstand mehrerer Gespräche, die der Trainer (RD) mit den teilnehmenden Ärzten führt, um die Aneignung eines egalitären Behandlungsstils zu fördern. Darüber hinaus wurden verschiedene Ratingskalen zur Selbst- und Fremdeinschätzung entwickelt (siehe Tabelle 1). Im Verlauf des Trainings werden die teilnehmenden Ärzte wiederholt auf „Fehler und Fallen der Gesprächsführung" hingewiesen, die in einer umfangreichen Liste sogenannter DONTs beschrieben werden (siehe Demmel, in press). Die (Prozess-)Evaluation des Trainings sowie der Implementierung soll die Beantwortung einer Reihe verschiedener Fragen ermöglichen: Fördert das Training die Etablierung eines patientenzentrierten Kommunikationsstils? Folgen die teilnehmenden Ärzte dem Leitfaden? Stimmen Selbst- und Fremdeinschätzung überein? Lässt sich der Erfolg des Trainings vorhersagen? etc.

Kasten 1: Project BrIAN: Gesprächsleitfaden

1. SCHRITT: EINLEITUNG, DANKESCHÖN UND ERLAUBNIS

Sie haben sich bereit erklärt, an dieser Studie teilzunehmen. Vielen
Dank! Das ist wirklich sehr freundlich von Ihnen. Es kostet ja doch
etwas Zeit, den Fragebogen auszufüllen. Ich wollte mit Ihnen noch
mal kurz darüber reden. Einverstanden?
Ich möchte Ihnen noch mal dafür danken, dass Sie sich Zeit für diese Untersuchung nehmen. Je mehr Patienten daran teilnehmen,
desto aussagekräftiger sind die Ergebnisse.

2. SCHRITT: FEEDBACK

Wir haben Ihren Alkoholkonsum mit dem anderer Männer (Frau-
en) Ihrer Altersgruppe verglichen. Nach unseren Tabellen trinken
Sie mehr als 87% der Männer Ihrer Altersgruppe. Das ist recht viel.
Was meinen Sie dazu?

Reflective Listening!
Das überrascht Sie!
Das können Sie kaum glauben!
Das haben Sie nicht erwartet!
Das sehen Sie anders!
Sie finden nicht, dass Sie besonders viel trinken.
…

Reaktanz reduzieren!
Aus medizinischer Sicht ist es auch nicht so wichtig, ob Sie mehr
oder weniger trinken als andere Leute. Darauf kommt es letztlich
nicht an! Viel wichtiger ist, ob Alkohol Ihrer Gesundheit schadet
oder irgendwann einmal Ihrer Gesundheit schaden könnte.
Sie müssen schlucken … Sie haben nicht erwartet, dass Sie mehr
trinken als 94% der Frauen Ihres Alters. Und Sie dachten bislang
auch nicht, dass Ihre Freunde und Bekannten besonders viel trinken … Sie haben hier eben eine „3" angekreuzt. Wie sehen Sie das
jetzt?
…

181

3. SCHRITT: VERÄNDERUNGSBEREITSCHAFT ERHÖHEN

(A) Wichtig 0 – 3, Zuversicht 0 – 10

OK, eine „2" ... Es ist Ihnen also nicht völlig unwichtig. Warum nicht „0"?

Andere Dinge sind zur Zeit wahrscheinlich wichtiger. Können Sie sich vorstellen, dass sich das mal ändert. Dass Sie also sagen: Ich sollte vielleicht doch weniger trinken. Wann würde aus der „3" zum Beispiel eine „7" oder „8" werden?

Im Moment denken Sie nicht darüber nach, Ihren Konsum zu reduzieren. Was sind denn die guten Seiten am Alkohol? ... Und was ist nicht so gut?

Reflective Listening!
Wenn Sie erfahren würden, dass Sie schwer krank sind.

Wenn Ihnen das Atmen schwer fallen würde.
Wenn Sie nicht mehr dürften!
Wenn die Gesundheit Ihrer Kinder es verlangen würde.
Wenn die Gesundheit Ihrer Kinder gefährdet wäre.
Wenn Sie schwanger wären.
...

(B) Wichtig 4 – 6, Zuversicht 0 – 6

Einerseits ist es Ihnen nicht ganz unwichtig, weniger zu trinken. Andererseits sind Sie sich aber nicht so sicher, ob Sie das schaffen würden. Lassen Sie mich zunächst mal fragen: Was sind denn die guten Seiten am Alkohol? ... Und was ist nicht so gut? ... Was würde Sie denn zuversichtlicher stimmen? Was würde es Ihnen leichter machen, weniger zu trinken?

Reflective Listening!
Sie sprechen einen wichtigen Punkt an: den Zusammenhang zwischen Stress und Alkohol.

Wenn Sie mehr Zeit für sich und Ihre Familie hätten.

Wenn Sie wieder mehr Sport treiben würden, würde es Ihnen leichter fallen, weniger zu trinken.

Wenn Sie nicht mehr rauchen würden, würden Sie automatisch weniger trinken.

Sie sind also nicht sehr zuversichtlich, aber auch nicht völlig hoffnungslos.

Sie wissen nicht so recht.

...

(C) Wichtig 4 – 6, Zuversicht 7 – 10

Es ist Ihnen nicht ganz unwichtig, weniger zu trinken. Und Sie sind sich auch ziemlich sicher, dass Sie das schaffen würden. Was müsste geschehen, damit es Ihnen (noch) wichtiger wird, weniger zu trinken. Wann würden Sie „8" oder „9" oder „10" ankreuzen?

Reflective Listening!
Sie sind also sehr guter Dinge!
Sie sind sich also ziemlich sicher, dass Sie das schaffen würden!
...

(D) Wichtig 7 – 10, Zuversicht 0 – 6

Es ist Ihnen offensichtlich ziemlich (sehr) wichtig, mit dem Rauchen aufzuhören. Aber Sie sind nicht besonders zuversichtlich. (Aber Sie sind sich nicht ganz sicher, ob Sie das schaffen.) Was würde Sie optimistischer stimmen? Was würde es Ihnen leichter machen, mit dem Rauchen aufzuhören?

Reflective Listening!
Einerseits möchten Sie schon mit dem Rauchen aufhören, andererseits glauben Sie aber nicht, dass die Erfolgsaussichten im Moment sehr groß wären.

...

(E) Wichtig 7 – 10, Zuversicht 7 – 10

Sie denken, dass Sie weniger trinken sollten, und Sie sind auch ganz optimistisch, dass Sie das schaffen könnten. Was könnte der letzte Anstoß sein?

4. SCHRITT: VEREINBARUNG

Darf ich noch mal zusammenfassen, was wir bisher besprochen haben? Unterbrechen Sie mich bitte, wenn Sie etwas ergänzen möchten. Einerseits ... andererseits ...

Wie wollen wir weitermachen? ... Darf ich Ihnen ein paar Vorschläge machen?

Wollen Sie noch mal drüber schlafen? Wollen wir nächste Woche noch mal darüber reden?

Noch mal zur Erinnerung ...

Lassen Sie den Patienten bitte während des Gesprächs „Wichtigkeit" und „Zuversicht" einschätzen. Beziehen Sie sich bitte auf diese Angaben! Reduzieren Sie Reaktanz („Widerstand") und vermeiden Sie typische Fallen der Gesprächsführung (siehe die DONTs).

Viel Erfolg!

Abbildung 1: Project BrIAN: Eliciting Change Talk

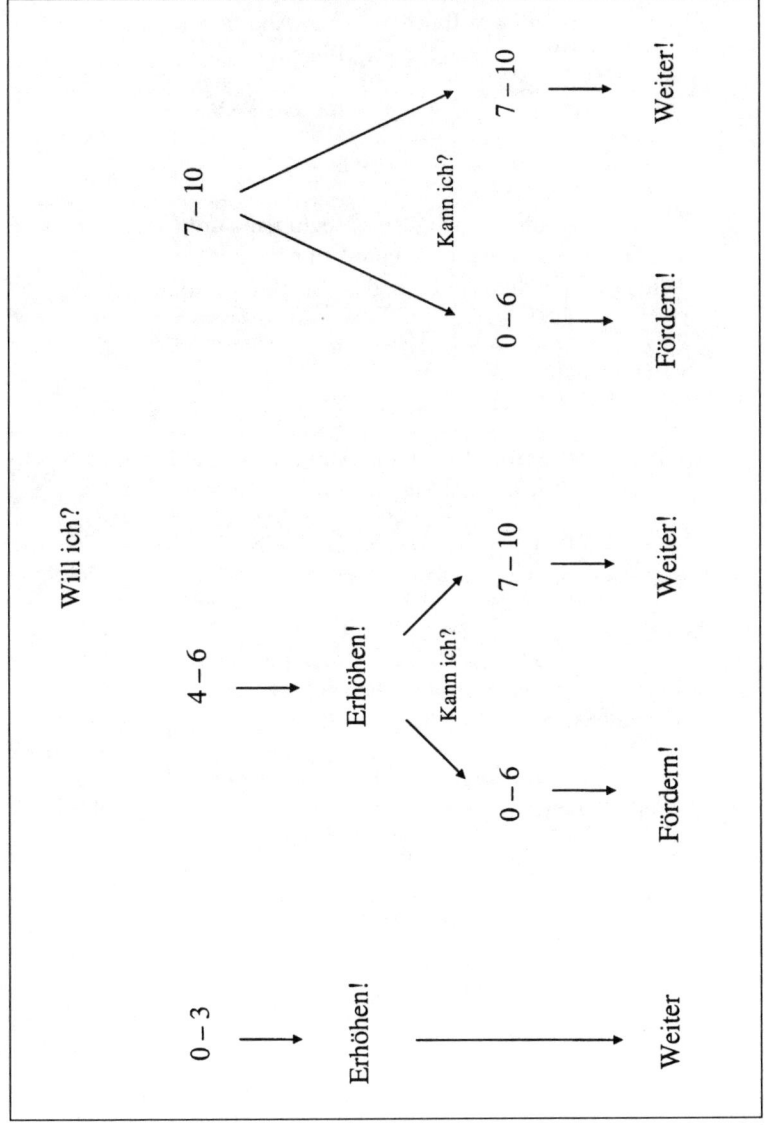

Kasten 2:   Project BrIAN: Veränderungsbereitschaft

> Wie wichtig ist es Ihnen, weniger Alkohol zu trinken?
> Wie denken Sie im Moment darüber?
>
> 0 – 1 – 2 – 3 – 4 – 5 – 6 – 7 – 8 – 9 – 10
> unwichtig   sehr wichtig

> Wenn Sie sich jetzt vornehmen würden,
> weniger Alkohol zu trinken:
> Wie zuversichtlich sind Sie, dass Sie das schaffen würden?
>
> 0 – 1 – 2 – 3 – 4 – 5 – 6 – 7 – 8 – 9 – 10
> überhaupt nicht   absolut

> Wie wichtig ist es Ihnen, mit dem Rauchen aufzuhören?
> Wie denken Sie im Moment darüber?
>
> 0 – 1 – 2 – 3 – 4 – 5 – 6 – 7 – 8 – 9 – 10
> unwichtig   sehr wichtig

> Wenn Sie sich jetzt vornehmen würden,
> mit dem Rauchen aufzuhören:
> Wie zuversichtlich sind Sie, dass Ihnen das gelingen würde?
>
> 0 – 1 – 2 – 3 – 4 – 5 – 6 – 7 – 8 – 9 – 10
> überhaupt nicht   absolut

Tabelle 1. *Brief Assessment of Shared Decision Making in Health Care* (Don't BASH): Beispielitems

---

Hatte der Patient Gelegenheit, seine Sicht der Dinge darzustellen?
Hatte der Arzt Verständnis für den Standpunkt des Patienten?
Hat der Arzt versucht, sich in die Situation des Patienten hineinzuversetzen?
Hatte der Arzt Interesse an der Meinung des Patienten?
Hat der Arzt den Patienten unter Druck gesetzt?
Hat der Arzt „gepredigt"?
Hat der Arzt „mit erhobenem Zeigefinger" gesprochen?
Ist der Arzt auf den Patienten eingegangen?
Glauben Sie, dass der Patient mit diesem Arzt noch einmal über dieses Thema sprechen wollte?
War das Gespräch eher ein „Miteinander" oder eher ein „Gegeneinander"?

ZUM BEISPIEL HERR KALINA …

An Project BrIAN nehmen bislang 23 Hausärzte – vorwiegend Fachärzte für Allgemeinmedizin oder Internisten – teil (Stand November 2002). Jeder Arzt führt während seiner Sprechstunde mehrere Gespräche mit einem standardisierten Patienten (siehe Abbildung 2). Diese Gespräche werden aufgezeichnet und anschließend von verschiedenen Experten hinsichtlich Verlauf und Ergebnis beurteilt (im Rahmen verschiedener Studien wird gegenwärtig versucht, Determinanten der Urteilsbildung zu identifizieren). Vor der ersten simulierten Intervention (Rollenspiel t_0) liegen den Ärzten lediglich die fiktiven Ergebnisse eines Screenings sowie eine schriftliche Instruktion vor. Diese Situation ist in vielerlei Hinsicht neu und ungewohnt (Rollenspiel, standardisierter Patient, Audioaufzeichnung, Instruktion etc.). Das zweite Gespräch mit „Herrn Kalina" (Rollenspiel t_1) führen die Ärzte jeweils unmittelbar nach der sechsstündigen Fortbildung. Ein Vergleich der Transkripte ermöglicht unter anderem eine Einschätzung der Veränderung von Kommunikationsstil und Gesprächsverlauf und somit eine Evaluation der Fortbildung. Ein Beispiel soll dies illustrieren. Im Verlauf des zweiten Gesprächs (siehe Kasten 3) folgt Herr Dr. G. weitgehend dem im Leitfaden skizzierten Vorgehen und wendet eine Vielzahl der vorgeschlagenen Gesprächstechniken an (die Ziffern beziehen sich auf die Nummerierung in Kasten 3): sachliche und wertungsfreie Rückmeldung (1), *reflective listening* (7), *shifting focus* (9), *eliciting change talk* (11) etc.

Abbildung 2: *Project BrIAN:* Training und Implementierung

Instruktion	Rollenspiel t_0	Workshop I	Workshop II	Rollenspiel t_1	Implementierung	Booster Session
	Standardisierter Patient Hr. K. [a,b]	Rational & Leitfaden Standardisierte Patientin Fr. L. [b]	Auswertung t_0 Standardisierte Patienten Fr. L., Hr. S. & Fr. G. [b]	Standardisierter Patient Hr. K. [a,b]	Screening (AUDIT etc.) Kurzintervention	Auswertung t_1 Trouble Shooting Standardisierte Patientin Fr. S. [b]
Dauer:	10-30 Minuten	drei Stunden	drei Stunden	1C-30 Minuten		drei Stunden

[a] Rollenspiel während der Sprechstunde des Arztes
[b] Aufzeichnung des Gesprächs.

Kasten 3:   Gespräche

Erstes Gespräch von Herrn Dr. G. (Kursivdruck) mit dem
standardisierten Patienten Herr Kalina (Rollenspiel t_0)

*1.   Herr Kalina, Sie haben ja heute bei uns einen Fragebogen
     ausgefüllt, der sich auf ein Thema Rauchen und Alkohol be-
     zieht. Haben Sie dazu noch irgendwelche Fragen, oder soll
     ich Ihnen das noch mal, kann ich Ihnen das noch mal kurz er-
     klären, was wir damit eigentlich erreichen wollen?*

2.   Ja, so richtig klar is' mir das nich'. Also, ich hab' den Frage-
     bogen einfach so ausgefüllt, weil ich dachte, vielleicht ganz
     interessant.

*3.   Gibt's da irgendwelche Fragen, die Ihnen nicht klar sind,
     oder war Ihnen das, was da drin steht, war's 'en Problem,
     damit umzugehen?*

4.   Das meiste war eigentlich ganz klar.

*5.   Wir haben so einen Fragebogen, also so einen Fragebogen
     entwickelt worden, um Menschen herauszufiltern und zu er-
     kennen, die möglicherweise ihre, ihren Alkoholkonsum be-
     ziehungsweise ihre Rauchgewohnheiten verändern wollen
     und um zu sehen, ob tatsächlich ein Verhalten vorliegt, wo
     wir sagen, dass da is' eine Gefährdung da, deswegen gibt es
     so einen Fragebogen, und da gibt es verschiedene Punkte
     und diese Punktzahlen ergeben dann sozusagen ein Bild, von
     dem wir sagen können, es is' ein, man sollte ein Menschen,
     Patienten darauf ansprechen, dass er eventuell noch mal
     darüber nachdenkt, was er da, was da möglicherweise ein
     Problem is'. Beim Rauchen, denk' ich mal, is' es Ihnen rela-
     tiv klar. Da ham' Sie ja auch angekreuzt, Sie möchten eigent-
     lich weniger rauchen.*

6.   Jaa. Also, wär' mir schon ganz lieb. Also so, ich rauche ein-
     fach gerne, und, aber die Vernunft sagt, dass ich aufhören
     müsste. Und hab's auch schon 'en paar Mal probiert, das is'
     aber in die Hose gegangen.

7. *Was ham' Sie denn da für, auf welche Art und Weise ham' Sie's probiert?*

8. Einfach radikal alles weggeschmissen und versucht, von einer Sekunde zur anderen aufzuhören, so ungefähr.

9. *Ham' Sie denn so von anderen Möglichkeiten schon mal gehört, was da vielleicht machbar wäre?*

10. Nich' so viel eigentlich.

11. *Es gibt ja da die Möglichkeit, dass man das über ein spezielles Entwöhnungstraining macht. Das bieten beispielsweise Krankenkassen an. Da gibt es zur Zeit ein, so ein Training, was von der Barmer Ersatzkasse gemacht wird, daran können auch teilnehmen Patienten, die nicht dort versichert sind. Das geht über mehrere Nachmittage, wo oder beziehungsweise auch Abendtermine, wo dann die Patienten zusammenkommen und solch ein Antirauchtraining machen. Könnten Sie sich vorstellen, daran teilzunehmen?*

12. Jaaa. Vielleicht, also wenn es. Ich meine, ich hab's eben einfach allein probiert, es hat nich' geklappt, vielleicht sollt' ich so was mal probieren. Also, ich hab' mir natürlich noch nich' so Gedanken da gemacht. Das zahlt die Krankenkasse?

13. *Das zahlt die Krankenkasse!*

14. Jaa. Dann würd' ich das wohl mal, kann man einfach so mal ausprobieren.

15. *Ja. Also dann, wir ham' vorne an der Anmeldung darüber Informationsmaterial dann würd' ich Ihnen das mitgeben, dann könnten Sie sich ja darum kümmern.*

16. Gut.

17. *Jetzt hatte dieser Fragebogen ja sozusagen eine zweite Komponente: Das war dieser Alkoholkonsum. Ham' Sie da selber, Sie ham' ja da angekreuzt, dass Sie schon mal angesprochen worden sind, ob Sie nicht vielleicht weniger trinken könnten. Wer hat das denn gemacht?*

18. Ach, meine Frau meinte, was meint man, dass ich 'en biss-chen weniger trinken sollte, aber ich eigentlich nich' soo. Weiß nich' es, sie meinen manchmal, ich könnte mal ein Bier weniger trinken am Abend. Weiß ich nich'. Also. Das is' ei-gentlich alles.

19. *Für Sie ist das jetzt aber kein so ein großes Problem?*

20. Och ja, ich finde das einfach sehr angenehm und entspan-nend, dann noch so'n Bier zu trinken. Und ich komm' da ei-gentlich ziemlich gut mit klar und weiß auch nich', warum sie da meint, dass ich dann auf eins, auf eins verzichten soll, weil. Also, ich find', ich bin nich' betrunken hinterher, das is' einfach nur so 'ne gute Entspannung.

21. *Nun is' das so, dass auf diesem Fragebogen Sie, wie ich Ih-nen eben schon sagte, eine Punktzahl erreicht haben, die ei-nen eher überdurchschnittlichen Alkoholkonsum erkennen lässt.*

22. Wie überdurchschnittlich?

23. *Sie schreiben ja oder Sie, Sie kreuzen an, dass Sie so relativ häufig, also an mindestens 20 Tagen im Monat Alkohol trin-ken und das auch in einer Menge so von drei bis vier Bier. So hab' ich das jetzt verstanden.*

24. Ja. Aber ich dachte, das is' doch noch auch in 'nem normalen Bereich, die anderen Leute trinken doch auch ähnlich viel oder mehr sogar.

25. *Wir wollen eigentlich auch nur damit sozusagen einmal die, ja die Aufmerksamkeit darauf lenken, dass es ein Problem ge-ben kann, weil das manchmal ja so schleichend passiert. Da bieten wir ein Seminar an, auch für die, für Patienten, die sich da mal näher drüber informieren wollen. Auch das [Was is' das für'n Seminar? Auch das könnten Sie wahrnehmen bei uns. Das is' ein Seminar, auch ein Patientenseminar, da ham' wir einen Spezialisten noch dabei, der mit den Teilneh-mern bespricht, wie beispielsweise, die, die, der Alkoholkon-sum, unter welchen Bedingungen möglicherweise der Alko-holkonsum so außer Kontrolle geraten könnte.*

26. Da bin ich da so mit allen, allen, lauter Alkoholikern in der Runde oder wie is' das?

27. *Ne, das eigentlich nicht, die diejenigen, es sind eigentlich nur diejenigen, die Interesse dran haben, einfach darüber auch mal mehr zu erfahren. Wenn Sie da Interess'...* [Also nich' außergewöhnliche Trinker ... *Nein, wenn Sie da* [normale Trinker oder ... *Nein, wenn Sie da Interesse hätten, da auch mal etwas näher zu erfahren, es is' also keine Gruppe, keine Psychotherapiegruppe, die, wo sozusagen schon eine Therapie gemacht werden soll, sondern es is' einfach erst mal eine Information, für diejenigen, die möglicherweise gefährdet sind, auch mal ein Alkoholproblem zu bekommen.*

28. Aber ich hab' mich da, eigentlich seh' ich mich nich' so gefährdet, weil ich kann aufhören, wenn ich aufhören will und ich trink' auch nich' jeden Tag, also so ...

29. *Ich kann es Ihnen so anbieten, wenn Sie da sich noch mal Gedanken drüber machen, können Sie mich gerne noch mal ansprechen* [Is' ja gut ... *Diese Gruppen finden regelmäßig statt. Also, wir ham' da, es kommt nich' darauf an, dass man einen Termin jetzt verpasst, wenn Sie sich überlegt haben, vielleicht auch noch mal 'en Gespräch mit Ihrer Frau, ob das für Sie interessant wäre, würd' ich Ihnen das gerne anbieten.*

30. Ja. Also. Und Sie meinen, ich wäre so 'ne gefährdete Person?

31. *Es könnte so sein, die Problematik, die wir haben, is' ja immer, so einen Fragebogen zu erstellen, wo man relativ verlässlich etwas darüber sagen kann, is' jemand gefährdet oder nicht, und zumindestens gehörten Sie zu denjenigen, die möglicherweise das ein bisschen reduzieren könnten, und deswegen dieses Angebot.*

32. Na gut. Okay.

Zweites Gespräch von Herrn Dr. G. (Kursivdruck) mit dem standardisierten Patienten Herr Kalina (Rollenspiel t_1)

1. *Schön, Herr Kalina, Sie hatten sich netterweise bereit erklärt, an dieser Studie teilzunehmen. Vielen Dank, dafür. Kostet ja doch 'en bisschen Zeit, das da auszufüllen, aber [ja, im Wartezimmer … Ja, wenn wa', je mehr Patienten wir haben, um so aussagekräftiger is' das. Noch mal vielen Dank dafür. Es is' so, dass Sie in der oder man kann in der Tabelle nachschau'n, dass Sie danach mehr als 84 Prozent Ihrer Alters- und Geschlechtsgruppe an Alkohol konsumieren.*

2. Wie mehr als 84 Prozent?

3. *Genau. Das is' recht viel, was …*

4. Also, 84 Prozent trinken weniger?

5. *So ist das.*

6. Das erstaunt mich jetzt aber.

7. *Das überrascht Sie.*

8. Ja. Ich meine, so viel trink' ich ja eigentlich auch nicht.

9. *Aus medizinischer Sicht könn' wa' eigentlich sagen, dass es nun gar nich' so ganz wichtig ist, ob Sie jetz' viel oder wenig trinken, sondern es kommt eher darauf an, ob der Alkohol möglicherweise irgendwann mal Ihrer Gesundheit schaden könnte. Das is' eigentlich so dieser Aspekt, den wir dabei sehen. Das überrascht Sie also, dass das also eine so hohe Zahl ist, die …*

10. Ja, weiß ich nich' genau, auch wie Sie so darauf kommen, weil es gibt doch 'ne ganze Reihe Leute, find' ich, die mehr trinken, also wenn ich mich so umgucke. Find' ich's eigentlich nich', dass ich soo hoch liege, muss ich schon sagen, das erstaunt mich sehr.

11. *Sie ham' eine da angekreuzt, auf dem Fragebogen eine Drei, dass es Ihnen nich' völlig unwichtig is', was Sie da jetzt überlegt haben bezüglich des Alkohols. Wie, wann würde denn aus der Drei eine Sieben oder Acht werden bei Ihnen?*

12. Aus der Drei eine Sieben oder Acht? Na ja, wenn ich jetz' wirklich das Gefühl hätte, ich könnte nich' ohne Alkohol leben oder bei irgendwelchen größeren gesundheitlichen Probleme.

13. *Also, im Moment denken Sie noch nicht darüber nach, Ihren Konsum zu reduzieren?*

14. Och. Hatt' ich eigentlich noch gar nich' so'n 'ne Veranlassung gesehen, ne? Also, das kommt ja jetz' ganz neu auf mich zu.

15. *Also, Sie würden das, um es so 'en bisschen zusammenzufassen, eher wichtig finden, wenn Sie gesundheitliche Probleme bekämen. Das wäre für Sie ein Grund.*

16. Ja, oder wenn sich so was abzeichnen würde oder so, also wenn man wirklich meinen würde, das is'. Ja. Hab' mich noch nich' da so damit beschäftigt, ne? Ich dachte, das wär' eigentlich so ganz okay.

17. *Wenn Sie das müssten, auf der einen Seite is' es für Sie nich' ganz unwichtig, weniger zu trinken, andererseits sind Sie aber auch nich' sicher, möglicherweise ob Se' das so jetz' müssen und schaffen würden. Was würde denn Sie zuversichtlicher stimmen oder was würde es Ihnen leichter machen, weniger zu trinken?*

18. Ach, ich mein', ich trau' mir das wohl zu, also ich trink' ja auch nich' jeden Tag und wenn ich nich' will, dann trink' ich auch nich', also, ich hab' nich' das Gefühl, da so abhängig von zu sein. Weniger, weiß es auch nich', wenn, was müsste das schon, ja, wenn, müsst' ich mir wirklich so'n bisschen Gedanken zu machen, weil ich hab' das wirklich noch nich' so erwartet, dass es jetz' so extrem wär'. Ich würde eigentlich sagen, irgendwie, dass man schon 'n schön' Feierabend hat und entspannen, ne? Dafür is' das Bier ganz gut. Na ja, ich mein', ich glaub', ich kann das auch einschränken, wenn ich das will.

19. *Gut. Also, wenn Sie mehr Informationen haben möchten bezüglich auch der gesundheitlichen Dinge, kann ich Ihnen das*

Angebot machen, dass man mal die Leberwerte überprüft, wenn Sie sagen wir stell'n das noch mal zurück, dann könn' wa' das gerne [Ja, das könn' wa' ja mal machen *im Raum stehen lassen, ansonsten würd' ich Sie bitten, dann nächste Woche mal zu kommen, dann würden wa' halt das mal so von der medizinischen Seite versuchen abzuchecken und würden dann uns noch mal drüber unterhalten.*

20. Ja, das wär' vielleicht ganz gut, muss das ja auch erst mal 'en bisschen sacken lassen jetzt, ne?

21. *Ja, das is', da ham' wa' aber auch Zeit und das könn' Se' auch dann in Ruhe noch mal überlegen, und wir würden dann zusammen das besprechen, wenn Sie das möchten, wenn Ihre Werte dann vorliegen.*

22. Ja gut.

23. *Gut, dann würden wa' da für die nächste Woche noch mal einen Termin machen und das zusammen besprechen. Was das Rauchen anbelangt, scheint es Ihnen sehr wichtig zu sein, dass Se' mit dem Rauchen aufhör'n wollen.*

24. Ja, doch. Auf jeden Fall, also das hab' ich schon mehrfach auch probiert. Also, das würd' ich viel eher als Problem sehen.

25. *Ja.*

26. Weil ich da einfach merke, mit diesem ständigen Husten, den ich nicht loswerde, und dass es schon auch auf die Gesundheit geht, jetz'. Also, da würd' ich schon gerne was machen, aber es gelingt mir eigentlich nich'. Hab' das mal 'en paar Mal probiert.

27. *Was würden Sie denn, wie würden Se' denn meinen, würde es möglicherweise besser klappen? Ham' Sie da für sich schon* [ha, wie würde es besser klappen? *'ne Vorstellung?*

28. Ja, wenn ich einfach mal weniger Stress hätte, ne? Ich hab' einfach im Job so viel um die Ohr'n, und das geht ständig hin und her, und das is' wirklich schon, da brauch' ich die Zigarette einfach. Das is', und ich hab' da nich' das Gefühl jetz',

oah wenn ich da jetz' noch mit aufhör'n würde, dann würd' ich gar nichts mehr geregelt kriegen. Ich bräuchte da 'en bisschen Ruhe vielleicht oder so. Und das seh' ich im Moment noch nich', weil da so viel anliegt.

29. *Ja. Auf der einen Seite is' es Ihnen wichtig, nich' mehr zu rauchen auf der ander'n Seite seh'n Se' zur Zeit nich' so die Möglichkeit, dass Se' das so in Ihren täglichen Ablauf einbauen können.*

30. Ja, stimmt.

31. *Ham' Se' denn schon mal so ein Entwöhnungstraining gemacht, wie's [nö, hab' ich noch nicht gemacht wie's so Krankenkassen. Wäre das möglicherweise für Sie etwas, wo Sie sagen würden, das könnte für mich sinnvoll sein?*

32. Und das zahlen dann die Krankenkassen auch?

33. *Das zahlen die Krankenkassen.*

34. Und wie läuft das dann da so?

35. *In der Regel is' es so, dass es ein, eine Gruppe ist, die über mehrere Termine so eine Entwöhnungsbehandlung im Sinne von Gesprächen und [Lauter Raucher … Gruppentherapie. Lauter Raucher. Auch mit Hinweisen auf insgesamt auf Veränderungen der Lebensweise möglicherweise 'n bisschen mehr Bewegung, 'n bisschen mehr spazieren gehen, alle diese Dinge, die 'ne Rolle mitspielen könnten.*

36. Ja. Das würd' ich mir wohl mal überlegen.

37. *Wir ham' vorne in der Anmeldung so eine Liste, wo Sie sich die Telefonnummer erfragen können, wo dieses nächste Training stattfindet.*

38. Ja, gut.

39. *Gut, dann würden Se' vorne die Liste abholen oder beziehungsweise sich den, die Telefonnummer abholen und würden sich dann darum kümmern.*

40. Okay. Gut. Danke sehr.

ABSCHLIESSENDE BEMERKUNGEN (DISCLAIMER)

In den vergangenen Jahren hat das Interesse an den Bedingungen einer egalitären Arzt-Patient-Kommunikation deutlich zugenommen (zusammenfassend Mead, Bower, 2002): Die Gleichberechtigung von Arzt und Patient setzt weitaus mehr als die „Anwendung" spezifischer Gesprächs„techniken" voraus: „MI is not something to be used 'on' people … One can practice MI for adolescents, or with problem drinking, or in cardiovascular rehabilitation. To practice it 'on' someone, however, construes the person as an object, a target" (Miller, 2002, p. 1). Andererseits reichen „guter Wille" und „die richtige Einstellung" häufig nicht aus, um eine vertrauens- und respektvolle Arzt-Patient-Beziehung aufzubauen. Auf eine empirisch und theoretisch begründete Ausbildung von Ärzten und Therapeuten kann daher nicht verzichtet werden.

LITERATUR

Demmel, R. (2001). Motivational Interviewing: Ein Literaturüberblick. SUCHT – Zeitschrift für Wissenschaft und Praxis, 47, 171-188

Demmel, R. (in press). Motivational Interviewing: Ein Leitfaden für die Praxis. Göttingen, Hogrefe

Dittmar, N. (2002). Transkription. Ein Leitfaden mit Aufgaben für Studenten, Forscher und Laien. Opladen, Leske & Budrich

Dunn, C., Deroo, L., Rivara, F.P. (2001). The use of brief interventions adapted from motivational interviewing across behavioral domains: A systematic review. Addiction, 96, 1725-1742

Hoppe, R.B. (1995). Standardized (simulated) patients and the medical interview. In: M. Lipkin, S.M. Putnam, A. Lazare (Eds.), The medical interview. Clinical care, education, and research (pp. 397-404). New York, Springer-Verlag

Kuchipudi, V., Hobein, K., Flickinger, A., Iber, F.L. (1990). Failure of a 2-hour motivational intervention to alter recurrent drinking behavior in alcoholics with gastrointestinal disease. Journal of Studies on Alcohol, 51, 356-360

Mead, N., Bower, P. (2002). Patient-centred consultations and outcomes in primary care: A review of the literature. Patient Education and Counseling, 48, 51-61

Miller, W.R. (2002, January). From the desert. Motivational Interviewing Newsletter: Updates, Education and Training, 9(1), 1-2

Miller, W.R., Mount, K.A. (2001). A small study of training in motivational interviewing: Does one workshop change clinician and client behavior? Behavioural and Cognitive Psychotherapy, 29, 457-471

Miller, W.R., Rollnick, S. (1991). Motivational interviewing: Preparing people to change addictive behavior. New York, The Guilford Press

Miller, W.R., Rollnick, S. (2002). Motivational interviewing: Preparing people for change. New York, The Guilford Press

Prescott, P., Opheim, A., Børtveit, T. (2002). Effekten av kurs og opperlæring i rådgivningsferdigheter. Tidsskrift for Norsk Psykologforening, 39, 426-431

Reid, M.C., Fiellin, D.A., O'Connor, P.G. (1999). Hazardous and harmful alcohol consumption in primary care. Archives of Internal Medicine, 159, 1681-1689

Rollnick, S. (2001). Enthusiasm, quick fixes and premature controlled trials [Comment]. Addiction, 96, 1769-1770

Rollnick, S., Allison, J., Ballasiotes, S., Barth, T., Butler, C.C., Rose, G.S., Rosengren, D.B. (2002). Variations on a theme: Motivational interviewing and its adaptations. In: W.R. Miller, S. Rollnick (Eds.), Motivational interviewing: Preparing people for change (pp. 270-283). New York, The Guilford Press

Rollnick, S., Heather, N., Bell, A. (1992). Negotiating behaviour change in medical settings: The development of brief motivational interviewing. Journal of Mental Health UK, 1, 25-37

Rollnick, S., Kinnersley, P., Butler, C. (2002). Context-bound communication skills training: Development of a new method. Medical Education, 36, 377-383

Rollnick, S., Mason, P., Butler, C. (1999). Health behavior change: A guide for practitioners. Edinburgh, Churchill Livingstone

Stewart, M., Brown, J.B., Weston, W.W., McWhinney, I.R., McWilliam, C.L., Freeman, T.R. (1995). Patient-centered medicine: Transforming the clinical method. Thousand Oaks, CA, Sage

Fachkunde „Suchtmedizinische Grundversorgung": Ziel – Inhalt – Umsetzung

Anke Follmann, Georg Kremer

ZIEL

Seit Beginn der 90er Jahre wurde in zahlreichen versorgungsrelevanten Untersuchungen nachgewiesen, dass ein Großteil der Menschen mit substanzbezogenen Störungen von fachspezifischen Hilfen nicht erreicht wird. Dies konnte insbesondere für Menschen mit Alkoholproblemen detailliert aufgezeigt werden (Wienberg 1992, 2002a). Für Menschen mit tabakbezogenen Störungen stehen in Deutschland nur wenige Institutionen als Beratungsstellen zur Verfügung (Batra 2000). Angebote zur Raucherentwöhnung, die teilweise über Hausärzte vorgehalten werden, werden nur von wenigen Patientinnen und Patienten wahrgenommen (ebd.). Menschen mit medikamentenbezogenen Störungen werden fast ausschließlich über die medizinische Versorgung erreicht. Glaeske (2001) ermittelte auf der Basis von Krankenkassendaten, dass circa 1,1 Mio. Menschen in Deutschland allein von Benzodiazepinderivaten abhängig sein müssten. Die Gesamtzahl der Arzneimittelabhängigen wird auf 1,4 – 1,5 Mio. Menschen geschätzt (ebd.). Setzt man diesen Zahlen die Höhe der Bewilligungen ambulanter und stationärer Entwöhnungsbehandlungen wegen Medikamentenabhängigkeit im Jahr 1999 entgegen, nämlich zusammen 430 (Gaßmann, Leune 2000), so wird deutlich, dass die Angebote der professionellen Suchtkrankenhilfe Medikamentenabhängige nicht erreichen.

Hingegen gilt es für alle bisher genannten Substanzgruppen als gesichert, dass die Einrichtungen der medizinischen Versorgung die höchste Erreichungsquote aufweist. Menschen mit Problemen im Bereich illegaler Drogen werden von der Suchthilfe häufiger erreicht, dennoch verzeichnen wir auch hier – insbesondere im Rahmen der Substitutionstherapie Opiatabhängiger, aber auch im Hinblick auf die Verschreibung von Medikamenten mit Abhängigkeitspotential – gestiegene Anforderungen an eine qualifizierte Ausbildung der Ärztinnen und Ärzte. Modellprojekte des Bundesministeriums für Gesundheit in Lübeck (John et al. 1996) und Bielefeld (Kremer et al. 1998) konnten für den Bereich alkoholbezogener Störungen nachweisen, dass eine qualifizierte Früherkennung und Kurzintervention in der Arztpraxis und im Allgemeinkrankenhaus zu einer deutlichen Veränderung des Konsumverhaltens der Betroffenen führen kann. Mittlerweile wurde für diesen Bereich die Evidenz von Kurzinterventionen in mehreren Meta-Analysen nachgewiesen (zuletzt Moyer et al. 2002).

Berücksichtigt man die enormen gesundheitlichen Folgeprobleme, die der (übermäßige) Konsum von Substanzen mit Abhängigkeitspotential verursacht, so war es eine zwingende Konsequenz, dass die Bundesärztekammer im September 1998 eine Fachkunde „Suchtmedizinische Grundversorgung" einführte. Diese Weiterbildungsmöglichkeit für Ärztinnen und Ärzte fast aller Gebietsbezeichnungen trug der Tatsache Rechnung, dass substanzbezogene Störungen (riskanter Gebrauch, Missbrauch, Abhängigkeit) beziehungsweise der Zusammenhang somatischer Erkrankungen mit Substanzgebrauch in der medizinischen Ausbildung nur unzureichend behandelt werden. Vor diesem Hintergrund stellt Wienberg (2002b) fest: „Die Qualifizierung des Umgangs mit Substanzproblemen in der medizinischen Primärversorgung ist eine zentrale gesundheitspolitische Aufgabe der Zukunft. Ärzte in Praxen und Krankenhäusern haben eine gatekeeper (Torhüter)- und Brückenfunktion für die anderen Teile des Hilfesystems. Ihnen kommt die Funktion zu, Substanzprobleme möglichst frühzeitig zu erkennen und – wo erforderlich – vertieft zu diagnostizieren, eine qualifizierte Kurzintervention anzubieten und Patienten – bei Bedarf – in die Spezialversorgung weiterzuvermitteln" (S. 18).

Viele Ärztinnen und Ärzte sind im Hinblick auf die Behandlung von Menschen mit substanzbezogenen Störungen – seien es Alkohol- Nikotin-, Medikamenten- oder Drogenprobleme – nur eingeschränkt vorbereitet und fühlen sich deshalb häufig überfordert. Die Fachkunde „Suchtmedizinische Grundversorgung" hat zum Ziel, Ärztinnen und Ärzten Kenntnisse in der Prävention, Diagnostik, Therapie und Frührehabilitation der verschiedenen substanzbezogenen Störungen zu vermitteln und über die Reflexion des ärztlichen Behandlungsalltags die diagnostischen und therapeutischen Kompetenzen zu verbessern. „Die Fachkunde zielt ausdrücklich auf die Grundversorgung" (Flenker 1999). Ihr Erwerb allein befähigt nicht zu einer umfassenden und alle relevanten bio-psycho-sozialen Aspekte substanzbezogener Störungen berücksichtigenden Behandlung.

Mittlerweile haben fast alle Landesärztekammern die Fachkunde in ihre Weiterbildungsordnung aufgenommen und bieten entsprechende Weiterbildungskurse an. Zum Erwerb der Fachkunde ist in der Regel die Teilnahme an einem 50-Stunden-Weiterbildungskurs nachzuweisen. Die inhaltliche Ausgestaltung der Kurse orientiert sich am Curriculum „Suchtmedizinische Grundversorgung" der Bundesärztekammer, das auf Vorschlag einer Arbeitsgruppe bei der Ärztekammer Westfalen-Lippe im Jahr 1999 als „Muster-Curriculum" veröffentlicht wurde (Bundesärztekammer 1999). Strukturell ist das Curriculum als modulares System aufgebaut. Die einzelnen Module beziehungsweise Bausteine I–IV dienen vor allem der Vermittlung theoretischer Inhalte, während Baustein V als Schwerpunkt Trainings zur Gesprächsführung und gezielte praktische Übungen zur optimalen Anwendung des Gelernten in der ärztlichen Praxis vorsieht.

Im Folgenden werden die Inhalte des Curriculums und bisherige Erfahrungen mit der Umsetzung der Fachkunde „Suchtmedizinische Grundversorgung" dargestellt und diskutiert. Als Grundlage dient das gegenüber dem Muster-Curriculum zwischenzeitlich geringfügig veränderte Curriculum der Ärztekammer Westfalen-Lippe.

INHALT

Das Curriculum gliedert sich in fünf Bausteine und deckt sowohl den Bereich der legalen wie auch der illegalen Drogen ab.

Curriculum Fachkunde Suchtmedizinische Grundversorgung (Westf.-Lippe)

Baustein I Grundlagen I 4 Stunden	Grundlagen II 8 Stunden	
Baustein II Alkohol Tabak 8 Stunden	**Baustein III** Medikamente 8 Stunden	**Baustein IV** Illegale Drogen 8 Stunden
Wahlthema: 2 Stunden		
Baustein V Motivierende Gesprächsführung / Praktische Umsetzung 12 Stunden		

Baustein I

Im Abschnitt „Grundlagen I" werden die gesetzlichen Grundlagen sowie die Grundzüge des Versorgungssystems vermittelt.

- Aufgaben der Gesetzlichen Krankenversicherung,
- Aufgaben der Rentenversicherung,
- Aufgaben der Sozialhilfeträger,
- Auswirkungen der Zuständigkeit verschiedener Kostenträger auf die Versorgung,
- die Versorgungssysteme für Menschen mit Suchtmittelmissbrauch oder -abhängigkeit,
- Primär-, Sekundär-, Tertiärprävention,
- unterschiedliche Aufgaben der Grundversorgung und der suchtspezifischen Versorgung in der Suchtmedizin,

- Aufgaben des Suchtkrankenhilfesystems, betriebliche Suchtkrankenhilfe,

- komplementäre Hilfen,

- rechtliche Grundlagen der Versorgungs- und Behandlungsangebote inkl. Substitution mit Ersatzstoffen.

Im Abschnitt „Grundlagen II" werden folgende für das Verständnis von substanzbezogenen Störungen sowie für deren Diagnostik und Behandlung grundlegende Inhalte vermittelt:

- Kulturgeschichte des Gebrauchs von Suchtmitteln,

- individuelle Entwicklung des problematischen Suchtmittelkonsums (Ursachen, Verlauf, biopsychosoziale Grundlagen),

- Epidemiologie von Suchterkrankungen und riskantem Gebrauch,

- Alkohol, Tabak, Medikamente, illegale Drogen,

- allgemein, geschlechtsspezifisch, altersgruppenspezifisch,

- volkswirtschaftliche Bedeutung von Suchterkrankungen,

- Prävalenz von problematischem Suchtmittelkonsum (einschließlich riskantem Gebrauch) im medizinischen Versorgungssystem,

- Diagnosekriterien für schädlichen Gebrauch/Missbrauch und Abhängigkeit,

- nichtstoffgebundene Suchterkrankungen,

- phasenbezogene Motivation von Menschen mit problematischem Suchtmittelkonsum,

- Compliance,

- Bedeutung der Familie und des sozialen Umfelds (u.a. Co-Abhängigkeit),

- Hierarchie von Behandlungszielen.

Die substanzbezogenen Bausteine II, III und IV weisen jeweils die gleiche Struktur auf. Unter Berücksichtigung der spezifischen Aspekte der jeweils behandelten Substanzgruppe werden zunächst weitere behandlungsbezogene oder pharmakologische Grundlagen vermittelt, dann spezifische Aspekte der (Früh-)Erkennung und Diagnostik, im nächsten Schritt spezifische Behandlungsaspekte und schließlich Indikationen und Angebote zur Vermittlung beziehungsweise Überweisung an andere Stellen.

Die folgenden Inhalte (s. Kasten) werden in jedem Baustein unter den jeweils substanzspezifischen Gesichtspunkten behandelt und sollen hier nur einmal genannt werden:

- Möglichkeiten und Grenzen von Ärztinnen und Ärzten bei der Behandlung von Patientinnen und Patienten mit substanzbezogenen Störungen,
- körperliche, psychische und soziale Folge- und Begleitprobleme,
- Diagnostik und Behandlung von Entzugssyndromen,
- ambulante und (teil-)stationäre Beratungs- und Behandlungsangebote,
- Indikationen für Vermittlungen.

Baustein II: Alkohol, Tabak

Erkennen: Früherkennung / Diagnostik / Folge- und Begleitprobleme

- Früherkennung: Instrumente, Klinik, Labor,
- Diagnostik des riskanten und schädlichen Alkoholkonsums und der Alkoholabhängigkeit,
- kombinierter Alkohol- und Medikamentenkonsum,
- Komorbidität von psychischen Störungen und Alkoholmissbrauch beziehungsweise -abhängigkeit,
- Diagnostik der Nikotinabhängigkeit.

Spezielle Behandlungsaspekte

- Kontrolliertes Trinken,
- Rückfallprophylaxe bei Alkoholabhängigkeit,
- Stellenwert der Anticraving-Therapie,
- Unterstützung der Raucherentwöhnung.

Baustein III: Medikamente

Grundlagen

- Psychosomatische Konzepte vegetativer Funktionsstörungen,
- Verschreibungspraxis,
- Selbstmedikation,
- Chronifizierungsprozesse psychosomatischer Störungen,
- Pharmakologie von Medikamenten mit Missbrauchs- und Abhängigkeitspotenzial,
- Benzodiazepine / Barbiturate und Chlometiazol / Amphetamine und andere Aufputschmittel / Analgetika / Laxantia / Anabolika / Sonstige psychotrope Substanzen,
- sekundäre Abhängigkeitsentwicklung im Kontext ärztlich geführter medikamentöser Behandlung ...,
- ... bei Schlafstörungen,
- ... bei Schmerzsyndromen,
- ... bei Depression und anderen psychischen Störungen,

Erkennen: Diagnostik, Folge- und Begleitprobleme

- Diagnostik von schädlichem Gebrauch / Missbrauch und Abhängigkeit.

Spezielle Behandlungsaspekte

- Rückfallprophylaxe bei Medikamentenabhängigkeiten.

Baustein IV: Illegale Drogen

Grundlagen

- Illegale Drogen und die Rolle der medizinischen Primärversorgung,

- Pharmakologie der am häufigsten gebrauchten illegalen Drogen,

- Opiate, ihre Antagonisten und andere Ersatzdrogen/Kokain/Illegale Amphetamine/Halluzinogene/Cannabis/sonstige,

- Pharmakologie der Substitutionsmedikamente und der Opiatantagonisten,

- Methadon, Levomethadon/Levacetylmethadol (LAAM)/Dihydrocodein, Codein/Buprenorphin/sonstige,

Erkennen: Screening/Diagnostik/Folge- und Begleitprobleme

- Verfahren zum Drogenscreening,

- Polytoxikomanie,

- Komorbidität von psychischen Störungen und Drogenmissbrauch/-abhängigkeit.

Behandlungsaspekte

- Abstinenzorientierte Behandlung bei Drogenabhängigen,

- Substitution,

- die ambulante Behandlung mit Methadon inkl. Verlaufskontrolle und Labordiagnostik,

- Substitutionsbehandlung bei HIV-Infizierten und AIDS-Erkrankten,

- Schwangerschaft und Substitution,

- Umgang mit Rückfällen und Beigebrauch,

- organisatorische Probleme bei der Betreuung Drogenkranker in der hausärztlichen Praxis,

- Opiatantagonisierung,

- weitere Behandlungsstrategien (zum Beispiel Akupunktur).

Baustein V: Motivierende Gesprächsführung, Praktische Umsetzung

---

Beraten I: Arzt-Patient-Beziehung

- Einstellungen gegenüber Patientinnen und Patienten mit problematischem Suchtmittelkonsum,
- positive und negative Behandlungserfahrungen.

Beraten II: Motivierende Gesprächsführung

- Grundprinzipien motivierender Gesprächsführung,
- Strategien motivierender Gesprächsführung,
- Methoden,
- Inhalte,
- Kurzinterventionen in der medizinischen Primärversorgung.

Praktische Umsetzung

- (Früh-)Erkennung und Diagnostik im Alltag der Praxis und des Krankenhauses,
- motivierende Gesprächsführung im Alltag der Praxis und des Krankenhauses,
- Umgang mit Rückfällen/Wiederaufnahmen von Problemverhalten,
- schwierige Beratungs-/Behandlungssituationen,
- Umgang mit Widerstand und „Fallen" im Beratungsgespräch,
- motivierende Gesprächsführung mit Angehörigen.

Der Baustein V dient dem Transfer des bis hierhin Gelernten in die Praxis. Gezielte Übungen zum Beispiel zur Vermittlung von Informationen oder zum Umgang mit Widerstand auf der Basis einer Reflexion der eigenen Haltung gegenüber Patientinnen und Patienten mit substanzbezogenen Störungen sollen die Schwelle zur Umsetzung im eigenen Alltag herab senken. Bewährte Interventionstechniken aus Kurzinterventionsstudien (s.o.) werden vermittelt, ihre Anwendung wird in Rollenspielen eingeübt.

Zur theoretischen Vertiefung aller im Rahmen der Fachkunde-Kurse vermittelten Inhalte liegt eine Buchreihe des Springer-Verlags vor (Poehlke et al. 2000a; 2000b; 2000c).

UMSETZUNG

Die Einführung der Fachkunde „Suchtmedizinische Grundversorgung" als Qualifizierungsnachweis für den Bereich der Suchtmedizin durch den Vorstand der Bundesärztekammer in die (Muster-)Weiterbildungsordnung bekam im Jahr 2001 eine besondere Bedeutung durch die Novellierung der Betäubungsmittel-Verschreibungsverordnung (BtMVV). Hier wurde eine suchttherapeutische Qualifikation als Anforderung an Ärzte und Ärztinnen, die Substitutionsbehandlungen bei opiatabhängigen Patienten durchführen wollen, festgeschrieben. Diese suchttherapeutische Qualifikation ist von den jeweiligen Landesärztekammern festzulegen (i.d.R. Fachkunde „Suchtmedizinische Grundversorgung"). Darüber hinaus benötigen Ärzte und Ärztinnen, die im Rahmen der vertragsärztlichen Versorgung Substitutionsbehandlungen bei opiatabhängigen Patienten durchführen wollen, gemäß der sogenannten „BUB-Richtlinien" des Bundesausschusses der Ärzte und Krankenkassen eine entsprechende Genehmigung, die erteilt wird, wenn die fachliche Befähigung nachgewiesen wurde. Auch hier hat die Fachkunde eine besondere Bedeutung, da der Nachweis durch Vorlage eines Zeugnisses über den Erwerb der Fachkunde „Suchtmedizinische Grundversorgung" als erbracht gilt.

Im Oktober 2001 wurde unter Federführung der Ärztekammer Westfalen-Lippe eine bundesweite Befragung zum Einführungs- und Umsetzungsstand der Fachkunde „Suchtmedizinische Grundversorgung" durchgeführt. Insbesondere sollte die spezielle Situation der Substitutionstherapie Opiatabhängiger berücksichtigt werden, da zu vermuten war, dass die Einführung der suchttherapeutischen Qualifikation für substituierende Ärzte Auswirkungen auf die Versorgungssituation haben würde. Darüber hinaus sollte sich durch die Befragung die Organisation und Durchführung der Fachkunde-Kurse in den einzelnen Kammerbereichen abbilden.

Schriftlich befragt wurden jeweils die Weiterbildungsabteilungen der Landesärztekammern (17), die Akademien für ärztliche Fortbildung (18) sowie die Kassenärztlichen Vereinigungen (23) in Deutschland. Es wurden drei unterschiedliche Fragebögen, abgestimmt auf die jeweiligen Zuständigkeiten beziehungsweise Aufgaben der befragten Institution, eingesetzt. Die Weiterbildungsabteilungen wurden zur formalen Einführung der Fachkunde, Übergangsregelungen und Fachkundeerteilungen in Bezug auf Facharztgruppen befragt. Der Fragebogen für die Akademien für ärztliche Fortbildung erfragte organisatorische und inhaltliche Aspekte der Kurse, die zur Erlangung der Fachkunde „Suchtmedizinische Grundversorgung" führten. Die Kassenärztlichen Vereinigungen wurden speziell zur Situation im Hinblick auf die Substitutionstherapie Opiatabhängiger befragt. 13 Weiterbildungsabteilungen der Landesärztekammern, 10 Akademien für ärztliche Fortbildung und 22 Kassenärztliche Vereinigungen sendeten die Fragebögen ausgefüllt zurück (Stand 31.12.2001). In neun Landesärztekammern (ÄK) war die Fachkunde Suchtmedizinische Grundversorgung in die jeweilige Weiterbildungsordnung aufgenommen worden, in einer Landesärztekammer war ein entsprechendes Fortbildungszertifikat eingeführt worden, drei Landesärztekammern hatten zum Befragungszeitpunkt weder die Fachkunde noch ein entsprechendes Fortbildungszertifikat eingeführt, hatten aber eine entsprechende Planung eingeleitet. Bundesweit wurden insgesamt 924 Fachkunden „Suchtmedizinische Grundversorgung" erteilt, davon etwa 50% an Fachärzte für Allgemeinmedizin und Innere Medizin.

Abbildung 1: Bundesweit erteilte Fachkunden/Gebiete
(Stand: Oktober 2001, gesamt: 924)

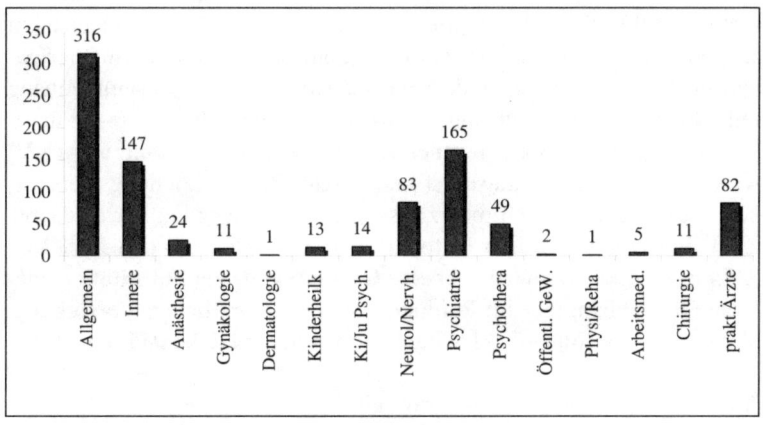

Auf die einzelnen Versorgungsbereiche entfielen: stationär 30,1%, ambulant 63,1% und sonstige (zum Beispiel Gesundheitsämter, Justiz) 6,8%.

Die zehn Akademien für ärztliche Fortbildung, die sich an der Befragung beteiligten, boten alle Kurse zur Erlangung der Fachkunde „Suchtmedizinische Grundversorgung" an.

Kursangebot/Anzahl Akademien		Angebots-Frequenz	
Seit 1998	= 1	1 x jährlich	= 6
Seit 1999	= 6	2 x jährlich	= 2
Seit 2000	= 2	2-3 x jährlich	= 1
Seit 2001	= 1	3-4 x jährlich	= 1

Der überwiegende Teil konnte zeitnah zur formalen Einführung auch ein entsprechendes Kursangebot vorhalten. Die Angebotsfrequenz variierte zwischen 1x jährlich bis zu 4x jährlich. Die Kurse wurden überwiegend in Form von Wochenendveranstaltungen angeboten. Lediglich ein Veranstalter führte den Kurs ausschließlich in Abendveranstaltungen während der Woche durch.

Die Kursinhalte orientierten sich bei allen Anbietern am entsprechenden Fortbildungscurriculum der Bundesärztekammer. Vier Anbieter hatten einen klinischen Teil beziehungsweise eine Hospitation integriert. Bei mehr als 50% der Anbieter waren die Kurse nach eigenen Angaben nicht ausgebucht und mussten teilweise abgesagt werden. Fünf Anbieter gaben an, dass sie die mangelnde Nachfrage ursächlich im Zusammenhang mit fehlenden Abrechnungsmöglichkeiten im Bereich Suchtmedizin sahen. Lediglich im Bereich einer Kassenärztlichen Vereinigung (KV) wurde über die Einführung einer gesonderten Ziffer beziehungsweise eines Budgets für die suchtmedizinische Grundversorgung nachgedacht. Zum Befragungszeitraum Oktober 2001 verfügten bei den 22 KVen 3324 Ärzte und Ärztinnen über eine Genehmigung zur Substitutionstherapie Opiatabhängiger im Rahmen der vertragsärztlichen Versorgung, die sich auf die folgenden Fachgebiete verteilten (siehe Abbildung 2).

Abbildung 2: Genehmigungen zur Substitution / Gebiete
(Stand: Oktober 2001, gesamt: 3.324)

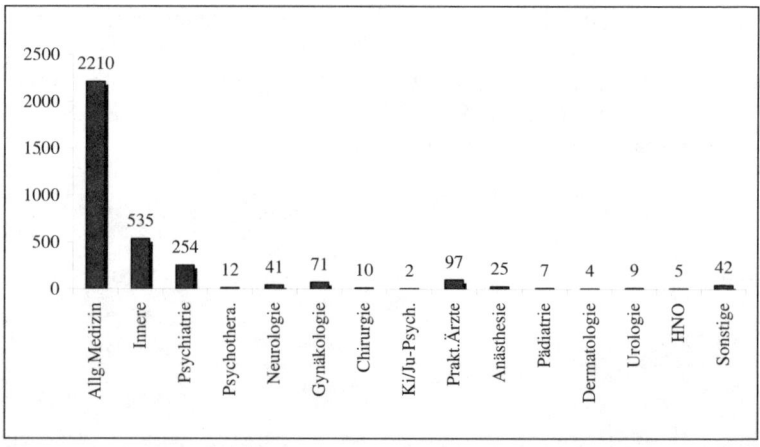

Vergleicht man die erteilten Genehmigungen zur Substitution – zum Beispiel 2.210 Fachärzte für Allgemeinmedizin – mit den bis zum Oktober 2001 erteilten Fachkunden „Suchtmedizinische Grundversorgung" für dieses Gebiet (s. Abbildung 1) – nämlich 316 – stellt man eine erhebliche Diskrepanz fest.

Insgesamt kann festgestellt werden, dass die formale und organisatorische Einführung und Umsetzung der Fachkunde „Suchtmedizinische Grundversorgung" bundesweit erfolgt ist. Die Nachfrage hinsichtlich des Erwerbs dieser Fachkunde seitens der Ärzte und Ärztinnen weist aber deutliche, regionale und fachgebietsbezogene Unterschiede auf. Insbesondere ist mit Auswirkungen auf die Versorgungssituation im Bereich der ambulanten Substitutionstherapie Opiatabhängiger zu rechnen, denn offensichtlich waren die substituierenden Ärzte und Ärztinnen bis zum Befragungszeitpunkt nicht mehrheitlich bereit, die Fachkunde „Suchtmedizinische Grundversorgung" zu erlangen. Zur Überprüfung der weiteren Entwicklung ist eine erneute differenzierte Befragung aller Beteiligten (KVen, Ärztekammern) nötig.

Eine spezielle Vergütungsregelung für die suchtmedizinische Grundversorgung – außer der Substitutionstherapie Opiatabhängiger – wurde begleitend zur Einführung der Fachkunde „Suchtmedizinische Grundversorgung" seitens der Kassenärztlichen Vereinigungen und der Krankenkassen nicht etabliert. Es ist dringend erforderlich, auch für den Bereich der Früherkennung und Kurzintervention bei Patienten und Patientinnen mit Alkoholproblemen entsprechende Abrechnungsmöglichkeiten zu schaffen. Ohne entsprechende Anreize (zum Beispiel Abrechnungsziffern) wird die Versorgung suchtkranker Patienten vermutlich weiterhin durch eine insgesamt eher kleine Gruppe engagierter Ärzte und Ärztinnen geleistet werden.

Es wird zu prüfen sein, ob die qualifizierte Versorgung dieser nicht unerheblich großen Patientengruppe in Zukunft noch gewährleistet werden kann und ob durch die Einführung der Fachkunde „Suchtmedizinische Grundversorgung" tatsächlich eine Verbesserung der Versorgungssituation suchtkranker Menschen eingetreten ist.

LITERATUR

Ärztekammer Westfalen-Lippe (2001). Suchtmedizinische Grundversorgung: Übergangsregelung läuft aus. Westfälisches Ärzteblatt 5, 14

Batra, A. (2000). Ambulante und (teil-)stationäre Beratungs- und Behandlungsangebote. In: Poehlke, T., Flenker, I., Reker, M., Reker, T., Kremer, G., Batra, A. (Hrsg.). Suchtmedizinische Versorgung 3: Alkohol- Tabak – Medikamente. Springer: Berlin – Heidelberg – New York

Bundesärztekammer (Hrsg.; 1999). Curriculum Suchtmedizinische Grundversorgung: Kursweiterbildung (50 Stunden). Texte und Materialien der Bundesärztekammer zur Fortbildung und Weiterbildung, Bd. 20, Köln

Dryden, W.-A. (2001).Neue BtMVV in Kraft getreten. Westfälisches Ärzteblatt 7, 9

Flenker, I. (1999). Frühintervention bei Alkoholmissbrauch und -abhängigkeit – Gesundheitspolitische Stellungsnahme aus der Sicht der Bundesärztekammer. Sucht aktuell, 6. Jg., 2; 44

Follmann, A, Kremer G., Stracke R. (2002) Fachkunde Suchtmedizinische Grundversorgung. Bestandsaufnahme der Einführung und Umsetzung. Med Review 7. Jg., 7, 26-27

Gaßmann, R.; Leune, J. (2000). Zur Versorgung suchtkranker Menschen in Deutschland. In: Deutsche Hauptstelle gegen die Suchtgefahren (Hrsg.) Jahrbuch Sucht 2001. Neuland: Geesthacht

Glaeske, G. (2001). Psychotrope und andere Arzneimittel mit Missbrauchs- und Abhängigkeitspotenzial. In: Deutsche Hauptstelle gegen die Suchtgefahren (Hrsg.) Jahrbuch Sucht 2002. Neuland: Geesthacht

John, U., Hapke, U., Rumpf, H.J., Hill, A., Dilling, H. (1996). Prävalenz und Sekundärprävention von Alkoholmißbrauch und -abhängigkeit in der medizinischen Versorgung. Schriftenreihe des Bundesministeriums für Gesundheit, Band 71, Nomos: Baden-Baden

Kremer, G., Dormann, S., Wienberg, G., Pörksen, N., Wessel, T., Rüter, E., unter Mitarbeit von Engler, U., Schlanstedt, G. (1998). Erkennung und Behandlung von PatientInnen mit Alkoholproblemen in der medizinischen Basisversorgung und Vernetzung mit dem Versorgungssystem für Abhängigkeitskranke. Bundesministerium für Gesundheit (Hrsg.): Weiterentwicklung von Hilfen für Alkoholkranke und Menschen mit Alkoholproblemen. Schriftenreihe des Bundesministeriums für Gesundheit, Band 106, Nomos: Baden-Baden

Moyer, A., Finney, J.W., Swearingen C.E., Vergun, P. (2002). Brief interventions for alcohol problems: a meta-analytic review of controlled investigations in treatment-seeking and non.treatment-seeking populations. Addiction, 97, 279-292

Poehlke, T., Flenker, I., Follmann, A., Rist, F., Kremer, G. (Hrsg.; 2000a). Suchtmedizinische Versorgung 1: Grundlagen der Behandlung. Springer: Berlin – Heidelberg – New York.

Poehlke, T., Flenker, I., Schlüter, H.-J., Busch, H. (Hrsg.; 2000b). Suchtmedizinische Versorgung 2: Illegale Drogen. Springer: Berlin – Heidelberg – New York

Poehlke, T., Flenker, I., Reker, M., Reker, T., Kremer, G., Batra, A. (Hrsg.; 2000c). Suchtmedizinische Versorgung 3: Alkohol- Tabak – Medikamente. Springer: Berlin – Heidelberg – New York

Wienberg, G. (1992). Struktur und Dynamik der Suchtkrankenversorgung in der Bundesrepublik – ein Versuch, die Realität vollständig wahrzunehmen. In: Wienberg, G. (Hrsg.) Die vergessene Mehrheit. Psychiatrie: Bonn

Wienberg, G. (2002a). Versorgungsstrukturen von Menschen mit Alkoholproblemen in Deutschland – eine Analyse aus Public-Health-Perspektive. In: Mann, K. (Hrsg.) Neue Therapieansätze bei Alkoholproblemen. Pabst: Lengerich

Wienberg, G. (2002b). Perspektiven für eine alte und problematische Beziehung – Zehn Thesen zur Rolle und Funktion der Medizin in der Behandlung von Menschen mit substanzbezogenen Störungen. Partner Magazin, 36. Jg., 4; 15-19

Ein Leitfaden zur motivierenden Kurzberatung von Rauchern in der hausärztlichen Praxis

Christian Meyer, Sabina Ulbricht, Anja Schumann, Wolfgang Hannöver, Hans-Jürgen Rumpf, Gallus Bischof, Ulfert Hapke, Jens Thonack, Rainer Möllman, Ulrich John

HINTERGRUND

Der Konsum von Tabak stellt mit derzeit bundesweit 20 Mio. Rauchern und mit hieraus resultierenden 143.000 Todesfällen pro Jahr einen der bedeutendsten Ansatzpunkte der Präventivmedizin dar (Junge, 2001, John, Hanke, 2001). Die Dimension dieser potentiellen Zielgruppe für Raucherinterventionen macht deutlich, dass nur durch hoch ökonomische Interventionen mit großer Reichweite eine entscheidende Verbesserung der gesundheitlichen Situation in der Bevölkerung erreicht werden kann. Bisherige Angebote für Raucher wie etwa die Nikotinersatztherapie oder verhaltenstherapeutische Entwöhnungskurse wurden vielfach in klinischen Studien als wirksam bestätigt (Batra, 1996, Lancaster et al., 2000). Neben den zum Teil hohen Aufwendungen steht diesen intensiveren Interventionsansätzen in Hinblick auf eine flächendeckende Versorgung jedoch entgegen, dass sie durch den Raucher aktiv nachgefragt werden müssen, was eine entsprechende Motivation, das Rauchverhalten zu ändern, voraussetzt. Wie Daten einer Bevölkerungsuntersuchung aus Norddeutschland zeigen, ist jedoch nur bei 5% der rauchenden Bevölkerung von einer hinreichenden Änderungsmotivation auszugehen (Rumpf et al., 1998). In derselben Untersuchung zeigte sich, dass lediglich 17% der Raucher, die jemals einen Versuch zur Änderung des Rauchverhaltens unternommen hatten, jemals irgendeine Form von Entwöhnungsverfahren oder -präparaten verwandt hatten (Meyer et al., 2000).

Proaktive Intervention, die unter Berücksichtigung der individuellen Motivationslage aktiv an den Raucher herangetragen werden und somit auch Raucher ohne Änderungswunsch beeinflussen können, sind derzeit in Deutschland im Rahmen der hausärztlichen Routineversorgung nicht verfügbar. Bereits durch die systematische Registrierung des Rauchstatus, verbunden mit einem kurzen ärztlichen Ratschlag das Rauchen einzustellen, lassen sich jedoch Erhöhungen der Abstinenzraten erzielen (Lancaster et al., 2000). Innovative persönliche Beratungstechniken wie das „Motivational Interviewing" (Miller, Rollnick, 1999) und dessen auf Rollnick und Kollegen zurückgehende Adaptation für Bereiche der medizinischen Versorgung (Rollnick et al., 1999) stellen darüber hinaus einen besonders vielversprechenden Ansatz dar. Kern dieser Beratungstechniken ist ein Modell der Verhaltensänderung, das in Abhängigkeit vom jeweiligen Stadium der Änderungsbereitschaft verschiedene jeweils bedeutsame Veränderungsstrategien identifiziert (Keller, 1999, Prochaska, DiClemente, 1986).

Die hausärztliche Praxis stellt aus vielerlei Gründen einen günstigen Ort für die Implementation derartiger Interventionen dar: 1) etwa 83% aller Raucher suchen zumindest einmal jährlich ihren Hausarzt auf, 2) die somatischen Beschwerden, die meist den Arztbesuch veranlassen, fördern die Auseinandersetzung mit dem eigenen Gesundheitsverhalten, 3) eine oft langjährige Vertrauensbeziehung zwischen Arzt und Patient erhöht die Akzeptanz von Interventionen, und 4) die hohe Kontinuität der Besuche erleichtern das Arrangieren von Nachkontakten im Rahmen von Beratungen. Eine Überführung der genannten Maßnahmen in die tägliche Routine erfordert jedoch eine Anpassung an die spezifischen Bedingungen der allgemeinärztlichen Praxis. Das von Hausärzten naturgemäß breite abzudeckende Störungsspektrum und die starke Verbreitung des Rauchens bedingen, dass hinsichtlich der Erlernbarkeit und Durchführung nur hoch ökonomische Umsetzungen sinnvoll sind.

Vor diesem Hintergrund wurde im Rahmen eines Forschungsprojekt ein Leitfaden für fünf- bis 15-minütige ärztliche Beratungen zur Förderung der Abstinenzmotivation bei Rauchern für die hausärztliche Praxis entwickelt, der im Folgenden vorgestellt werden soll (Meyer et al., 2003). Für die Vermittlung und Durchführung der Beratungen sind eine ärztliche Fortbildung, die Erhebung eines Befundbogens, sowie ergänzende Selbsthilfemanuale vorgesehen, die ebenfalls beschrieben werden sollen.

ÄRZTLICHE FORTBILDUNG ZUR MOTIVATIONSFÖRDERNDEN BERATUNG BEI RAUCHERN

Die Fortbildung gliedert sich in fünf nachfolgend dargestellte Themenblöcke. Bei einer Gruppenstärke von drei Teilnehmern ist die Fortbildung in drei Einheiten à 45 Minuten durchführbar, wobei ergänzend eine möglichst zeitnahe Umsetzung in der Praxis notwendig ist. Größere Gruppenstärken erhöhen den zu veranschlagenden Zeitaufwand, während in Abhängigkeit von den Vorerfahrungen der teilnehmenden Ärzte im Einzelfall auch Kürzungen einzelner Blöcke möglich sind.

Epidemiologische Grundlagen zum Thema Rauchen

Ziel dieses Themenblockes ist es, die Relevanz von Raucherinterventionen anhand epidemiologischer Befunde herauszuarbeiten. Dazu dienen Daten zur Prävalenz in verschiedenen Bevölkerungsgruppen, Verbreitung von Konsummustern, tabakattributabler Mortalität und Morbidität, sowie gesundheitliche Auswirkungen der Beendigung des Rauchens.

Diagnostik und Ätiologie der Tabakabhängigkeit

Inhalt dieses Blockes ist die Einordnung des Tabakrauchens in den Kontext der Suchterkrankung. Hierzu werden die Diagnostischen Kriterien der Tabakabhängigkeit nach ICD-10 beziehungsweise DSM-IV (Dilling et al., 1991, Saß et al., 1996), sowie der „Fagerström Test for Nicotine Dependence" (FTND, Heatherton et al., 1991) als Fragebogenverfahren zur Erfassung der Schwere der körperlichen Nikotinabhängigkeit behandelt. Weiterhin werden physiologische und lerntheoretische Grundlagen der Tabakabhängigkeit umrissen.

Intensive Behandlungsformen im Überblick

Anhand von Metaanalysen der Cochrane Forschungsgruppe wird in diesem Themenblock ein Überblick zur Wirksamkeit verschiedener intensiver Interventionsformen gegeben. Weiterhin werden konkrete Informationen zur Nikotinersatztherapie insbesondere in Hinblick auf Dosierung und mögliche Anwendungsfehler entsprechend den deutschen Leitlinien vermittelt (Arzneimittelkommission der deutschen Ärzteschaft, 2001, Lancaster et al., 2000).

218

Das Transtheoretische Modell der Verhaltensänderung

Im Mittelpunkt dieses Blocks steht die Vermittlung des Stadienkonzeptes der Änderungsbereitschaft (Keller, 1999, Prochaska, DiClemente, 1986). Dazu wird die meist dichotom konzeptualisierte Verhaltensänderung vom Rauchen zum Nicht-Rauchen in das dynamische fünfstufige Stadienmodell des Änderungsprozesses überführt. Neben einer Charakterisierung der einzelnen Stadien werden die damit verbundenen Konzepte der Entscheidungsbalance und der Selbstwirksamkeitserwartung dargestellt. Weitere zentrale Themen sind die stadienspezifische Zuordnung der Prozesse der Verhaltensänderung, insbesondere in Hinblick auf die Problematik der Verwendung verhaltensbezogener Interventionsstrategien in den frühen Stadien der Änderungsbereitschaft und des Auftretens von Widerstand.

Die motivierende Kurzberatung

Am Anfang dieses bedeutendsten Elements der Fortbildung werden Grundprinzipien der motivierenden Gesprächsführung anhand konkreter Beispielsätze verdeutlicht. Anschließend wird das im Beratungsleitfaden beschriebene, möglichst systematische und standardisierte Vorgehen bei der Beratung vermittelt. Dabei werden nach einer Darstellung des Beratungsablaufes wiederum anhand konkreter Formulierungsbeispiele einzelne Beratungsmodule eingeübt.

BEFUNDBOGEN

Eine wesentliche Voraussetzung für die Implementation von motivationsfördernden Raucherberatungen in der ärztlichen Praxis stellt die aktive und systematische Identifizierung von Rauchern dar. Abgesehen von Situationen, die einen besonderen sozialen Druck zur Leugnung des Rauchens darstellen, wie etwa bei Schwangerschaft oder bei längerem therapeutischen Kontakt mit dem Befragenden, haben sich Selbstaussagen bei schriftlichen oder persönlichen Befragungen zum Raucherstatus als hinreichend verlässlich erwiesen (Velicer et al., 1992). Um ein ökonomisches Vorgehen zu erreichen, werden im Rahmen des hier vorgestellten Interventionskonzeptes wesentliche Vorinformationen von allen identifizierten Rauchern über einen kurzen Fragebogen, bestehend aus neun Items, im Wartezimmer erfasst. Die Befragung lässt sich gut in den routinemäßigen Arbeitsablauf einer Arztpraxis integrieren und kann ohne weiteres nach kurzer Einweisung vom Praxispersonal durchgeführt und ausgewertet werden. Als Grundlage für die Beratung wird das Ergebnis der Befragung in einen Befundbogen übertragen. Dieser beinhaltet vier Informationen: (1) Rauchverhalten, (2) Stadium der Änderungsbereitschaft, (3) Summenwert des „Fagerström Test for Nicotine Dependence" (FTND), (4) Kohlenmonoxidgehalt der Ausatemluft. Bezüglich des Rauchverhaltens werden tägliches und gelegentliches Zigarettenrauchen sowie das überwiegende Rauchen von Pfeifen oder Zigarren unterschieden. Weiterhin wird bei täglich Zigaretten rauchenden Patienten die Menge der konsumierten Zigaretten erfasst.

Die Stadien der Änderungsbereitschaft werden über einen Stadienalgorithmus bestimmt. Raucher, die nicht ernsthaft vorhaben, in den nächsten sechs Monaten mit dem Rauchen aufzuhören, werden dem Stadium der Absichtslosigkeit zugeordnet, während Patienten, die dies vorhaben, dem Stadium der Absichtsbildung zugeordnet werden. Plant ein Patient einen Abstinenzversuch für die nächsten vier Wochen und berichtet er zusätzlich einen ernsthaften Versuch, das heißt mindestens eine 24-stündige Tabakabstinenz, für die letzten zwölf Monate so ist er dem Stadium der Vorbereitung zuzuordnen. Der FTND gilt als Indikator für den Grad der körperlichen Tabakabhängigkeit, der Werte zwischen null und zehn annehmen kann (Schumann et al., 2002, Heatherton et al., 1991). Dabei gehen in einen Summenwert aus sechs Fragen neben der Anzahl täglich gerauchter Zigaretten Aspekte des vermehrten morgendlichen Rauchens und von Problemen des Rauchverzichts bei Krankheit oder an Orten mit Rauchverbot ein. Abweichend von klinischen Stichproben zeigt sich der FTND-Wert insbesondere in repräsentativen Raucherstichproben linksschief verteilt, so dass in dem hier vorgestellten Beratungskontext Werte von null bis zwei als geringe, drei bis vier als deutliche und Werte von fünf und mehr als starke körperliche Gewöhnung an Nikotin eingestuft werden. Ergebnisse aus großen deutschen Allgemeinbevölkerungsstichproben, die hier als Vergleichsnorm zugrunde gelegt wurden, zeigen, dass unter den 20-64-jährigen Rauchern 45,6% gering, 34,0% deutlich und 20,4% als stark abhängig einzustufen sind (John et al., 2003). Der FTND-Wert hat sich als wichtiges Maß für die Einschätzung der zu erwartenden Entzugsymptome, der Rückfallwahrscheinlichkeit, und der Notwendigkeit und Dosierung von Nikotiner-satztherapie bewährt.

Eine ergänzende Option stellt die Bestimmung des Kohlenmonoxidge-halt der Ausatemluft dar, die über günstig erhältliche Handgeräte ein-fach zu erfassen ist (Jarvis et al., 1986). Der Kohlenmonoxidgehalts der Ausatemluft ist dabei als besonders gut zu vermittelnder Wert, direkt in die prozentuale Kohlenmonoxidsättigung des Hämoglobins umzurech-nen. Kohlenmonoxid entsteht bei der Verbrennung der Zigarette und verweilt bei einer Halbwertszeit von etwa fünf Stunden im Blut. Ent-sprechend bedeutsam für die Interpretation der Messwerte ist die seit der letzten Zigarette vergangene Zeit, die insbesondere bei Arztbesuchen in den Morgenstunden und Arztbesuchen anlässlich akuter Erkrankungen, die zum Teil mit kurzfristiger Reduktion oder Unterbrechung des Rau-chen einhergehen, zu berücksichtigen ist. Nichtraucher zeigen in der Regel Kohlenmonoxidwerte in der Ausatemluft von null bis zwei ppm (parts per million) und Werte von über zehn ppm werden praktisch nie beobachtet. Im Beratungskontext werden bei Rauchern Werte unter zehn ppm als geringe, 10 bis 20 als mäßige, 20 bis 30 als starke und über 30 als sehr starke Schadstoffbelastung eingestuft. Eine besondere Be-deutung hat der Kohlenmonoxidwert, da er ergänzend zu der Anzahl der gerauchten Zigaretten auch weitere Faktoren der Schadstoffexposition, wie die Intensität der Rauchinhalation, die Anzahl der pro Zigarette ge-rauchten Züge, und das Inaktivieren des Filters durch Blockieren der Filterporen, abbildet. Weiterhin lässt sich die Verbesserung dieses bio-logischen Parameters bereits nach kurzen Abstinenzzeiten eindrucks-voll demonstrieren und motivationsfördernd nutzen.

Neben einer übersichtlichen Gestaltung des Befundbogens, die dem Arzt eine Erfassung der Informationen mit einem Blick ermöglichen soll, wurde auf eine auch für den Patienten verständliche Darstellung und die Vermeidung negativ besetzter Begriffe, wie zum Beispiel Ab-hängigkeit geachtet. Das routinemäßige Anlegen eines Befundbogens und dessen Übergabe an den Arzt über die Patientenakte oder durch den Patienten selbst ermöglicht eine Systematisierung der Raucherberatung und ist darüber hinaus hilfreich für die langfristiger angelegte Beratung.

BERATUNGSLEITFADEN

Der Beratungsleitfaden besteht aus einer doppelseitigen Din-A4 Schreibtischvorlage. Die Vorderseite zeigt den Beratungsablauf im Überblick und kann als Hilfe während der Beratung verwendet werden (Abbildung 1). Die Rückseite beschreibt die Grundprinzipien sowie basale Techniken der motivierenden Gesprächsführung und sollte zu Anfang, möglichst vor den Beratungen, noch einmal durchgelesen werden. Die einzelnen Beratungselemente sind auf den beiden Mittelseiten ausführlich beschrieben.

Ziel der Einleitung ist die Herstellung einer vertrauensvollen Gesprächsatmosphäre und die Aktivierung des Patienten. Dabei ist der Wechsel von einer meist durch den Arzt gesteuerten Kommunikation während der Behandlung des Anliegens, das den Arztbesuch veranlasst hat, zu einem Gespräch über das Rauchen, bei dem der Patient einen möglichst hohen Gesprächsanteil haben sollte, wichtig. Daher ist es günstig, eine klare Trennung dieser beiden Teile des Gespräches deutlich zu machen. Eine Möglichkeit diesen Wechsel zu signalisieren ist zum Beispiel die Veränderung der Sitzposition. Die Bezugnahme auf die vom Patienten im Wartezimmer gemachten Angaben über den Befundbogen ist meist ein geeigneter Gesprächsbeginn. Dabei sollte der Arzt Interesse am individuellen Rauchverhaltens des Patienten bekunden. Gelingt es dem Arzt, diese Haltung zu vermitteln, kann dies den Patienten bereits soweit aktivieren, dass er von sich aus beginnt, seine Angaben im Befundbogen zu kommentieren. Der Hauptteil der Beratung sieht dann ein differenziertes Vorgehen entsprechend dem im Befundbogen registrierten Stadium der Änderungsbereitschaft vor. Ziel im Stadium der Absichtslosigkeit ist es, die Auseinandersetzung mit dem Thema Rauchen zu fördern. Bei Rauchern im Stadium der Absichtsbildung zielt die Beratung auf die Förderung der Entscheidungsfindung hinsichtlich zukünftiger Abstinenz und im Stadium der Vorbereitung auf eine Konkretisierung der Planungen für einen Abstinenzversuch. Wie in Abbildung 1 dargestellt, wird hierzu jeweils eine Auswahl geeigneter strukturierter Vorgehensweisen vorgeschlagen, die im Folgenden kurz beschrieben werden.

Abbildung 1: Beratungsleitfaden „Die Beratung im Überblick"

Einleitung				
	Ziel:	Vertrauen gewinnen und ins Gespräch kommen		
		• Erst das Anliegen des Patienten behandeln • Auf den Fragebogen Bezug nehmen • Interesse und Neugier bekunden		
Beratungsinhalte	**Stadium der Änderungsbereitschaft**	**Absichtslosigkeit** Hat nicht vor aufzuhören	**Absichtsbildung** Hat vor, in den nächsten sechs Monaten aufzuhören	**Vorbereitung** Plant, in den nächsten vier Wochen aufzuhören
	Ziel:	Auseinandersetzung mit dem Rauchen fördern	Entscheidungsfindung fördern	Plan für das Aufhören konkretisieren
	Rauchverhalten	✓		
	Vor- und Nachteile des Rauchens	✓	✓	
	Info zu Testwerten und Rauchen	✓	✓	
	Wichtigkeits-Skala	✓	✓	
	Zuversichts-Skala		✓	✓
	Veränderungs-plan erstellen			✓
	Info zu Entwöh-nungshilfen			✓
Abschluss	**Ziel:**	Gespräche zusammenfassen		
		Alle sechs Broschüren übergeben. Besondere Empfehlung: Broschüre Nr. 1	Alle sechs Broschüren übergeben. Besondere Empfehlung: Broschüren Nr. 2 und 3	Alle sechs Broschüren übergeben. Besondere Empfehlung: Broschüren Nr. 3 und 4

223

Rauchverhalten

Bei diesem Beratungselement wird der Patient gebeten, sein eigenes Rauchverhalten genauer zu beschreiben. Dabei können typische Situationen, in denen geraucht oder nicht geraucht wird, am Beispiel eines konkreten Tages thematisiert werden. Auch die Entwicklung des Rauchverhaltens über die Lebenszeit, Ursachen für frühere Veränderungen und Vorstellen über zukünftige Entwicklungen können hier angesprochen werden.

Vor- und Nachteile des Rauchens

Dieses Beratungselement wird meist mit der Nachfrage nach den individuellen Vorzügen, die mit dem Rauchen verbunden sind, begonnen. Bei wenig differenzierten Antworten des Patienten kann es hilfreich sein, mögliche Gründe zu nennen, und nach deren Bedeutung für den Patienten zu Fragen. In einem zweiten Schritt lassen sich dann für den Patienten meist unbedrohlich mögliche Nachteile des Rauchens herausarbeiten.

Information zu den Testwerten und dem Rauchen

Häufig erzeugen bereits die auf dem Befundbogen vermerkten Werte oder die Kohlenmonoxidmessung selbst ein Informationsbedürfnis beim Patienten. Wesentlich bei diesem Beratungselement ist, dass von Seiten des Arztes nachzufragen ist, ob Informationen zu spezifischen Themen gewünscht werden. Ist dies der Fall, so sind diese in neutraler und nicht bedrohlicher Form vorzubringen. Neben den Werten des Befundbogens, die aufgrund ihres individualisierten Charakters besonders gut aufgenommen werden, bieten sich Informationen zu Folgeerkrankungen, Zusammenhängen zwischen dem Rauchen und körperlicher Leistungsfähigkeit, oder den positiven Veränderungen bei Tabakabstinenz als Themen an. Wichtig ist dabei auch kurzfristige Konsequenzen einer Verhaltensänderung zu thematisieren.

Wichtigkeitsskala

Bei diesem Beratungselement wird der Patient gebeten, auf einer Skala von 1 bis 10 anzugeben, wie wichtig eine Änderung des Rauchverhaltens derzeit sei. Nach der Einschätzung kann der Patient nach seinen Gründen für einen gegebenenfalls niedrigen oder hohen Wert gefragt werden. Weitere Optionen bestehen darin, nach den Umständen zu fragen, die einen höheren Wert bedingen würden. Wurde in der Beratung bereits eine sehr geringe Änderungsbereitschaft deutlich, kann auch nach der Wichtigkeit, sich mit dem Thema Rauchen zu befassen, gefragt werden.

Zuversichtsskala

Analog zur Wichtigkeitsskala wird der Patient bei der Zuversichtsskala nach seiner Zuversicht befragt, das Rauchen einstellen zu können. Die Begründung der Einschätzung ermöglicht oft einen Übergang zu früheren Abstinenzversuchen und deren Thematisierung im Sinne einer produktiven und motivierenden Analyse in Hinblick auf zukünftige Versuche.

Veränderungsplan erstellen

Bei diesem Beratungselement geht es darum, die Abstinenzpläne zu konkretisieren. Dazu sollte ein konkretes Aufhördatum festgelegt werden. Daneben können mögliche Belohnungen für Erfolge, das Abschließen von Wetten, oder die Möglichkeit sozialer Unterstützung besprochen werden.

Informationen zu Entwöhnungshilfen

Wie Eingangs dargestellt, finden Entwöhnungshilfen wie Nikotinersatztherapie und Entwöhnungskurse trotz nachgewiesener Wirksamkeit kaum Verwendung. Daher sollte Probanden im Stadium der Vorbereitung Informationen hierzu angeboten werden. Wichtig hierbei ist jedoch, dem Patienten die Wahl zu lassen, um die Eigenmotivation weiter zu stärken.

225

Als Abschluss der Beratung ist eine Zusammenfassung der Beratungsinhalte durch den Arzt vorgesehen. Im Mittelpunkt dieser Zusammenfassung sollten die Äußerungen des Patienten stehen. Insbesondere Inhalte, die zumindest Ansätze für Veränderungsmotivation erkennen lassen, sollten positiv verstärkend herausgearbeitet werden.

SELBSTHILFEMANUALE

Am Ende der Beratung ist die Übergabe eines Satzes von Selbsthilfemanualen mit der Empfehlung des für das jeweilige Stadium der Änderungsmotivation derzeit passenden Manuals vorgesehen. In Fortführung des Beratungskonzeptes ermöglichen die Manuale eine stadienspezifische Begleitung über die Arztkonsultation hinaus. Diese auf Vorarbeiten der Schweizer Krebsliga basierenden Manuale wurden hinsichtlich nationaler Spezifika für die Bundesrepublik Deutschland überarbeitet und grafisch neu gestaltet (Martin-Diener et al., 1999). Von diesen auch grafisch den Stadien der Änderungsbereitschaft angepassten Manualen liegen die folgenden jeweils 12 bis 20 Din-A5 Seiten umfassenden Manuale vor: „Ich rauche" (Stadium der Absichtslosigkeit), „Aufhören wäre schon gut ..." (Stadium der Absichtsbildung), „Ich plane den Ausstieg" (Stadium der Vorbereitung), „Ich rauche nicht mehr" (Stadium der Handlung), „Ich bleibe dabei!" (Stadium der Handlung). Ein ergänzendes sechstes Manual „Rückfall: was tun?" behandelt den konstruktiven Umgang mit Rückfällen.

AUSBLICK

Das beschriebene Beratungskonzept wird derzeit im Rahmen einer experimentellen Studie hinsichtlich Wirksamkeit, Kosteneffektivität und Bevölkerungsimpact geprüft. Die Studie schließt 34 zufällig ausgewählte Hausärzte der Region Vorpommern ein (Meyer et al., 2003). Nach Teilnahme an der beschriebenen Fortbildung werden alle konsekutiven rauchenden Patienten, welche die jeweilige Praxis aufsuchen, beraten. Die Ergebnisse der Nachbefragungen 6, 12, 18 und 24 Monate nach der Beratung werden dann mit Patienten einer Kontrollbedingung verglichen.

Erste Erfahrungen im Rahmen der Studie bestätigen die Umsetzbarkeit des Konzeptes und machen eine hohe Akzeptanz auf Seiten der Ärzte und Patienten deutlich. So erklärten sich nach vorläufigen Ergebnissen der Studie 19 von bisher 20 abschließend kontaktierten Ärzten zur Teilnahme an der Studie und damit zur Durchführung der Beratung bereit. Auf Seiten der Patienten erklärten sich 81,8% (derzeitiger Stand des Projektes, N=688 Teilnehmer) schriftlich zur Studienteilnahme bereit. Die abschließenden Ergebnisse der Studie versprechen eine evidenzbasierte Entscheidungsgrundlage für die Implementation des Beratungskonzeptes in die Regelversorgung.

LITERATUR

Arzneimittelkommission der deutschen Ärzteschaft (2001) Empfehlungen zur Therapie von Tabakabhängigkeit. Suchtmedizin, 3, 156-175

Batra, A. (1996). In: Mann, K., Buchkremer, G. (Hrsg.), Sucht. Grundlagen, Diagnostik, Therapie, Stuttgart, Fischer, 323-331

Dilling, H., Mombour, W., Schmidt, M.H. (1991). Internationale Klassifikation psychischer Störungen. ICD-10 Kapitel V (F), Bern, Huber

Heatherton, T., Kozlowski, L., Frecker, R., Fagerström, K.-O. (1991). The Fagerström Test for Nicotine Dependence: a revision of the Fagerström Tolerance Questionnaire. British Journal of Addiction, 86, 1119-1127

Jarvis, M.J., Belcher, M., Vesey, C., Hutchison, D.C. (1986). Low cost carbon monoxide monitors in smoking assessment. Thorax, 41, 886-7

John, U., Hanke, M. (2001). Tabakrauch-attributable Mortalität in den deutschen Bundesländern. Das Gesundheitswesen, 63, 363-9

John, U., Meyer, C., Schumann, A., Hapke, U., Rumpf, H.-J., Adam, C., Alte, D., Lüdemann, J. (2003) The Fagerström Test for Nicotine Dependence and the Heaviness of Smoking Index – psychometric properties in two adult population samples. Drug and Alcohol Dependence, 71, 1-6

Junge, B. (2001). In: Deutsche Hauptstelle gegen die Suchtgefahren (Hrsg.), Jahrbuch Sucht 2002, 32-62, Geesthacht, Neuland

Keller, S. (1999). Motivation zur Verhaltensänderung – Das Transtheoretische Modell in Forschung und Praxis, Freiburg, Lambertus

Lancaster, T., Stead, L., Silagy, C., Sowden, A. (2000). Effectiveness of interventions to help people stop smoking: findings from the Cochrane Library. British Medical Journal, 321, 355-8

Martin-Diener, E., Suter, T., Somaini, B. (1999). In: S. Keller (Hrsg.), Motivation zur Verhaltensänderung – Das Transtheoretische Modell in Forschung und Praxis, 129-144, Freiburg, Lambertus,

Meyer, C., Rumpf, H.-J., Hapke, U., John, U. (2000). Inanspruchnahme von Hilfen zur Erlangung der Nikotin-Abstinenz. Sucht, 46, 398-407

Meyer, C., Ulbricht, S., Schumann, A., Hannöver, W., Hapke, U., Rumpf, H.J., Bischof, G., Thonack, J., Möllmann, R., John, U. (2003) Interventionen zur Förderung der Abstinenzmotivation bei Rauchern in der allgemeinärztlichen Praxis. Suchtmedizin in Forschung und Praxis, 134-136

Miller, W., Rollnick, S. (Hrsg.), (1999). Motivierende Gesprächsführung. Ein Konzept zur Beratung von Menschen mit Suchtproblemen, Freiburg, Lambertus

Prochaska, J.O., DiClemente, C.C. (1986). In: Miller, W.R., Heather, N.(Hrsg.), Treating addictive behaviors:processes of change, 3-27, New York, Plenum Press

Rollnick, S., Mason, P., Buttler, C. (1999). Health Behavior Change, Churchill Livingstone, Edinburgh

Rumpf, H.-J., Meyer, C., Hapke, U., Dilling, H., John, U. (1998) Stadien der Änderungsbereitschaft bei Rauchern in der Allgemeinbevölkerung. Das Gesundheitswesen, 60, 592-597

Saß, H., Wittchen, H.-U., Zaudig, M. (1996). Diagnostisches und Statistisches Manual psychischer Störungen DSM-IV, Göttingen, Hogrefe

Schumann, A., Rumpf, H.-J., Meyer, C., Hapke, U., John, U. (2002). In: Rist, F., Küfner, H., Glöckner-Rist, A., Schmidt, P. (Hrsg.), Elektronisches Handbuch für Erhebungsinstrumente im Suchtbereich ZUMA, Mannheim

Velicer, W.F., Prochaska, J.O., Rossi, J.S., Snow, M.G. (1992). Assessing outcome in smoking cessation studies. Psychological Bulletin, 111, 23-41.

Förderhinweis: Die Arbeit wurde gefördert durch das Bundesministerium für Bildung und Forschung BMBF (Förderkennzeichen 01EB0120).

Kapitel 3
Akutbehandlung

Ambulante Entgiftung von Alkoholabhängigen

Michael Soyka, Michael Horak

Der Ausbau der ambulanten Versorgung Alkoholkranker steht seit langem im Raum (McCrady et al., 1996). Auch die Deutsche Gesellschaft für Psychiatrie, Psychotherapie und Nervenheilkunde hat den Ausbau vor allem der ambulanten Versorgung bei Alkoholabhängigkeit gefordert (1997). Im Folgenden soll ein Überblick über den internationalen Wissensstand zur ambulanten Entgiftung Alkoholabhängiger gegeben und eigene Ergebnisse eines Modellprojekts dargestellt werden.

Die Behandlung Alkoholkranker kann man nach Feuerlein et al (1998) in die Kontaktphase, Entgiftungs- beziehungsweise Entziehungsphase, Entwöhnungsphase (Rehabilitation) und Nachsorgephase differenzieren. Schon in die Entgiftungsphase können wichtige Weichenstellungen zur weiteren Psychotherapie Alkoholkranker integriert werden. Für Entgiftungsmaßnahmen die gleichzeitig psychotherapeutisch-/motivationsfördernde Elemente enthalten, hat sich in der deutschsprachigen Literatur der Begriff „qualifizierte Entgiftung" eingebürgert. Darunter ist nicht die Vorverlagerung von Elementen, aus der Entwöhnung beziehungsweise Rehabilitation Alkoholkranker in die Entgiftungsphase zu verstehen sind, sondern vielmehr eine psychotherapeutisch fundierte „motivierende" Vorbereitung Alkoholkranker auf weiterführende Maßnahmen. Es können dabei zum Beispiel Elemente der „motivierenden Gesprächsführung" integriert werden (Miller, Rollnick, 1991, 1999). Alkoholspezifische Aspekte ärztlicher Gesprächführung können während der Entgiftungsphase so gestärkt werden, dass die betroffenen Patienten möglichst wenig Widerstand entwickeln, sich mit ihrem problematischen Alkoholkonsum auseinander setzen und nach Möglichkeit ein Höchstmaß an Veränderungsbereitschaft zeigen. Die Effizienz der „Qualifizierten Entgiftung" Alkoholkranker kann als gesichert angesehen werden (Übersicht in Mann et al., 1995).

In der Alkoholtherapie ist generell der Trend zu vermehrten ambulanten Therapieangeboten zu beobachten. Dies betrifft im deutschsprachigen Raum zunächst die ambulanten Entwöhnungstherapien, die etwa seit Anfang der 90er Jahre vermehrt durchgeführt werden (Soyka et al., 1997). Prinzipiell ist aber auch die ambulante Entgiftung Alkoholkranker erfolgversprechend (vgl. AWMF-Behandlungsleitlinie Akutbehandlung alkoholbezogener Störungen; Mundle et al., 2003).

AMBULANTE THERAPIE ALKOHOLKRANKER –
ERGEBNISSE DER FORSCHUNG:

Zur Effizienz der verschiedenen Therapieformen bei Alkoholabhängigkeit sind in den vergangenen Dekaden eine Reihe von Übersichten und vor allem Metaanalysen vorgelegt worden (Emrick, 1975, Marlatt, Gordon, 1985, Miller, Hester, 1986; Miller et al., 1995). Die Frage, ob eine stationäre Behandlung Alkoholkranker einer ambulanten generell überlegen sei, wird kontrovers diskutiert. Einige Untersuchungen haben gezielt ambulante und stationäre Therapieformen bei Alkoholabhängigen verglichen. In einer Übersicht fanden Finney et al. (1996) bei 14 Studien, die ambulante und stationäre Therapie verglichen, dass fünf dieser Studien günstigere Ergebnisse bei stationären Behandlungen, zwei bei intensiven ambulanten Behandlungen berichteten. Die Ergebnisse dieser Studien deuteten auch darauf hin, dass ambulant behandelte Patienten, die zuvor kurzzeitig in einer stationären Behandlung waren im Vergleich eher bessere Therapieergebnisse aufwiesen. Die Autoren schlossen daraus, dass die Untersuchungen insgesamt kaum oder nur geringe Unterschiede zu Gunsten stationärer Therapien ergaben. Allerdings wiesen Patienten mit ausgeprägten sozialen Problemen, beziehungsweise Instabilität oder begleitenden psychischen Erkrankungen bessere Behandlungsergebnisse in stationären Therapien auf (Moos et al., 2000). Finney et al. (1996) wiesen auf die Bedeutung von Patientencharakteristika und den konkreten Lebensumständen für die Entscheidung zur ambulanten oder stationären Therapie hin und schlossen, dass eine Komorbidität mit psychischen Erkrankungen, soziale Stabilität und die konkreten Begleitumstände des Alkoholkonsums (zum Beispiel alkoholkranke Familienmitglieder etc.) für die Prognose von Bedeutung waren.

Die Heterogenität von Alkoholkranken und die Bedeutung von Patientenvariablen für das Behandlungsergebnis sind seit langem im wissenschaftlichen Fokus. So wurde versucht Therapiestrategien zu entwickeln, um die Prognose von Patienten mit bestimmten Merkmalen in bestimmten Therapien zu verbessern (Mattson et al., 1994; McLachlan,

1974; McLellan et al., 1997) – allerdings mit begrenztem Erfolg (Edwards, Taylor, 1994). Die diesbezüglich anspruchsvollste Untersuchung war sicherlich das umfangreiche Project Match in den USA (Project Match Research Group, 1997a, b, 1998), das die Effizienz dreier auf Manualen basierender psychotherapeutischer Ansätze bei Alkoholkranken untersuchte: Zum einen eine kognitive Verhaltenstherapie (zwölf Therapiesitzungen) zum anderen eine motivationsfördernde Therapie (nur vier Sitzungen), sowie eine an die Therapie der Anonymen Alkoholiker angelehnte Zwölf-Schritt-Behandlung (zwölf Sitzungen). Die Effizienz dieser Therapieformen wurde in einer primär ambulant behandelten Therapiegruppe sowie in einer davon unabhängigen Patientengruppe mit vorhergehender kurzer stationärer Behandlung untersucht, die insgesamt eine bessere Prognose aufwies. Zusätzlich wurde eine Reihe von Variablen untersucht, die für den Behandlungserfolg prädiktiv sein sollten. Von den zehn primär definierten Variablen waren allerdings nur zwei für den Behandlungserfolg relevant: der Schweregrad einer etwaigen psychischen Begleiterkrankung sowie die soziale Unterstützung für das Trinken. Relevante Unterschiede zwischen den Therapiearmen konnte die Studie nicht zeigen, Patienten mit psychischen Problemen wiesen in der Zwölf-Schritte-Therapie in der Ein-Jahres-Katamnese ein etwas besseres Ergebnis auf als solche in der kognitiven Verhaltenstherapie, allerdings waren die Unterschiede insgesamt nicht dramatisch. Insgesamt zeigte auch diese Untersuchung wie schwierig es in der Alkoholtherapie ist, die Überlegenheit der einen über die andere Therapieform zu demonstrieren und eine wissenschaftlich fundierte Allokation von Patienten zu bestimmten Therapieformen durchzuführen. Insgesamt steht weiterhin die Forderung im Raum ein breites Set an Interventionsformen anzubieten, das den Bedürfnissen der Patienten gerecht werden kann (Holder et al., 2000).

Während ambulante Entwöhnungstherapien mittlerweile auch im deutschsprachigen Raum vermehrt durchgeführt werden, zum Teil auch wissenschaftlich evaluiert wurden (Soyka et al., 1997; Übersicht in Soyka, 1999; 2000) liegen bislang kaum Ergebnisse zur ambulanten Entgiftung Alkoholkranker vor. In der Folge soll über einige aktuelle Untersuchungen sowie kurz der internationale Forschungsstand zu diesem Themengebiet dargestellt und dann über ein 1998 initiiertes Modellprojekt zur „qualifizierten" ambulanten Entgiftung Alkoholkranker berichtet werden.

AMBULANTE ENTGIFTUNG: INTERNATIONALE ERFAHRUNGEN

Im Gegensatz zu Skandinavien, Großbritannien und den USA, wo eine Reihe von Behandlungsmodellen zur ambulanten Entgiftung Alkoholkranker untersucht wurden (Alterman, 1998; Björkquist et al., 1976; Fleeman, 1997; O'Connor et al., 1991; Webb, Unwin, 1988, Stockwell et al., 1986) sind in deutschsprachigen Ländern bislang kaum ambulante Entgiftungen im strukturierten Rahmen durchgeführt worden. Wiseman et al (1998) berichtete eine Retentionsrate von 85% in seiner Ambulanz-Studie, das heißt dass nur 15% der Patienten die ambulante Entgiftung vor ihrer regulären Beendigung abbrachen. Positive Ergebnisse sind auch in anderen Studien berichtet worden (Collins et al., 1990; Alterman et al., 1998, O'Connor et al., 1991; Webb, Unwin, 1988; Stockwell et al., 1986; Stinnet, 1982; Feldman et al., 1995; Pettinati et al., 1993). Für die ambulante Entgiftung haben einige Studien eine etwas höhere Retentionsrate von stationären im Vergleich mit ambulanten Patienten berichtet (Hayashida et al., 1989, McKay et al., 1995; Alterman et al., 1995) aber die mittelfristigen Behandlungsergebnisse nach etwa sechs bis zwölf Monaten waren gleich. Bislang ist wenig über die mittel- und langfristigen Effekte der ambulanten Entgiftung Alkoholkranker bekannt. Collins et al. (1990) schlussfolgerten, dass es keine Gründe gäbe, warum eine ambulante Entgiftung Alkoholkranker einen anderen Effekt auf die Langzeitprognose Alkoholkranker haben sollte als eine stationäre Behandlung.

Psychopharmakologische Behandlung:

Bislang liegen kaum gesicherte Erkenntnisse, erst recht keine kontrollierten Therapiestudien zur Frage des Einsatzes bestimmter (Psycho-)Pharmaka in der ambulanten Entgiftung Alkoholkranker vor (Scherle et al., 2003). Ausgehend von Überlegungen Hypnotika mit Sucht und Intoxikationspotential wie zum Beispiel Benzodiazepine und insbesondere Chlometiazol zu vermeiden, stellt sich die Frage nach alternativen Pharmaka.

Die neurochemischen Veränderungen im Alkoholentzug sind mittlerweile gut bekannt. Während es bei chronischer Alkoholbelastung zu einer Verstärkung der Wirkung inhibierender Neurotransmitter (GABA) kommt, sowie zu einer antagonisierenden Wirkung erregender Neurotransmitter, wie zum Beispiel Glutamat (NMDA-Rezeptoren) kommt, kommt es im Alkoholentzug zu einer Verminderung der gabaergern Neurotransmission sowie zu einer verstärkten Freisetzung erregender Neurotransmitter wie Dopamin, Glutamat oder Noradrenalin. Das wesentliche sich daraus ableitende pharmakologische Prinzip in der Therapie des Alkoholentzugssyndroms ist die Sedierung, entweder durch gabaerge Substanzen wie zum Beispiel Benzodiazepine oder andere Tranquilizer/Hypnotika, wie zum Beispiel Clomethiazol oder aber, abhängig von Zielsymptomen, die Gabe von Dopaminantagonisten oder Antiepileptika. Die Pharmakotherapie der ambulanten Entgiftung stellt insofern ein Problem dar, als dass „klassische" Tranquilizer/Hypnotika wie zum Beispiel Clomethiazol oder Benzodiazepine (zum Beispiel Diazepam) entweder eine relativ geringe therapeutische Breite haben (zum Beispiel Clomethiazol) sowie ein starkes Suchtpotential, das den ambulanten Einsatz weitgehend ausschließt. Gerade in der ambulanten Entzugsbehandlung Alkoholkranker ist daher nach anderen Alternativen zu suchen.

Die bisherigen Therapieerfahrungen deuten darauf hin, dass etwa die Hälfte der Patienten einer medikamentösen (in der Regel psychopharmakologischen) Unterstützung bedarf. Da Medikamente wie Clomethiazol und Benzodiazepine, die üblicherweise bei schweren Alkoholentzugssyndromen mit sehr gutem Erfolg eingesetzt werden, wegen des Risikos sekundärer Suchtentwicklungen, aber auch von Überdosierungen in der ambulanten Therapie ungünstig erschienen, wurden diese im Rahmen der bisherigen Therapiestudien weitestgehend vermieden. Statt dessen wurden andere Substanzen bei der ambulanten Entgiftung Alkoholkranker eingesetzt, insbesondere Doxepin, klassisches trizyklisches Antidepressivum. Doxepin wird in verschiedenen deutschsprachigen Lehrbücher der Psychopharmakotherapie zur Therapie von Entzugssyndromen empfohlen (Benkert und Hippius, 1996) und hat einen guten schlafanstoßenden und sedierenden Effekt. Es hat sich nach unseren bisherigen klinischen Erfahrungen in der Therapie ambulanter Entzüge häufig bewährt, wobei die Dosis (in der Regel 25 bis 75 mg/die) nicht zu hoch ist, andernfalls besteht zum einen die Gefahr von vor allem anticholinergen Nebenwirkungen, zum anderen kann Doxepin, aber auch wie andere Psychopharmaka in Kombination mit Alkohol zu sogenannten „Blackouts" beziehungsweise Intoxikationen führen. Epileptische Anfälle unter der Therapie mit Doxepin konnten wir im ambulanten Setting bislang nicht beobachten, sind aber theoretisch denkbar.

Als Alternative kann daher, eventuell auch in Kombination mit anderen Medikamenten, Carbamazepin in Dosen von etwa 800 bis 1000 mg/die gegeben werden, das sich zur Verhütung entzugsbedingter epileptischer Anfälle bei Alkoholabhängigen bewährt hat und zur Behandlung leichterer bis mittelschwerer Entzugssyndrome geeignet ist (Übersicht in Soyka, 1999). Allerdings kann es auch hier, insbesondere bei der unretardierten Form, die deswegen zurückhaltend eingesetzt werden sollte, insbesondere bei nicht komplianten Alkoholkranken zu Intoxikationen kommen, so dass bei *ambulanten* Entzügen vorzugsweise ausschließlich unretardiertes Carbamazepin eingesetzt werden sollte.

Eine weitere Alternative stellt möglicherweise die Kombination von Carbamazepin mit Tiapridex dar (Baltes et al., 1998). In der zitierten Studie wurde Tiapridex (Mindestdosierung 600 mg/die) in Kombination mit Carbamazepin (etwa 900 mg) verabreicht. Allerdings handelte es sich hierbei um stationäre Patienten, so dass es im ambulanten Rahmen wahrscheinlich deutlich geringer dosiert werden kann. Eigene Erfahrungen mit einer Kombination aus Carbamazepin/Tiapridex in einer offenen Prüfung waren günstig (Soyka et al., 2002).

AMBULANTE ENTGIFTUNG ALKOHOLKRANKER – EIN MODELLPROJEKT

Nach intensiven Verhandlungen mit den Krankenkassen konnte 1998 in einer im Großraum München (Dachau) gelegenen Therapieeinrichtung, die bislang auf die Durchführung ambulanter Entwöhnungstherapien bei Alkoholkranken spezialisiert war, ein Modellprojekt „qualifizierte" ambulante Entgiftung Alkoholkranker initiiert werden. Die Abrechnung erfolgte über eine Fallpauschale. Ziel des Projektes war dabei zum einen die Überprüfung der praktischen Handhabbarkeit, Sicherheit und Effizienz der ambulanten Entgiftung Alkoholkranker sowie die weitere katamnestische Überprüfung des Behandlungserfolges.

Behandlungskonzept

Die ambulante Entgiftung selber wird seit August 1998 in einer bislang auf die Durchführung ambulanter Entwöhnungstherapien spezialisierten Fachambulanz durchgeführt (Soyka et al., 1999, 2000). Sie ist an keine stationäre Einrichtung angegliedert, es besteht aber eine klinischwissenschaftliche Kooperation mit der Psychiatrischen Klinik der Universität München.

Die Fachambulanz zur Behandlung von Suchterkrankungen (auch Klientenzentrierte Problemberatung; KPB) ist eine fachärztlich geleitete Ambulanz und Rehabilitationseinrichtung, seit mehr als zehn Jahren spezialisiert auf die Behandlung von Alkohol- und Medikamentenabhängigen und anerkannt von der Kassenärztlichen Vereinigung sowie allen gesetzlichen Kranken- und Rentenversicherungsträgern. Sie befindet sich im Einzugsgebiet von München (Dachau). Dort ist ein multiprofessionales Team mit im Moment vier Ärzten (Fachärzte für Neurologie beziehungsweise Psychiatrie und Psychotherapie beziehungsweise in Ausbildung befindlich), fünf vollapprobierten psychologischen Psychotherapeuten, zwei Sozialpädagogen und einer Familientherapeutin in der Institution tätig. Pro Jahr finden durchschnittlich 450 bis 500 Erstgespräche statt. Circa 200 Patienten beginnen im laufenden Jahr die ambulante Entwöhnungsmaßnahme. In einem zweiphasigen Konzept, einer dreimonatigen Motivations- und achtmonatigen Rehabilitationsphase, werden circa 120 Patienten über den einjährigen Therapiezeitraum medizinisch und psychotherapeutisch behandelt. Seit zweieinhalb Jahren ist dem zweiteiligen Therapiekonzept noch eine ambulante Entgiftung vorgeschaltet, die für geeignete Patienten (siehe Ein- und Ausschlusskriterien der Entgiftung) eine Alternative zur stationären Entzugsbehandlung darstellt.

Der größere Teil der Patienten wird nach stationärer Entgiftung oder selbstständigem ambulantem Entzug in das vorbereitende Motivationssetting der Entwöhnungstherapie aufgenommen. Im Durchschnitt werden, nach ärztlicher Untersuchung und Motivationsklärung, wöchentlich circa vier bis fünf neue Patienten für die ambulante Langzeitentwöhnung rekrutiert. Circa 60 Prozent der Patienten werden von Hausärzten zu einer Behandlung überwiesen, die weiteren 40 Prozent werden von Gesundheitsämtern, Medizinischen Diensten, Krankenhäusern zugewiesen.

Es werden Patienten aufgenommen, die das 18. Lebensjahr vollendet haben und einen festen Wohnsitz aufweisen. Ein relativ stabiles soziales Umfeld wird gewünscht, ist aber keine Grundvoraussetzung. Wichtig ist die Entwicklung einer intrinsischen Therapiemotivation, das Einhalten des Therapieplanes und die Bereitschaft zur Suchtmittelabstinenz. Der überwiegende Teil der Patienten kommt aus dem Raum München, die anderen Patienten aus der Umgebung von Dachau. Das durchschnittliche Alter der Patienten liegt bei circa 44 Jahren, der Anteil von männlichen zu weiblichen Patienten liegt bei 2:1. Circa 30 Prozent der Patienten sind zum Eintritt in die Therapie ohne Arbeit und 40 Prozent leben gegenwärtig in keiner Partnerschaft. Mehr als 60 Prozent der Patienten haben keine therapeutische Vorerfahrung. Neben der psychiatrisch-neurologischen Diagnostik wird der Patient von seinem Hausarzt beziehungsweise dem Konsiliararzt internistisch begleitet. Weiterführende neurologische Untersuchungen (EEG usw.) werden von niedergelassenen Kollegen übernommen. In der Motivationsphase finden pro Woche vier psychotherapeutische, halbstündige Gespräche, ein bis zwei 20 minütige ärztliche Untersuchungen und zwei zweistündige Gruppengespräche statt. Dabei lernt der Patient die behandelnden Ärzte und Therapeuten kennen. In der Rehabilitationsphase reduziert sich das therapeutische Setting auf eine einstündige psychotherapeutische Sitzung mit einem festen Bezugstherapeuten und zwei psychotherapeutischen Gruppensitzungen pro Woche.

Einschlusskriterien für die ambulante Entgiftung sind:

• Alkoholabhängigkeit nach ICD-10-Kriterien,

• Fähigkeit zur aktiven Mitarbeit, Bereitschaft zur Abstinenz und Einhaltung des Therapieplans,

• unterstützende Bezugsperson im häuslichen Umfeld.

Ausschlusskriterien:

• Missbrauch und Abhängigkeit von mehreren psychotropen Substanzen (Polytoxikomanie), relevante neuropsychiatrische Folgeschäden: epileptische Anfälle, Alkoholdelir, Alkoholhalluzinose,

• schwere psychische Erkrankungen (zum Beispiel Schizophrenie),

• schwere kognitive Defizite,

• schwere medizinische Erkrankungen: Pneumonie, Tuberkulose, andere Infektionen, Z. n. Kopfverletzung, dekompensierte Leberzirrhose, erosive Gastritis, Pankreatitis, deutlich reduzierter Allgemeinzustand,

• schwere behandlungsbedürftige Herzkreislaufstörungen.

Die Entzugsbehandlung lässt sich in drei Abschnitte differenzieren:

(1) Patientenrekrutierung (Screening)

Untersucht und erfasst werden dabei alle Patienten, die sich erstmals in der Therapieeinrichtung zur Frage einer weiterführenden Entzugs- und Entwöhnungstherapie vorstellen. Dabei wird nach klinischen Gesichtspunkten eine Einschätzung zur Frage der Praktikabilität der ambulanten Entgiftung vorgenommen und diese dem Patienten gegebenenfalls angeboten.

(2) Stufe: Praktische Durchführung

In der Regel dauert die ambulante Entgiftung Alkoholkranker fünf bis sieben (max. 10) Tage und beginnt üblicherweise am Wochenanfang. Davor erfolgt eine detaillierte Einschlussuntersuchung. Idealerweise werden dabei auch die die Therapie begleitenden, unterstützenden Familienangehörigen mit einbezogen. Die Entzugssymptomatik wird dabei mit einer deutschen Fassung der von Sullivan et al. vorgeschlagenen CIWA-Skala sowie der Alkoholentzugsskala (AES) von Wetterling et al. (1995) erfasst. Die AES-Skala bewertet psychische und vegetative Entzugssymptome nach einer vierteiligen Skalierung (0-3). Fünf psychische Symptome (Bewusstsein, Orientierung, Ablenkbarkeit, Halluzinationen, Angst) und sechs vegetative Symptome (Pulsfrequenz, diastolischer Blutdruck, Temperatur, Atemfrequenz, Schwitzen, Tremor) werden täglich im Entgiftungsverlauf erhoben. Eine medikamentöse beziehungsweise psychopharmakologische Behandlung ist dabei nicht in jedem Einzelfall notwendig (siehe unten). Eine symptomorientierte Therapie wird angestrebt. Bei einem Summenwert in der AES-Skala von 6 bis 10 für psychische Symptome ist eine Pharmakotherapie indiziert, bei höheren Werten ist in der Regel eine stationäre Aufnahme des Patienten notwendig.

Noch nicht ausreichend überprüft ist die Auswahl geeigneter Medikamente zur ambulanten Entzugsbehandlung. In den USA werden dabei vor allem Benzodiazepine durchaus in höherer Dosis eingesetzt. Aus klinischer Sicht ist der ambulante Einsatz von klassischen Hypnotika wie Benzodiazepinen und Clomethiazol trotz unbestreitbarer Effizienz in der Behandlung des Alkoholentzugssyndroms / Alkoholdelirs in der ambulanten Entgiftung wegen der Gefahr sekundärer Abhängigkeitsentwicklung kritisch zu diskutieren (Übersicht in Soyka 1999) und wird von unserer Arbeitsgruppe fast völlig vermieden. Bislang wurden zur Therapie deutlicher Entzugssymptome einerseits Clonidin, speziell bei erhöhten Blutdruckwerten, andererseits Doxepin bei vorwiegend ängst-

239

licher, unruhiger Symptomatik oder Schlafstörungen (Dosis 25 bis 50 mg) eingesetzt. Andere Alternativen stellen Carbamazepin sowie Tiapridex (Leitsymptome: Tremor, Unruhe) dar. Zum pharmakologischen Regime siehe oben.

Wichtig ist die während der ambulanten Entgiftung durchgeführte begleitende primär verhaltenstherapeutische Psychotherapie mit Elementen des „Motivational Interviewing" nach Miller und Rollnick (1991, 1999) (mind. 2 bis 3 psychotherapeutische Einzelgespräche und Teilnahme an gruppentherapeutischer Sitzung). Diese psychotherapeutischen Interventionen sollen für eine weitere, vorzugsweise ambulante, gegebenenfalls auch stationäre Entwöhnungstherapie motivieren. Sie sind wichtig, da sich die Effizienz der ambulanten Entgiftung nicht alleine an der Haltequote bezüglich der Entgiftung, sondern vielmehr auch an der Effizienz hinsichtlich der Zuführung zu weiteren Therapien messen lassen muss. Anzustreben ist also eine „qualifizierte ambulante Entgiftung", in Anlehnung an „qualifizierte stationäre Entgiftungen" (Stetter et al 1995). Die Integration motivationsfördernder psychotherapeutischer Elemente ist dabei wichtige Aufgabe der Alkoholtherapie (John1991, John et al 2000). Angestrebt wird eine Steigerung der Krankheitseinsicht, Therapiemotivation und Abstinenzbereitschaft.

(3) Stufe

Sie führt über die eigentliche qualifizierte Entgiftung hinaus. Die Evaluierung des Modellprojektes ist zweistufig angelegt: Sie betrifft zum einen die Anzahl der Patienten, die die ambulante Entgiftung erfolgreich beenden können, zum anderen interessiert der die Therapie begleitende psychotherapeutische „motivationale" Ansatz und damit auch die Frage, wieviele Patienten in eine weiterführende (vorzugsweise ambulante) Therapie überführt und dort gehalten werden können. Dazu werden sechs und zwölf Monate nach Abschluss der ambulanten Entgiftung katamnestische Erhebungen (persönliches Interview) durchgeführt. Für diesen zweiten Teil der Katamnese können bislang nur sehr vorläufige Befunde vorgelegt werden.

Ergebnisse der ambulanten Entgiftung

Im Zeitraum von August 1998 bis Juni 2000 wurden in der genannten Suchtambulanz 205 alkoholkranke Patienten mit akuten Entzugserschei-

240

nungen (Tremor, Schwitzen, Unruhe, Schlafstörungen, Bluthochdruck, Tachycardie, Ataxie u.a., siehe auch AES-Skala) untersucht, von denen 141 (98 Männer, 43 Frauen) unter Berücksichtigung der dargestellten Ein- und Ausschlusskriterien in die ambulante Entgiftung aufgenommen werden konnten (Soyka et al., 2002). Die nicht aufgenommenen 64 Patienten wurden größtenteils zu stationären Entgiftungen weiter überwiesen, da in den meisten Fällen eine kontinuierliche Teilnahme einer Bezugsperson an der Entgiftung nicht gewährleistet werden konnte. Gravierende Entzugssyndrome in der Vorgeschichte (mehrfache epileptische Anfälle beziehungsweise Delire) oder begleitende internistische Erkrankungen (Pneumonien, Leberzirrhose, Diabetes mellitus u.a.) erlaubten ebenfalls keine ambulante Entgiftung, sondern einen stationären Klinikaufenthalt. Die durchschnittliche Dauer der Alkoholabhängigkeit betrug bei den Patienten 11,4 (SD: 9,0) Jahre, die Gamma-GT im Mittel 79 U/l, der durchschnittliche tägliche Alkoholkonsum im Monat vor Aufnahme 156 (SD 72) g Alkohol/die. 63 (30%) der Patienten waren bei Beginn der Entzugsbehandlung noch intoxikiert (BAK 0,1- 2,7%). 75% Prozent der Patienten tranken in den letzten beiden Tagen vor Aufnahme Alkohol.

Von den 141 bislang eingeschlossenen Patienten (siehe oben) konnten 127 (90%) die Entgiftung erfolgreich beenden. Bei mittelstarker Entzugssymptomatik (AES-Summenscore über 6, CIWA-A-Summenwert bei 17) wurde in der Regel eine psychopharmakologische Therapie (Doxepin, Carbamazepin, Clonidin) eingeleitet. Nur 66 (47%) der Patienten mussten während der Entzugsbehandlung psychopharmakologisch behandelt werden, davon erhielten (Mehrfachnennungen möglich) 43 (30%) Doxepin, 35 (25%) Clonidin, 21 (15%) andere Medikamente, zum Teil in Kombination. Schwere medizinische Komplikationen traten während der Entzugsbehandlung nicht auf.

Die häufigsten Gründe für das Ausscheiden aus der Therapie (n= 14) waren Alkoholrückfall, mangelnde Motivation (je n=4), eine dekompensierte körperliche Begleiterkrankung (Ösophagitis, Diabetes Mellitus) oder andere Gründe (n=4). In vier Fällen musste eine stationäre Aufnahme veranlasst werden.

Von den 127 erfolgreich entgifteten Patienten entschieden sich nur sechs Patienten gegen das ambulante Entwöhnungskonzept der Fachambulanz. Drei Patienten wollten weiterhin nur mit ihrem Hausarzt in Kontakt bleiben, zwei Patienten bevorzugten eine ambulante Einzelpsychotherapie. Nur ein Patient wollte ohne weitere ärztlich/therapeutische Unterstützung seine Alkoholabstinenz aufrechterhalten.

Die bislang vorliegenden Befunde der noch laufenden Katamnese, die sich im Mittel über einen Zeitraum von 10 Monaten nach Entlassung der Patienten bezieht, zeigte dass bis dato 61 (50%) der 127 entgifteten Patienten zum Untersuchungszeitpunkt noch abstinent waren und sich in einer (überwiegend ambulanten) Alkoholtherapie befanden.

Spezielle pharmakologische Aspekte

Eine Unterstichprobe von 50 Patienten, die unter strukturierten klinischen Bedingungen mit Carbamazepinen, Tiapridex in Kombination behandelt wurden, wurde gesondert ausgewertet. Dabei zeigte sich unter dieser Medikamentenkombination eine sehr gute Haltequote (98%, Soyka et al., 2002). Häufigste Nebenwirkungen waren zu starke Sedierung, Hyperhidrosis und trockener Mund. Weitere Untersuchungen zur Optimierung der ambulanten Entzugsbehandlung bei Alkoholabhängigkeit sind sicher notwendig.

Zusammenfassung und Ausblick

Die medizinische Sicherheit der ambulanten Entgiftung Alkoholkranker im strukturierten Rahmen einer ärztlich geführten sogenannten Fachambulanz für Alkoholabhängige kann nach den vorliegenden Befunden als gesichert gelten. Auch internationale Studien belegen die relative Sicherheit der ambulanten Entgiftung Alkoholkranker zumindest im strukturierten Rahmen. Wiseman et al. (1998) legten vergleichbar günstige Ergebnisse vor. 85% von 108 Patienten wurden in einem ambulanten Entgiftungsprogramm erfolgreich ohne gravierende medizinische Komplikationen entgiftet. Im Gegensatz zur vorliegenden Studie wurden 38% der Patienten mit Chlordiazepoxid mediziert. Collins et al. (1990) berichtet von ähnlich günstigen Resultaten. 79% der 76 Patienten wurden komplett von Alkohol nach einer Psychopharmakatherapie von anfänglich 30-40 mg Diazepam über fünf bis sieben Tage entzogen.

Die Anzahl der erfolgreich beendeten ambulanten Entgiftungen liegt in unserer Studie, nach entsprechender Risikoabschätzung, bei rund 90%, bislang ohne relevante medizinische Komplikationen. Kriterien für eine erfolgreiche Entgiftung waren kontinuierliche negative Werte in der Atemalkoholanalyse und eine deutliche Reduktion von Entzugserscheinungen (Summenwerte in der AES-Skala bei 0-2, CIWA-A-Summenwerte zwischen 11 und 13). Das dargestellte Modell soll in die Regelversorgung aufgenommen werden.

Weiteres Forschungsinteresse verdient die Pharmakotherapie. Alternative Substanzen, die zur ambulanten Entzugsbehandlung möglicherweise besonders geeignet erscheinen, sind zum Beispiel Carbamazepin oder Tiapridex, eventuell in Kombination (Baltes et al., 1998; Soyka et al., 2002), gegebenenfalls auch andere Medikamente, wie zum Beispiel Pythotherapeutika, die ebenfalls kein Suchtpotential aufweisen dürften. Darüber hinaus müssen die während der ambulanten Entgiftung notwendigen psychotherapeutischen Interventionen näher evaluiert werden. Die Effizienz der ambulanten Entgiftung muss durch weitere Katamnesen belegt werden.

LITERATUR

Alterman, AI. Hayashida, M. O'Brien, C.P. (1998). Treatment response and safety of ambulatory medical detoxification. J Stud Alcohol 49, 160-166

Baltes, I. Gallhofer, B. Leising, H. (1998). Neue Strategien für den akuten Alkoholentzug: Die Kombination von Carbamazepin und Tiaprid. Psycho 24 (Sonderausgabe IV), 199-203

Bjorkquist, SE. Isohanni, M. Makela, R. et al. (1976). Ambulant treatment of alcohol withdrawal symptoms with carbamazepine: a formal multicentre double-blind comparison with placebo. Acta Psychiatrica Scand 53, 333-342

Collins, M.N. Burns, T. Van den Berk, P.A.H. Tubman, G.F. (1990). A Structured Programme for Out-patient Alcohol Detoxification. Br J Psychiatry 56, 871-874

Deutsche Gesellschaft für Psychiatrie, Psychotherapie und Nervenheilkunde (DGPPN, 1997). Die Behandlung psychischer Erkrankungen in Deutschland, Positionspapier zur aktuellen Lage und zukünftigen Entwicklung. Berlin Heidelberg New York, Springer

Edwards, G. Taylor, C. (1994). A test of the test of the matching hypothesis: Alcohol dependence, intensity of treatment, and 12-month outcome. Addiction 98, 553-561

Emrick, C.A. (1975). A review of psychological oriented treatment of alcoholism. II. The relative effectiveness of different treatment. J Stud Alcohol 36, 88-108

Feldman, D.J. Pattison, E.M. Sobell, L.C. et al. (1975). Out-Patient alcohol detoxification: initial findings on 564 patients. Am J Psychiatry 132, 407-412

Feuerlein, W., Küfner, H., Soyka, M. (1998). Alkoholismus – Mißbrauch und Abhängigkeit, 5. Auflage. Stuttgart, Thieme

Finney, J.W., Hahn, A.C., Moos, R.H. (1996). The effectiveness of inpatient treatment and outpatient treatment for alcohol abuse: the need to focus on mediators and moderators of setting effects. Addiction 91, 1773-1796

Fleeman, N.D. (1997). Alcohol home detoxification: a literature review. Alcohol 32, 649-56

Hayashida, M., Alterman, A.I., McLellan, et al. (1989). Comparative effectiveness and costs of inpatient and outpatient detoxification of patients with mild-to-moderate alcohol withdrawal syndrome. N Engl J Med 320, 358-365

Holder, H.D., Cisler, R.A., Longabaugh, R., Stout, R.L., Treno, A.J., Zweben, A. (2000). Research Report: Alcoholism treatment and medical care costs from Prject Match. Addiction 95, 999-1013

John, U. (1991). A motivational approach to the treatment of alcoholism in the Federal Republic of Germany. Alcoholism Treatment Quaterly, 8, 83-92

John, U., Veltrup, C. Driessen, M., Wetterling, T., Dilling, H. (2000). Motivationsarbeit mit Alkoholabhängigen. Freiburg, Lambertus

Marlatt, G.A., Gordon, J.R. (1985). Relapse Prevention. Maintenance Strategies in the Treatment of Addictive behaviors. New York, Guilford

Mattson, E.M. (1994). Patient-treatment matching: Rationale and results. Alcohol Health Res World 18, 287-295

McCrady, B.S., Langenbucher, J.W. (1996). Alcohol Treatment and Health Care System Reform. Arch Gen Psychiatry 53, 737-746

McKay, J.R., McLellan, A.T., Alterman, A.I., Cacciola, J.S., Rutherford, M.J., O'Brien, C.P. (1998). Predictors of participation in aftercare sessions and self-help groups following completion of intensive outpatient treatment of substance abuse. J Stud Alcohol 59, 152-162

McLachlan, J.F.C. (1974). Therapy strategies, personality orientation and recovery from alcoholism. Can Psychiatr Assoc 19, 25-30

McLellan, A.T., Woody, G.E., Luborsky, L., O'Brien, C.P., Druley, K.A. (1983). Increased effectiveness of substance abuse treatment: A prospective study of patient-treatment „matching". J Nerv Ment Dis 171, 597-605

Miller, W.R., Brown, J.M., Simpson, T.L., Handmaker, N.S., Bien, T.H., Luckie, L.F., Montgomery, H.A., Hester, R.K., Tonigan, J.S. (1995). What works? A methological analysis of alcoholism treatment outcome literature. In: Hester, R.H., Miller, W.R. (Eds.), Handbook of Alcoholism Treatment Approaches: effective alternatives, 2nd edn, 12-44 ,New York, Allyn and Bacon

Miller, W.R., Hester, R.K. (1986). The effectiveness of alcoholism treatment. Hwat Research reveals. In: Miller, WR., Heather, N. (Eds.), Treating addictive behaviors. Processes of change, 121-174 .New York, Plenum Press

Miller, W.R., Rollnick, S. (1991). Motivational Interviewing. New York, Guilford

Miller, W.R., Rollnick, S. (1999). Motivierende Gesprächsführung. Freiburg, Lambertus

Moos, R.H., Finney, J.W., Moos, B.S. (2000). Inpatient substance abuse care and the outcome of subsequent community residential and outpatient care. Addiction 95, 833-846

Moos, R.H., Finney, J.W., Moos, B.S. (2000). Inpatient substance abuse care and the outcome of subsequent community residential and outpatient care. Addiction 95, 833-846

Mundle, G., Banger, M., Mugele, B., Stetter, F., Soyka, M., Veltrup, C., Schmidt, L.G. (2003). AWMF-Behandlungsleitlinie: Akutbehandlung alkoholbezogener Störungen. Sucht, 49, 147-167

Nielson, B., Sogaard, A., Wraae, O. (2000). Factors associted with compliance of alcoholics in outpatient treatment. Journal Nervous Mental Dis 188, 101-108

O'Connor, P.G., Gottlieb, L.D., Kraus, M.L., Segal, S.R., Horwitz, R.I. (1991). Social and clinical features as predictors of outcome in outpatient alcohol withdrawal. J Gen Intern Med 6, 312-316

Pettinati, H.M., Meyers, K., Jensen, J.M., Kaplan, F., Evans, B.D. (1993). Inpatient vs outpatient treatment for substance dependence revisited. Psychiatr Q 64, 173-182

Project MATCH Research Group (1997a): Matching alcoholism treatments to patient heterogeneity: Project MATCH posttreatment drinking outcomes, Journal Stud Alcohol 58, 7-29

Project MATCH Research Group (1997b): Project MATCH secondary a priori hypothesis. Addiction 92, 1671-1698

Project MATCH Research Group (1998): Matching alcoholism treatments to patient heterogeneity: Project MATCH three-year drinking outcomes, Alcoholism: Clinical and Experimental Research 22: 1300-1311

Scherle, T., Croissant, T.B., Heinz, A., Mann, K. (2003). Ambulante Alkoholentgiftung. Nervenarzt, 74, 219-225

Soyka, M. (1999). Optimierte Arzneimitteltherapie: Alkoholabhängigkeit. Berlin Heidelberg New York, Springer

Soyka, M. (2000). Ratgeber Alkohol. Bremen, Unimed-Verlag

Soyka, M., Horak, M. (2000). Ambulante Entgiftung Alkoholkranker – Evaluation eines Modellprojektes. Gesundheitswesen 62, 15-20

Soyka, M., Horak, M., Löhnert, B., Löhnert, E., Rüster, P., Möller, H.J. (1999). Ambulante Entgiftung Alkoholabhängiger – Ein Modellversuch. Nervenheilkunde 8, 147-152

Soyka, M., Kirchmayer, C., Kotter, G., John, C., Löhnert, E., Möller, H.J. (1997). Neue Möglichkeiten der Therapie und Rehabilitation alkoholabhängiger Patienten – Katamnestische Untersuchung zur Effizienz ambulanter Entwöhnungstherapien am Beispiel einer Modelleinrichtung. Fortschr Neurol Psychiatr 65, 407-412

Soyka, M., Morhart-Klute, C., Horak, M. (2002). A combination of carbamazepine/tiapride in outpatient detoxification: results from an open clinical study. Eur Arch Psychiatry Clin Neurosci, 252, 197-200

Stetter, F., Kühnel, P., Zähres, S., Kapp, B., Mann, K. (1995). Therapiemotivation ist ein erreichbares Ziel qualifizierter Entzugsbehandlung Alkoholkranker. Bewertung des Therapieprogramms durch die Patienten und Ergebnisse einer Katamnese nach 6 Monaten. In: Fleischmann, H. und Klein, HE. (Eds.), Behandlungsmotivation, Motivationsbehandlung: Suchtkranke im psychiatrischen Krankenhaus, 17-28, Freiburg, Lambertus

Stinnett, J.L. (1982). Outpatient detoxification of the alcoholic. Int J Addict 17, 1031-1046

Stockwell, T., Bolt, E. und Hooper, J. (1986). Detoxification from alcohol at home managed by general practitioners. British Medical Journal 292, 733-735

Webb, M., Unwin, A. (1988). The outcome of outpatient withdrawal from alcohol. Br J Addict 83, 929-934

Wetterling et al. (1995). Skala zur Erfassung des Schweregrads eines Alkoholentzugssyndroms (AES-Scale) – Erste klinische Erfahrungen. Sucht (Sonderband), 41-43

Wiseman, E.J., Henderson, K.L., Briggs, M.J. (1998). Individualized treatment for outpatients withdrawing from alcohol. J Clin Psychiatry 59, 289-293

Mann, K., Stetter, F., Günthner, A., Buckrämer, G. (1995). Qualitätsverbesserung in der Entzugsbehandlung von Alkoholabhängigen. Deutsches Ärzteblatt 45, B2217-2221

Soyka, M., Morhart-Klute, V., Horak, M. (2002). A combination of carbamazepine/tiapride in outpatient alcohol detoxification. Result from an open clinical study. Eur Arch Psychiatry Clin Neurosci 252, 197-200

Soyka, M., Horak, M., Morhart-Klute, M. (2002). Qualifizierte Entgiftung in Ambulanz und Tagesklinik. In: Mann, K. (Hrsg.), Neue Therapieansätze bei Alkoholproblemen, 73-90, Lengerich, Papst Science Publishers

Interdisziplinäre Behandlung alkoholkranker Patienten in der medizinischen Versorgung

Jan-Philipp Breuer, Tim Neumann, Wolfgang J. Kox, Claudia Spies

1. Einleitung

Das Problem des erhöhten Alkoholkonsums ist in allen klinischen Disziplinen gegenwärtig. Bei jedem fünften Patienten, der in einem Allgemeinkrankenhaus aufgenommen wird, lässt sich ein Alkoholmissbrauch nachweisen (1) und in mehr als 2/3 der untersuchten Fälle waren Alkoholfolgekrankheiten Grund für die stationäre Aufnahme alkoholabhängiger Patienten. In chirurgischen Kliniken betreibt jeder 4. bis 6. Patient chronischen Alkoholmissbrauch, womit die Prävalenz vergleichbar mit der in neurologischen, psychiatrischen und internistischen Kliniken ist (1) (Tabelle 1). Nach vorliegenden Studienergebnissen betreiben 40-90% der Patienten mit einem Tumor des oberen Aerodigestivtraktes (2-4) und circa die Hälfte der Patienten nach Trauma (5;6) übermäßigen Alkoholkonsum.

Häufig findet der erste Kontakt von Patienten mit Alkoholmissbrauch innerhalb des Gesundheitssystems in nichtpsychiatrischen Einrichtungen wie Hausarztpraxen (17% in Deutschland) und Notaufnahmen statt, die primär nicht wegen des Alkoholmissbrauchs aufgesucht werden (8-10). Zeitliche Limitierung, Stigmatisierung und versicherungsrechtliche Konsequenzen verleiten hier dazu, die schädigende Wirkung des Alkohols nur mangelhaft zu thematisieren (11-13). In Anbetracht der hohen Relevanz von Alkoholmissbrauch sollten gezieltes Screening, Interventionen und das bewusste Ansprechen des Alkoholproblems tägliche Routine in allen niedergelassenen Praxen, medizinischen Einrichtungen und insbesondere in Ambulanzen und Notaufnahmen sein.

Tabelle 1:   Prävalenz des chronischen Alkoholmissbrauchs
nach (1) und (7)

16-35%	Chirurgie
12%	Frauenheilkunde
21-25%	Innere Medizin
19%	Neurologie
30%	Psychiatrie

2. DEFINITIONEN

2.1 Chronischer Alkoholmissbrauch

Bei den üblicherweise zur Definition der Alkoholkrankheit herangezogenen Klassifikationssystemen der ICD-10 der WHO (14) oder dem US-amerikanischen DSM-IV (15) spielt die Alkoholtrinkmenge keine entscheidende Rolle. Die Entwicklung organbezogener Schäden ist aber sicher von der Trinkmenge und dem Trinkmuster abhängig. Die WHO definiert einen Ethanolkonsum bis 20g pro Tag als risikolos. Nach Bühringer et al. leitet sich der Begriff „riskanter Konsum" von der durchschnittlichen, täglichen Trinkmenge beziehungsweise dem Konsum überhaupt ab und beträgt für Männer > 30-60g und für Frauen > 20-40g/Tag; ein Konsumverhalten, das über diese Mengen hinausgeht (Männer > 60-120g, Frauen: > 40-80g/Tag wird als „gefährlich" definiert (16). Bei chirurgischen Patienten spricht man von einem klinisch relevanten Alkoholmissbrauch bei eine tägliche Trinkmenge von mehr als 60g reinen Alkohols (5).

Ein über Monate und Jahre betriebener chronischer Alkoholmissbrauch hat Auswirkungen auf alle wichtigen Organsysteme wie das Nerven- und Herz-Kreislaufsystem, die Leber, das Immunsystem, die Blutgerinnung und die Hämatopoese (4;13;17-24) (Tabelle 2). Eine Mangelernährung an Proteinen und Vitaminen kommt oft erschwerend hinzu und beeinträchtigt den schlechten Allgemeinzustand des alkoholkranken Patienten zusätzlich.

Tabelle 2:   Auswirkungen und Komplikationen der Schädigung verschiedener Organsysteme durch chronischen Alkoholmissbrauch

Organsystem	Auswirkungen	Komplikationen
Nervensystem	Neuronale Erregbarkeit ↑↓ Direkte neurotoxische Effekte	Alkoholentzugssyndrom Krampfanfälle Demenz, Wernicke-Enze- phalopathie, Polyneuro- pathie
Herz-Kreislauf	Ejektionsfraktion ↓ (Präklinische) Kardiomyo- pathie Arterielle Hypertonie	Herzinsuffizienz Arrhythmien
Leber	Metabolische Kapazität ↓ Syntheseleistung ↓ Enzymaktivität ↓	Medikamenteninterak- tion, erhöhte Toxizität von Pharmaka
Blutgerinnung	Blutungszeit ↓ Thrombozytenzahl ↓ Thrombozytenfunktion ↓ Plasmatische Gerinnung ↓	Blutung
Immunsystem	Veränderte zellvermittelte Immunität Imbalanz pro- und antiin- flammatorischer Zytokine	Infektionen
Hämatopoese	Knochenmarksdepression	Anämie Leukopenie Thrombozytopenie

modifiziert nach (5;13;19-24)

2.2 Akute Alkoholintoxikation

Nach der ICD-10 ist die akute Intoxikation definiert durch ein vorübergehendes Zustandsbild nach Aufnahme von Alkohol und anderen psychotropen Substanzen mit Störung des Bewusstseins, kognitiver Funktionen, der Wahrnehmung, des Affektes, des Verhaltens oder anderer
psychophysiologischer Funktionen. Diese Diagnose sollte nur dann als
Hauptdiagnose gestellt werden, wenn zum Zeitpunkt der Intoxikation
keine längerdauernden Probleme mit psychotropen Substanzen bestehen (25). Bei den Patienten, die bereits einen schädlichen Gebrauch betreiben oder ein Abhängigkeitssyndrom aufweisen, können die Konsequenzen einer akuten Alkoholintoxikation durch vorbestehende Schäden weitreichender sein und einen akuten Notfall darstellen. Erbrechen,
Diarrhö, Stress sowie alkoholassoziierte Leberinsuffizienz und oft ein-
hergehende Fehlernährung können über Elektrolytstörungen Kammer-
flimmern und andere Herzrhythmusstörungen auslösen (26). Weiterhin
muss mit einer Störung der Temperaturregulation, respiratorischer Insuffizienz, Hypoglykämie, Rhabdomyolyse und Hypotonie gerechnet
werden (26). Das Aspirationsrisiko bei intoxikierten Patienten ist durch
alkoholbedingte Hemmung der gastrointestinalen Motilität zusätzlich
zur Gefahr der fehlenden Nüchternheit und des vollen Magens erhöht.
Die bei chronisch Alkoholkranken oft bestehende Polyneuropathie erhöht dieses Risiko weiter (27). Besteht eine metabolische Azidose und
eine erhöhte Anionenlücke muss neben Thiaminmangel, Methanol-
oder Ethylenglycolvergiftung immer auch an eine Laktat- beziehungsweise Ketoazidose, gedacht werden (5;27). Bei progredienter Bewusst-
seinsverschlechterung sind andere Ursachen wie ein eventuell gleichzeitig bestehendes epidurales und subdurales Hämatom unbedingt auszuschließen.

3. DIAGNOSTIK UND EVALUIERUNG

Um alkohol-assoziierten Komplikationen effektiv vorzubeugen, müssen Patienten sorgfältig evaluiert werden. Aus den Beschwerden des Patienten und der körperlichen Untersuchung ergeben sich oft erste Hinweise auf seinen Alkoholkonsum. Wegen der Relevanz ist als Teil einer
gründlichen Anamnese die Erfassung der Alkoholtrinkmenge wesentlich (Tabelle 3).

Tabelle 3:   Getränke und ihr Ethanolgehalt

Getränk	Vol%	g Ethanol
0.5 L Bier	5	20
0.2 L Wein	10	16
40 ccm Weinbrand	38	12,2

3.1 Fragenkataloge

Die für die Klassifizierung der Alkoholkrankheit nach ICD-10 und DSM-IV zu erhebenden Daten sind häufig zu komplex für die klinische Routine. Daher haben sich die einfacher und rascher durchzuführenden Fragenkataloge wie CAGE (28;29) oder AUDIT (30;31) in der Diagnostik von Suchterkrankungen durchgesetzt (5;33). Eine ausführliche Beschreibung von Screeningverfahren findet sich in Rumpf, John, Hapke, Meyer, Bischof, in diesem Band.

3.2 Laborparameter

Übliche Marker für chronischen Missbrauch sind das mittlere korpuskuläre Volumen der Erythrozyten (MCV), die Gamma-Glutamyltransferase (Gamma-GT) und das Kohlenhydrat-defiziente Transferrin (CDT) (5;34;35). Ein erhöhtes CDT bei Notaufnahme nach Unfall war mit einer erhöhten Morbidität verbunden (36). Ausreichend evaluierte Marker für eine akute Alkoholintoxikation sind die Blutalkohol- (BAK) und Methanolkonzentrationen, für subakute Intoxikationen das Verhältnis von 5-Hydroxytryptophol zu 5-Hydroxyindolessigsäure im Urin (37). Es ist zu empfehlen, alle Laborparameter sofort vor oder bei Krankenhausaufnahme abzunehmen, da insbesondere beim CDT Blutverlust und Volumenersatztherapie die Validität reduzieren können (34).

3.3 Früherkennung

Es gibt kaum ein Organ, welches nicht in Folge eines Alkoholmissbrauchs geschädigt werden kann (38-41) (Tabelle 4). In einigen Fällen mag Alkohol nicht die alleinige Krankheitsursache sein, sondern potenziert die schädigende Wirkung anderer Noxen (42;43).

Wegen des breiten Spektrums der Alkoholkrankheit mit akuten und chronischen, milden oder schweren Verläufen sowie der unterschiedlichen Reaktion auf eine Behandlung, sind Alkoholprobleme mit anderen chronischen Erkrankungen (Diabetes mellitus, art. Hypertonie), die der Hausarzt täglich in der Praxis sieht, vergleichbar (49). Die Früherkennung der alkoholbedingten physischen und psychischen Gesundheitsstörungen durch den Allgemeinarzt ist daher von wesentlicher Bedeutung.

Tabelle 4:   Häufigkeit wichtiger Krankheiten bei Alkoholismus

Erkrankung	Patienten mit Alkoholmiss- brauch (%)	Literatur
Lebererkankungen	27-47	(38)
- Fettleber	90	(44)
- Alkoholhepatitis	50	(40)
- Leberzirrhose	20-30	(40)
Pankreatitis	29	(45)
- chronisch kalzifizierend	70	(45)
Gastritis	3-6	(38)
Herzinsuffizienz (dilatative Kardiomyopathie zu 40-60% alkoholbedingt)	1-2	(46)
Herzrhythmusstörungen	35-47	(31;47)
Ischämische Herzkrankheiten	3	(38;84)
Bluthochdruck	7-9	(38)
Lungenerkrankung Chronisch obstruktive (COPD)	6-12	(38)
Anämie	4-13	(38)

3.4 Patienten / Arzt – Verhältnis

Grundsätzlich sollte der Kontakt mit Suchtkranken sachlich, bestimmt und einfühlsam sein, um mit dem Patienten ein Arbeitsbündnis zu schließen. Die einzelnen Komponenten dieser Beziehung, eine Aufklärung über das Risiko (Feedback), die Einbindung des Patienten in therapeutische und risikovermindernde Maßnahmen (Responsibility) mit klar formulierten Zielen (Aims) und Verhaltensänderungen (Menue of behavioural changes) in einer empathischen und wertschätzenden Gesprächsführung (Empathie) mit Betonung der Selbsteffizienz des Patienten lassen sich in dem englischen Akronym „FRAMES" zusammenfassen (50). Das Konzept dieser „FRAMES-Kriterien" bezieht sich auf den Zeitraum vom ersten Anamnesegespräch, über die gemeinsame Planung der Behandlungsstrategie bis hin zur abschließenden Therapiekontrolle.

4. KLINISCHE RELEVANZ UND BEHANDLUNGSSTRATEGIEN

4.1 Internistische Medizin

Nach Moore et al beträgt der Anteil von Patienten mit Alkoholproblemen in internistischen Disziplinen 25% (1). Hier nehmen die *Lebererkrankungen* (Fettleber, Alkoholhepatitis, Zirrhose) neben der *chronischen Pankreatitis* mit steigender Bilanz den größten Teil der Alkoholfolgekrankheiten ein (40;51;52). Man schätzt in Deutschland die Anzahl der Patienten mit Leberzirrhose auf mindestens 300.000, unter denen mehr als 50% an alkoholbedingter Zirrhose leiden (40).

Hinsichtlich der Pankreaserkrankungen entdeckten Chari et al. einen deutlichen Unterschied zwischen dem Verhältnis Mann / Frau mit 10:1 bei der chronischen alkoholinduzierten Pankreatitis und jenem (1:1) von einer chronischen Pankreatitis nicht-alkoholischer Genese (53). Die chronisch kalzifizierende Pankreatitis weist in Europa eine Inzidenz von 3 – 10 pro 100.000 Einwohner auf (45).

Bezüglich der Entwicklung einer koronaren *Herzerkrankung* soll nach neuesten Angaben der WHO mäßiger Alkoholkonsum (unter 20g/d für Männer wie Frauen) einen protektiven Effekt haben (WHO 2002). Allerdings steigt mit zunehmendem Alkoholkonsum das Risiko für einen plötzlichen Herztod und Herzrhythmusstörungen (48). Die dilatative

Kardiomyopathie „unklarer Genese" ist zu 40-60 Prozent auf chronischen Alkoholmissbrauch zurückzuführen (19;46;54). Zum Umgang mit alkoholkranken Patienten in der Inneren Medizin siehe (Abbildung 1).

Abbildung 1: Algorithmus zum Umgang mit Patienten in der Inneren Medizin. AA bei VHF = Arrhytmia Absoluta bei Vorhofflimmern, AES = Alkoholentzugssyndrom, BAK = Blutalkoholkonzentration, Gamma-GT = Gamma-Glutamyltransferease, MCV = mittleres korpuskuläres Volumen der Erythrozyten

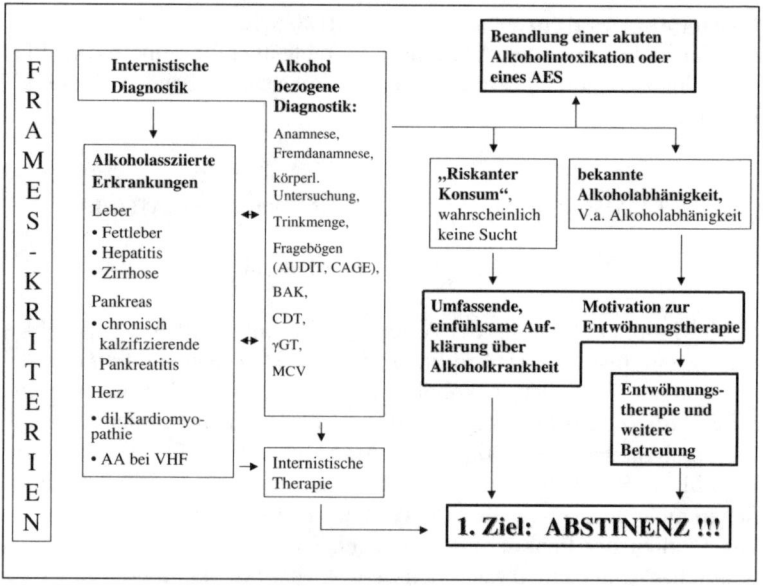

4.2 Operative Medizin

Im Vergleich zu anderen Disziplinen kann gerade in chirurgischen Abteilungen der Anteil an Patienten mit Alkoholabusus beziehungsweise Abhängigkeit höher sein. Durch die tumorfördernde Wirkung des Alkohols erkranken diese Patienten öfter an alkoholassoziierten Tumoren (Tabelle 5). Alkoholkonsum am Vorabend der Operation ist mit einer erhöhten Morbidität, häufigeren Reoperationen und einer längeren

Krankenhausverweildauer assoziiert (4;5;23). Die Dauer der intensiv-
medizinischen Behandlung bei alkoholmissbrauchenden, tumorkranken
Patienten war im Median um 8 Tage verlängert (4) (Abbildung 2). Auch
der Pflegebedarf dieser Patienten ist erhöht (18). Die Letalität betrug in
einer Untersuchung von Jensen et al. bei alkoholkranken Patienten 50%
während der intensivstationären Behandlung, wohingegen nur ein Anteil
von 26% anderer kritisch Kranker verstarb (55). Nach elektiver *Tumor-
chirurgie* starben 7% der chronischen Alkoholiker während der postoperativen intensivstationären Behandlung. Dagegen verstarb keiner der
Patienten, die soziale Trinker oder Nicht-Alkoholiker waren (4).
Weiterhin spielt Alkohol bei notwendigen Krankenhausaufnahmen
nach *Trauma* eine entscheidende Rolle (Tabelle 5). Das Risiko, zu fallen
oder eine Verbrennung zu erleiden ist bei Patienten mit Alkoholabusus
10- bis 16-fach erhöht (56;57). Der steigende Blutalkoholspiegel korreliert mit der Inzidenz, an einem Trauma zu versterben (58) und Alkoholabusus hat den größten Einfluss auf den tödlichen Ausgang eines Un-
falls als jede andere zugrunde liegende Erkrankung (59).
Die erhöhte Morbidität wie Letalität und die damit verbundene eingeschränkte Prognose alkoholkranker Patienten in der Chirurgie (62;63)
hat ihre Gründe in einer zwei bis fünffach erhöhten Rate an schwerwie-
genden Komplikationen; dies gilt sowohl für alkoholkranke Patienten
nach elektiven Eingriffen als auch verunfallte Patienten (21-23;64). Die
häufigsten Komplikationen sind Infektionen, Blutungen, Wundhei-
lungsstörungen, Komplikationen kardio-pulmonaler Genese und das
Alkoholentzugssyndrom.

Tabelle 5: Alkoholassoziierte Tumore und Unfälle

Chirurgische Krankheitsbilder/ Trauma	Alkoholas- soziiert (%)	Literatur
Tumore oberer Aerodigestivtrakt	40-90	(2-4)
Trauma	17-70	(5;57;60;61)
- Arbeitsunfälle	25	(16;56)
- Schwerverletzte in Notaufnahme	>50	(57)
- tödliche Verkehrsunfälle	20	(11)

Abbildung 2:   Intensivbehandlung nach Operationen am oberen Gastrointestinaltrakt (modifiziert nach [4]). ITS = Intensivstation

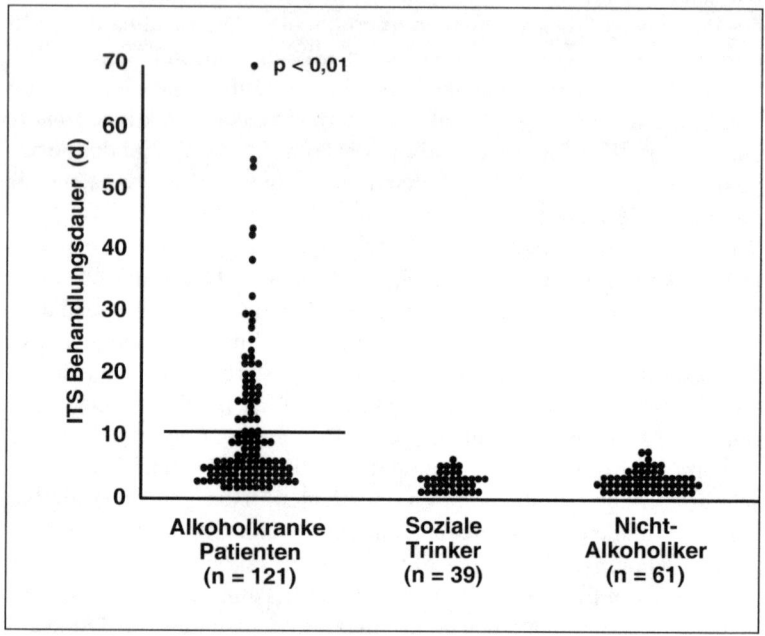

Infektionen. Postoperative Komplikationen infektiöser Genese sind bei
chronischen Alkoholikern drei bis viermal häufiger zu beobachten
(4;21). Pneumonien, Wund- und Harnwegsinfektionen bilden hierbei
den größten Anteil (21;65). Auf der Intensivstation ist die Pneumonie
führend, die postoperativ bei 38% der chronischen Alkoholiker im Vergleich zu 10% bei sozialen Trinkern und 7% bei den nicht-trinkenden
Kontrollen auftrat (4). Durch präoperativen Nikotinmissbrauch und
postoperativ verlängerter Beatmungsdauer können die Rate pulmonaler
Komplikationen erhöht werden (66;67). Chronische Alkoholaufnahme
verändert den Immunstatus, so dass wichtige Immunfunktionen bereits
präoperativ durch Ethanol supprimiert werden (68;69). Dies könnte die
erhöhte Inzidenz postoperativer Infektionen bei Alkoholikern erklären
(66). Die Progression einer Infektion zum septischen Schock nach elektiven Eingriffen am oberen Gastrointestinaltrakt zeigte sich nur bei

chronischen Alkoholikern (4). Dass Trauma oder Operationen die Etha-nol-induzierte Immunsuppression weiter verstärken, konnte in einer Studie von Tonnesen et al. illustriert werden. Die Immunreaktion vom verzögerten Typ auf Hauttestantigene (DTH) war hier bei alkoholkranken Patienten, die sich einem gastrointestinalen Eingriff unterzogen hatten, bereits präoperativ im Vergleich zu Nicht-Alkoholikern herabgesetzt und postoperativ zusätzlich abgeschwächt (18). Darüber hinaus konnte unsere Studiengruppe bei chronisch Alkoholkranken reduzierte Spiegel proinflammatorischer Zytokine im frühen septischen Schock nachweisen (70).

Das Auftreten von chirurgischen Wundinfektionen war mit Alkohol-missbrauch signifikant stärker assoziiert als beispielsweise mit Wund-kontamination (65). Das erhöhte Risiko von Wundinfektionen ist wahr-scheinlich ein Kombination aus Immunsuppression, Gerinnungsstörung und beeinträchtigter Wundheilung (21).

Blutungen. Blutungskomplikationen treten bei alkoholkranken Patien-ten in der postoperativen Phase häufiger auf und sind mit einem erhöhten Transfusionsbedarf assoziiert (18;21;71). Die Blutungszeit ist verlän-gert (18). Für diese erhöhte Blutungsneigung ist nicht nur die Einschrän-kung der Leberfunktion (72) und die Hemmung der plasmatischen Ge-rinnung verantwortlich. Ethanol inhibiert zusätzlich die thrombozytäre Funktion (72).

Kardiopulmonale Komplikationen. Die Inzidenz kardiopulmonaler Komplikationen ist postoperativ bis zu fünffach erhöht (21;23;64). Scheinbar sind kardiale Arrhythmien bereits präoperativ bei 1/4 und myokardiale Ischämien bei 3/4 der Alkoholkranken nachweisbar (21) und möglicherweise durch eine alkohol-induzierte Kardiomyopathie verursacht (18). Der postoperativ erhöhte Sympathikotonus führt oft-mals zu einer Hypokaliämie, die durch ein Alkoholentzugssyndrom noch verstärkt werden kann und das Risiko von Herzrhythmusstörungen erhöht (20).

Alkoholentzugssyndrom (AES). Trauma, Operation sowie Intubation und Beatmung können zu einer Exazerbation der Entzugssymptomatik führen. In einer australischen Studie betrug die Inzidenz dieser Kompli-kation bei Krankenhausaufnahme 8% (73) und lag bei elektiv-chirurgi-schen Eingriffen bei bis zu 16% (4) und nach Trauma bei 31% (64). Un-behandelt kann das AES durch respiratorisches und kardiovaskuläres Versagen zum Tod führen (5). Zusätzlich zu dem erhöhten Risiko des

257

Patienten wird die Behandlung erheblich teurer und komplizierter (4;64). Im Vergleich zu psychiatrischen Patienten ist der Schweregrad des AES bei chirurgischen Fällen um das 4-fache erhöht (5;74). Die Schwere der Entzugssymptomatik kann mit Hilfe der Revised Clinical Institute Withdrawal Assessment for Alcohol (CIWA-Ar)-Skala beurteilt werden (75).

Bei chronischer Alkoholzufuhr kommt es zur Interaktion verschiedenster, komplexer Transmittersysteme, durch die das klinische Bild (Abbildung 3) des AES erklärt werden könnte (5).

Abbildung 3: Pathophysiologie und Klinik des AES. GABA = Gamma-Amino-Buttersäure, NA-Noradrenalin, CRF = Corticotropin-Releasing-Factor,▼= Abfall,▲ = Anstieg (modifiziert nach [5])

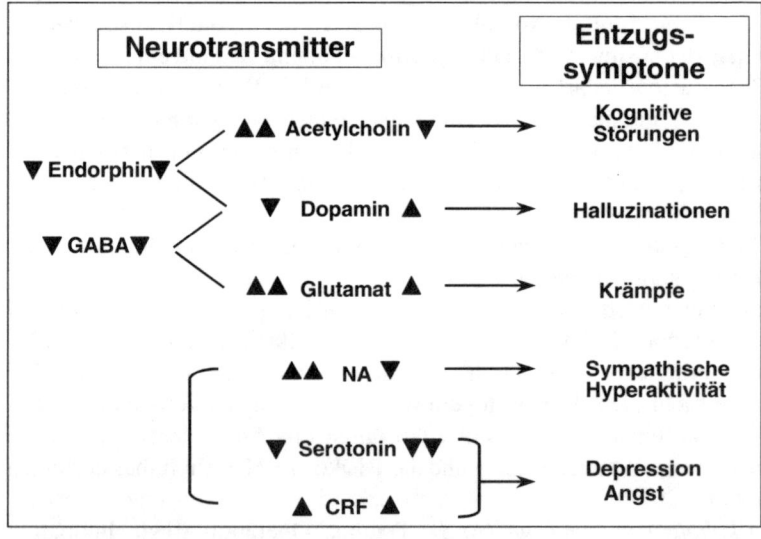

Allerdings ist das AES eine Ausschlussdiagnose und kann inbesondere in der Intensivmedizin bedingt durch Sedierung, Intubation und Beatmung schwierig zu stellen sein. Zentral wirkende Medikamente verschleiern die Diagnose zusätzlich. Andere allgemeine Komplikationen wie Blutung, metabolische Störungen, Infektionen, Hypoxie, Schmerzen oder fokal neurologische Störungen müssen ausgeschlossen beziehungsweise behandelt sein, bevor die Diagnose eines AES gestellt werden darf (Abbildung 4).

Abbildung 4:   Differentialdiagnose des Alkoholentzugssyndroms

---

- Infektionen

- Withdrawal (Entzug)

- Akut metabolisch

- Trauma

- ZNS (CNS)

- Hypoxie

- Mangelerscheinungen (Deficiences)

- Endokrinopathien

- Akut vaskulär

- Toxine/Drogen

- Schwermetalle (Heavy metals)

= **I WATCH DEATH**

Als weitere Differentialdiagnose muss in diesem Zusammenhang immer an eine Wernicke-Enzephalopathie gedacht werden. Ataxie, Nystagmus und Bewusstseinsstörungen sind hier die wichtigsten Hinweise. Allen alkoholkranken Patienten sollte prophylaktisch täglich 100 mg und zur Therapie 250 mg Vitamin B1 i.v. verabreicht werden (5). Auf Intensivstationen ist zur Vermeidung einer Wernicke-Enzephalopathie die Thiamin-Gabe (initial 250 mg i.v.) obligat.

Ziel der *perioperativen Behandlung* ist, die alkoholassoziierten Komplikationen zu vermeiden. Bestehende Begleiterkrankungen und Mangelzustände müssen therapiert werden. Da das Wissen um schädlichen Alkoholkonsum nicht weit verbreitet ist, sind Patienten, die sich elektiv oder nach Trauma einer Operation unterziehen, eindrücklich über die zusätzlichen Risiken aufzuklären.

4.2.1 Perioperative Abstinenz

Die Abstinenz als perioperative Interventionsmöglichkeit konnte als erfolgreiche Maßnahme evaluiert werden (76). Durch chronischen Alkoholmissbrauch bedingte pathophysiologische Veränderungen sind dadurch zum Teil reversibel (22;76). Eine einmonatige Disulfiram kontrollierte präoperative Abstinenz bei chronischem Alkoholmissbrauch reduzierte die postoperative Morbidität von 74% auf 31% (22). Präoperative Myokardischämien waren signifikant reduziert bei zwei Drittel der abstinenten Patienten verglichen mit der trinkenden Kontrollgruppe (22). Die alkoholinduzierte kardiale Dysfunktion ist bei symptomfreien Patienten meist nach einem Monat reversibel und die alkoholische Kardiomyopathie bessert sich bei etwa der Hälfte der symptomatischen Patienten nach 3 bis 6 Monaten (22). Die verlängerte Blutungszeit ist nach circa einer Woche Abstinenz wieder im Normbereich (76). Zur Beurteilung des Immunsystems in diesem Zusammenhang liegen nur wenige Daten vor. Die Typ-IV-Reaktion normalisiert sich nach 2 Wochen bis 2 Monaten (22;76). Die gestörte Wundheilung kann sich nach 8 Wochen bessern (22).

4.2.3 Prophylaxe und Therapie des AES

In vielen chirurgischen Einrichtungen werden zur Vermeidung eines Alkoholentzugssyndroms prophylaktische Behandlungen durchgeführt. Dadurch können postoperativ die interkurrenten Komplikationen deutlich reduziert (5;13) und die intensivstationäre Behandlungsdauer verkürzt werden (4;77). Entscheidungskriterien für eine Prophylaxe liefern Fragenkataloge wie CAGE und AUDIT (s. Rumpf, John, Hapke, Meyer, Bischof, in diesem Band) sowie die alkoholismusrelevanten Labormarker, MCV, gGT, CDT (Abbildung 5).

Abbildung 5: Algorithmus zum Umgang mit alkoholkranken Patienten in der operativen Medizin. ITS = Intensivstation, RTCQ = Readiness To Change Questionnaire

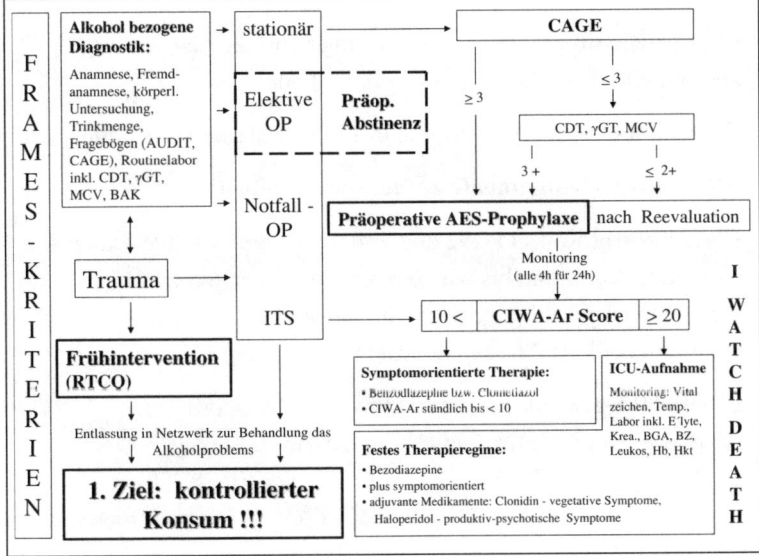

Die Prophylaxe des Alkoholentzugssyndroms kann als Behandlung mit einer Monosubstanz auf peripheren Stationen gesteuert werden. Die gebräuchlichen Medikamente sind Benzodiazepine, (gegebenenfalls Clomethiazol) Clonidin und Haloperidol können adjuvant dazu gegeben werden. (5). In einigen Zentren wird auch Ethanol eingesetzt (5) (Tabelle 6).

Tabelle 6:   Medikamente zur perioperativen Alkohol-
               Entzugsprophylaxe

Medikament der ersten Wahl: Benzodiazepine

Flunitrazepam i.v. titrieren in 0,25 mg Schritten, danach
kontinuierlich 6µg/kg/h (1-61µg/kg/h) oder

Diazepam i.v. oder p.o. titrieren in 2,5 mg Schritten alle 6 Std.

Alternative Medikamente zu Benzodiazepinen:

Clomethiazol Kapsel a 192 mg: 2-4 Kps. initial, nach Wirkung + 2
Kps. nach 30-60 min bis max 6-8 Kps. in den ersten 2 Std.;
maximale Dosis auf peripheren Stationen: 8 x 2 Kps./d;
Kontraindikation: Pulmonaler Infekt

Ethanol 0.5 g/kg/d i.v.; plus additiv ein Benzodiazepin;
Kontraindikation: Infektion, Herzinsuffizienz, Entzug

---

modifiziert nach (5)

Wichtig ist die ausschleichende Behandlung aller Prophylaktika, da diese bei nicht indizierter Fortsetzung der Behandlung selbst ein Suchtpotential beinhalten (5).
Alkoholkranke Patienten, die chronischen Alkoholmissbrauch betreiben, aber zu dem betreffenden Zeitpunkt noch keine Entzugssymptome
aufgewiesen haben, sollten engmaschig mit dem CIWA-Ar Score über-
wacht werden (5;13). Ist der CIWA-Ar Score > 10 sollte man eine Pharmakotherapie erwägen. Ein CIWA-Ar Score > 20 verlangt zusätzlich
eine Weiterbehandlung und engmaschige Überwachung auf der Intensivstation. Ein kombinierter Einsatz von Medikamenten, die auf verschiedenen Ebenen der Transmitterimbalance angreifen, ist im Entzug
therapeutisch sinnvoll (5;13). Die Medikamente zur Therapie eines
AES unterscheiden sich nicht von denen einer Entzugsprophylaxe. Die
Dosen sind für gewöhnlich höher.

262

4.3 Kurzintervention

Mehr als die Hälfte der Patienten nach Trauma konsumieren übermäßig Alkohol (34;57;64). Patienten mit „riskantem Alkoholkonsum" sind durch ein Re-Trauma gefährdet (57) und in den ersten drei Jahren nach einem Trauma vierfach häufiger hospitalisiert (78). Im Gegensatz dazu steht meist eine inadäquate Berücksichtigung dieser bedeutenden Problematik in den erst- und nachversorgenden Einrichtungen (11;13) Der Alkoholkonsum konnte bei akut traumatisierten Patienten durch Kurzintervention signifikant gesenkt werden. In der 3-Jahres-Katamnese sank durch Kurzintervention die Trinkmenge und die Häufigkeit eines erneuten Traumas um 47% (57) (Abbildung 6). Eine Metaanalyse zeigte, dass nach Kurzintervention weniger (27-65%) Patienten durch Krankenhausaufnahme betroffen waren (79).

Abbildung 6: Erneutes Trauma (A) und Reduktion der Trinkmenge in regulären Drinks pro Woche (B) nach Kurzintervention (modifiziert nach [57])

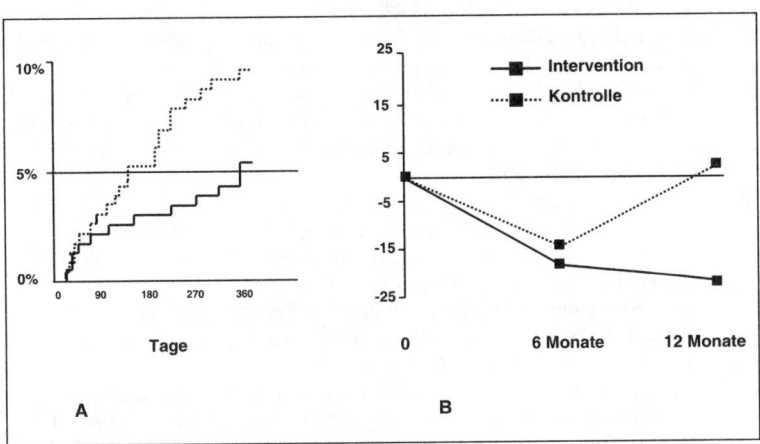

Nach dem transtheoretischen Modell von Prochaska und DiClemente sind Patienten in Notfall- oder lebensverändernden Situationen besonders bereit, ihr Konsumverhalten zu ändern (80). In diesem Modell werden generelle Veränderungsprozesse und -prinzipien zur Beschreibung einer Verhaltensänderung integriert und die zeitliche Perspektive der

Veränderung berücksichtigt. Auch in Studien, die besonders die Primärversorgung durch Allgemeinkrankenhäuser, niedergelassene Ärzte und Pflegepersonal betrachteten, zeigten sich deutliche Effekte einer Kurzintervention auf den Alkoholkonsum (81).

Durch non-konfrontative, motivierende Gespräche (Motivational Interviewing) (82) mit dem Patienten kann dessen Änderungsbereitschaft (RTCQ) (26; 32) eruiert und erhöht werden (s. Rumpf, Kremer, Hapke, John, Bischof, Meyer, Grothues, Reinhardt, in diesem Band). Konzepte dieser Art bedürfen der Evaluierung in der Inneren und operativen Medizin.

LITERATUR

(1)   Moore R.D., Bone L.R., Geller G., Mamon J.A., Stokes E.J., Levine D.M. Prevalence, detection, and treatment of alcoholism in hospitalized patients. JAMA 1989;%20;261(3):403-407

(2)   Blot W.J., McLaughlin J.K., Winn D.M., Austin D.F., Greenberg R.S., Preston-Martin S. et al. Smoking and drinking in relation to oral and pharyngeal cancer. Cancer Res 1988; 48(11):3282-3287

(3)   Seitz H.K., Simanowski U.A. Ethanol and carcinogenesis of the alimentary tract. Alcohol Clin Exp Res 1986; 10(6 Suppl):33S-40S

(4)   Spies C.D., Nordmann A., Brummer G., Marks C., Conrad C., Berger G. et al. Intensive care unit stay is prolonged in chronic alcoholic men following tumor resection of the upper digestive tract. Acta Anaesthesiol Scand 1996; 40(6):649-656

(5)   Spies C.D., Rommelspacher H. Alcohol withdrawal in the surgical patient: prevention and treatment. Anesth Analg 1999; 88(4):946-954

(6)   Gentilello L.M., Rivara F.P., Donovan D.M., Villaveces A., Daranciang E., Dunn C.W. et al. Alcohol problems in women admitted to a level I trauma center: a gender- based comparison. J Trauma 2000; 48(1):108-114

(7)   Mann K.F. Neue ärztlich Aufgaben bei Alkoholproblemen. Deutsches Ärzteblatt 2002; 99(10):A 632-A 644

(8)   Hill A., Rumpf H.J., Hapke U., Driessen M., John U. Prevalence of alcohol dependence and abuse in general practice. Alcohol Clin Exp Res 1998; 22(4):935-940

(9)   John U., Rumpf H.J., Hapke U. Estimating prevalence of alcohol abuse and dependence in one general hospital: an approach to reduce sample selection bias. Alcohol Alcohol 1999; 34(5):786-794

(10)   Volz M., Rist F., Alm B. Screening auf Alkoholprobleme in einer chirurgischen Abteilung mit Hilfe des Kurzfragebogens LAST. Sucht 1998; 44:310-321

(11) Gentilello L.M., Donovan D.M., Dunn C.W., Rivara F.P. Alcohol interventions in trauma centers. Current practice and future directions. JAMA 1995; 274(13):1043-1048

(12) Dunn C.W., Donovan D.M., Gentilello L.M. Practical guidelines for performing alcohol interventions in trauma centers. J Trauma 1997; 42(2):299-304

(13) Spies C.D., Neumann T., Schmidt L.G. Drogenkonsum und Entzug. In: Van Aken H., Reinhart K., Zeipfer M., editors. Intensivmedizin. Stutgart: Thieme, 2001

(14) Pollock N.K., Martin C.S., Langenbucher J.W. Diagnostic concordance of DSM-III, DSM-III-R, DSM-IV and ICD-10 alcohol diagnoses in adolescents. J Stud Alcohol 2000; 61(3):439-446

(15) Diagnostic and Statistical Manual of Mental Disorders DSM-IV-TR (Text Revision). 4th ed. Washington D.C.: American Psychiatric Assosiation, 2000

(16) Buehringer G., Simon R. Die gefährlichste psychoaktive Substanz – Epidemiologie zum Konsum und Missbrauch von Alkohol. Psycho 1992; 18:156-162

(17) Tonnesen H., Kaiser A.H., Nielsen B.B., Pedersen A.E. Reversibility of alcohol-induced immune depression. Br J Addict 1992; 87(7):1025-1028

(18) Tonnesen H., Petersen K.R., Hojgaard L., Stokholm K.H., Nielsen H.J., Knigge U. et al. Postoperative morbidity among symptom-free alcohol misusers. Lancet 1992; 340(8815):334-337

(19) Spies C.D., Sander M., Stangl K., Fernandez-Sola J., Preedy V.R., Rubin E. et al. Effects of alcohol on the heart. Curr Opin Crit Care 2001; 7(5):337-343

(20) Spies C., Tonnesen H., Andreasson S., Helander A., Conigrave K. Perioperative morbidity and mortality in chronic alcoholic patients. Alcohol Clin Exp Res 2001; 25(5 Suppl ISBRA):164S-170S

(21) Tonnesen H., Kehlet H. Preoperative alcoholism and postoperative morbidity. Br J Surg 1999; 86(7):869-874

(22) Tonnesen H., Rosenberg J., Nielsen H.J., Rasmussen V., Hauge C., Pedersen I.K. et al. Effect of preoperative abstinence on poor postoperative outcome in alcohol misusers: randomised controlled trial. BMJ 1999; 318(7194):1311-1316

(23) Tonnesen H. The alcohol patient and surgery. Alcohol Alcohol 1999; 34(2):148-152

(24) Sander M., Irwin M., Sinha P., Naumann E., Kox W.J., Spies C.D. Suppression of interleukin-6 to interleukin-10 ratio in chronic alcoholics: association with postoperative infections. Intensive Care Med 2002; 28(3):285-292

(25) Dilling H., Seehusen S., Kanitz D., Malchow C.P., Timmermann H., Wittke A. ICD-10 Kapitel V (F). 2002. Ref Type: Internet Communication

(26) Eggers V., Neumann T., Kox W.J., Spies C. Alkoholabusus: Risikofaktoren für Anästhesie und Intensivmedizin. In: Singer MV, Teyssen S, editors. Kompedium Alkohol. Folgekrankheiten, Klinik Diagnostik Therapie. Berlin, Heidelberg: Springer, 2002: 114-131

(27) Neumann T., Kox W.J., Spies C.D. Der suchtkranke Patient in der perioperativen Medizin. In: Backmund M., editor. Suchttherapie/Grundlagen, Klinik, Standards; Leitfaden für die Praxis und Fortbildung. Landsberg: Ecomed, 2002

(28) Ewing J.A. Detecting alcoholism. The CAGE questionnaire. JAMA 1984; 252(14):1905-1907

(29) Rumpf, H.-J.,Hapke, U., John,U. Deutsche Version des CAGE Fragebogens. In: A. Glöckner-Rist, F. Rist, H. Küfner, editor. Elektronisches Handbuch zu Erhebungsinstrumenten im Suchtbereich (EHES). Mannheim: Zentrum für Umfragen, Methoden und Analysen., 2002

(30) Saunders J.B., Aasland O.G., Babor T.F., de lF, Jr., Grant M. Development of the Alcohol Use Disorders Identification Test (AUDIT): WHO Collaborative Project on Early Detection of Persons with Harmful Alcohol Consumption – II. Addiction 1993; 88(6):791-804

(31) Rumpf, H.-J., Meyer, C., Hapke, U., John, U. Deutsche Version des Alcohol Use Disorders Identification Test (AUDIT). In: A. Glöckner-Rist, F. Rist, H. Küfner, editor. Elektronisches Handbuch zu Erhebungsinstrumenten im Suchtbereich (EHES). Mannheim: Zentrum für Umfragen, Methoden und Analysen., 2002

(32) Hannöver, W., Rumpf, H.-J., Meyer, C., Hapke, U., John, U. Der Fragebogen zur Änderungsbereitschaft bei Alkoholkonsum (RCQ-D). In: A. Glöckner-Rist, F. Rist, H. Küfner, editor. Elektronisches Handbuch zu Erhebungsinstrumenten im Suchtbereich (EHES). Mannheim: Zentrum für Umfragen, Methoden und Analysen., 2002

(33) Andreasson S., Eklund A.B. [Alcohol abuse prevention in health care services: screening methods and motivational counseling]. Lakartidningen 1999; 96(13):1594-1598

(34) Spies C.D., Emadi A., Neumann T., Hannemann L., Rieger A., Schaffartzik W. et al. Relevance of carbohydrate-deficient transferrin as a predictor of alcoholism in intensive care patients following trauma. J Trauma 1995; 39(4):742-748

(35) Helander A., Beck O., Jones A.W. Laboratory testing for recent alcohol consumption: comparison of ethanol, methanol, and 5-hydroxytryptophol. Clin Chem 1996; 42(4):618-624

(36) Spies C.D., Kissner M., Neumann T., Blum S., Voigt C., Funk T. et al. Elevated carbohydrate-deficient transferrin predicts prolonged intensive care unit stay in traumatized men. Alcohol 1998; 33(6):661-669

(37) Spies C.D., Herpell J., Beck O., Muller C., Pragst F., Borg S. et al. The urinary ratio of 5-hydroxytryptophol to 5-hydroxyindole-3-acetic acid in surgical patients with chronic alcohol misuse. Alcohol 1999; 17(1):19-27

(38) Ashley M.J., Olin J.S., le Riche W.H., Kornaczewski A., Schmidt W., Rankin J.G. Morbidity in alcoholics. Evidence for accelerated development of physical disease in women. Arch Intern Med 1977; 137(7):883-887

(39) Gerke P., Hapke U., Rumpf H.J., John U. Alcohol-related diseases in general hospital patients. Alcohol Alcohol 1997; 32(2):179-184

(40) Bode C., Bode J.C., Hahn E.G., Rossol S., Schäfer C., Schuppman D. Alkohol und Leber. In: Singer MV, Teyssen S, editors. Kompendium Alkohol. Folgekrankheiten, Klinik, Diagnostik, Therapie. Berlin, Heidelberg: Springer, 2002: 199-249

(41) Pfeiffer J. Neuropathologische Aspekte des chronischen Alkoholismus. In: Smied H.W., Heimann H., Mayer K., editors. Der chronische Alkoholismus. Stuttgart, New York: Gustav Fisher, 1989: 103-120

(42) Neumann T., Jentsch S., Kox W., Spies C. Die perioperative Morbidität trockener alkoholkranker Patienten mit einem Tumor des Gastrointestinaltraktes, 1. Interdisziplinärer Suchtkongress, München. Abstractband . 1999. Ref Type: Abstract

(43) Stopinski J., Staib I., Weissbach M. [Do nicotine and alcohol abuse effect the occurrence of postoperative bacterial infections?]. Langenbecks Arch Chir 1993; 378(2):125 128

(44) Hall M. Pathological spectrum of alcohol liver desease. In: Hall P, editor. Alcoholic liver desease. London, Boston: Arnold, 1995: 41-68

(45) Lankisch P.G., Burchard-Reckert S., Petersen M., Lehnick D., Schirren C.A., Kohler H. et al. Morbidity and mortality in 602 patients with acute pancreatitis seen between the years 1980-1994. Z. Gastroenterol 1996; 34(6):371-377

(46) Regan T.J. Alcoholic cardiomyopathy. Prog Cardiovasc dis 1984; 27:141-152

(47) Kupari M., Koskinen P. Time of onset of supraventricular tachyarrhythmia in relation to alcohol consumption. Am J. Cardiol 1991; 67(8):718-722

(48) Strotmann J., Ertl G. Alkohol und Herzkreislauf. In: Singer M.V., Teyssen S., editors. Alkohol und Alkoholfolgekrankheiten, Grundlagen Diagnostik Therapie. Berlin, Heidelberg: Springer, 1999: 391-410

(49) Singer M.V., Teyssen S. Allgemeinärztliche Aspekte bei der Erkennung der Alkoholkrankheit und alkoholassoziierter Organschäden. In: Singer M.V., Teyssen S., editors. Alkohol und Alkoholfolgekrankheiten, Grundlagen Diagnostik Therapie. Berlin, Heidelberg: Springer, 1999

(50) Schmidt L.G. Frühdiagnostik und Kurzintervention beim beginnenden Alkoholismus. Deutsches Ärztblatt 1997; 94:2905

(51) Bellamy C.O., DiMartini A.M., Ruppert K., Jain A., Dodson F., Torbenson M. et al. Liver transplantation for alcoholic cirrhosis: long term follow-up and impact of disease recurrence. Transplantation 2001; 72(4): 619-626

267

(52) Spree E. Lebertransplantation bei äthyltoxischer Lebererkrankung – Verlauf und Komplikationen. Medizinische Fakultät, Humboldt-Univ., Berlin, 2000

(53) Chari S.T., Forssmann K., Hanck C., Harder H., Niebergall-Roth E., Singer M.V. In: Singer M.V., Teyssen S., editors. Kompendium Alkohol. Folgekrankheiten, Klinik, Diagnostik, Therapie. Berlin, Heidelberg: Springer, 2002: 185-198

(54) McKenna C.J., Codd M.B., McCann H.A., Sugrue D.D. Alcohol consumption and idiopathic dilated cardiomyopathy: a case control study. Am Heart J. 1998; 135(5 Pt 1):833-837

(55) Jensen N.H., Dragsted L., Christensen J.K., Jorgensen J.C., Qvist J. Severity of illness and outcome of treatment in alcoholic patients in the intensive care unit. Intensive Care Med 1988; 15(1):19-22

(56) Brismar B., Bergman B. The significance of alcohol for violence and accidents. Alcohol Clin Exp Res 1998;(7 Suppl):-306S

(57) Gentilello L.M., Rivara F.P., Donovan D.M., Jurkovich G.J., Daranciang E., Dunn C.W. et al. Alcohol interventions in a trauma center as a means of reducing the risk of injury recurrence. Ann Surg 1999; 230(4):473-480

(58) Zink B.J., Maio R.F., Chen B. Alcohol, central nervous system injury, and time to death in fatal motor vehicle crashes. Alcohol Clin Exp Res 1996; 20(9):1518-1522

(59) Randall T. Driving while under influence of alcohol remains major cause of traffic violence. JAMA 1992; 268(3):303-304

(60) Spies C.D., Dubisz N., Funk W., Blum S., Muller C., Rommelspacher H. et al. Prophylaxis of alcohol withdrawal syndrome in alcohol-dependent patients admitted to the intensive care unit after tumour resection. Br. J. Anaesth 1995; 75(6):734-739

(61) Soderstrom C.A., Smith G.S., Dischinger P.C., McDuff D.R., Hebel J.R., Gorelick D.A. et al. Psychoactive substance use disorders among seriously injured trauma center patients. JAMA 1997; 277(22):1769-1774

(62) Herve C., Gaillard M., Roujas F., Huguenard P. Alcoholism in polytrauma. J Trauma 1986; 26(12):1123-1126

(63) Sonne N.M., Tonnesen H. The influence of alcoholism on outcome after evacuation of subdural haematoma. Br. J. Neurosurg 1992; 6(2):125-130

(64) Spies C.D., Neuner B., Neumann T., Blum S., Mueller C., Rommelspacher H. et al. Intercurrent complications in chronic alcoholic men admitted to the intensive care unit following trauma. Intensive Care Med 1996; 22(4):286-293

(65) Rantala A., Lehtonen O.P., Niinikoski J. Alcohol abuse: a risk factor for surgical wound infections? Am J Infect Control 1997; 25(5):381-386

(66) Celis R., Torres A., Gatell J.M., Almela M., Rodriguez-Roisin R., Agusti-Vidal A. Nosocomial pneumonia. A multivariate analysis of risk and prognosis. Chest 1988; 93(2):318-324

(67) Miller N.S., Gold M.S. Comorbid cigarette and alcohol addiction: epidemiology and treatment. J Addict Dis 1998; 17(1):55-66

(68) Kehlet H. Multimodal approach to control postoperative pathophysiology and rehabilitation. Br J Anaesth 1997; 78(5):606-617

(69) Szabo G., Mandrekar P., Verma B., Isaac A., Catalano D. Acute ethanol consumption synergizes with trauma to increase monocyte tumor necrosis factor alpha production late postinjury. J Clin Immunol 1994; 14(6):340-352

(70) Spies C.D., Handrock C., Sanft C., Schaffartzik W. Immune modulation differs between chronic alcoholics and non-alcoholics in the course of sepsis. Crit Care Med 1997; 25(Crit Care Med : ,):A123

(71) Felding C., Jensen L.M., Tonnesen H. Influence of alcohol intake on postoperative morbidity after hysterectomy. Am J Obstet Gynecol 1992; 166(2):667-670

(72) Rubin R. Effect of ethanol on platelet function. Alcohol Clin Exp Res 1999; 23(6):1114-1118

(73) Foy A.K.J. The incidence of alcohol-related problems and the risk of alcohol withdrawal in a general hospital population. Drug Alcohol Rev 1995; 14:49-54

(74) Saitz R., Mayo-Smith M.F., Roberts M.S., Redmond H.A., Bernard D.R., Calkins D.R. Individualized treatment for alcohol withdrawal. A randomized double-blind controlled trial. JAMA 1994; 272(7):519-523

(75) Sullivan J.T., Sykora K., Schneiderman J., Naranjo C.A., Sellers E.M. Assessment of alcohol withdrawal: the revised clinical institute withdrawal assessment for alcohol scale (CIWA-Ar). Br J Addict 1989; 84(11):1353-1357

(76) Tonnesen H. Influence of alcohol on several physiological functions and its reversibility: a surgical view. Acta Psychiatr Scand Suppl 1992; 369:67-71.:67-71

(77) Mayo-Smith M.F. Pharmacological management of alcohol withdrawal. A meta-analysis and evidence-based practice guideline. American Society of Addiction Medicine Working Group on Pharmacological Management of Alcohol Withdrawal. JAMA 1997; 278(2):144-151

(78) Miller T.R., Lestina D.C., Smith G.S. Injury risk among medically identified alcohol and drug abusers. Alcohol Clin Exp Res 2001;(1):-9

(79) Dinh-Zarr T., DiGuiseppi C., Heitman E., Roberts I. Preventing injuries through interventions for problem drinking: a systematic review of randomized controlled trials. Alcohol Alcohol 1999; 34(4):609-621

(80) Prochaska J.O., DiClemente C.C. Stages and processes of self-change of smoking: toward an integrative model of change. J Consult Clin Psychol 1983; 51:390-395

(81) Kuefner K. Ergebnisse von Kurzinterventionen und Kurztherapien bei Alkoholismus – ein Überblick. Suchtmed 2000; 2(4):181-192

(82) Rollnick S., Miller W.R. What is motivational interviewing? Behavioral and Cognitive Psychotherapy 1995; 23:315

Multiprofessionelle Akutbehandlung Suchtkranker

Gerhard Reymann, Hans-Jürgen Danziger,
Manfred Kukla, Gabriele Heinz

1. EINLEITUNG

Bei Krankenhausaufnahme sind Abhängigkeitskranke nicht nur durch Intoxikation, Entzug und Suchtdruck, sondern oft auch durch körperliche, psychische und soziale Suchtfolgeschäden belastet (Reymann et al. 2000). Entsprechend haben pflegerische, bewegungs- und ergotherapeutische, sozialarbeiterische und medizinische sowie psychotherapeutische Behandlungsmethoden in der Akutbehandlung Suchtkranker ihren festen Platz.

Es ist für den Behandlungserfolg von entscheidender Bedeutung, dass diese Professionen gut zusammenarbeiten. Dafür ist erforderlich, dass jeder von den Zielsetzungen und den Arbeitsmethoden der jeweils anderen Professionen weiß und dass patientenbezogene Informationen zeitnah und in ausreichendem Umfang ausgetauscht werden. Die ausreichende Kenntnis der Arbeitsweisen anderer Professionen ist in der Regel durch Fortbildungsveranstaltungen zu vermitteln. Die Gewährleistung eines ausreichenden patientenbezogenen Informationsflusses im Behandlungsalltag dagegen ist oft schwierig.

Im Folgenden wird die Kooperation der verschiedenen Berufsgruppen am Beispiel einer Station für qualifizierte Entzugsbehandlung Alkoholkranker dargestellt.

Nach einer kurzen Charakterisierung des stationären Rahmens stellen sich die einzelnen Professionen, die das Behandlungsteam bilden, mit ihren jeweiligen Behandlungszielen und Methoden vor.

Nur die Ergotherapie fehlt in dieser Darstellung. Wir verfügen mit ergo- und Bewegungstherapie über zwei nonverbale Therapieverfahren. Da die Modalitäten der Kooperation für beide die gleichen sind, kann in dieser Hinsicht die Bewegungstherapie auch für die Ergotherapie sprechen. Anschließend werden die Kommunikationswege zwischen den Professionen grundsätzlich dargestellt.

1.1 Das Setting der offenen suchtmedizinischen Aufnahmestation

In der Abteilung für Suchtmedizin am Westfälischen Zentrum für Psychiatrie, Psychotherapie und Psychosomatik Dortmund bietet die Station 13/2 seit August 1996 qualifizierte Entzugsbehandlung bei Störungen durch Alkohol oder durch Tranquillantien an.

In einem offenen Setting werden je nach aktueller Motivation und nach suchtmedizinischem Behandlungsbedarf sowohl Kriseninterventionen wie auch mehrwöchige qualifizierte Entzugsbehandlungen durchgeführt. Vor Entlassung ist eine in die Station integrierte tagesklinische Phase möglich.

Behandlungsziele und -methoden entsprechen dem aktuellen suchtmedizinischen Forschungsstand, wie er zum Beispiel von Tretter (1999) beschrieben ist und wie er aktuell von der Arbeitsgruppe um Herrn PD Dr. Banger in entsprechenden AWMF-Leitlinien konkretisiert wird.

Mit nur geringen Änderungen gegenüber den Vorjahren lag für die vollstationäre Behandlung im Jahre 2000 die Fallzahl bei 590, die durchschnittliche vollstationäre Verweildauer bei 10,0 Tagen. In 2/3 aller qualifizierten Entzugsbehandlungen erfolgt stationsintegriert vor der Entlassung eine 1-wöchige tagesklinische Behandlungsphase (Reymann, Danziger 2001). Die Station leistete im Jahre 2000 bei 215 Patienten 990 tagesklinische Behandlungstage entsprechend 198 Behandlungswochen. Für die tagesklinische Behandlung stehen in einem anderen Gebäudeteil im gleichen Stockwerk Ruhe- und Aufenthaltsräume zur Verfügung. Zu den Mahlzeiten und zu allen therapeutischen Aktivitäten sind die tagesklinischen Patienten mit den vollstationären zusammengefasst.

Die durchschnittliche vollstationäre Belegung lag im Jahre 2000 bei 16,3. Besonders in den ersten Behandlungstagen wird suchtmedizinische Intensivbehandlung gemäß der Fallgruppe S2 der Psychiatrie-Personalverordnung (PsychPV) (Kunze, Kaltenbach 1996) durchgeführt. Im weiteren handelte es sich mit jeweils 12,2 Patienten überwiegend um suchtmedizinische Regelbehandlung nach Fallgruppe S1. Hinzu kommen durchschnittlich 2,5 tagesklinische Patienten gemäß Fallgruppe S6. Der Personaleinsatz in der Gesamtklinik entspricht 98% der in der PsychPV vorgegebenen Stellen.

Die psychologischen Stellenanteile sind zur Zeit mit Ärzten besetzt.

Ein solcher Personaleinsatz gemäß PsychPV ermöglicht erst eine multidimensionale und ausreichend intensive stationäre suchtmedizinische

Behandlung. Er wird aus diesem Grunde in Nordrhein-Westfalen für alle Stationen der qualifizierten Entzugsbehandlung Alkohol- oder Medikamentenabhängiger festgeschrieben werden.

Was die einzelnen Berufsgruppen zu dieser Behandlung beitragen, wird im Folgenden kurz vorgestellt.

2. AUFGABEN UND METHODEN DES PFLEGEDIENSTES

„Pflege S(s)ucht Beziehung" war das Leitthema der ersten Fachtagung „Pflege in der Suchtkrankenbehandlung" im Januar 2000. „Pflege sucht Beziehung" ist auch eine treffende Beschreibung der Arbeit von Pflegenden auf einer Akutstation zur Behandlung von Suchtkranken, die im Folgenden skizziert wird.

In einem durchschnittlich 30-minütigem Aufnahmegespräch wird die Pflegeanamnese erhoben. Pflegetheoretische Grundlagen sind die Aktivitäten des Täglichen Lebens nach Abderhalden. Die Pflegeanamnese bildet die Basis der gemeinsam mit dem Patienten in der ersten Behandlungswoche zu entwickelnden Pflegeplanung. Sie orientiert sich an den Behandlungszielen und der Behandlungsdauer der ärztlichen Therapieplanung, aus der die Notwendigkeit der Krankenhausbehandlung eindeutig abzuleiten ist.

Neben den individuell festgelegten Pflegezielen liegt in den ersten Tagen das Hauptaugenmerk auf der pflegerischen Begleitung der körperlichen Entzugsbehandlung. Die häufigen Einzelkontakte anlässlich der Messung der Vitalwerte oder der Verabreichung von Medikamenten können zur Entwicklung der Beziehung zwischen Patient und Pflegenden genutzt werden. Eine sorgfältige Abwägung zwischen notwendiger körperlicher Schonung und Anleitung zur Aktivität ist unabdingbar. Gesprächsbereitschaft wird signalisiert und ein gegebenenfalls schrittweiser Einstieg in das Therapieprogramm mit seinen unterschiedlichen Anforderungen wird durch das Pflegepersonal gefördert und eingefordert. Die Anbindung des Patienten an eine Selbsthilfegruppe in der Nähe seines Wohnortes ist ein weiteres Ziel des Pflegeprozesses. Wöchentlich stellen sich Selbsthilfegruppen auf der Station vor. Nach Abklingen der Entzugssymptomatik besuchen die Patienten, in Absprache mit dem Team, eine externe Selbsthilfegruppe ihrer Wahl. Bei Patienten, die sich erstmalig in einer Entzugsbehandlung befinden, sind häufig Ängste und

Vorbehalte bezüglich der Abhängigkeitsdiagnose zu überwinden. Für diese Patienten bedeutet der Besuch der Selbsthilfegruppe, dass sie ihre Abhängigkeitserkrankung außerhalb der Station quasi veröffentlichen. Vor- und nachbereitende Gespräche mit Pflegenden sind von daher sinnvoll und notwendig.

Soweit beispielhaft einige Schwerpunkte der geplanten Pflege des Qualifizierten Entzugs. Grundsätzlich ist darauf hinzuweisen, dass Ziele und Behandlungsdauer in einem realistischen Verhältnis zueinander stehen. Dies ist angesichts der häufig in den Pflegeanamnesen erhobenen biographischen Daten, der krisenhaften Zuspitzungen, den gescheiterten Behandlungsversuchen und den sozialen Folgen der Suchterkrankung keine einfache Aufgabe. Die Kunst liegt in der Beschränkung auf die ersten Schritte in die richtige Richtung. Die positiven Erfahrungen, die der Patient durch das Erreichen eines Teilzieles macht, bilden das Fundament für seinen Weg aus der Sucht, dessen Ziel idealerweise die zufriedene Abstinenz ist. Die Pflege im Qualifizierten Entzug ist Teil eines Pflegeprozesses, der in einer sich anschließenden Behandlung fort gesetzt wird.

Behandlung und Pflege werden überwiegend in Form der Gruppenarbeit umgesetzt.

Bei Aufnahme wird jeder Patient einer von zwei Patientengruppen zugeteilt, die jeweils von einem Arzt oder einer Ärztin behandelt und von einer Gruppe der Pflegenden betreut werden. Das Pflegepersonal hat durch die feste Zuordnung zu einer Patientengruppe seinen Arbeitsbereich zweigeteilt. Ein strukturierter Wochenplan enthält, wie bereits vorgestellt, die Angebote Bewegungs-, Sport- und Entspannungstherapie, Kreative Therapie, Visiten, Gesprächs- und Informationsgruppen. Die pflegerischen Gruppen beinhalten Morgen- und Abendrunden, Wochenresümees der Pflegegruppen, die Vorbereitung der Freizeitaktivitäten und die Begleitung der Kochgruppen.

Am Aufnahmetag werden den Patienten die Elemente des Wochenplans erläutert. In einer Behandlungsvereinbarung erklären sie ihr Einverständnis, dass sie an den Therapien teilnehmen werden. Befreiungen sind nur durch den behandelnden Arzt möglich. Trotz dieser Behandlungsvereinbarung wird es nicht überraschen, dass fortlaufend Motivationsarbeit zu leisten ist. Insbesondere in der Entgiftungsphase sind Tendenzen zum Rückzug zu beobachten.

Innerhalb des Stationsteams wurden von daher folgende Absprachen erarbeitet: Die Pflegenden organisieren die Umsetzung des Wochenplans mit den Patienten, motivieren zur Teilnahme, bearbeiten Ängste und Widerstände gegen die Teilnahme und dokumentieren entsprechend. Inhalt und Verlauf der einzelnen Therapien werden von den jeweiligen Therapeuten bearbeitet und dokumentiert. Die Pflegenden verfahren mit ihren Gruppen entsprechend.

Diese Absprachen haben sich bezogen auf die Teamarbeit bewährt. Eindeutige Regelungen machen fortlaufende Diskussionen über Abläufe und Zuständigkeiten überflüssig und sind ein wichtiger Beitrag zur Arbeitszufriedenheit. Widerstände und Ängste der Patienten können somit zeitnah bearbeitet werden.

Abschließend möchte ich auf zwei Besonderheiten des Pflegedienstes im Krankenhausbereich gegenüber anderen Berufsgruppen hinweisen:

- Pflege ist immer Pflege rund um die Uhr an sieben Tagen der Woche.

- Pflege hat die Möglichkeit des unmittelbaren fachlichen Austausches mit anderen Mitgliedern des Pflegeteams, da in Regel Pflegende nicht allein auf einer Akutstation tätig sind.

3. ZIELE UND METHODEN DES PSYCHOLOGISCHEN UND DES ÄRZTLICHEN DIENSTES

In der Durchführung von Motivationsarbeit und von Psychotherapie gibt es weitgehende Überschneidungen zwischen den Kompetenzen des psychologischen und des ärztlichen Dienstes. In der offen geführten Aufnahmestation für alkoholabhängige Patienten des WZPPP Dortmund werden gegenwärtig die dem klinischen Psychologen zufallenden Aufgaben weitgehend vom ärztlichen Dienst übernommen. Vereinfachend wird im weiteren von ärztlichen Tätigkeiten gesprochen. Lediglich testpsychologische Untersuchungen werden in der entsprechenden Zentrale des WZPPP von einem klinischen Psychologen durchgeführt. Die Ergebnisse dieser Untersuchungen werden dort ausführlich schriftlich dokumentiert und in die weitere Behandlungsplanung mit einbezogen. Testpsychologische Untersuchungen werden nur in Einzelfällen aufgrund spezieller Fragestellungen veranlasst und durchgeführt.

Ärztliche Ziele:

- Der Prozess der Diagnosestellung umfasst alle relevanten somatischen und psychiatrischen Bereiche und ist zu jedem Zeitpunkt der Behandlung ausreichend weit vorangeschritten.

- Die Behandlung umfasst alle relevanten Störungsbilder und priorisiert nach der Sicherung des Überlebens, der Sicherung des gesunden Überlebens, der Verlängerung abstinenter Phasen und schließlich stabiler Dauerabstinenz.

- Die laufende Behandlung hat eine ausreichende Rechtsgrundlage.

- Die wesentlichen Behandlungsziele sind schriftlich fixiert und werden gegebenenfalls fortgeschrieben.

- Die Behandlungsziele und die eingesetzten Behandlungsmethoden aller Berufsgruppen sind ausreichend aufeinander abgestimmt.

- Die Behandlung ist im Hinblick auf Rückfragen durch den Patienten, im Hinblick auf die Belange der eigenen Institution und im Hinblick auf etwaige Infragestellungen durch Gerichte oder Kostenträger ausreichend dokumentiert.

3.1 Diagnostische Methoden und Behandlungsplanung

Zur somatischen Diagnostik werden alle entsprechenden ärztlichen Verfahren einschließlich körperlicher Untersuchung, Laboruntersuchungen, gegebenenfalls weitere technische Untersuchungen wie EKG, Röntgenuntersuchungen, EEG usw. eingesetzt. Zur psychiatrischen Diagnostik werden Eigen- und Fremdanamnese, Exploration des Patienten, erweiterte Exploration durch das gesamte Team und in Einzelfällen ergänzend testpsychologische Untersuchungen eingesetzt.

Die Behandlungsplanung erfolgt zentral auf einem DIN A 4 Blatt und gliedert sich in

- Diagnosen gemäß ICD 10,

- aktuelle körperliche Probleme,

- aktuelle psychische Probleme,

- aktuelle Behandlungsziele,

- Indikationsstellung für angewandte Therapieverfahren,

• zusätzliche Festlegungen.

Dieser Behandlungsplan wird bei Umstellung in ein anderes Behandlungsprogramm oder aber spätestens nach drei Wochen durch einen neuen ersetzt. Er kann jederzeit modifiziert werden.

3.2 Die ärztliche Behandlung

Sie umfasst alle erforderlichen somatische Verfahren zur Behandlung der Intoxikation, des Entzugssyndroms und seiner Komplikationen sowie der wesentlichen comorbiden somatischen Störungen. Bei der Aufnahme gibt es keine Obergrenze für die aktuelle Alkoholisierung. Verlegungen auf Intensivstationen werden vom klinischen Gesamtbefund abhängig gemacht und sind nur selten erforderlich.

Kernstück der Behandlung sind in das Gesamtkonzept der multidisziplinären Behandlung in der Therapeutischen Gemeinschaft integrierte suchtmedizinische Interventionen. Hierzu gehören unter anderem die differenzierte Erfassung der aktuellen Motivationslage im Sinne eines korrekten Assessments und motivationsfördernde Interventionen im Sinne von Motivational Interviewing nach Miller und Rollnick (1999). Durch den Einsatz dieses psychotherapeutischen Verfahrens im Gruppen- und im Einzelsetting kann die Motivation zur Abstinenz, zur Behandlung oder zur Änderung gezielt entwickelt oder gefestigt werden.

Die in unserer Patientenschaft deutlich ausgeprägte psychiatrische Comorbidität erfordert den Einsatz der verschiedenen psychotherapeutischen und psychiatrischen Behandlungsverfahren einschließlich der gesamten Bandbreite psychopharmakologischer Medikationen.

Ärztliche Tätigkeiten im Behandlungsverlauf erfolgen

• im Vorfeld einer stationären Aufnahme (entweder Hausarzt oder überweisendes,

• Krankenhaus und/oder suchtmedizinische Ambulanz),

• in der Aufnahmeuntersuchung (bei Notfallaufnahmen außerhalb der regulären Dienstzeiten, zweizeitige Aufnahmeuntersuchung durch den stationsärztlichen Dienst),

• in der fachärztlichen Aufnahmeuntersuchung innerhalb der ersten 24 Stunden,

• in ärztlichen Visiten (einmal pro Woche mit Facharzt),

- in Kurvenvisiten (einmal pro Woche mit Facharzt),

- in einer ärztlich geleiteten Gruppe zu Suchtfolgeerkrankungen (einmal pro Woche),

- in einer ärztlich geleiteten Kleingruppe (einmal pro Woche),

- jederzeit im Rahmen von Einzelkontakten bei aktuellen Komplikationen,

- im Entlassungsgespräch.

3.3 Kommunikation

Mündliche Kommunikation mit vorbehandelnden Ärzten oder Suchtberatungsstellen (optional).
Schriftliche Kommunikation mit vorbehandelnden Ärzten via Überweisung oder via Dokumentation durch die Suchtmedizinische Ambulanz erfolgt über

- mündliche Rücksprache mit dem Pflegedienst anlässlich der Krankenhausaufnahme,

- allmorgendliche kurze Frühbesprechung (mit Pflegedienst und optional nonverbalen,

- Therapeuten sowie Sozialdienst),

- Visiten,

- Kurvenvisiten,

- Morgen- und Abendrunden (optional, wenig genutzt),

- Teilnahme an pflegerischen Übergaben (optional),

- jederzeitige Rücksprache mit allen Berufsgruppen bei Komplikationen oder Unklarheiten.

4. ZIELE UND METHODEN DER SOZIALARBEIT

4.1 Rahmenbedingungen

Die Soziale Arbeit in der Psychiatrie und da ausdrücklich auch in der Akutbehandlung Abhängigkeitskranker ist zum unverzichtbaren Bestandteil einer zeitgemäßen und patientenorientierten Behandlung geworden. Eindrucksvoll schildern Zeitzeugen den Veränderungsprozess der Anstalten, die für Verwahrung und Behandlung zuständig waren, hin zu modernen sozialpsychiatrisch ausgerichteten Kliniken. So sind mehrdimensionale Krankheitsmodelle inklusive der sozialen Komponenten Grundlage heutiger Diagnostik und Behandlung. Dies wird durch den Generationenwechsel gefördert, der neues Wissen des Personals über Methoden Sozialer Arbeit, über psychiatrische Erkrankung, deren gesellschaftlicher Dimensionen und über medikamentöse, therapeutische, fachpflegerische und psychosozialen Behandlungsmöglichkeiten in den Kliniken begünstigt.

In der PsychPV werden je nach Behandlungsauftrag und Patientengruppe dezidiert Minutenwerte für die einzelnen Tätigkeiten pro Patient ermittelt, die im Durchschnitt den Stellenschlüssel ermitteln lassen. Allerdings ist die Bandbreite der sozialarbeiterischen Methoden in der PsychPV reduziert abgebildet. So lesen wir dort nichts von der Vernetzung im regionalem Hilfesystem und von sozialpolitischen Aktivitäten durch die KrankenhaussozialarbeiterInnen. Diese Stellenbeschreibung spiegelt die Erwartungen damaligen Autoren und kann als Minimalkatalog aufgefasst werden.

Die erhebliche Verkürzung der Behandlungsdauern in den letzten Jahren und damit erhöhte Dichte der Arbeitsaufträge an alle Berufsgruppen wird durch die statische Struktur der PsychPV nicht berücksichtigt. Immerhin unterscheiden sich die Personalschlüssel im Vergleich zum Allgemeinkrankenhaus deutlich: In der Regel ist auf jeder Station die Sozialarbeit mit einem Stelleninhaber vertreten.

Zur Gewährleistung des fachlichen Austausches treffen sich die SozialarbeiterInnen des gesamten Zentrums einmal monatlich, um sich gegenseitig kollegial zu informieren und berufsspezifische Probleme zu erörtern. Zusätzlich organisieren die Mitarbeiterinnen und Mitarbeiter den gegenseitigen Austausch innerhalb der Abteilungen für Allgemeine Psychiatrie, Gerontopsychiatrie und für Suchtmedizin individuell.

Unter Berücksichtung der Budgetierung der Krankenhaushaushalte, die in der Regel eine Reduktion des Personals zur Folge hat, ist der Sachverhalt, die drittgrößte Berufsgruppe in der Klinik zu sein, auch ein Beleg für die Etablierung Sozialer Arbeit in der Psychiatrie. Unabhängig von evtl. Zusatzqualifikationen und Verantwortungsbereichen erfolgt die Entlohnung gem. BAT IVb ohne Verbesserungsmöglichkeit innerhalb der Grundprofession.

Organisatorisch basiert die Personalhierarchie auf den drei parallelen Säulen des ärztlichen Dienstes, des pflegerischen Dienstes und des Verwaltungsdienstes. Die Sozialarbeiter und -pädagogen sind als therapeutisches, jedoch nicht ärztliches Personal auch der ärztlichen Leitung zugeordnet. Die ärztliche Leitung übt damit die Dienstaufsicht aus.

4.2 Arbeitsziele in Bezug auf die Patienten

Sozialrechtliche Beratung

- Klärung mitgebrachter sozialrechtlicher Fragestellungen, sofern gewünscht,

- Beantragung und Durchsetzung bestimmter den Patienten zustehender Sozialleistung,

- Entlastung des Patienten von finanziellen Sorgen, sofern durch Beratung möglich,

- Sicherung von Wohnung und Lebensunterhalt,

- Sicherung des Arbeitsplatzes.

Psychosoziale Beratung und Mitbehandlung

- Erzielung von Krankheitseinsicht und Beratungs- beziehungsweise Behandlungsakzeptanz,

- Einstellungsänderung zum Rückfall,

- Reduzierung von psychischem Leid,

- gegebenenfalls Anbindung des Patienten an Anbieter der wohnortnahen, ambulanten Suchtkrankenhilfe,

- Klärung beziehungsweise Erreichung der familiären, sozialen und beruflichen Unterstützung für weitere Behandlung,

- Erarbeitung von Rehabilitationszielen und gegebenenfalls Motivation zur Teilnahme an einer Rehabilitationsmaßnahme,

- gegebenenfalls Einleitung von stationären Maßnahmen, nach SGB VI (Medizinische Rehabilitation), der Eingliederungshilfe, nach § 72 BSHG bis zur Kostenzusage und des Betreuten Wohnens,

- Sicherung des Akutbehandlungserfolgs.

4.3 Krankenhausorientierte Leistungen

- Sicherung der Behandlungskosten in schwierigen Einzelfällen,

- Eintreiben finanzieller Vorleistungen,

- Einbindung der stationären Leistung in die Struktur der regionalen Hilfesysteme des Aufnahmegebiets,

- Präsenz beziehungsweise Geschäftsführung in überverbandlichen, sachbezogenen Arbeitskreisen,

- Mitgestaltung verbindlicher Kooperationsbeziehungen zwischen den verschiedenen regionalen Anbietern von Suchtkrankenhilfe bis hin zu schriftlichen Kooperationsvereinbarungen.

4.4 Methoden der Sozialarbeit

Die folgende Auflistung stellt idealtypisch den Hilfeprozess in zehn Phasen nach dem methodischen Konzept des Case-Managements dar. Die zehn Phasen sind

- Initiative (häufig vom Patienten, Bezugsperson, Pflegekraft und Arzt),

- Sammeln von Basisinformationen (Sichtung der bereits vorhandenen Dokumentationen),

- Engagement (umfangreicher Erstkontakt),

- Assessment (Ermittlung und Dokumentation des Hilfebedarfs des Patienten),

- Kontrakt und Zielformulierung (Erstellung des Hilfeplanes),

- Planungsphase (direkte Einbeziehung des Patienten in den Hilfeprozess),

- Interventionsphase (Durchführung der Planungen),

- Monitoring (regelmäßiger Kontakt mit allen am Hilfeprozess Beteiligten zur Überprüfung der Vollständigkeit und Angemessenheit des Prozesses),

- Evaluationsphase (Überprüfung, ob die angestrebten Ziele erreicht worden sind),

- Beendigung.

4.5 Behandlungsalltag

Abschließend eine kurze Skizze zur Einbindung von Sozialarbeit in den Behandlungsalltag

Im Aufnahmegespräch werden die Patienten regelhaft durch den Pflegedienst auf den Sozialarbeiter aufmerksam gemacht und nach externen Anbindungen zu sozialen Diensten befragt. Deuten sich Probleme bei der Kostensicherung an, informiert die Verwaltung telefonisch oder schriftlich mit der Bitte um Klärung. Unregelmäßig melden sich Beratungsstellen, um den Erfolg der Vermittlung in unser Krankenhaus zu überprüfen und Behandlungspläne abzustimmen. Die Patienten haben in den täglichen Morgenrunden Gelegenheit, sich für die Sozialberatung anzumelden. Unter Berücksichtigung des Wochentherapieplans mit verpflichtendem Charakter findet die Beratung am gleichen oder nächsten Tag statt. Das Einverständnis des Klienten vorausgesetzt, werden bestehende Kontakte – insbesondere zu Beratungsstellen – aus dem Lebensumfeld genutzt und einbezogen.

Die Anliegen der Patienten sind vielfältig. Oft eröffnet sich aus einem eher „nichtigem" Gesprächsanlass für die Sozialarbeit ein Bild einer schweren sozialen Krise, die durch Langzeitarbeitslosigkeit, Armut, Krankheit, Wohnungsnot und manchmal auch Strafverfolgung geprägt ist. Die Angehörigen sind überraschend häufig hilfsbereit und zugleich oft hoffnungslos überfordert. Sie werden auf die ambulanten Beratungshilfen für Angehörige psychisch Kranker und Suchkranker aufmerksam gemacht. Da auf einer Aufnahmestation die sozialen Krisenintervationen die soziale Arbeit dominieren, kommt diese Methode der Familienberatung in der sozialen Einzelfallhilfe selten zum tragen.

Patienten und Kollegen drängen oft auf rasche Intervention unter Verzicht auf methodische Arbeit, auch wenn keine akute Notlage vorliegt beziehungsweise der Klient mit dem psychosozialen Problem schon Jahre lebt, obwohl er die Fähigkeit zur Inanspruchnahme ambulanter Hilfe besitzt: Ein wichtiges Indiz mit dem Patienten die Bedingungen des Lebensumfeldes genauer zu betrachten. Regelmäßig, zum Beispiel in den wöchentlichen Zimmer- und Kurvenvisiten und in Fallbesprechungen, findet ein Austausch zwischen den Berufsgruppen zum Behandlungsplan statt. Durch diese Transparenz steht einem Konsens innerhalb des Behandlungsteams selten etwas im Weg. Eher sind Patienten kurzfristig enttäuscht, die hoffen, ohne Einsatz möglicher eigener Aktivität rasche und vollständig entlastet zu werden. Die Vereinbarung des Kontrakts zwischen Klientin und Sozialarbeiter erfordert immer wieder hohe Aufmerksamkeit.

Dem Aufbau von Alltags- und Sozialkompetenz, der Befähigung zur Selbsthilfe oder der Inanspruchnahme ambulanter Hilfe im Lebenskontext widmet sich die Beratung über die Krisenintervention hinaus in der sozialen Einzelfallhilfe und der sozialen Gruppenarbeit. Die Sicherung sozialrechtlicher Ansprüche ist regelmäßig erforderlich. Wöchentlich findet eine sozialarbeiterische Gruppenarbeit statt. Für die PatientInnen in der dritten Behandlungswoche thematisiert eine Rückfallprophylaxegruppe mit kognitiven Techniken dieses patientenseitig oft tabuisierte Symptom der Abhängigkeitserkrankung. Ferner wirkt der Sozialdienst gelegentlich an den pflegerisch und den ärztlich geleiteten Gruppen mit.

Die Patientengruppe ist sehr heterogen. Männer und Frauen von 18 bis circa 68 Jahren aus unterschiedlichsten Lebenslagen suchen die Behandlung auf. Oft sind deutliche Erklärungen zum Auftrag, der Rolle und der Grenzen der Sozialarbeit während einer zeitlich eng umrissenen Behandlung erforderlich. Zugleich dient der Aufbau einer vertrauensvollen, tragfähigen Beziehung auch der Bahnung einer möglichen längerfristigen Behandlung in der Zukunft.

Der Grad der sozialen Integration der Klienten drückt deutlich die sozialen Folgeschäden seelischer Erkrankungen aus. Je länger krank, desto desintegrierter. Fast alle Patienten haben Defizite in der Schul- oder Berufsausbildung. Probleme mit Langzeitarbeitslosigkeit, Vereinsamung, Kriminalität, Stigmatisierung, Wohnungsprobleme, Folgeerkrankungen mit Behinderungen etc. kumulieren mit der Dauer der Erkrankung. Entsprechend dienen die Interventionen der Sozialarbeit auch der Linderung sozialer Probleme und Eröffnung neuer Perspektiven.

Die gemeindepsychiatrische (Sucht-)Krankenversorgung erfordert ein hohes Maß an Kooperation und Informationsaustausch. Soweit die Klienten einverstanden sind, können langfristige Behandlungspläne von der Überlebenssicherung bis zur Rehabilitation und Eingliederung verwirklicht werden. Der Vernetzung und Beseitigung struktureller Schwachstellen dient die Mitwirkung an den zielgruppenspezifischen Arbeitsgemeinschaften in der Region. Die Integration des einzelnen Patienten in das regionale ambulante Hilfesystem ist sehr unterschiedlich. Fehlt sie, so wird sie immer empfohlen, um die Behandlungserfolge über die Entlassung hinaus zu sichern. Mehrfachbetreuungen erfordern umgekehrt die Initiative zur Regelung des Casemanagements. Der Sozialdienst des Krankenhauses ist bei kurzer Aufenthaltsdauer dazu wenig geeignet, obwohl häufig externe Kollegen diese Erwartung zum Ausdruck bringen. Zur Sicherung der professionellen Selbst-, Sach- und Personalkompetenz ist die Teilnahme an der Supervision obligatorisch und regelmäßige Fort- und Weiterbildung unerlässlich. Alleine die Flut der Änderungen des Bundessozialhilfegesetzes in den letzten Jahren ist ein Beispiel dafür. Die Mitarbeiterinnen und Mitarbeiter des Sozialdienst der Klinik tauschen sich dazu einmal monatlich aus. Bei Bedarf werden Fortbildungen initiiert. Darüber hinaus können in Abstimmung mit dem abteilungsleitenden Arzt externe Fortbildungen besucht werden. Die Ergebnisse werden kurz der Abteilung vorgestellt, so dass alle Kollegen das neue Wissen abfragen können.

Praktikanten der Studiengänge Sozialarbeit oder Sozialpädagogik der Fachhochschulen vor allem aus Dortmund oder Bochum haben nach erfolgreicher Bewerbung Gelegenheit, im Blockpraktikum oder im Anerkennungsjahr in der Klinik zu arbeiten.

5. ZIELE UND METHODEN DER SPORT- UND BEWEGUNGSTHERAPIE

Durch langjährigen Alkoholkonsum ist die Beziehung zum und der Umgang mit dem eigenen Körper deutlich gestört. Diese Probleme können durch Bewegungs- und Sporttherapie positiv beeinflusst werden.
Die Patienten weisen vielfältige Störungen und Beeinträchtigungen auf, welche auf unterschiedliche Weise die inhaltliche Arbeit in den einzelnen Therapiestunden beeinflussen:

- reduzierter beziehungsweise schlechter AZ,

- geringe Konzentrationsfähigkeit,

- Ablehnung des eigenen Körpers (bis hin zur Selbstverletzung),

- verminderter Zugang zu eigenen Gefühlen,

- verzerrtes Nähe – Distanz – Empfinden,

- mangelnde Fremdwahrnehmung,

• Konfliktvermeidung oder gesteigertes Aggressionspotenzial beziehungsweise provokantes Verhalten.

5.1 Ziele der Bewegungs- und Sporttherapie

Die Bewegung ist ein sichtbares und spürbares körperliches Geschehen. Sie ist das Wesentliche einer jeden Tätigkeit. Jede Bewegung ist mit Bewusstseinsvorgängen verbunden. Bewegen und Leisten, egal auf welchen Niveau, finden nie isoliert statt, sondern stehen immer in Verbindung mit der eigenen Person, mit Partnern oder Gegnern und mit einem physischen Kontext.

Im geschützten „Spielraum" bieten Strukturen und Regeln Sicherheit. Zugleich eröffnen sie auch die Möglichkeit, neue Erfahrungen zu sammeln. Diese können Ausgangspunkt für Lösungsprozesse und für weiterführende individuelle Therapieziele sein.

Es gibt mehrere Zielsetzungen für die therapeutische Arbeit im Erlebnisbereich Sport und dem weitgefächerten Arbeitsfeld der Bewegungstherapie.

Die Ziele im Einzelnen sind:

• Grenzen erfahren und lernen damit umzugehen,

• Wiederherstellung der körperlichen Leistungsfähigkeit,

• Selbst- und Fremdwahrnehmung,

• Gruppenerfahrungen sammeln,

• Sozialkompetenzen ausbauen,

• eigenverantwortliches Handeln erlernen,

• adäquater Aggressionsabbau,

• freudvolles – zweckungebundenes Erleben von Sport und Spiel ohne Suchtmittel,

• Erfahrungen in der Beziehungsgestaltung sammeln,

• Erleben und ausleben von Emotionen,

• Rücksichtnahme gegenüber der Gruppe und gegenüber Schwächeren,

• Kompromissfähigkeit.

5.2 Gruppen- und Selbsterfahrung

Jede Sportart, jedes Bewegungsangebot beinhaltet die Möglichkeit sich auszudrücken, sich wahrzunehmen und sich zu erfahren. Dies ist besonders effektiv wenn eine behutsame Auseinandersetzung mit dem Erlebten ins therapeutische Handeln integriert werden kann. Diese Art der Selbsterfahrung braucht vor allem Zeit und einen geschützten Rahmen, um sich mit Themen wie Angst, Wut, Trauer und Scham auseinander zusetzen. Nötige Gespräche sollten noch in der Therapieeinheit stattfinden ohne daraus eine Gesprächsgruppe werden zulassen. Positive Erfahrungen sollen zwar angesprochen werden, aber nicht zerredet werden.

Therapeutisch strukturierte Angebote in sportlichen und bewegungstherapeutischen Bereich stellen für Abhängige oftmals eine ungewohnte soziale Realität dar. Sie unterstützen unter anderem das soziale Lernen, ermöglichen aber auch indirekt Affekte zu erfahren und evtl. Aggressionen zu kanalisieren.

Im strukturierten Rahmen sollte für-, mit- und gegeneinander gespielt und gekämpft werden können, denn diese Formen spiegeln den realen Umgang innerhalb einer Gemeinschaft. Über kooperative Spielformen (Miteinander – es gibt keinen Sieger, New Games), kann zu den konkurrierenden Spielen (Gegeneinander, kleine Zieh- und Schiebewettkämpfe bis hin zu den Mannschaftsspielen) übergegangen werden. Dabei sollte immer von allen Teilnehmern eine Verantwortung für die Unversehrtheit der Spielpartner (Mannschaftskamerad wie Gegenspieler) übernommen werden.

Das soziale Lernfeld des Spielens und der kleinen Zweikämpfe führt zu einer Erweiterung und Flexibilisierung der Verhaltens. Entwickelt werden:

- die Übernahme von Spielregeln,

- die Rücksichtnahme,

- die adäquate Äußerung von Wünschen und Bedürfnissen,

- das Zurückstellen der eigenen Bedürfnisse, um die gemeinsame Aktivität nicht zu verhindern,

- die Unmittelbare Interaktion,

- die Kooperation in der Mannschaft,

285

- das Miteinander und das Gegeneinander in spielerischer und fairer Form zu kämpfen,

- der gesteuerter Krafteinsatz,

- Erfahrungen mit unmissverständlichem Körperkontakt,

- die Rücksichtnahme, sich selbst und dem Partner gegenüber, um das Verletzungsrisiko zu reduzieren,

- der Aggressionsabbau ohne Gewaltanwendung,

- die Steigerung des Selbstwertgefühls,

- die Kraft-, Koordinations- und Konditionsschulung.

Egal was wir spielen, wir tun auch etwas für unser seelischen Wohlbefinden und unsere Intelligenz, wichtig ist nur, dass wir spielen.

Diese für die Sport- und Bewegungstherapie wichtigen Ziele werden auch inhaltlich während des Therapieangebotes im Wasser angesprochen. Neben dem „Anderen Element – Wasser" findet hier noch die Auseinandersetzung mit dem Wasserdruck, dem Wasserwiderstand und der Wasserauftrieb statt, welche unterschiedliche Erfahrungsmöglichkeiten bieten.

Zusätzlich findet noch eine Entspannungstherapie statt, in welcher die Inhalte der Progressiven Relaxation nach Jakobsen und Elemente der Eutonie nach Gerda Alexander als Methode vermittelt werden.

5.3 Anmeldeverfahren und Dokumentation

Die Patienten werden vom ärztlichen Dienst mit einem Formular für die Therapie angemeldet. Hier werden somatische und psychische Erkrankungen, die für eine adäquate Behandlung relevant sind, benannt. Die Behandlungsziele werden formuliert.

Auf einem anderen Bogen dokumentiert die Bewegungstherapeutin den Behandlungsverlauf. Jeder Patientenkontakt wird dort mit Datum, Aktivität und kurz beschriebenem Verlauf festgehalten. Dieser Bogen kommt zum Behandlungsende in die Patientenakte.

Wenn in einer Therapieeinheit mit einem oder mehreren Patienten Probleme auftreten, wird direkt auf der Station angerufen und der Sachverhalt kurz geschildert. Gegebenenfalls wird darum gebeten, die betreffenden Patienten bezüglich ihres Befindens anzusprechen und sich gegebenenfalls gezielt weiterhin um sie zu kümmern.

6. KOMMUNIKATIONSWEGE ZWISCHEN DEN BERUFSGRUPPEN

„Die Rollen und ihre Darsteller" sind durchschnittlich 20 Patientinnen und Patienten, acht Pflegekräfte, zwei Stationsärzte, ein Sozialarbeiter, eine Bewegungstherapeutin und eine Ergotherapeutin. Die beiden zuletzt genannten Therapeutinnen sind auf mehrerer Stationen eingesetzt. Es besteht eine unterschiedliche Nähe der verschiedenen Berufsgruppen. Die Ergotherapie und Bewegungstherapie werden nicht innerhalb der Station durchgeführt, sondern in anderen Klinikgebäuden. Ein Umstand, der den „kurzen Kommunikationsweg", das kurzfristig anberaumte Gespräch zwischen den beteiligten Berufsgruppen, erheblich erschwert.

Die Büros der Stationsärzte und des Sozialarbeiters befinden sich im gleichen Gebäude außerhalb der Station. Eine Bedingung, die ebenfalls Wirkung auf die Gestaltung der Kommunikation zeigt, wenn auch eine geringere.

6.1 Schriftliche Dokumentation

Sie ist sowohl Ergebnis der Kommunikation zwischen den Berufsgruppen als auch Hilfsmittel der interprofessionellen Kommunikation.

Bei der Erstellung des Aufnahmebefundes werden die Informationen, die durch Hausarzt, Beratungsstelle oder Ambulanz zur Verfügung gestellt wurden, berücksichtigt.

Die Aufnahme erfolgt durch einen der Stationsärzte und durch eine Pflegekraft, wobei nach Möglichkeit ein gemeinsames Aufnahmegespräch mit den Patienten geführt wird.

Ergebnis und Verlauf werden getrennt in der ärztlichen und pflegerisches Dokumentation festgehalten und stehen somit als Eingansbefunde allen Berufsgruppen zur Verfügung.

Der Therapieplan wird schriftlich durch den behandelnden Arzt erstellt. Die Pflegenden nehmen bei der Erarbeitung der Pflegeplanung Bezug auf den Therapieplan und die darin definierten Therapieziele.

Der behandelnde Arzt verordnet bei Aufnahme schriftlich für nahezu jeden Patienten Ergo- und Bewegungstherapie und benennt die jeweiligen Therapieziele. Auch für den Sozialarbeiter sind die Ziele des Therapieplans Leitfaden seiner Arbeit.

Jede Berufsgruppe führt einen gesonderten fortlaufenden Bericht, in dem der Verlauf und die Ergebnisse der Behandlung bezogen auf die mit dem Patienten vereinbarten Therapieziele dokumentiert werden. Diese Verlaufsberichte bilden gemeinsam mit dem Aufnahmebefund und den sonstigen Untersuchungsergebnissen die Grundlage für den ärztlichen Entlassungsbericht.

6.2 Die Gruppe und das Einzel

Es bestehen verschiedene wöchentliche Gruppenangebote in der Verantwortlichkeit unterschiedlicher Professionen. Grundsätzlich ist jedem Teammitglied die Mitwirkung bei dem Gruppenangebot einer anderen Berufsgruppe möglich. Dies bildet aber in der Praxis eher die Ausnahme. Die Gruppengröße schwankt zwischen vier und 18 Patienten, die wöchentliche Frequenz der verschiedenen Gruppen zwischen 1 und 12.

Neben den unterschiedlichen Inhalten sind somit auch die Gruppengröße und die wöchentliche Frequenz eine wirksame Bedingung für die Arbeit mit den Patienten und für die Wahrnehmungen der verschiedenen Berufsgruppen. Die interprofessionelle Reflexion dieser verschiedenen Wahrnehmungen ergibt für den einzelnen Patienten ein komplexes Bild der Pathologie, aus dem sich die notwendigen therapeutischen Maßnahmen ableiten lassen.

Einzelkontakte und -gespräche der Therapeuten mit den Patienten sind ein weiteres Element der Behandlung.

Ihre Häufigkeit ergibt sich einerseits aus dem Verantwortungsbereich, den Aufgaben und Kompetenzen der Berufsgruppen, andererseits aus den unterschiedlichen Arbeitsbedingungen.

Eine Krankenschwester oder ein Krankenpfleger führen in Regel weniger Einzelgespräche mit Patienten als der Stationsarzt, weil sich diese Aufgabe immer auf mehrere anwesende Pflegende verteilt. Kurze Einzelkontakte im Stationsalltag sind dagegen häufig und sind in die Gestaltung der Krankenpflege mit einzubeziehen.

Aus der Aufgabenstellung des Sozialdienstes ergibt sich direkt die Notwendigkeit von Einzelgesprächen, wo hingegen eine Bewegungstherapeutin, die 40 bis 45 Patienten in 3 Stationen mit 15 Gruppenmaßnahmen in der Woche zu betreuen hat, in ihren Möglichkeiten deutlich beschränkt ist.

6.3 Die Kommunikationswege

Aus dem Verlauf und dem Ergebnis der beschriebenen Einzelgespräche und Gruppen ergibt sich häufig die Notwendigkeit direkter und unmittelbarer Kommunikation mit anderen Berufsgruppen. Diese Notwendigkeiten werden möglichst zeitnah erledigt. Die grundsätzliche Bereitschaft zur unmittelbaren und direkten Kommunikation ist eine wesentliche Voraussetzung für die erfolgreiche klinische Behandlung von Abhängigkeitskranken.

Neben diesen direkten Kommunikationswegen gibt es eine Struktur von Kurzbesprechungen, Übergaben, Teamsitzungen und Konferenzen.

Die morgendliche Frühbesprechung dient der Übermittlung von Informationen vom Vorabend und der Nacht beziehungsweise dem Wochenende an die anderen Berufsgruppen durch den Pflegedienst.

Die Visite wird von Ärzten, Sozialarbeiter und einem Pflegenden gemeinsam unter Leitung einer Oberärztin durchgeführt.

Die Übergabe dient der Kommunikation und gegenseitigen Information des Früh- und Spätdienstes der Pflege, häufig unter Beteiligung anderer Berufsgruppen.

Die wöchentliche Therapieplanungskonferenz ist der Rahmen für die gemeinsame Reflexion des Behandlungsverlaufs, Überprüfung und gegebenenfalls Anpassung der Therapieziele. Sie ist zentrales Element der interprofessionellen Kommunikation unserer Station.

Ergänzend finden wöchentliche Teamsitzungen und monatliche externe Supervision statt.

LITERATUR

Kunze H., Kaltenbach I. Psychiatrie Personalverordnung- Textausgabe mit Materialien und Erläuterungen für die Praxis. 3 ed. Stuttgart: Kohlhammer, 1996

Miller W.R., Rollnick S. Motivierende Gesprächsführung- Ein Konzept zur Beratung von Menschen mit Suchtproblemen. Freiburg im Breisgau: Lambertus, 1999

Reinert T., Reymann G. Über die Notwendigkeit einer suchtmedizinisch qualifizierten stationären Akutbehandlung bei Alkoholabhängigkeit. Psychiatrische Praxis 2000; 26:294-298

Reymann G., Danziger H.J. Replacing the Last Week of a Motivational Inpatient Alcohol Withdrawal Programme by a Day-Clinic-Setting. European Addiction Research 2001; 7:56-60

Reymann G., Spranger H., Stracke R., Harnisch A., Schulz K., Pulkkinen K et al. Der Beitrag von Komorbidität und sozialer Belastung zur Notwendigkeit einer Krankenhausaufnahme wegen Störungen durch psychotrope Substanzen. Suchttherapie 2000; 1(2):98-103

Tretter F. Entzugstherapie. In: Gölz J., editor. Moderne Suchtmedizin- Diagnostik und Therapie der somatischen, psychischen und sozialen Syndrome. Stuttgart, New York: Georg Thieme, 1999: C 3.4.1-1-C 3.4.1-22

Stationäre Motivationstherapie, ein dreiwöchiges verhaltenstherapeutisches Behandlungskonzept

Klaus Junghanns, Ulrike Tietz, Roland Jurth,
Michaela Küther, Clemens Veltrup, Jutta Backhaus

Einführung

Circa 20% der Patienten im Allgemeinkrankenhaus weisen eine Alkoholabhängigkeit auf (Gerke et al. 1997). In vielen Fällen wird diese Problematik nicht oder nur unzureichend erkannt und entsprechend erfolgt häufig keine adäquate Weiterbehandlung. In den psychiatrischen Fachkrankenhäusern werden circa 25-30% der stationär aufgenommenen Patienten wegen einer Suchtproblematik behandelt. Überwiegend handelt es sich dabei um Alkoholabhängige, die zum Entzug aufgenommen werden. Trotz dieser beachtlichen Zahlen wird das suchtspezifische professionelle Untersützungssystem letztlich jährlich nur von circa 5% der behandlungsbedürftigen Betroffenen in Anspruch genommen. Wie Studien zeigen, liegt ein wesentliches Hindernis für eine höhere Inanspruchnahme darin, dass Alkoholabhängige in der Regel erst nach langer Zeit – im Falle der Männer nach durchschnittlich 15 Jahren des Alkoholmissbrauches – eine stationäre Entwöhnungsbehandlung als notwendige Maßnahme akzeptieren.

Die überwiegende Mehrzahl der Patienten, die eine vorwiegend auf die körperliche Symptomatik ausgerichtete stationäre Entgiftung durchlaufen, werden ohne Inanspruchnahme zusätzlicher psychotherapeutischer Maßnahmen binnen kurzer Zeit rückfällig. Die Folge sind sog. Drehtürbehandlungen mit entsprechend hohen Liegezeiten über das Jahr gerechnet und/oder ein weiteres Fortschreiten der Alkoholfolgen mit entsprechenden volkswirtschaftlich relevanten Folgekosten.

Neben der Bagatellisierung beziehungsweise Verneinung eines Suchtproblems durch die Betroffenen gibt es eine Reihe weiterer Gründe für die geringe Inanspruchnahme weiterführender Maßnahmen. So ist die Kenntnis der Patienten über ihre Erkrankung oft mangelhaft. Auch die oft lange Wartezeit bis zur Kostenübernahme weiterführender Maßnahmen durch die Rentenversicherungsträger ist ein erhebliches Hindernis.

Diese Wartezeit überstehen die Patienten oft nicht in abstinentem Zustand. Die ausgeprägte Ambivalenz vieler Alkoholabhängigen gegenüber der Notwendigkeit einer dauerhaften Abstinenz oder der Notwendigkeit der Inanspruchnahme professioneller Hilfe ist ein weiterer Grund für eine brüchige Kontaktaufnahme mit professionellen Helfern. Die stationäre Motivationstherapie hat als erklärtes Ziel, hier eine Schnittstellenfunktion zu übernehmen, das heißt zum einen das niederschwellige Angebot einer intensiven Kurzzeittherapie zu machen, zum anderen die Vermittlerrolle für weiterführende Maßnahmen zu übernehmen.

In Lübeck konnte in Absprache mit den Krankenkassen ein dreiwöchiges Behandlungskonzept entwickelt werden, welches diese Schnittstellenfunktion übernimmt. Es handelt sich um ein multimodales, überwiegend verhaltenstherapeutisches Angebot, welches weitgehend in einem Gruppensetting stattfindet.

Ziel der Behandlung ist es, die intensive Auseinandersetzung mit dem Problem der Abhängigkeit zu fördern und alternative Wege für ein zufriedenes Leben in Abstinenz gemeinsam mit den Betroffenen zu entwickeln.

Das Therapieprogramm ist für circa zehn Teilnehmer zusammengestellt. Jeden Dienstag werden Patienten neu in die Gruppe aufgenommen und andere nach Abschluss der dreiwöchigen Therapie entlassen.

Voraussetzung für die Teilnahme an der Therapie ist die Kostenübernahmeerklärung durch die zuständige Krankenkasse, eine Einweisung durch einen niedergelassenen Arzt und eine abgeschlossene Entgiftung, das heißt eine körperliche Entzugsbehandlung (Entzug I) muss der Therapie vorausgegangen sein. Vor Teilnahme an der Motivationstherapie erhält jeder Patient ein Beratungs- beziehungsweise Indikationsgespräch. Dies kann konsiliarisch am Krankenbett oder auch in der Fachambulanz stattfinden.

Die theoretische Grundlage des therapeutischen Vorgehens ist angelehnt an das Veränderungsmodell von Prochaska und DiClemente (1983). Es wird davon ausgegangen, dass Entscheidungen zu wesentlichen Verhaltensänderungen typischerweise mehrere Stadien, gegebenenfalls auch iterativ, durchlaufen. Nach einer Phase fehlenden Problembewusstseins kommt es zu einem Appetenz-Aversions-Konflikt, wenn der Betroffene erkennt, dass den positiven, oft kurzfristig wirksamen Konsequenzen langfristig aversive Konsequenzen des Problemverhaltens gegenüberstehen. Dieser Appetenz-Aversions-Konflikt ist naturgemäß durch ein hohes Maß an Ambivalenz gegenüber einem Veränderungsschritt gekennzeichnet. Wenn eine Entscheidung in Richtung Veränderung des Problemverhaltens erfolgt, so kommt es nach einer meist kurzen Phase der Handlungsvorbereitung zum Umsetzen der Absichten in Handlung. Bei erfolgreichem Erwerb neuer Handlungsweisen geht es dann im weiteren um die Stabilisierung des neuen Verhaltens, sofern dieses sich als gegenüber dem alten Problemverhalten aus Sicht des Handelnden als vorteilhaft erweist. Dabei wird es anfangs darum gehen, der Gewohnheit nicht zu verfallen, dass alte Verhalten wieder aufzugreifen. Später wird es darum gehen, den Vorteil des neu erworbenen Verhaltensspielraumes nicht aufgrund der erinnerten positiven Seiten des alten Problemverhaltens wieder aufzugeben.

Aus dieser Beschreibung des Veränderungsprozesses ergeben sich drei sehr wesentliche Aspekte:

(1) Der Veränderungsprozess ist nahezu universell anwendbar, das heißt er bezieht sich nicht nur auf süchtiges Verhalten, sondern auf jede Form von Veränderungsentscheidungen, denen eine alte Gewohnheit im Rahmen eines Appetenz-Aversions-Konfliktes entgegen steht. Damit zeigt sich die Veränderungsproblematik auch in vielen weniger emotional belasteten Bereich des täglichen Lebens, sie ist nicht suchtspezifisch.

(2) Der Veränderungsprozess ist potentiell iterativ, das heißt, er wird oft wiederholt durchlaufen bis es zu einem stabilisierten neuen Verhalten kommt.

(3) Motivational wirksam in diesem Veränderungsprozess ist meistens die Überzeugung der Entscheidungsfreiheit, das heißt die Überzeugung des Betroffenen, dass die Verhaltensänderung eigenbestimmt erfolgen kann und muss. Entsprechend stark ist oft der Widerstand gegen aufgezwungene Abstinenzentscheidungen.

Aus diesen drei Aspekten wiederum ergeben sich die nachfolgenden Überlegungen beziehungsweise Vorgehensweisen:

(4) Das Universelle des Veränderungsprozesses macht es sowohl für den Therapeuten, als auch für den Betroffenen möglich, die Schwierigkeit der Veränderung des Trinkverhaltens anhand anderer Verhaltensänderungen in der Vorgeschichte sich vor Augen zu führen. Dies erleichtert zum einen eine authentische Empathie seitens des Therapeu-

ten, zum anderen eröffnet es die Möglichkeit durch den Vergleich mit anderen, parallelen Verhaltensweisen einen emotionalen Abstand zum Problem Alkohol zu bekommen. Dies kann nützlich sein, um schwierige Entscheidungen rationaler zu treffen.

(5) Das Wissen um das potentiell Iterative eines Veränderungsprozesses steht in Kontraposition zu einem dichotomen Denken (Abstinenz oder Niederlage), welches wiederum zu einer rigiden therapeutischen Haltung prädisponiert. Es erlaubt dem Therapeuten, gelassener mit gescheiterten Änderungsversuchen um zu gehen. Dies empfiehlt sich insbesondere für Therapeuten, die in einem so kurzen Zeitraum, wie er der Motivationstherapie in der Regel vorgegeben ist, Verhaltensänderungen in Bezug auf ein oft über Jahrzehnte überlerntes Problemverhalten zu stimulieren versuchen.

(6) Wenn eine nachhaltige Verhaltensänderung wesentlich davon abhängt, dass die Veränderung als selbst gewollt erlebt wird, so muss der Fokus des therapeutischen Vorgehens diese freiwillige Änderungsbereitschaft stets implizit oder explizit mit berücksichtigen beziehungsweise ansprechen. Miller und Rollnick (deutsch 1999) haben dies in ihrem gesprächstherapeutischen Ansatz beispielhaft getan.

Aus dem Gesagten ergibt sich unser Bemühen um eine Stationsathmosphäre, die positiv von folgenden Leitgedanken geprägt ist:
Der Patient soll sich akzeptiert und ernst genommen fühlen in seinen eigenen Entscheidungen.
Trotz eines gesetzten und einzuhaltenden Behandlungsrahmens sind individuelle Wünsche des Patienten grundsätzlich mit zu berücksichtigen und potentiell Anlass zur Überprüfung der gesetzten Vorgaben. Änderungsvorschläge für die Therapie werden deshalb auch durchaus stimuliert. Die von Teilnehmern gemachten Anregungen sind des Öfteren in die Therapieangebote eingebaut worden.
Innerhalb des gesetzten Rahmens wird möglichst viel Entscheidungsfreiheit eingeräumt. Hier sind naturgemäß Kompromisse vonnöten. So ist es beispielsweise Teil des Therapieprogrammes, zumindest drei Selbsthilfegruppen aufzusuchen. Der Patient hat aber die Wahl, wann er die Gruppe unter der Woche besuchen möchte und welche er aus den vielen zur Verfügung stehenden für sich auswählen möchte.
Die Behandlung erlaubt explizit die Entscheidung des Patienten, nach der Therapie weiter zu trinken. Eine solche umgesetzte Entscheidung während des Behandlungszeitraumes ist allerdings mit dem Behand-

lungsziel der Reflexion und kritischen Überprüfung der Entscheidung nicht vereinbar und wäre Anlass zur vorzeitigen Beendigung der Therapie.

Das einmalige Trinken von Alkohol während der Therapiedauer ist Anlass zu einer ausführlichen Rückfallanalyse, aber kein Entlassungsgrund. Ein wiederholtes Trinken dagegen ist ein solcher Grund, wobei dann den Patienten ein anderes Angebot der Unterstützung gemacht wird (Entgiftung, Unterstützung bei der Beantragung einer Langzeittherapie, ambulante Kontakte bis zu einer Abstinenzentscheidung). Negativ formuliert gilt:

(1) Jegliche Moralisierung ist zu vermeiden.

(2) Handlungsanweisungen werden möglichst rational nachvollziehbar deutlich gemacht.

(3) Es werden Konfrontationen möglichst vermieden zugunsten einer sozial kompetenten und transparenten Problemlösung.

(4) Etikettierungen werden zugunsten einer Betonung der individuellen Problemstellung umgangen. So wird beispielsweise von einem „Alkoholproblem" und nicht von einer „Alkoholabhängigkeit" gesprochen, wenn der Betroffene an einer solchen Bezeichnung Anstoß nimmt.

(5) Betroffene, die aufgrund somatischer oder psychischer Erkrankungen in ihrer kognitiven Leistungs- und Entscheidungsfähigkeit wesentlich beeinträchtigt sind, können von dem hier dargestellten Programm wenig profitieren. Da aber die Gruppensituation oft implizit die Veränderungsbereitschaft auch in diesem speziellen Klientel positiv beeinflussen kann, bemühen wir uns in Einzelfällen immer wieder darum, ein abgewandeltes Therapieangebot auf Station bereit zu stellen.

Natürlich muss eingeräumt werden, dass es sich hier um idealtypische Gedanken handelt, deren Umsetzung nicht immer gelingen kann.

DIE EINZELNEN THERAPIEELEMENTE

Im Einzelnen setzt sich das Therapieprogramm aus den folgenden Bausteinen zusammen:

Rückfallpräventionstraining (RPT)

Ein wichtiger Behandlungsschwerpunkt ist die Entwicklung von angemessenen Bewältigungsstrategien für den Umgang mit rückfallgefährdenden Situationen und mit eingetretenen Rückfällen. Aktuelle innere und äußere Lebensbedingungen werden aus dem Blickwinkel der Rezidivgefährdung mit dem Patienten anhand des Rückfallmodells von Marlatt und Gordon (1985) bearbeitet. Es werden alternative Verhaltensstrategien im Umgang mit Gefährdungssituationen eingeübt. Es soll deutlich werden, dass jeder Vorgang weniger eine Verkettung schicksalhafter Zufälle, sondern eine Abfolge von herbeigeführten Situationen und getroffenen Entscheidungen ist. Die Patienten sollen erkennen, dass sie selbst entscheidenden Einfluss auf einzelne Schritte ihres Problemverhaltens beziehungsweise ihres Problemlösungsprozesses nehmen können. In Gespräch und praktischen Übungen werden deshalb einzelne Probleme und mögliche Lösungswege im Umgang mit Abstinenz gefährdenden Situationen erarbeitet.

Im einzelnen werden die nachfolgenden Themenbereiche in neun jeweils 90-minütigen Sitzungen erarbeitet. Diese Sitzungen sind angelehnt an das Manual von Monti et al. 2002, jedoch auf die Bedürfnisse und Möglichkeiten einer stationären 3wöchigen Therapie zugeschnitten, das heißt es wurden die unseres Erachtens wichtigsten Themenbereiche, die innerhalb des begrenzten Zeitraumes bearbeitet werden können, aufgegriffen. Die Sitzungen gliedern sich in eine kurze Eingangsrunde (Blitzlicht), eine theoretische Einführung in das Thema, Sammlung und Ordnung von Vorschlägen aus der Gruppe, ein Modellrollenspiel und meist im Anschluss hieran weitere Rollenspiele, die dann in der Gruppe noch einmal nachbereitet und zusammengefasst werden. Im einzelnen werden folgende Themen bearbeitet:

(1) Rückfallanalyse (drei Sitzungen)

Jede Woche, am Tage nach der Aufnahme neuer Teilnehmer auf Station, werden Rückfallanalysen nach einem abgewandelten SORK-Schema (vgl. Schulte 1974) in der Gruppe erarbeitet und mögliche Ansätze zur Beeinflussung der entsprechenden rückfallgefährdenden Situation mit Erhöhung der Selbstkontrolle in Richtung auf Abstinenzsicherung durchgesprochen. Neben äußeren Situationsvariablen wird den kognitiven Aspekten der Rückfallsituation besondere Bedeutung eingeräumt.

(2) Einen Drink ablehnen

In dieser Sitzung werden mittels Rollenspiel und Video-Feedback typische rückfallgefährdende Situationen mit verschiedenen Strategien so erübt, dass eine erfolgreiche Bewältigung der Situation gelingen kann. Über das Video erhalten die Spielenden dabei Rückmeldungen zu ihrem realen Verhalten, welches oft wesentlich rückfallnäher erscheint als es die Selbstwahrnehmung vermuten ließ. Dies stellt einen erheblichen Erfahrungszuwachs für den Betroffenen dar.

(3) Wünsche, Forderungen und Kritik (zwei Sitzungen)

Die Betroffenen haben oft große Schwierigkeiten ihre Bedürfnisse so zum Ausdruck zu bringen, dass das Gegenüber in der erhofften Weise reagiert. In zwei Sitzungen wird der Umgang mit Situationen, in denen Wünsche, Forderungen oder Kritik entweder vom Teilnehmer geäußert oder adäquat von diesem beantwortet werden sollen, zunächst theoretisch erarbeitet, dann in einem Modellrollenspiel exemplifiziert und schließlich in Kleingruppen erübt.

(4) Komplimente geben und annehmen (zwei Sitzungen)

Der Umgang mit Komplimenten ist für viele Alkoholabhängige ein großes Problem. Es fällt ihnen oft schwer ein Kompliment zu geben oder anzunehmen, obwohl dies eine wichtige Grundlage für positive Kommunikation mit dem sozialen Umfeld ist. Das Rational für das Geben und Annehmen von Komplimenten wird zunächst gemeinsam erarbeitet, dann wiederum mittels Modellrollenspiel dargestellt und schließlich in Kleingruppen mittels Rollenspiel erprobt.

(5) Problemlösestrategien

Die meisten Alkoholabhängigen erleben sich hilflos gegenüber einer oft großen Menge an Problemen, die sich im Zusammenhang mit ihrer Alkoholproblematik entwickelt haben. In dieser Sitzungen wird den Teilnehmern das typische Vorgehen im Rahmen des Problemlöseansatzes (D'Zurilla, Goldfried 1971) zunächst konzeptuell vermittelt und dann gemeinsam anhand aktueller Probleme praktisch erprobt. Implizit kommt dieser Ansatz auch in den verschiedenen anderen Elementen der RPT und überhaupt im Gruppensetting allgemein immer wieder zum Einsatz (Grawe, Dziewas und Wedel 1980).

Wochenendbelastungstraining

Zur Erprobung einer Realität in Abstinenz verbringen die Patienten den Samstag und Sonntag in ihrer typischen Umgebung. Die dort anstehenden Aktivitäten und sinnvollen Verhaltensänderungen gegenüber dem sonst üblichen Trinkverhalten im weiten Sinne werden ausführlich vor- und nachbereitet. Die Patienten erhalten Aufgaben, die sich aus dem in der Woche erarbeiteten Inhalten ergeben und die nun in der natürlichen Umgebung erprobt werden sollen.

Einzelgespräche

Als Ergänzung zur Gruppentherapie wird hier die Entwicklung der Alkoholabhängigkeit mit ihren körperlichen, psychischen und sozialen Konsequenzen für die Lebensgestaltung näher betrachtet. Psychotherapeutisch wird dabei die motivationale Gesprächsführung nach Miller und Rollnick (deutsch 1999) eingesetzt. Ziel der Gespräche ist die Förderung von Änderungsbereitschaft. Die drei in der Regel in diesem Zeitraum angebotenen 30-minütigen Gespräche behandeln die Themen: Habe ich ein Alkoholproblem? Sollte ich etwas daran ändern? Was kann ich daran in welcher Reihenfolge ändern? Wie geht es nach der Therapie weiter?

Angehörigengruppe

Es ist das Ziel dieses Angebotes, dass die Betroffenen und die ihnen Nahestehenden die Möglichkeit haben, im therapeutischen Rahmen miteinander offener zu reden, Informationen zu erhalten und mögliche Unterstützung für eine Zukunft in Abstinenz auszuloten. Die einmal wöchentlich abends stattfindende Gruppenarbeit deckt die Themenbereiche körperliche Folgeschäden durch Alkoholabhängigkeit, Entwicklung einer Alkoholabhängigkeit, Koalkoholismus und Umgang mit Rückfällen ab.

Expositionsübungen

In unserer Gesellschaft kann man die Auseinandersetzung mit Alkohol kaum vermeiden. Und so muss es für Betroffene auch darum gehen, einem starken Verlangen nach Alkohol und dem sozialen Druck mit zu trinken besser zu widerstehen. Hierzu dient u.a. das sogenannte Cue-Exposure, bei welchem das Verlangen nach Alkohol provoziert werden soll und die Erfahrung gesammelt werden kann, dass das Verlangen zu trinken bei Widerstehen nach einer Zeit abnimmt und bei wiederholter Übung schwächer wird (Habituation). Die Teilnehmer sollen so die Erfahrung sammeln, dass sie dem sog. Saufdruck (Craving) grundsätzlich widerstehen können.

Die eigentlichen Expositionsübungen finden zweimalig pro Woche statt und werden ebenfalls in einem gruppentherapeutischen Setting umgesetzt. Nach einer ausführlichen Erklärung und Diskussion des Therapierationals erhalten die Teilnehmer ihr jeweils individuelles Rückfallgetränk. Ohne die Möglichkeit des Blickkontaktes mit anderen Teilnehmern werden sie dann instruiert sich mit diesem auseinander zu setzen, indem sie ein ausgeprägtes Verlangen provozieren. Hierzu werden die Teilnehmer angeregt, sich visuell, haptisch und akustisch mit den Facetten des Getränkes auseinander zu setzen, um sich schließlich imaginativ eine typische Rückfallsituation, gegebenenfalls unter Verwendung von imaginationsfördernden Materialien wie Kündigungsschreiben oder Strafandrohungen, präsent zu machen. Am Ende der Sitzung schütten die Teilnehmer ihr Getränk einzeln und ohne Beaufsichtigung weg. Im Anschluss an die circa einstündige Expositionsübung erfolgt eine circa 30minütige Nachbereitung der Sitzung.

Sport und Entspannung

Zweimalig findet wöchentlich eine Bewegungstherapie statt, in der zum einen die körperliche Leistungsfähigkeit individuell zugeschnitten erprobt und zum anderen die progressive Muskelentspannung in Anlehnung an Jacobson (1938) vermittelt wird, gekoppelt mit einer Imagination zur Verstärkung der Entspannung.

Bibliotherapie

In drei Sitzungen werden Informationen zur Alkoholabhängigkeit gemeinsam erarbeitet und diskutiert sowie ein individueller Krisenplan für rückfallgefährdende Situationen erstellt.

Ergotherapie

Bei der dreimalig in der Woche stattfindenden Ergotherapie stehen die Wiederentdeckung und Weiterentwicklung praktischer Fähigkeiten im Vordergrund. Neben Einzelarbeiten werden Projektarbeiten durchgeführt, die das implizite Problemlösen und das Erfahren von Anerkennung im sozialen Kontext fördern sollen.

Sozialarbeit

Neben einer allgemeinen Vorstellung von möglichen professionellen Hilfen für Alkoholabhängige erfolgt hier in Einzelgesprächen eine individuelle Beratung bei sozialen Belangen, insbesondere Schulden, und die Unterstützung bei der Erstellung eines Antrages auf Entwöhnungsbehandlung.

Selbsthilfegruppen

Nach drei Wochen Therapie ist eine Abstinenz in der Regel nicht gesichert. Weiterführende Hilfen zur Abstinenzsicherung sind meist erforderlich, wie der Besuch von Selbsthilfegruppen. Deshalb werden im Verlauf der Behandlung Selbsthilfegruppen besucht, deren Angebote sich die Teilnehmer in der Therapie gegenseitig vorstellen und diskutieren.

Die hier skizzierte Behandlung liegt in manualisierter Form für die Therapeuten vor, so dass der standardisierte Einsatz der Maßnahmen gesichert ist. Ein Patienten-Begleitmanual ist in Vorbereitung.

UNTERSUCHUNGSERGEBNISSE

In mehreren Evaluationsstudien sind die Auswirkungen und der Verlauf nach Abschluss der Motivationstherapie untersucht worden. Dabei hat sich gezeigt, dass die Motivationsbehandlung einer üblichen körperlichen Entgiftung überlegen ist (Veltrup, Driessen, 1993, Driessen et al. 1999). Im Folgenden sollen einige Ergebnisse aus katamnestischen Untersuchungen ein, zwei und drei Jahre nach Therapieabschluss dargestellt werden. Es werden das nachklinische Trinkverhalten sowie die Inanspruchnahme von formeller Hilfe dargestellt.

Von insgesamt 279 Patienten konnten 187 Probanden (67,0%) nachuntersucht werden. Nach einem Jahr waren von 94 angeschriebenen Alkoholabhängigen 62 (66,0%) persönlich erreichbar. Im Zwei-Jahreszeitraum wurden von 95 Patienten insgesamt 67 (70,5%) nachbefragt, drei Probanden (4,5%) waren verstorben. Die Mortalitätsrate nach drei Jahren betrug 13,3% (n= 8). In diesem Befragungszeitraum konnten von 90 Probanden nur 58 (64,4%) persönlich nachuntersucht werden.

Im Folgenden werden nur Angaben über nachklinisch erreichte Patienten dargestellt. Die Diagnose der Alkoholabhängigkeit wurde bei der stationären Aufnahme durch den behandelnden Arzt nach den klinischen Leitlinien der ICD-10 (Dilling, Mombour, Schmidt, 1991) gestellt. Tabelle 1 zeigt einige soziodemographischen Variablen der befragten Probanden. Circa 30% der Patienten lebten vom Ehepartner getrennt beziehungsweise waren geschieden. Das Durchschnittsalter der Patienten lag zwischen 41 und 43 Jahren. Der Frauenanteil war höher als in den meisten Fachkliniken für Alkoholabhängige. Ungefähr die Hälfte aller Patienten berichtete über vorausgegangene Entzugsbehandlungen, circa 10% waren bereits zwischen fünf- und zehnmal stationär entgiftet worden. Der Anteil der Probanden, die schon an einer stationären Entwöhnungsbehandlung teilgenommen hatten, lag zwischen 11,3% und 22,4%. Tabelle 2 enthält alkoholismusbezogene Angaben der drei Teilstichproben.

Die Abstinenzquoten waren in allen Beobachtungszeiträumen sehr ähnlich. Es ergaben sich keine signifikanten Unterschiede zwischen Frauen und Männern sowie zwischen den Teilstichproben aus den drei Untersuchungszeiträumen. Die Einteilung der Schweregrade des nachklinischen Trinkverhaltens in Tabelle 1 erfolgte nach Cohen, Appelt, Eckert, Olbrich und Watzl (1980).

Tabelle 1:   Nachklinisches Trinkverhalten

	12 Monate n= 62	24 Monate n= 67	36 Monate n=58
Durchgängige Abstinenz	35,5%	31,3%	29,3%
Gebessertes Trinkverhalten	4,8%	12,0%	6,9%
Ungebessertes Trinkverhalten	59,7%	56,7%	63,8%

Von den 187 nachbefragten Patienten gaben insgesamt 88,2% an, nachklinisch Behandlungsangebote in Anspruch genommen zu haben. Tabelle 2 stellt im Überblick die wichtigsten genutzten Behandlungsaktivitäten zur Abstinenzsicherung oder zur Rezidivbewältigung dar.

Tabelle 2:   Nachklinisches Inanspruchnahmeverhalten

	12 Monate n= 62	24 Monate n= 67	36 Monate n= 58
Stationäre Entwöhnung	12,9%	11,2%	27,6%
Stationärer Entzug	16,1%	23,9%	41,4%
Selbsthilfegruppen	27,4%	38,8%	48,2%
Suchtberatungsstelle	19,4%	5,9%	13,8%
Nervenarzt	9,7%	13,4%	3,4%
Regelmäßige Kontakte zum Hausarzt	69,4%	61,2%	53,4%

Trotz der durch die 3-wöchige Therapie entstehenden Mehrkosten für die Krankenkassen konnten wir zeigen, dass sich die Maßnahme auch für den Krankenversicherungsträger mittelfristig rechnet, da nach einer Motivationstherapie die Zahl der stationären Behandlungen im 5-Jahres Folgezeitraum abnimmt. (Driessen et al. 1999)

Die Therapie erfreut sich großer Beliebtheit bei den Betroffenen, was aus den Abschlussbeurteilungen ersichtlich ist. Besonders positiv beurteilt werden dabei die Angebote Ergotherapie, Cue-Exposure und Rückfallpräventionstraining (Abbildung 1).

Abbildung 1: Bewertung der einzelnen Elemente der Motivationstherapie, Benotungen zwischen 1 und 3 möglich, mit 1 als bester Note (n=30).

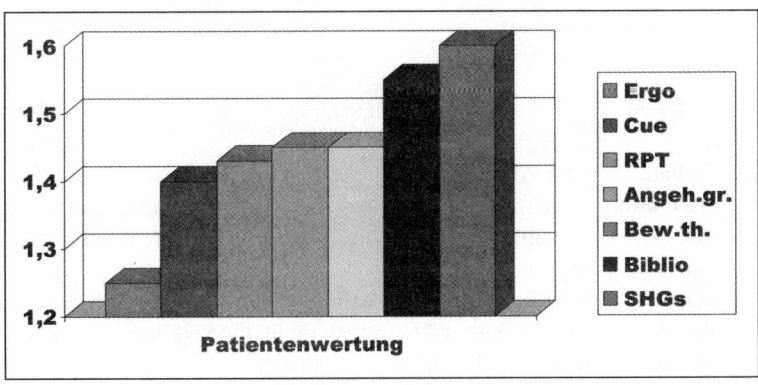

Bezüglich des Cue-Exposures zeigen erste Daten, dass zumindest den subjektiven Bewertungen der Teilnehmer zufolge eine Habituation tatsächlich stattfindet (Abbildung 2).

Abbildung 2: Nachlassende maximale Anspannung im Verlauf von
sechs Cue-Exposure-Sitzungen (n= 30).

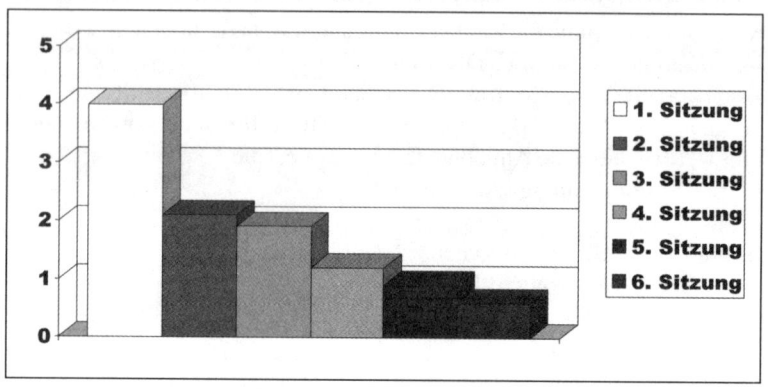

AUSBLICK

Die Behandlung der Alkoholabhängigkeit ist in einer beständigen Weiterentwicklung begriffen. Bezogen auf die Motivationstherapie sehen
wir v.a. folgende Problembereiche, die es unseres Erachtens aufzugreifen und weiter zu entwickeln gilt:
Kombinationsbehandlung mit so genannten Anti-Craving-Substanzen,
die allerdings oft von Alkoholabhängigen nicht ohne weiteres akzeptiert
werden (Wetterling et al. 1999).
Nutzung biologischer Parameter zur Erfassung des augenblicklichen
Rückfallrisikos und Adaptation der Behandlungsmaßnahmen hieran. So
konnte gezeigt werden, (1) dass eine verminderte Stressreagibilität in der
frühen Abstinenz mit einem erhöhten Rückfallrisiko gekoppelt ist (Junghanns et al. 2003). Unklar ist noch, ob eine Einflussnahme auf solche
biologischen Parameter im Umkehrschluss tatsächlich positiv zur Abstinenzsicherung beitragen kann. Als weiteres zeigt sich, dass (2) Alkoholabhängige in erheblichen Maße auch Zigaretten und Kaffee konsumieren. Während letzterer Konsum unter Abstinenz auf hohem Niveau
stabil bleibt, steigt der Konsum von Kaffee während der Motivationstherapie noch an. Das Verlangen nach Kaffee und Zigaretten korreliert
mit dem Alkoholverlangen (Junghanns et al. 2000). Damit ergibt sich

die Überlegung, ob eine Beeinflussung auch des übermäßigen Zigaretten- und Kaffeekonsumes während der Motivationstherapie zur Abstinenzsicherung beitragen kann.

Nutzung psychopathologischer Parameter zur Erfassung des augenblicklichen Rückfallrisikos und Modifikation der Behandlungsmaßnahmen in Abhängigkeit hiervon. Es konnte in einer Studie gezeigt werden, dass Alkoholabhängige mit einer komorbiden psychiatrischen Störung, insbesondere Depression und Angststörung, ein erhöhtes Rückfallrisiko aufweisen (Driessen et al. 2001). Ein zusätzliches spezifisches Angebot für Alkoholabhängige mit einer solchen Komorbidität könnte enstprechend hilfreich sein. Studien hierzu stehen jedoch noch aus.

Evaluation einer fließenden Überführung eines stationären in ein teilstationäres Angebot. Eine solche graduelle Verminderung professioneller struktureller Hilfsangebote könnte die Abstinenzstabilisierung weiter positiv beeinflussen. Eine Evaluation hierzu steht allerdings noch aus.

FAZIT

Eine theoretisch fundierte Motivationstherapie ist ein sinnvolles Element im Rahmen des sekundärpräventiven Unterstützungssystems bei Alkoholabhängigen. Es können Einstellungs- und Verhaltensänderungen erreicht werden. Als „Interface" zwischen körperlicher Entgiftung und längerfristigen Behandlungsangeboten ist die Motivationstherapie auch zur weiteren Therapieplanung geeignet. Die katamnestischen Ergebnisse zeigen Abstinenzraten, die deutlich unterhalb der Quoten liegen, die in Entwöhnungseinrichtungen erreicht werden (Küfner, Feuerlein, 1989). Dennoch erwies sich das Angebot auch aus ökologischer Sicht als erfolgreich.

LITERATUR

Driessen, M., Veltrup, C., Junghanns, K., Przywara, A., Dilling, H. (1999). Kosten-Nutzen-Analyse klinisch-evaluierter Behandlungsprogramme. Erweiterte Entzugstherapie bei Alkoholabhängigkeit. Nervenarzt 70, 5 463-470

Driessen, M., Meier, S., Hill, A., Wetterling, T., Lange, W. und Junghanns, K. (2001). The course of anxiety, depression and drinking behaviours after completed detoxification in alcoholics with and without comorbid anxiety and depressive disorders. Alcohol and Alcoholism 36, 249-55

Dilling, H., Mombour, W., Niemeyer, J. (Hrsg.),(1991). Deutsche Übersetzung des Kapitels V (F). Psychische, Verhaltens- und Entwicklungsstörungen der ICD-10. Klinische Beschreibungen und diagnostische Leitlinien. WHO

D'Zurilla T.J., Goldfried, M.R. (1971). Problem-solving and behavior modification. Journal of Abnormal Psychology, 78, 197-126

Gerke, P., Hapke, U., Rumpf, HJ., John, U. (1997). Alcohol-related diseases in general hospital patients. Alcohol Alcoholism 32 (2) ,179-84

Grawe, K., Dziewas, H. und Wedel, S. (1980). Interaktionelle Problemlösegruppen. Ein verhaltenstherapeutisches Gruppenkonzept. In: K. Grawe (Hrsg.), Verhaltenstherapie in Gruppen (S. 266-306). München: Urban, Schwarzenberg

Jacobson, E. (1938). Progressive Relaxation. Chicago, University of Chicago Press

Junghanns, K., Veltrup, C., Wetterling, T. (2000). Craving shift in Chronic Alcoholics. European Addiction Research, 6, 64-70

Junghanns, K., Backhaus, J., Tietz, U., Lange, W., Bernzen, J., Wetterling, T., Driessen, M. (2003). Impaired serum cortisol stress response is a predictor of early relapse. Alcohol Alcoholism, 38, 2, im Druck

Küfner, H., Feuerlein, W. (1989). In-Patient Treatment for Alcoholism. Berlin, Springer

Marlatt, G.A., Gordon, J.R. (1985). Relapse Prevention. New York, Guilford

Miller, W.R., Rollnick, S., Kremer, G., Schroer, B. (1999). Motivierende Gesprächsführung. Ein Konzept zur Beratung von Menschen mit Suchtproblemen. Freiburg, Lambertus

Monti, P.M., Kadden, R.M., Rohsenow, D.J., Marlatt, G.A. (2002). Treating alcohol dependence, 2nd. Edition, New York, Guilford Press

Prochaska, J.O. und DiClemente, C.L. (1983). Stages and processes of self-change of smoking. Journal of Consulting and Clinical Psychology, 51, 390-395

Schulte (1974). Diagnostik in der Verhaltentherapie. München, Urban, Schwarzenberg

Wetterling, T., Junghanns, K., Bernzen, J., Veltrup, C. (1999). Medikamentöse Rückfallprophylaxe – Akzeptanz bei Alkoholkranken Sucht 45, 228-235

Pharmakotherapie der Alkoholabhängigkeit: ein Überblick über die klinischen Daten

Karl Mann, Bernhard Croissant

Einleitung

Während der letzten 20 Jahre hat sich mit zunehmender Deutlichkeit gezeigt, dass adjuvante Pharmakotherapie in der Optimierung des Erfolges von Rehabilitationsprogrammen bei Alkoholabhängigen Patienten eine Rolle spielen sollte. Diese Entwicklung wurde begleitet von einem besseren Verständnis des neurobiologischen Substrates der Alkoholabhängigkeit, welches wiederum neue Wege für einen rationalen Zugang zur medikamentösen Behandlung erkennen ließ. Die Entstehung einer Alkoholabhängigkeit scheint auf der einen Seite adaptive Veränderungen in Neurotransmitter Systemen mit einzubeziehen, die dem dysphorischen Effekt des Alkoholentzugs zugrunde liegen und auf der anderen Seite eine Stimulation von dopaminergen und opiodergen Systemen zu bewirken, die dem Belohnungseffekt von Alkohol zugrunde liegen und hierüber das Trinkverhalten verstärken.

Dieser Artikel gibt einen Überblick über klinische Daten, die die Rolle der Pharmakotherapie bei der Behandlung von Alkoholabhängigkeit unterstreichen. Die Behandlung von Alkoholismus beginnt in der Regel mit der Entgiftung und einem akuten Entzug, anschließend folgt ein Rehabilitationsprogramm, welches überwiegend die Psychotherapie als Grundlage hat. Jedoch ist die Rückfallrate sehr hoch; ungefähr 50 – 70% der Patienten nehmen ihr Trinkverhalten innerhalb des ersten Jahres nach der Entgiftung wieder auf. Es gibt ein zunehmendes Interesse an der Kombination von medikamentöser Therapie und Psychotherapie als eine Möglichkeit der Rückfallprävention, um hierdurch die Effizienz der Psychotherapie zu steigern. Es wurden Medikamente auf der Basis des biologischen Mechanismus der Alkoholabhängigkeit entwickelt. Gegenwärtig erprobte Medikamente sind Disulfiram und Naltrexon in den USA, sowie vergleichbar Acamprosat in Europa. Medikamente, die auf das dopaminerge (Tiaprid und Flupentixol) und serotonerge System (Buspiron, Fluoxetin, Nefazodon, Ritanserin und Ondansetron) wirken, werden in klinischen Versuchen schon getestet, jedoch stellen diese bisher keine anerkannten Behandlungsalternativen der Alkoholabhängigkeit dar. Desgleichen postulierte man für anti-manische Medikamente (zum Beispiel Lithium und Carbamazepin), ebenso wie für sedierende Anxiolytika (zum Beispiel Benzodiazepine und g-Hydroxybuttersäure) einen Nutzen, aber auch diese Wirkstoffe sind in dieser Indikation noch nicht zugelassen. Zukünftige Forschungsvorhaben umfassen Arzneimittel, die auf andere Subtypen der Opiatrezeptoren wirken, Calciumkanal-Blocker und cholinergene Medikamente wie Galanthamin und Neuropeptid Y. Keiner dieser Wirkstoffe wurde bisher zufriedenstellend evaluiert.

1. Neurochemische Grundlagen der Pharmakotherapie

Aus neurochemischer Perspektive gesehen interagiert Alkohol mit verschiedenen Neurotransmittersystemen im Gehirn, einschließlich Dopamin, Serotonin, GABA, Glutamat und Opiaten (Faingold et al., 1998; Koob et al., 1998). Diese Neurotransmittersysteme, die in verschiedenen Komponenten der Alkoholabhängigkeit involviert sind, sind potentielle Ziele bei der Entwicklung von therapeutischen Substanzen für die Behandlung des Alkoholismus (Spanagel und Zieglgänsberger, 1997). Der akute Effekt des Alkohols wird hauptsächlich durch das inhibitorische GABA und das exzitatorische Glutamatsystem bewirkt, welche jeweils durch Alkohol aktiviert und gehemmt werden können. Es gibt nun eine Reihe von Hinweisen, die zeigen, dass diese zwei Neurotransmittersysteme in Zusammenhang mit den Effekten des Alkohols auf das zentrale Nervensystem stehen, und dass auf lange Sicht adaptive Veränderungen des ZNS bei chronischem Alkoholismus stattfinden (Samson and Harris, 1992; Grobin et al., 1998). Es wird allgemein akzeptiert, dass eine Potenzierung der GABAergen Inhibition den akuten sedativen Effekten von Alkohol zugrunde liegt. Dagegen werden langfristige adaptive Veränderungen in diesen zwei Neurotransmittersystemen für die Entwicklung einer Alkoholabhängigkeit verantwortlich gemacht. Die Antwort auf die ständige Alkoholexposition ist eine kompensatorische Hoch-Regulierung des glutamatergen Systems und eine Herab-Regulierung des GABAergen Systems. Dies ermöglicht ein Absenken der Erregungsschwelle, so dass das Nervensystem so normal wie möglich funktionieren kann und dies sogar in Gegenwart von stark dämpfenden Dosen von Alkohol.

Das Absenken der Erregungsschwelle erklärt auch die Symptome bei einem Alkoholentzug. Wenn Alkohol abrupt entzogen wird, verbleibt das zentrale Nervensystem in einem Zustand der Übererregung, der von dem Patienten als ein unangenehmer Zustand der Erregung, Ängstlichkeit und Schlaflosigkeit wahrgenommen wird. Dies ist die Kernsymptomatik des negativen affektiven Zustandes, welche der Patient durch erneutes Trinken erleichtern möchte. Diese plastischen Veränderungen im Gehirn, die durch die Veränderungen in der Proteinsynthese herbeigeführt wurden, sind nur langsam reversibel. Dies kann womöglich das Fortbestehen des negativen Cravings während des Alkoholentzuges erklären und auch, warum eine stabile Abstinenz nach einer akuten Entgiftung so schwer zu erreichen ist.

Das dopaminerge System hat ebenfalls viel Aufmerksamkeit bei der Erforschung der Biologie des Alkoholismus erlangt. Mesolimbische Dopaminneuronen sind vermutlich entscheidend für die akut verstärkenden Effekte von Alkohol, ebenso wie die von anderen Suchtstoffen, indem sie die angenehmen und stimulierenden Auswirkungen von Alkohol vermitteln. Dieser Neurotransmitter-Weg ist bekanntlich in neuronale Schaltkreise involviert, welche „Belohnung" vermitteln, was einige Jahrzehnte zuvor dadurch demonstriert wurde, dass Ratten über einen langen Zeitraum hinweg einen Hebel niederdrückten, um dadurch eine elektrische Stimulation in diesem Teil des Gehirns zu erhalten. Dopaminneurone werden durch Alkoholkonsum aktiviert, wodurch es zur Freisetzung des Neurotransmitters in das limbische System und zu positiver Verstärkung kommt (Gessa et al., 1985). Es wird postuliert, dass Dopaminneurone während der Entwicklung einer Alkoholabhängigkeit gegenüber Hinweisreizen, die das Trinken fördern, sensitiviert werden können. Veränderungen in der Reaktivität der Dopaminneuronen auf Alkohol könnten eine Zunahme des Wunsches zu Trinken und der Belohnungswirkung des Trinkens beeinflussen und dadurch ein stabiles Konsumverhalten zur Folge haben (Abbildung 1).

Abbildung 1: Neurotransmitterwege, die vermutlich in die zentralnervösen Wirkungen von Alkohol involviert sind sowie deren vermutlichen Verhaltenskorrelate

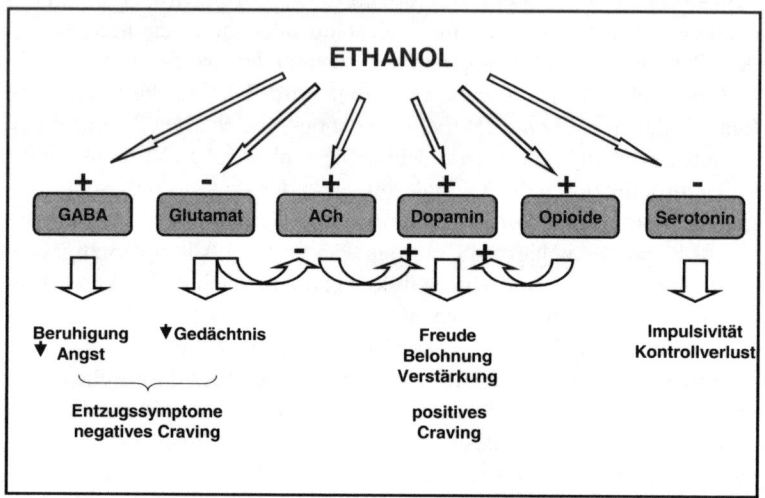

Opiatsysteme scheinen eine regulierende Rolle im dopaminergen System zu spielen, wobei die Aktivierung der Opiatrezeptoren die Freisetzung von Dopamin im Gehirn stimuliert. Das Trinken von Alkohol erhöht die Freisetzung von Endorphinen, den endogenen Opioiden in das Gehirn, wodurch indirekt das dopaminerge System und die Schaltkreise aktiviert werden, die in die Verstärkung und die Entwicklung des Cravings nach Alkohol involviert sind (Benjamin et al., 1993). Es wurde postuliert, dass individuelle Unterschiede in der Sensitivität des endogenen Opioidsystems den individuellen Unterschieden in der Intensität des Cravings nach Alkohol und dem Risiko, alkoholabhängig zu werden, zugrunde liegen könnten (Gianoulakis et al., 1996).

Das cholinerge System ist ebenso an den akuten Effekten von Alkohol wie auch an den langfristigen Veränderungen beim chronischen Alkoholismus beteiligt. Ethanol tritt mit dem nikotinergen Acetylcholinrezeptor in Wechselwirkung, wobei die Rezeptoraktivität gefördert wird (Cardoso et al., 1999). Die Aktivierung der nikotinergen Rezeptoren auf dopaminergen Neuronen könnte der zugrunde liegende molekulare Mechanismus sein, wobei Ethanol die Feuerungsrate der letztgenannten stimulieren könnte (Soderpalm et al., 2000). Auch die Interaktion zwischen Nikotin- und Alkoholabhängigkeit könnte hierdurch erklärt werden. Auf der anderen Seite wird bei chronischem Alkoholismus durch eine exzitotoxische Schädigung der cholinergenen Neuronen im basalen Vorderhirn die cholinergene Funktion vermindert (Arendt, 1994). Dies könnte zu den kognitiven Defekten beitragen, welche im Zusammenhang mit chronischem Alkoholismus auftreten, und die ein Rational für die Verwendung von Medikamenten wie Galanthamin bei der Behandlung von chronischem Alkoholismus bilden.

Unter den neurochemischen Effekten von Alkohol wurde ebenso eine Rolle für Serotonin vermutet (Sellers et al., 1992). Das serotonerge System ist eine wichtige Determinante der Impulsivität, in der Art, dass eine Hypoaktivität des 5-HT-Systems mit verminderter Impulskontrolle assoziiert ist (Soubrié, 1986). Hinweise für die Bedeutung dieses Konzeptes für das menschliche Verhalten kamen von der nachgewiesenen Wirksamkeit der selektiven Serotonin-Wiederaufnahme-Hemmer in der Behandlung von Zwangsstörungen. Die Ähnlichkeiten zwischen diesen Störungen und der Alkoholabhängigkeit wurden von verschiedenen Autoren angemerkt (zum Beispiel Modell et al., 1992; Anton et al., 1995).

2. AKTUELLE THERAPIEN

2.1 Disulfiram

Die erste eingeführte medikamentöse Therapie des Alkoholismus war Disulfiram. Diese Substanz (und das verwandte Calciumcyanamid) verhindern den Metabolismus von Alkohol, wobei es zu einer Akkumulation von Azetaldehyd und einer anschließenden unangenehmen Intoxikation mit dieser Substanz kommt. Das Rational einer Disulfiram Therapie ist also eher das Erzeugen einer Aversion gegen Alkohol als eine Modulation seiner neurochemischen Effekte. Viele Studien wurden mit Disulfiram durchgeführt, aber wenige waren kontrolliert oder von hoher Qualität. Kontrollierte klinische Studien ergaben inkonsistente Ergebnisse und konnten keinen therapeutischen Gewinn in der Behandlung im Sinne einer Verlängerung der Abstinenz zeigen. Da es allerdings eher der psychologisch aversive als der biologische Effekt der Substanz ist, der wirksam ist, kann man sich nur schwer vorstellen, wie ihre Wirksamkeit in klassischen doppel-blinden plazebo-kontrollierten Studien nachgewiesen werden könnte. Wenn man den physiologischen Impact einer Azetaldehyd-Intoxikation sowie mögliche assoziierte Risiken zugrunde legt, muss Disulfiram unter strikter medizinischer Supervision angewendet werden und ist daher nicht wirklich für eine Langzeitbehandlung im hausärztlichen Bereich geeignet. Ein solches ambulantes Programm mit täglicher ambulanter Kontrolle ist beispielsweise das biopsychosoziale Therapiekonzept für schwer alkoholkranke Patienten, die ambulante Langzeit-Intensivtherapie für Alkoholkranke „ALITA" in Göttingen (Ehrenreich et al 2002).

2.2 Naltrexon

Naltrexon ist ein Opiatrezeptorantagonist von dem man annimmt, dass er die positiv verstärkenden angenehmen Effekte von Alkohol reduziert und dadurch das Craving reduziert. Vor zehn Jahren zeigten zwei kleine klinische plazebo-kontrollierte Studien eine Reduktion der schweren Rückfälle, reduziertes Craving und weniger häufiges Trinken bei Naltrexon behandelten Patienten (O'Malley et al., 1992; Volpicelli et al., 1992). Diese Studien waren die Basis für die Zulassung der Substanz in den USA. Eine Abnahme in der Rate der schweren Rückfälle, gewöhnlich definiert als weniger als fünf drinks pro Trinktag (1 Drink = 12 g Alkohol), war das konsistenteste Ergebnis, das man mit Naltrexon erzielen konnte (Abbildung 2), obwohl nicht alle Studien positiv ausfielen (Tabelle 1), inklusive der größten (627 Patienten, Krystal et al., 2001). Ein systematischer Literaturüberblick über alle publizierten Daten bis 1997 zeigt, dass Naltrexon eine konsistente Abnahme des schweren Rückfalls und der Trinkhäufigkeit der behandelten Patienten bewirkt, obwohl es scheinbar nicht die Abstinenzzeit verlängert (Garbutt et al., 1999). Drei Metaanalysen wurden ebenfalls mit den publizierten Studien über Naltrexon durchgeführt (Streeton and Whelan, 2001; Kranzler and Van Kirk, 2001; Srisuraponant and Jarusuraisin, 2000). Sie zeigten alle sowohl einen signifikanten Effekt auf den Anteil der Patienten mit schwerem Rückfall, als auch auf die Trinkhäufigkeit und den Alkoholkonsum. Allerdings hatte keine dieser Analysen die größte Naltrexonstudie eingeschlossen, da sie zu dieser Zeit noch nicht publiziert war.

Zwei Studien zeigten, dass der günstige Effekt von Naltrexon auf den schweren Rückfall eine gewisse Tendenz besitzt, in den Monaten nach dem Ende der Behandlung zu verschwinden (O'Malley et al., 1996; Anton et al., 2001). Allerdings hat die Finnische Studie gezeigt, dass der Effekt aufrechterhalten werden kann, wenn Naltrexon punktuell in Momenten starken Cravings eingenommen wird (Heinälä et al., 2001).

Abbildung 2: Anteil der Patienten mit schwerem Rückfall in veröffentlichten randomisierten klinischen Studien mit Naltrexon, in denen dieser Aspekt angegeben wurde. Unausgefüllte Balken: Placebo. Ausgefüllte Balken: Naltrexon. In den Untersuchugnen von Heinälä und O'Malley wurden die Patienten in eine Coping-Skills-Trainingsgruppe (CS) und in eine Standard unterstützende Therapiegruppe (ST) stratifiziert.

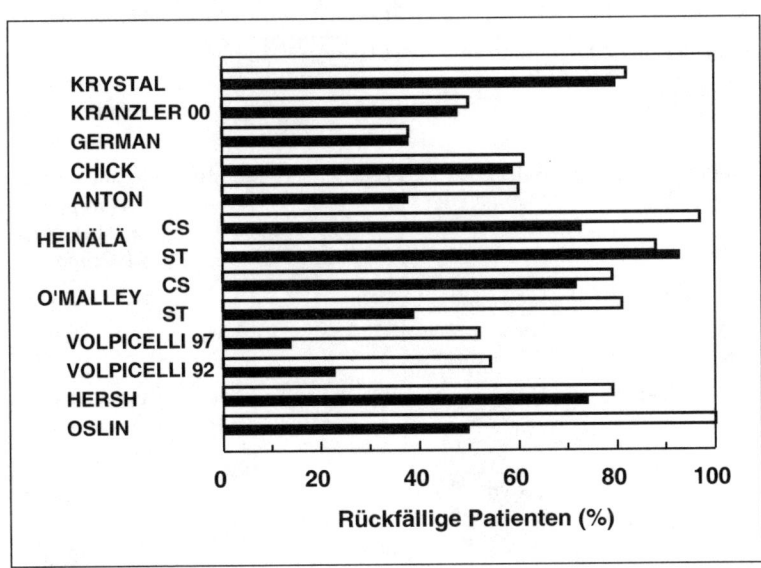

Tabelle 1: Veröffentlichte placebo-kontrollierte klinische Untersuchungen mit Naltrexon, die den schweren Rückfall evaluieren

Studie	Land	N Patienten	Dauer	Rückfall
Krystal et al., 2001	USA	627	3 Mo oder 12 Mo	Kein Effekt
German study group, Gastpar et al., 2000	Deutschland	342	3 Mo	Kein Effekt
Kranzler et al., 2000	USA	183	3 Mo	Kein Effekt
Chick et al., 2000	England	169	3 Mo	Kein Effekt
Anton et al., 1999	USA	131	3 Mo	vermindert
Heinälä et al., 2001	Finnland	121	3 Mo	Vermindert in CS Gruppe kein Effekt in ST Gruppe
Balldin et al., 1998	Schweden	120	6 Mo	Vermindert in CS Gruppe kein Effekt in ST Gruppe
McCaul et al. 2000[¶]	USA	108	3 Mo	Kein Effekt
O'Malley et al., 1992	USA	97	3 Mo	vermindert
Volpicelli et al., 1997	USA	97	3 Mo	Vermindert bei complianten Patienten
Volpicelli et al., 1992	USA	70	3 Mo	vermindert
Hersh et al., 1998[‡]	USA	64	2 Mo	Kein Effekt
Oslin et al., 1997	USA	44	3 Mo	vermindert
Kranzler et al., 1998[§]	USA	20	2 Mo	vermindert

Die Studien sind nach der Stichprobengröße geordnet. CS: Coping-Skill-Training; ST: stützende Therapie.

§Diese Studie verwendet ein injizierbares Arzneimittel auf der Basis von Naltrexon.

‡Diese Studie wurde mit Patienten durchgeführt, bei denen gleichzeitig ein Alkohol- und Drogenmissbrauch bestand.

¶Litten und Allen (1998) stellen die Daten dieser Studie vor, aber die Originalarbeit erschien bisher noch nicht.

2.3 Acamprosat

Acamprosat wirkt über eine Veränderung der glutamatergen Übertragung. Genau genommen unterdrückt die Substanz die gesteigerte glutamaterge Übertragung und NMDA-Rezeptoraktivierung, die bei Alkoholabhängigkeit und im Alkoholentzug auftritt. Diese Substanz wurde in 16 plazebo-kontrollierten klinischen Studien mit insgesamt über 3000 Patienten in Europa evaluiert (Tabelle 2). Eine weitere Studie wurde in den USA durchgeführt (zitiert bei Johnson, Ait-Daoud, 2000), deren Ergebnisse bis jetzt nicht publiziert sind. In 13 dieser Studien war die kumulative Abstinenzdauer das Hauptzielkriterium. Neun dieser Studien schlossen über ein hundert Patienten pro Arm ein. Diese Studien lieferten konsistente Ergebnisse dahin gehend, dass eine Acamprosat Behandlung besser in der Aufrechterhaltung der Abstinenz ist als Plazebo (Abbildung 3). In allen, außer einer publizierten kontrollierten klinischen Studien war der Anteil der abstinenten behandelten Patienten doppelt so hoch wie der Patienten, die Plazebo erhielten. Behandlungszeiträume bis zu einem Jahr wurden untersucht. Zusätzlich evaluierten zwei Studien die Langzeitabstinenz ein Jahr nach dem Ende der Behandlungsperiode und zeigten die Aufrechterhaltung der Behandlungseffekte.

Tabelle 2:   Veröffentlichte Placebo-kontrollierte klinische
              Untersuchungen, die mit Acamprosat durchgeführt wurden.

Studie	Land	N Patienten	Dauer Tt/F-U	Ergebnis
Chick et al., 2000	England	581	6 Mo/1.5 Mo	Abstinenz
Lhuintre et al., 1990	Frankreich	569	3 Mo/3 Mo	GGT
Paille et al., 1995	Frankreich	538	12 Mo/6 Mo	Abstinenz
Whitworth et al., 1996	Österreich	448	12 Mo/12 Mo	Abstinenz
Tempesta et al., 2000	Italien	330	6 Mo/3 Mo	Abstinenz
Barrias et al., 1997	Portugal	302	12 Mo/6 Mo	Abstinenz
Gual und Lehert, 2001	Spanien	288	6 Mo/keine	Abstinenz
Sass et al., 1996	Deutschland	272	11 Mo/11 Mo	Abstinenz
Geerlings et al., 1997	Benelux	262	6 Mo/6 Mo	Abstinenz
Poldrugo et al., 1997	Italien	246	6 Mo/6 Mo	Abstinenz
Pelc et al., 1997	Belgien/ Frankreich	188	3 Mo/keine	Abstinenz
Rousseaux et al., 1996	Belgien	127	6 Mo/keine	Behandlungs-abschluss
Besson et al., 1998	Schweiz	110	12 Mo/12 Mo	Abstinenz
Pelc et al., 1992	Belgien	102	6 Mo/6 Mo	Abstinenz
Lhuintre et al., 1985	Frankreich	70	3 Mo/keine	GGT und MCV
Ladewig et al., 1993	Schweiz	61	6 Mo/6 Mo	Abstinenz

Die Studien sind nach der Stichprobengröße geordnet. In der Spalte der Studi-
endauer sind die Daten als Behandlungsmonate (Tt) und als follow-up Monate
(F-U) angegeben. GGT; Gammaglutamyltransferase; MCV: mittleres corpus-
kuläres Volumen

Abbildung 3: Kumulative Abstinenzdauer in allen veröffentlichten randomisierten klinischen Studien mit Acamprosat, in denen diese Variable gemessen wurde. Unausgefüllter Balken: Placebo. Ausgefüllter Balken: Acamprosat 1998 mg/Tag.

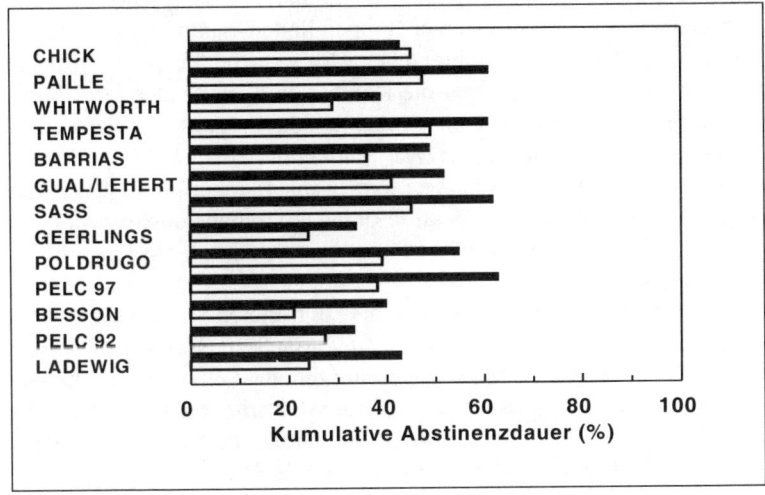

Ein evidenzbasierter medizinischer Ansatz wurde ebenfalls angewendet, um einen Bezug der Daten zur Effektivität von Acamprosat herzustellen. Die systematische Übersicht von Garbutt (1999), die alle verfügbaren Daten bis 1997 analysierte, ergab, dass die Hinweise für die Effektivität von Acamprosat sehr deutlich sind. So fand sich als konsistentestes Ergebnis eine Reduktion der Trinkfrequenz bis hin zu mehreren Studien, die verdoppelte Abstinenzraten aufwiesen. Eine aktuelle literaturbasierte Metaanalyse, die elf randomisierte klinische Studien verglich, kam ebenfalls zu dem Ergebnis, dass Acamprosat effizient in der Reduktion des Alkoholkonsums ist (Kranzler and Van Kirk, 2001).

Die Effekte von Acamprosat und Naltrexon scheinen an verschiedene Aspekte des Trinkverhaltens geknüpft zu sein, wobei das erstere die Abstinenz stabilisiert und das letztere den Alkoholkonsum reduziert. Es gibt wenig direkt vergleichende Daten über den relativen Benefit der beiden Behandlungen. Eine aktuelle Vergleichsstudie aus Spanien (Rubio et al., 2001) weist darauf hin, dass Naltrexon effizienter in der Prä-

vention des schweren Rückfalls war. Allerdings sollten die Schlussfolgerungen dieser Untersuchung mit Vorsicht behandelt werden, da die
Studie nicht verblindet und die Drop-out-Rate ungleichmäßig war. Eine
größere vergleichende Studie zu diesem Thema mit über eintausend Patienten (COMBINE Studie) wird gegenwärtig in den USA durchgeführt. Der mögliche Gewinn einer Kombination von Acamprosat mit
Naltrexon wurde schon in einer doppelblinden randomisierten klinischen Studie untersucht. Während beide Substanzen für sich signifikant
besser als Plazebo waren, war die Kombination aus beiden tatsächlich
besser als Naltrexon und Acamprosat alleine (Kiefer et al., 2002).

Eine kleine (28 Patienten) Kurzzeit-Studie über einen Monat in Italien
(Gerra et al., 1992) verglich Acamprosat mit Fluoxetin und zeigte bei
beiden Substanzen eine Reduktion des Alkoholkonsums, obwohl die
geringe Anzahl von eingeschlossenen Patienten die Interpretation der
Daten limitiert.

Obgleich die begleitende Psychotherapie in früheren Studien mit Acamprosat nicht standardisiert war, weist die Tatsache, dass eine Effektivität
tatsächlich gezeigt werden konnte darauf hin, dass eine Effektivität unabhängig von der Art der Psychotherapie auftritt. Diese Vorstellung
wird durch eine neuere offene Studie unterstützt, in der sich zeigt, dass
die Abstinenzdauer bei fünf unterschiedlichen Formen der psychosozialen Unterstützung grundsätzlich gleich ist (Ansoms et al., 2000). Diese
Frage wird ebenfalls in der laufenden COMBINE Studie untersucht, die
ein randomisiertes Design evaluiert. Aus diesem Grund könnte Acamprosat in spezialisierten Zentren und nicht-spezialisierten Bereichen, wo
Psychotherapie gewöhnlich nicht standardisiert ist, gleichermaßen
wirksam sein. Die mit Acamprosat durchgeführten Studien spiegeln von
daher adäquat Standardkonzepte der Behandlung beim Management
des Alkoholismus wider. Acamprosat bleibt die am besten validierte
Behandlungsmedikation für die Behandlung des Alkoholismus.

3. EXPERIMENTELLE THERAPIEN

Verschiedene andere potentielle Therapien wurden im Hinblick auf Alkoholabhängigkeit evaluiert, von denen keine bisher einen eindeutigen
Nachweis ihrer Wirksamkeit lieferte. Tabelle 3 gibt einen Überblick.

Tabelle 3:   Experimentelle Pharmakotherapie bei Alkoholabhängigkeit

Medikament	Mechanismus	Effekt	Bemerkung
Nalmefen	Opiatrezeptor Antagonist	könnte Rückfallrate verringern	drei kleinere vielversprechende Studien
Tiaprid α-Flupenthixol	Dopamin Rezeptor Antagonist	keinen	kein Effekt wurde in großen Studien nachgewiesen
Fluoxetin Citalopram Fluvoxamin	Selektive Serotonin reuptake Hemmer	könnten Konsum verringern	wirken durch Reduzierung der komorbiden Depression
Buspiron	$5\text{-}HT_{1A}$ Rezeptor Agonist	könnte Behandlungsstabilität verbessern	wirkt durch Reduzierung der komorbiden Angsterkrankung
Ritanserin Nefazodon	$5\text{-}HT_2$ Rezeptor Antagonist	Keinen	kein Effekt nachgewiesen
Ondansetron	$5\text{-}HT_3$ Rezeptor Antagonist	könnte Konsum verringern	zwei Pilotstudien erfordern Bestätigung
Lithium Carbamazepin		könnten Konsum verringern	unbestätigt in größeren Studien
γ-Hydroxybuttersäure		könnte Abstinenz steigern	eine Pilotstudie, erfordert Bestätigung

3.1 Nalmefene

Nalmefene ist ein weiterer Opiatrezeptorantagonist mit ähnlichen pharmakologischen Eigenschaften wie Naltrexon. Bisher wurden nur wenige Studien durchgeführt, die ähnliche Ergebnisse zeigen wie bei Naltrexon (Mason et al. 1994, Mason et al. 1999, Mäkelä et al. 2001).

3.2 Dopaminerge Substanzen

Während sich Dopaminrezeptoragonisten im Tiermodell als effektiv erwiesen haben, sind Hinweise auf eine klinische Effektivität beim Menschen dürftig. Dopaminrezeptorantagonisten sind während der akuten Detoxifikation zur Verhinderung von Agitiertheit und zur Dämpfung von Halluzinationen und des Delirium tremens wirksam. Eine solche Substanz, die in diesem Zusammenhang weite Verbreitung gefunden hat, ist Tiaprid (Peters and Faulds, 1994, Shaw et al. 1994 und 1987).

3.3. Serotonergene Substanzen

Eine Reihe von Substanzen, die auf die serotonerge Neurotransmission wirken, wurden bei der Alkoholabhängigkeit untersucht, da Serotonin bei einer Vielzahl von Konsumverhaltensweisen bei Tieren weitreichende Wirkungen entfaltet. Diese Wirkstoffe sind entweder selektive Serotonin-Wiederaufnahme-Hemmer (Fluoxetin und Citalopram) oder Substanzen, die an den Serotoninrezeptoren wirken (Buspiron, Ritanerin, Ondansetron und Nefazodon). Selektive Serotonin-Wiederaufnahme-Hemmer haben sich trotz effektiver Wirkung bei Tieren und in der Reduzierung von Alkoholverlangen bei Nicht-Alkoholikern als enttäuschend erwiesen. Eine große Anzahl von Untersuchungen von nicht-depressiven alkoholabhängigen Patienten konnten keinerlei Wirksamkeit bei der Behandlung nachweisen (Gorelick and Paredes, 1992; Kranzler et al., 1995; Naranjo et al., 1995; Janin et al., 1996; Kabel and Petty, 1996; Tihonen et al., 1996). Auf der anderen Seite jedoch verbessert Fluoxetin signifikant das Trinkverhalten bei Patienten, die unter Depression leiden, wahrscheinlich als Konsequenz der Behandlung der zugrundeliegenden Depression (Cornelius et al., 1997).

In Bezug auf die Rezeptoragonisten und -antagonisten konnte bislang kein Nachweis klinischer Wirksamkeit mit Ritanserin (Johnson et al., 1996; Wiesbeck et al., 1999) oder Nefazodon (Kranzler et al., 2000) bei Alkoholabhängigkeit erbracht werden. Buspiron war unwirksam bei nicht-ängstlichen Patienten (Bruno, 1989; Malec et al., 1996a), wohingegen es die Trinkfrequenz und -menge in einer Studie mit Angstpatienten reduzierte (Kranzler et al., 1994), nicht aber in einer anderen (Malcolm et al., 1992). Eine Metaanalyse über Studien, die mit Buspiron durchgeführt wurden, folgert, dass die Wirksamkeit eher sekundär zu dem angstlösenden Effekt, als auf das Trinkverhalten per se ist (Malec et al., 1996b). Schließlich scheint Ondansetron, ein a 5-HT3-Rezeptorant-agonist, die Ausnahme in zwei Untersuchungen zu sein, welche einen gewissen Effekt bzgl. des Ausmaßes der Trinkfrequenz und der -menge nachgewiesen haben (Sellers et al., 1994; Johnson et al., 2000). Diese Untersuchungen wurden jedoch über eine ziemlich kurzen Zeitraum durchgeführt (sechs Wochen und zwölf Wochen) und eine Langzeitwirkung muss erst noch bestätigt werden.

3.4 Anti-manische Medikamente

Bei Versuchstieren unterdrücken anti-manische Medikamente den Alkoholkonsum, jedoch haben klinische Versuche mit anti-manischen Medikamenten (Lithium und Carbamazepin) keinen klaren Nachweis der Wirksamkeit geliefert. Lithium wurde in einer der größten Untersuchungen, die jemals bei Alkoholabhängigkeit (457 Patienten) durchgeführt wurden, untersucht, aber es wurde kein Effekt auf das Trinkverhalten beobachtet (Dorus et al., 1989). In einer kleinen Studie hat Carbamazepin gewisse Effekte auf den Alkoholkonsum gezeigt (Müller et al., 1997). Dieses Ergebnis verdient in einer größeren Studie bestätigt zu werden.

3.5 Sedativa / Anxiolytika

Benzodiazepine und andere GABAerge Medikamente sind nützlich bei der Behandlung des akuten Entzugs, aber nicht in der Rehabilitation. Ihre sedierenden Eigenschaften könnten bei Alkoholkranken in der Tat schädlich sein, da sie statt Alkohol substituierend konsumiert werden könnten. Eine in Italien durchgeführte Untersuchung mit Beta-Hydroxybuttersäure (Gallimberti et al., 1992) hat gezeigt, dass eine dreimonatige Behandlung während der Rehabilitation den Anteil der abstinenten Patienten ansteigen lassen kann. Eine größere multizentrische Studie mit Beta-Hydroxybuttersäure wird gerade durchgeführt. Es sollte jedoch angemerkt werden, dass dieses Medikament in den Vereinigten Staaten als eine Straßendroge benutzt wird.

4. KOMBINATIONSTHERAPIEN

Über die Wirksamkeit der Kombinationen von verschiedenen pharmakologischen Wirkstoffen für die Behandlung der Alkoholabhängigkeit sind nur wenige Informationen verfügbar. Eine Voraussetzung solcher Studien ist, dass die therapeutischen Auswirkungen jeder einzelnen Behandlung gut gesichert sind. Dies ist für die meisten potentiellen Medikamentenbehandlungen nicht der Fall. In einer Studie wurde die Kombinationstherapie mit Acamprosat und Disulfiram evaluiert (Besson et al., 1998); die Ergebnisse deuten darauf hin, dass die begleitende Verabreichung von Disulfiram die Wirksamkeit von Acamprosat bzgl. der absoluten Abstinenz und der Rückfallprävention verbessert. Eine neue kleinere Untersuchung (20 Patienten) der Kombinationstherapie mit Naltrexon und Odansetron bei alkoholabhängigen Patienten, die zusätzlich Verhaltenstherapie in Gruppensettings erhielten, wies eine Abnahme des Cravings der behandelten Patienten im Vergleich zur Placebogruppe nach (Ait-Daoud et al., 2001). Ein potentieller Nutzen der Kombinationstherapie mit Naltrexon und Acamprosat wurde in einer kürzlich abgeschlossenen Studie mit 160 Patienten gezeigt (Kiefer et al., 2002; siehe oben).

5. SICHERHEIT

Bei den beiden für die Therapie der Alkoholabhängigkeit zugelassenen Substanzen Acamprosat und Naltrexon sind Nebenwirkungen weder lebensbedrohlich, noch schwer, und diese Substanzen werden im Allgemeinen gut vertragen. Drop-out Raten in klinischen Studien wegen unerwünschen Ereignissen waren insgesamt niedrig. Die Hauptnebenwirkung von Acamprosat ist Diarrhoe. Die Hauptnebenwirkungen von Naltrexon sind Übelkeit, Müdigkeit und Kopfschmerzen (Croop et al., 1997). Übelkeit wird von rund 10% der Patienten berichtet. Das Auftreten dieser Nebenwirkungen ist eine wichtige Determinante für die Compliance (Monti et al., 1999). Naltrexon kann hepatotoxisch wirken und Vorsicht sollte wallten bei Patienten mit Lebererkrankungen – ihre Leberfunktion sollte regelmäßig während der Behandlung überprüft werden. Nichtsdestotrotz wird eine Leberschädigung bei alkoholabhängigen Patienten mit Naltrexon in der Praxis nicht häufiger beobachtet (Croop et al., 1997).

Disulfiram wird andererseits nicht gut vertragen. Diese Substanz blockiert die Alkoholdehydrogenase und das resultierende im Organismus angereicherte Azetaldehyd produziert eine Reihe von Nebenwirkungen, von denen einige in bestimmten Patientenpopulationen kritische Ausmaße erreichen können. Die Nebenwirkungen umfassen Tremor, instabilen Blutdruck, Diarrhoe, Übelkeit und möglicherweise schweres Erbrechen. Disulfiram sollte bei Patienten mit arterieller Hypertension, Diabetes, Herzerkrankung, Zustand nach Hirninsult, peripherer Neuropathie, Epilepsie und renaler oder hepatischer Insuffizienz nicht verschrieben werden.

6. BEHANDLUNG DER PSYCHIATRISCHEN KOMORBIDITÄT

Die psychiatrische Komorbidität ist bei Alkoholikern bedeutsam, hier insbesondere Schizophrenie, Depressionen und Angststörungen (Regier et al., 1990; Kessler et al., 1997). Diese psychiatrischen Erkrankungen sind häufig wichtige Faktoren, die den Alkoholkonsum fördern. Eine Behandlung des zugrundeliegenden psychiatrischen Problems kann folglich einen wichtigen positiven sekundären Effekt bei der Reduzierung des Alkoholkonsums haben (Swift, 1999). Dies konnte mit dem Anti-Depressivum Fluoxetin nachgewiesen werden (Cornelius et al., 1997), dagegen nicht mit Imipramin (McGrath et al., 1996) oder Desipramin (Mason et al., 1996). Ähnlich wurden nützliche Effekte auf das Trinkverhalten bei angsterkrankten Alkoholikern in einer von zwei Untersuchungen mit dem Anxiolytikum Buspiron berichtet (Kranzler et al., 1994; Malcolm et al., 1992).

7. SCHLUSSFOLGERUNG

Daten, die durch eine große Anzahl randomisierter klinischer Studien zur Alkoholabhängigkeit gewonnen wurden, liefern eindeutige Hinweise für die Wirksamkeit von Pharmakotherapie in der Rehabilitation der Alkoholabhängigkeit. Am deutlichsten sind die Nachweise für einen nützlichen Effekt bei Acamprosat und Naltrexon. Diesen Befunden zufolge sollte eine medikamentöse Therapie bei allen Patienten erwogen werden, insbesondere bei ambulanten Patienten, bei welchen eine Alkoholabhängigkeit diagnostiziert wurde, die keine medizinischen Kontraindikationen hinsichtlich Medikamenteneinnahme aufweisen und die bereit sind, diese Medikamente zu nehmen. Pharmakotherapie sollte immer in Verbindung mit psychosozialer Unterstützung empfohlen werden. In Anbetracht der etwas unklaren Daten, die mit Naltrexon gewonnen wurden, erfordert die Frage der Wirksamkeit von bestimmten Medikamentenkombinationen und Psychotherapie weiteres Studium in Richtung auf ein optimales Behandlungsregime. Bei Patienten mit zugrunde liegenden psychiatrischen Störungen sollten entsprechende spezifische Behandlungen durchgeführt werden. Obwohl es momentan keinen Beleg für einen verbesserten Effekt der multiplen Medikamententherapie gibt, könnte die zukünftige Alkoholismusbehandlung eine Kombinationstherapie sein, bei der Medikamente eingesetzt werden, die auf verschiedene neuronale Bahnen wirken, welche an der Entwicklung oder Aufrechterhaltung der Alkoholabhängigkeit beteiligt sind. Die naheliegendste Wahl für solch eine Kombinationstherapie wären Acamprosat und Naltrexon, und Studien über deren Wertigkeit sollten durchgeführt werden.

LITERATUR

Ait-Daoud, N., Johnson, B.A., Prihoda, T.J., Hargita, I.D. (2001). Combining ondansetron and naltrexone reduces craving among biologically predisposed alcoholics: preliminary clinical evidence. Psychopharmacology, 154, 23-27

Ansoms, C., Deckers, F., Lehert, P., Pelc, I., Potgieter, A. (2000). An open study with acamprosate in Belgium and Luxemburg: results on sociodemographics, supportive treatment and outcome. Eur Addict Res, 6, 132-140

Anton, R.F., Kranzler, H.R., Meyer, R.E. (1995). Neurobehavioral aspects of the pharmacotherapy of alcohol dependence. [Review]. Clinical Neuroscience, 3, 145-54

Anton, R.F., Moak, D.H., Latham, P.K. et al.(2001). Posttreatment results of combining naltrexone and cognitive behavior therapy for the treatment of alcoholism. J Clin Psychopharmacol, 21, 72-77

Anton, R.F., Moak, D.H., Waid, R., Latham, P.K., Malcolm, R.J., Dias, J.K. (1999). Naltrexone and cognitive behavioral therapy of outpatient alcoholics: results of a placebo-controlled trial. Am J Psychiatry, 156, 1758-1764

Arendt, F. (1994). Impairment in memory function and neurodegenerative changes in the cholinergic forebrain system induced by chronic intake of ethanol. Neural Transm Suppl, 44, 173-87

Balldin, J., Berglund, M., Borg, S., et al. A randomized 6 month double blind placebo-controlled study of naltrexone and coping skills educational programme. Alcohol & Alcoholism, in press

Barrias, J.A., Chabac, S., Ferreira, L. et al. (1997). Acamprosate: multicenter Portuguese efficacy and tolerance evaluation study. Psiquiatria Clinica 18, 149-160

Benjamin, D., Grant, E., Pohorecky, L.A. (1993). Naltrexone reverses ethanol-induced dopamine release in the nucleus accumbens in awake, freely moving rats. Brain Res, 621, 137-140

Besson, J., Aeby, F., Kasas, A. et al. (1998). Combined efficacy of acamprosate and disulfiram in the treatment of alcoholism: a controlled study. Alcohol Clin Exp Res, 2, 573-579

Bruno, F. (1989). Buspirone in the treatment of alcoholic patients. Psychopathology, 22, 49-59.

Cardoso, R.A., Brozowski, S.J., Chavez-Noriega, L.E. et al. (1999). Effects of ethanol on recombinant human neuronal nicotinic acetylcholine receptors expressed in Xenopus oocytes. J Pharmacol Exp Ther, 289, 774-80

Chick, J., Anton, R., Checinski, K., et al. (2000). A multicentre, randomised, double-blind, placebo-controlled trial of naltrexone in the treatment of alcohol dependence in adults. Alcohol Alcohol, 35, 587-593

Chick, J., Howlett, H., Morgan, M.Y., Ritson, B. (2000). United Kingdom Multicentre Acamprosate Study (UKMAS): a 6-month prospective study of acamprosate versus placebo in preventing relapse after withdrawal from alcohol. Alcohol Alcoholism, 35,176-87

Cornelius, J.R., Salloum, I.M., Ehler, J.G. et al. (1997). Fluoxetene in depressed alcoholics: a double-blind, placebo-controlled trial. Arch Gen Psychiatry, 54, 700-705

Croop, R.S., Faulkner, E.B., Labriola, D.F. (1997). The safety profile of naltrexone in the treatment of alcoholism. Arch Gen Psychiatry, 54, 1130-1135

Dorus, W., Ostrow, D.G., Anton, R. et al. (1989). Lithium treatment of depressed and nondepressed alcoholics. JAMA, 262, 1646-1652

Ehrenreich, H., Jahn, H., Heutelbeck, K., Reinhold, J., Stawicki, S., Wagner, T. et al. (2002). ALITA – Neue Wege in der ambulanten Intensivbehandlung von Alkoholabhängigen. In: Mann, K. (Hrsg), Neue Therapieansätze bei Alkoholproblemen, 107-118. Lengereich, Berlin, Riga, Rom, Wien, Zagreb, Pabst Science Publishers

Faingold, C.L., N'gouemo, P., Riaz, A. (1998). Ethanol and neurotransmitter interactions - from molecular to integrative effects. Prog Neurobiol, 55, 509-535

Gallimberti, L., Ferri, M., Ferrara, S.D. et al. (1992). Gamma-hydroxybutyric acid in the treatment of alcohol dependence: a double-blind study. Alcohol Clin Exp Res, 16, 673-676

Garbutt, J.C., West, S.L., Carey, T.S. et al. (1999). Pharmacological treatment of alcohol dependence: a review of the evidence JAMA, 281, 1318-1325

Gastpar, M., Bonnet U., Böning, J., Mann, K., Schmidt, L.G., Soyka, M., Wetterling, T., Kielstein, U., Labriola, D., Croop, R. (2002). Lack of efficacy of naltrexone in the prevention of alcohol relapse: results from a German multicenter Study. Journal of Clinical Psychopharmacology, 22, 592-598

Geerlings, P.J., Ansoms, C., Van Der Brink, W.(1997). Acamprosate and prevention of relapse in alcoholics. Eur Addict Res, 3, 129-137

Gerra, G., Caccavari, R., Del signore, R. et al. (1992). Effects of fluoxetine and Ca-acetyl-homotaurine on alcohol intake in familial and nonfamilial alcoholic patients

Gessa, G.L., Muntoni, F., Collu, M. et al. (1985). Low doses of ethanol activate dopaminergic neurons in the ventral tegmental area. Brain Res, 348, 201-203

Gianoulakis, C., Krishnan, B., Thavundayil, J. (1996). Enhanced sensitivity of pituitary beta-endorphin to ethanol in subjects at high risk of alcoholism. Archives of General Psychiatry, 53, 250-7

Gorelick, D.A., Paredes, A. (1992). Effects of fluoxetine on alcohol consumption in male alcoholics. Alcohol Clin Exp Res, 16, 261-265

Grobin, A.C., Matthews, D.B., Devaud, L.L., Morrow, A.L. (1998).The role of GABAA receptors in the acute and chronic effects of ethanol. Psychopharmacology, 139, 2-19

Gual, A., Lehert, P. (2001). Acamprosate during and after acute alcohol withdrawal: a double-blind placebo-controlled study in Spain. Alcohol & Alcoholism, 36, 413-8

Heinälä, P., Alho, H., Kiianmaa K. et al. (2001). Targeted use of naltrexone without prior detoxification in the treatment of alcohol dependence: a factorial double-blind, placebo-controlled trial. J Clin Psychopharmacol, 21, 287-292

Hersh, D., Van Kirk, J.R., Kranzler, H.R. (1998) Naltrexone treatment of comorbid alcohol and cocaine use. Psychopharmacology, 139, 44-52

Janin, L., Gobbi, G., Manneli, P. et al. (1996). Effects of fluoxetine at antidepressant doses on short-term outcome of detoxified alcoholics. Int Clin Psychopharmacol, 11, 109-117

Johnson, B.A., Ait-Daoud, N. (2000). Neuropharmacological treatments for alcoholism: scientific basis and clinical findings. Psychopharmacology, 149, 327-344

Johnson, B.A., Jasinski, D.R.,Galloway, G.P. et al. (1996). Ritanserin in the treatment of alcohol dependence – a multi-center clinical trial. Ritanserin Study Group. Psychopharmacology 128, 206-215

Johnson, B.A., Roace, J.D., Javors, M.A. et al. (2000) Ondansetron for reduction of drinking among biologically predisposed alcoholic patients: a randomised clinical trial. JAMA, 284, 1016-1017

Kabel, D.I., Petty, F. (1986). A placebo-controlled, double-blind study of fluoxetine in severe alcohol-dependence: adjunctive pharmacotherapy during and after inpatient treatment. Alcohol Clin Exp Res, 20,780-784

Kessler, R.C., Crum, R.M., Warber, L.A. et al. (1997). Lifetime co-occurrence of DSM-III-R alcohol abuse and dependence with other psychiatric disorders in the National Comorbidity Survey. Arch Gen Psychiatry, 54, 313-321

Kiefer, F., Wiedermann, K. (2002). Combining acamprosate and naltrexone in the treatment of alcoholism, results from a randomized placebo controlled trial. Eur Psychiat, Suppl 2S

Koob, G.F., Roberts, A.J., Schulteis, G. et al. (1998).Neurocircuitry targets in ethanol reward and dependence. Alcohol Clin Exp Res, 22, 3-9

Kranzler, H.R., Burleson, J.A., Del Boca, F.K. et al. (1994). Buspirone treatment of anxious alcoholics: a placebo-controlled trial. Arch Gen Psychiatry, 51, 720-731

Kranzler, H.R., Burleson, J.A., Korner, P. et al. (1995).Placebo-controlled trial of fluoxetine as an adjunct to relapse prevention in alcoholics. Am J Psychiatry, 152, 391-397

Kranzler, H.R., Modesto-Lowe, V., Nuwayser E.S. (1998). Sustained-release naltrexone for alcoholism treatment: a preliminary study. Alcohol Clin Exp Res, 22, 1074-1079

Kranzler, H.R., Modesto-Lowe, V., Van Kirk, J.R. (2000). Naltrexone vs. nefazodone for treatment of alcohol dependence. A placebo-controlled trial. Neuropsychopharmacology, 22, 493-503

Kranzler, H.R., Van Kirk, J. (2001). Efficacy of naltrexone and acamprosate for alcoholism treatment: a meta-analysis. Alcohol Clin Exp Res, 25, 1335-1341

Krystal, J.H., Cramer, J.A., Krol, W.F. et al. (2001). Naltrexone in the treatment of alcohol dependence. N Engl J Med, 345, 1734-1739

Ladewig, D., Knecht, T., Lehert, P., Fendl A. (1993). Acamprosate: a stabilising factor in long-term withdrawal of alcoholic patients. Ther Umsch 1993, 50, 182-188.

Lehert, P. (1993). Review and discussion of statistical analysis of controlled clinical trials in alcoholism. Alcohol Alcoholism Suppl 2, 157-163

Lhuintre, J.P., Daoust, M., Moore, N.D. et al. (1985). Ability of calcium acetyl homotaurine, a GABA agonist, to prevent relapse in weaned alcoholics. Lancet. i , 1014-1016

Lhuintre, J.P., Moore, N.D., Tran, G. et al. (1990). Acamprosate appears to decrease alcohol intake in weaned alcoholics. Alcohol Alcohol, 25, 613-622

Litten, R.Z., Allen, J.P. (1998). Advances in development of medications for alcoholism dependence. Psychopharmacology, 139, 20-33

Mäkelä, R., Kallio, A., Karhuvaara, S. (2001), from the Finnish Nalmefene Study Group. Nalmefene in the treatment of heavy drinkers. 4th ISAM Abstract, Trieste

Malcolm, R., Anton, R.F., Randall, C.L. et al. (1992). A placebo-controlled trial of buspirone in anxious inpatient alcoholics. Alcohol Clin Exp Res, 16: 1007-1013

Malec, T.S., Malec, E.A., Dongier, M. (1996b). Efficacy of buspirone in alcohol dependence: a review. Alcohol Clin Exp Res, 20, 853-858

327

Malec, T.S., Malec, E.A., Gagne, M.A., Dongier, M. (1996a). Efficacy of buspirone in alcohol dependence: a placebo-controlled trial. Alcohol Clin Exp Res, 20 309-312

Mason, B.J., Kocsis, J.H., Ritvo, E.C., Cutler, R.B. (1996). A double-blind, placebo-controlled trial of desipramine for primary alcohol dependence stratified on the presence or absence of major depression. JAMA, 275, 761-767

Mason, B.J., Ritvo, E.C., Morgan, R.O. et al. (1994). A double-blind placebo-controlled pilot study to evaluate the efficacy and safety of oral nalmefene HCl for alcohol dependence. Alcohol Clin Exp Res, 18, 1162-1167

Mason, B.J., Salvato, F.R., Williams, L.D. et al. (1999). A double-blind, placebo-controlled study of oral nalmefene for alcohol dependence. Arch Gen Psychiatry, 56, 719-724

McCaul, M.E., Wand, G.S., Eissenberg T. et al. (2000). Naltrexone alters subjective reponses to alcohol in heavy drinking subjects. Neuropsychopharmacology, 22, 480-492

McGrath, P.J., Nunes, E.V., Stewart, J.W. et al. (1996). Imipramine treatment of alcoholics with major depression. Arch Gen Psychiatry, 53, 232-240

Modell, J.G., Glaser, F.B., Cyr, L., Mountz, J.M. (1992). Obsessive and compulsive characteristics of craving for alcohol in alcohol abuse and dependence. Alcohol Clin Exp Res, 16, 272-274

Monti, P.M., Rohsenow, D.J., Hutchison, K.E. et al. (1999). Naltrexone's effect on cue-elicited craving among alcoholics in treatment. Alcohol Clin Exp Res, 23, 1386-1394

Müller, T.I., Stout, R.L., Rudden, S. et al. (1997). A double-blind placebo-controlled pilot study of carbamazepine for the treatment of alcohol dependence. Alcohol Clin Exp Res, 21, 86-91

Naranjo, C.A., Bremner, K.E., Lanctot, K.A. (1995). Effects of citalopram and a brief psychosocial intervention on alcohol intake, dependence and problems. Addiction, 90, 87-99

O'Malley, S.S., Jaffe, A.J., Chang, G. et al. (1992). Naltrexone and coping skills therapy for alcohol dependence: a controlled study. Arch Gen Psychiatry, 49, 881-887

O'Malley, S.S., Jaffe, A., Chang, G. et al. (1996). Six-month follow-up of naltrexone and psychotherapy for alcohol dependence. Arch Gen Psychiatry, 53, 217-224

Oslin, D., Liberto, J.G., O'Brien, J. et al. (1997). Naltrexone as an adjunctive treatment for older patients with alcohol dependence. Am J Geriatr Psychiatry, 5, 324-332

Paille, F.M., Guelfi, J.D., Perkins, A.C. et al. (1995). Double-blind randomized multicentre trial of acamprosate in maintaining abstinence from alcohol. Alcohol Alcoholism, 30, 239-247

Pelc, I., Le Bon, O., Verbanck, P., Lehert, P.H., Opsomer, L. (1992). Calcium acetyl homotaurinate for maintaining abstinence in weaned alcoholic patients; a placebo controlled double-blind multi-centre study, 348-352. In: Naranjo, C., Sellers, E. eds. Novel Pharmacological Interventions for Alcoholism. New York, Springer

Pelc, I., Verbanck, P., Le Bon, O. et al. (1997). Efficacy and safety of acamprosate in the treatment of detoxified alcohol-dependent patients. Br J Psychiatry, 170, 73-77

Peters, D., Faulds, D., Tiapride. (1994). A review of its pharmacology and therapeutic potential in the management of alcohol dependence syndrome. Drugs, 47, 1010-1032

Poldrugo, F. (1997). Acamprosate treatment in a long-term community-based alcohol rehabilitation programme. Addiction, 92, 1537-1546

Regier, D.A., Farmer, M.E., Rae, D.S. et al. (1990). Comorbidity of mental disorders with alcohol and other drug abuse: results from the Epidemiologic Catchment Area (ECA) Study. JAMA, 264, 2511-2518

Rousseaux, J.P., Hers, D., Ferauge, M. (1996). Does acamprosate diminish the appetite for alcohol in weaned alcoholics. J Pharm Belg, 51, 65-68

Rubio, G., Jiménez-Arriero, M.A., Ponce, G., Palomo, T. (2001). Naltrexone versus acamprosate: one year follow-up of alcohol dependence treatment. Alcohol Alcohol, 3, 419-425

Samson, II.II., Harris, R.A. (1992).The neurobiology of alcohol abuse. Trends Pharmacol Sci, 13, 206-211

Sass, H., Soyka, M., Mann, K., Zieglgänsberger, W. (1996). Relapse prevention by acamprosate: results from a placebo controlled study in alcohol dependence. Arch Gen Psychiatry, 53, 673-680

Sellers, E.M., Higgins, G.A., Sobell, M.B. (1992). 5-HT and alcohol abuse. Trends Pharmacol Sci, 13, 69-75

Sellers, E.M., Toneatto, T., Romach, MK., Somer, GR., Sobell, LC., Sobell, MB. (1994). Clinical efficacy of the 5-HT3 antagonist ondansetron in alcohol abuse and dependence. Alcohol Clin Exp Res, 18, 879-885

Shaw, G.K., Majumdar, S.K., MacGarvie, J., Dunn, G. (1987) Tiapride in the long-term management of alcoholics of anxious or depressive temperament. Br J Psychiatry, 150, 164-168

Shaw, G.K., Waller, S., Majumdar, S.K. et al. (1994). Tiapride in the prevention of relapse in recently detoxified alcoholics. Br J Psychiatry, 165, 512-523

Soderpalm, B., Ericson, M., Olausson, P. et al. (2000). Nicotinic mechanisms involved in the dopamine activating and reinforcing properties of ethanol. Behav Brain Res, 113, 85-96

Soubrié, P. (1986). Reconciling the role of central serotonin neurons in human and animal behavior. Behav Brain Sci, 9, 319-64

Spanagel, R., Zieglgänsberger, W. (1997). Anti-craving compounds for ethanol: new pharmacological tools to study addictive processes. Trends in Pharmacol Sci, 18, 37-65

Srisurapanont, M., Jarusuraisin, N. (2000). Opioid antagonists for alcohol dependence. Cochrane Database Syst Rev, 3, CD001867

Streeton, C., Whelan, G. (2001). Naltrexone, a relapse-prevention maintenance treatment of alcohol dependence: a meta-analysis of randomized controlled trials. Alcohol Alcohol, 36, 544-552.

Swift, R.M. (1999). Drug therapy for alcohol dependence. New Engl J Med, 340, 1482-1487

Tempesta, E., Janiri, L., Bignamini, A. et al. (2000). Acamprosate and relapse prevention in the treatment of alcohol dependence: a placebo-controlled study. Alcohol Alcohol, 35, 202-209

Tihonen, J., Ryynanen, D.P., Kauhanen, J. et al. (1996). Citalopram in the treatment of alcoholism. Pharmacopsychiatry, 29, 27-29

Volpicelli, J.R., Alterman, A.I., Hayashida, M., O'Brien, C.P. (1992). Naltrexone in the treatment of alcohol dependence. Arch Gen Psychiatry, 49, 876-880

Volpicelli, J.R., Rhines, K.C., Rhines, J.S. et al. (1997). Naltrexone and alcohol dependence. Role of subject compliance Arch Gen Psychiatry, 54, 737-742

Whitworth, A.B., Fischer, F., Lesch, O.M. et al. (1996). Comparison of acamprosate and placebo in long-term treatment of alcohol dependence. Lancet, 347, 1438-1442

Wiesbeck, G.A., Weijers, J.G., Chick, J. et al. (1999) Ritanserin in relapse prevention in abstinent alcoholics: results from a placebo-controlled, double-blind international multicenter trial. Ritanserin in Alcoholism Work Group. Alcohol Clin Exp Res, 23, 230-235

Die Qualifizierte Entzugsbehandlung Alkoholkranker und Leitlinien zur Behandlung von Menschen mit substanzbezogenen Störungen

Friedhelm Stetter, Lutz G. Schmidt, Götz Mundle, Markus Banger, Michael Soyka, Clemens Veltrup, Brigitte Mugele, Karl Mann

1. Die Entwicklung von Leitlinien zur Diagnostik und Therapie in Deutschland

Leitlinien sind systematisch entwickelte Hilfen für Entscheidungen über angemessene ärztliche oder allgemeiner diagnostische und therapeutische Vorgehensweisen. Dabei stellen Leitlinien – im Gegensatz zu den (rechts-) verbindlichen Richtlinien – Handlungskorridore dar und haben empfehlenden Charakter (AWMF, ÄZQ 2001, Stetter 2001). Im Einzelfall kann und muss zuweilen sogar von Leitlinienempfehlungen begründet abgewichen werden. Die Empfehlungen in Leitlinien berücksichtigen die besten verfügbaren wissenschaftlichen Beweise.

Leitlinien werden in Konsensprozessen entwickelt, bei denen neben den Experten letztlich auch Betroffene einbezogen werden sollen. Leitlinien werden systematisch entwickelt. „Systematisch" auf „evidenzbasiert" einzuengen, ist heute indes nicht mehr ausreichend (Encke et al. 2001): „Leitlinien ohne Evidenz-Basierung sind ein Problem, aber Leitlinien mit ausschließlich evidenz-basierter Medizin sind eine Katastrophe" (Übersetzung nach Schoenbaum 2001, zitiert aus Encke et al. 2001).

Die Anwendbarkeit von Leitlinien im Praxisalltag muss überprüft und die Empfehlungen der Leitlinien regelmäßig einer Revision unterzogen werden. Die mit weitem Abstand größte Bedeutung bei der Entwicklung von Leitlinien in Deutschland kommt der Arbeitsgemeinschaft wissenschaftlich medizinischer Fachgesellschaften (AWMF) zu, die mit der Ärztlichen Zentralstelle für Qualitätssicherung (ÄZQ) zusammenarbeitet (AWMF, ÄZQ 2001). Unter dem Dach der AWMF sind in den letzten Jahren im gesamten Gebiet der Medizin fast 1.000 Leitlinien entwickelt worden und im Internet abrufbar. Es stellte sich heraus, dass die Qualität der Leitlinien sehr heterogen ist. Zusammen mit der ÄZQ wurde daher eine Qualitätseinstufung der Leitlinien vorgenommen. Das höchste Niveau stellen die sogenannten „S3-Leitlinien" dar, die in formalen Konsensprozessen entstanden und vollständig evidenzbasiert sind. Gegenwärtig sind sieben Leitlinien dieses höchsten Qualitätsniveaus verfügbar. „S2-Leitlinien" sind in wichtigen Teilen, aber nicht vollständig evidenzbasiert und ebenfalls durch formale Konsensprozesse entstanden. Hiervon gibt es gegenwärtig 68 Leitlinien. Die ganz überwiegende Mehrzahl der Leitlinien (n=879) ist noch auf „S1"-Niveau, das heißt meist weder evidenzbasiert noch auf formalen Konsensprozessen beruhend. Ziel ist es, die Qualität der Leitlinien zu verbessern, da zu vermuten ist, dass nur Leitlinien der Qualitätsstufen „S3" und „S2" wirklich im Versorgungsraum der BRD von Bedeutung sein werden (Ausführungen von Prof. Lorenz, AWMF-Delegiertenkonferenz vom 10.11.2001).

Für das gesamte Gebiet der Diagnostik und Behandlung von Menschen mit substanzbezogenen Störungen (nicht der präventiven oder „Vorfeld"-Arbeit) wurde unter der Federführung der DG-Sucht und der Deutschen Gesellschaft für Psychiatrie, Psychotherapie und Nervenheilkunde (DGPPN) und mit Beteiligung elf weiterer psychiatrischer und psychotherapeutischer Fachverbände mit der Entwicklung solcher Leitlinien – unter dem „Dach" der AWMF – im Jahr 2000 begonnen.

Die Anregung hierzu ging u.a. von der Deutschen Hauptstelle für Suchtfragen (DHS) aus. Der Konsensprozess wird – neben den Verbänden selbst – von einer gemeinnützigen Stiftung finanziell unterstützt, die aber inhaltlich auf die Konsensprozesse keinerlei Einfluss nimmt. Ziel der Leitlinien ist die Beschreibung des aktuellen Standes der wissenschaftlich begründeten und evidenzbasierten Medizin (EBM) in der Suchttherapie in Deutschland. Die Absicherung der Empfehlungen der Leitlinien wird durch entsprechende Evidenzkriterien oder Evidenzklassen in der Studienbewertung erfolgen, wobei auch die klinische Erfahrung und Intuition der Behandler sowie Patientenpräferenzen berücksichtigt werden. Sofern Studienergebnisse zu Kosten-Nutzen-Analysen vorliegen, werden diese auch berücksichtigt (Kosteneffektivität). Es besteht die Hoffnung der beteiligten Experten, die bislang in diesem Bereich herrschende, erhebliche Varianz in Diagnostik oder Therapie zu vermindern (Lauterbach und Schrappe 2001). Die Erstellung von Leitlinien, die auch sozialrechtlichen Anforderungen genügen, wird erst in einer nächsten Stufe angestrebt.

Eine der insgesamt elf Arbeitsgruppen in diesem aufwändigen Konsensprozess, die aus der Autoren dieses Beitrages besteht, befasst sich mit der Akutbehandlung von Alkoholkranken. Als ausgewählte Aspekte des bisherigen Konsensprozesses wird zunächst einleitend auf die Diagnostik alkoholbezogener Störungen eingegangen. Die „qualifizierte Entgiftung" oder „qualifizierte Entzugsbehandlung" stellt ein wesentliches Element der Akutbehandlung Alkoholkranker dar (Mann, Stetter 1991, Mann et al. 1995) und wird im Folgenden auf der Basis des bisherigen Konsensprozesses der Arbeitsgruppe skizziert (vgl. auch Schmidt et al. im Druck).

2. DIAGNOSTISCHE EINTEILUNG ALKOHOLBEZOGENER STÖRUNGEN

Alkoholbezogene Störungen kommen als Folge überhöhten Alkoholkonsums in verschiedenen Beeinträchtigungen der Gesundheit und der Lebensführung (Verhaltensstörungen) einer Person zum Ausdruck. Diagnostisch unterscheidet man den gefährlichen/riskanten Gebrauch von Alkohol, den schädlichen Gebrauch/Missbrauch von Alkohol und die Alkoholabhängigkeit.

2.1 Gefährlicher/riskanter Alkoholkonsum

Der gefährliche/riskante Alkoholkonsum ist nur durch die getrunkene Alkoholmenge charakterisiert. Nach den Grenzwert-Empfehlungen der British Medical Association liegt bei Männern ein riskanter Alkoholkonsum vor, wenn täglich mehr als 30 Gramm reiner Alkohol konsumiert wird. Bei Frauen liegt der Grenzwert bei 20 Gramm reinen Alkohol. Es sollte regelmäßig (mindestens an einem oder zwei Tagen pro Woche) überhaupt kein Alkohol konsumiert werden. Andere Autoren geben z.T. niedrigere Grenzwerte an (regelmäßiger Konsum ab 12 g reinen Alkohol pro Tag bei Frauen und 24 g reinen Alkohol pro Tag bei Männern (Schmidt 2001a). Bei Menschen, die den angegebenen Grenzwert längerdauernd (wenn auch nur geringfügung) überschreiten, muss von einem erhöhten Risiko ausgegangen werden, alkoholbedingte körperliche und/oder psychische Beeinträchtigungen zu erfahren.

2.2 Schädlicher Alkoholgebrauch / Alkoholmissbrauch

Mit „schädlichem Gebrauch" wird ein Alkoholkonsum-Muster charakterisiert, das gemessen an seinen Folgen zu einer Gesundheitsschädigung (körperlicher oder seelischer Art) geführt hat. Dabei wird Alkohol gewohnheitsmäßig meist in größeren Mengen getrunken, damit seine positiven Wirkungen immer wieder erlebt werden können (ohne dass aber ein übermächtiger, unabweisbarer Konsumwunsch oder -zwang besteht). Nach der ICD 10 ist das Vorliegen einer tatsächlichen Schädigung der psychischen oder der körperlichen Gesundheit des Konsumenten für die Diagnosestellung nötig. Im DSM IV wurde statt des „schädlichen Gebrauchs" von Alkohol die Diagnose des „Alkoholmissbrauchs" eingeführt. Hier wird die soziale Dimension der Störung – anders als in der ICD 10 – einbezogen: Als „Alkoholmissbrauch (Abusus) wird ein unangepasstes Muster des Alkoholkonsums bezeichnet, das in klinisch bedeutsamer Weise zu Beeinträchtigungen oder Leiden führt, wobei folgende Kriterien zu berücksichtigen sind:

- Das Versagen bei der Erfüllung wichtiger Verpflichtungen bei der Arbeit, in der Schule oder zu Hause durch den Alkoholkonsum.

- Wiederholter Substanzgebrauch in Situationen, in denen es aufgrund des Konsums zu einer körperlichen Gefährdung kommen kann.

- Wiederkehrende Probleme mit dem Gesetz in Zusammenhang mit dem Substanzgebrauch.

- Fortgesetzter Substanzgebrauch trotz ständiger oder wiederholter sozialer oder zwischenmenschlicher Probleme, die durch die Auswirkungen des Alkoholkonsums verursacht oder verstärkt werden.

Durch das amerikanische Konzept des Alkoholmissbrauchs (DSM IV) wird besser als in der ICD 10 die klinische Relevanz sozialer und insbesondere auch interpersoneller alkoholbezogener Probleme abgebildet.

2.3 Alkoholabhängigkeit

In die Diagnose einer Abhängigkeitserkrankung (ICD10 F10.2) gehen eine Gruppe körperlicher, Verhaltens- und kognitiver Phänomene ein. Die Kriterien, von denen zur Diagnosestellung mindestens drei innerhalb der letzten zwölf Monate erfüllt worden sein müssen, sollen im einzelnen hier nicht wiederholt werden. Ein wichtiges Charakteristikum ist ein starker, gelegentlich übermächtiger Wunsch oder innerer Zwang (Craving), Alkohol zu konsumieren. Dieses Verlangen wird meist nur dann bewusst, wenn versucht wird, den Konsum zu beenden oder zu reduzieren. Bis zur Entwicklung einer Alkoholabhängigkeit vergehen in der Regel meist Jahre bis Jahrzehnte. Bei einem Alkohol-Rückfall treten häufig erneut Symptome der Abhängigkeit oft innerhalb von Tagen oder Wochen auf.

3. Die „Qualifizierte Entzugsbehandlung Alkoholkranker" als Kernstück der Akutbehandlung Alkoholkranker

Während für den gefährlichen / riskanten Konsum von Alkohol und für leichtere Formen des schädlichen Gebrauchs von Alkohol die „qualifizierte Entzugsbehandlung", (manchmal auch als „qualifizierte Entgiftung" bezeichnet) in der Regel eine zu aufwändige Therapieoption darstellt, hat sie sich bei Alkoholabhängigen und bei Menschen mit schwer ausgeprägtem Alkoholmissbrauch bewährt.
Die Ätiologie dieser Störungen ist multifaktorieller Natur. Sie haben in der Regel eine psychische, körperliche und soziale Dimension. Aus diesem Grund sowie wegen ihres in der Regel prozesshaften, langwierigen Verlaufes bedürfen diese Erkrankungen eines multiprofessionellen, interdisziplinären Teams mit psychiatrischen, psychotherapeutischen, somatischen und sozialtherapeutischen Ansätzen, die in einen Gesamtbehandlungsplan integriert werden, der die individuellen Bedürfnisse der Patienten berücksichtigt.
Zur qualifizierten Entzugsbehandlung gehören damit die Diagnostik und Therapie der Intoxikation, des Entzugssyndroms, der Alkoholfolgeschäden und comorbider psychischer Störungen sowie ganz zentral die psychotherapeutischen Ansätze, die auf das Abhängigkeitssyndrom selbst zielen.

3.1 Alkohol-Intoxikation und komplizierende Zustände

Eine Alkoholintoxikation ist ein vorübergehendes Zustandsbild nach dem Konsum von Alkohol mit Störungen oder Veränderungen der körperlichen, psychischen oder Verhaltensfunktionen und -reaktionen (akute Intoxikation). Klinisch werden oft vier qualitative Ausprägungsgrade der Störungen oder Veränderungen der Verhaltensfunktionen unterschieden: „leicht" „mittel", „schwer" oder „alkoholisches Koma", wobei u.a. auch gewisse Korrelationen zur Blut- (Atem-) Alkoholkonzentration hergestellt werden können. Soweit als möglich ist u.a. eine Alkohol-Anamnese zu erheben. Gegebenenfalls muss diese bei abklingender Intoxikation erneut erhoben beziehungsweise ergänzt werden. Hierbei sind möglichst differenzierte Informationen zu den Trinkgewohnheiten zu erheben, die sich nicht nur auf den problematischen Aspekt des Konsums, sondern auch auf Ressourcen (zum Beispiel Abstinenzphasen) beziehen. Bei Hinweis auf eine akute Intoxikation ist die Bestimmung der Alkoholkonzentration in der Atemluft oder im Urin angezeigt, die im Verlauf gegebenenfalls wiederholt werden. Bei mittelgradigen oder schweren Intoxikation oder forensischen Fragestellungen ist aufgrund begrenzter Kooperationsfähigkeit oder -bereitschaft oder wegen der Sicherheit der Messmethode die Bestimmung der Alkoholkonzentration im Blut (BAK) zusätzlich vorzunehmen. Screenings auf weitere möglicherweise eingenommene psychotrope Substanzen sollen erfolgen, um die mit Mischintoxikationen verbundenen Gefahren frühzeitig abschätzen zu können. Bei schweren Bewusstseinsstörungen ist stets auch eine andere Ursache abzuklären. Diagnostische Maßnahmen sind mit dem Intensivmediziner abzusprechen.

Ein längerfristig erhöhter Alkoholkonsum kann sich in erhöhten Werten der Gamma Glutamat Transferase (GGT), des Mittleren Corpusculären Erythrozyten-Volumens (MCV) und des Carbohydrierten Deficienten Transferrins (CDT) zeigen.

Die Therapie einer leichten bis mittelgradigen Alkoholintoxikationen ist anhand klinischer Beobachtung durch eine kontinuierliche Überwachung des Patienten in einer warmen und ruhigen Umgebung sowie beruhigende ärztliche und pflegerische Zuwendung sicherzustellen. Auf Störungen des Bewusstseins und auf den Übergang in ein Entzugssyndrom ist stets zu achten. Je nach Schweregrad der Intoxikation ist ein ambulantes, teilstationäres oder stationäres Setting zu wählen; die Behandlungsdauer ist meist auf wenige Tage beschränkt. Bei der Behandlung psychomotorischer Erregungszustände während der Intoxikation hat sich in der Regel die ein- oder zweimalige Gabe einer hochpotenten Neuroleptikums (zum Beispiel Haloperidol 5-20mg) bewährt. In Ausnahmefällen kann auch ein sedierendes niederpotentes Neuroleptikum gegeben werden. Benzodiazepine sind wegen der Gefahr der Atemdepression bei gleichzeitiger Alkoholisierung zu vermeiden. Schwere Intoxikationen und auch unklare Mischintoxikationen erfordern eine engmaschige, gelegentlich intensivmedizinische Überwachung und Behandlung.

3.2 Entzugssyndrom

Das Alkoholentzugssyndrom kann nach absolutem oder relativen Entzug von Alkohol auftreten. Es ist durch ein Cluster somatischer, vegetativer, neurologischer und psychischer Symptome gekennzeichnet. Eine Überwachung des Patienten ist erforderlich. Es ist empfehlenswert, Art und Verlauf des Entzugssyndroms aufgrund des oft raschen Wechsels der Symptomatik engmaschig zu dokumentieren und zur qualitativen und quantitativen Beurteilung standardisierte Skalen zu verwenden. Es sollen routinemäßig Laborvariablen (zum Beispiel hämatologische Variablen, Transaminasen, Elektrolyte, Lipase/Amylase etc.) bestimmt werden, um den allgemeinen klinischen Zustand des Patienten beurteilen zu können.

Die Behandlung des einfachen Entzugssyndromes umfasst ebenso wie die Intoxikationssituation zunächst eine kontinuierliche Überwachung des Patienten in einer ruhigen und warmen Umgebung sowie ärztliche und pflegerische Zuwendung.

Eine medikamentöse Therapie ist indiziert zur Linderung der Entzugssymptomatik sowie zur Verminderung der Gefahr von Entzugsanfällen und von Delirien.

In der Bundesrepublik Deutschland werden hauptsächlich Clomethiazol, Benzodiazepine oder Carbamazepin zur Behandlung der Symptome des einfachen Alkoholentzugssyndroms und zur Anfallsprophylaxe eingesetzt. Als Alternative zu einem starren oder fixen Medikationsschema wurde die symptomgetriggerte Therapie entwickelt, bei der das regelmäßige Monitoring der Entzugsschwere mit entsprechenden standardisierten Skalen durch geschultes Personal erfolgt und die Dosierung der Medikation an den Ausprägungsgrad des Entzuges angepasst wird.

Die Behandlungsdauer bemisst sich nach dem Verlauf des Alkoholentzugssyndroms, das in der Regel innerhalb einiger Tage bis weniger Wochen abklingt sowie der (häufig mehrere Wochen andauernden) Restitution neuropsychologischer und kognitiver Fähigkeiten, der emotionalen Stabilität, den komorbiden psychiatrischen Erkrankungen und muss zudem den häufig auftretenden psychosozialen Krisensituationen Rechnung tragen.

Das Entzugssyndrom kann – neben „organmedizinischen" Komplikationen – durch cerebrale Krampfanfälle und/oder ein Delir kompliziert werden. Dies erfordert besondere Behandlungsleitlinien, die an dieser Stelle nicht referiert werden.

Für die (qualifizierte) Entgiftung im ambulanten Rahmen gibt es noch keine allgemein akzeptierte Konzeption. Für einige Personen mit besonderen Merkmalen könnte eine ambulante qualifizierte Entgiftung in Frage kommen (Schmidt 2001b, Soyka et al. 2001; s. Soyka und Horak, in diesem Band). In der Durchführung der Behandlung werden über fünf bis sieben Tage dauernde tägliche Kontakte (an sieben Tagen pro Woche) mit der Evaluation der Entzugssymptome sowie gegebenenfalls auch eine Pharmakotherapie empfohlen. Die ambulante Verschreibung von Clomethiazol ist wegen des hohen Suchtpotentials und wegen des Intoxikationsrisikos zu unterlassen.

3.3 Alkoholfolgeerkrankungen und comorbide psychische Störungen

Alkoholfolgeerkrankungen manifestieren sich auf der körperlichen, der psychischen und der sozialen Ebene. In der qualifizierten Entzugsbehandlung ist eine gründliche körperliche Untersuchung obligat, die durch ergänzende apparative Diagnostik zu ergänzen ist. Im Hinblick auf die Therapie ist auf die z.t. schon bestehenden Leitlinien zum Beispiel der internistischen und neurologischen Fachgesellschaften zu verweisen.

Bei dem Verdacht auf zusätzlichen Konsum anderer psychotroper Substanzen (zum Beispiel Medikamente mit Suchtpotential, illegale Drogen) sind entsprechende Screeninguntersuchungen und eine hierauf abgestellte Anamneseerhebung erforderlich. Auch auf Hinweise, die durch die körperliche Untersuchung gefunden werden können (zum Beispiel Einstichstellen) ist zu achten.

Die Erkennung einer psychischer Komorbidität erfolgt durch Erhebung einer psychiatrischen Anamnese, bei der auch psychotherapeutische Aspekte zu berücksichtigen sind. Da diese Störungen sich vor, während oder nach einem chronischen Alkoholkonsum manifestieren können und eine Unterscheidung zwischen substanzinduzierter Störung und substanzunabhängiger Begleiterkrankung häufig schwierig ist, sind – neben dem notwendigen Initialscreening – grundsätzlich Untersuchungen des Patienten zu Zeiten erforderlich, in denen kein Alkohol konsumiert wird und auch keine Entzugssymptomatik das Zustandsbild dominiert. Zur zuverlässigen Sicherung der Diagnose geht man heute von der Notwendigkeit der Wiederholung der initialen Diagnostik nach mindestens zwei- bis vierwöchiger Substanzabstinenz aus. Manchmal muss diese Diagnostik sogar nach noch längerer Abstinenzzeit wiederholt werden, um zu validen Befunden zu kommen. Da es eine wesentliche Aufgabe der Akutbehandlung Alkoholkranker ist, psychische Comorbiditäten sorgfältig zu diagnostizieren, bevor die PatientInnen in Angebote der postakuten Behandlung übermittelt werden (zum Beispiel Entwöhnungstherapie), muss auch aus diesem Grund eine hinreichend lange Behandlungsdauer umgesetzt werden können.

In der Therapie der psychischen Comorbidität finden nach wissenschaftlich anerkannten Methoden psychotherapeutische Verfahren der Einzel- und Gruppentherapie (getrennt und in Kombination) Anwendung. Speziell handelt es sich um Methoden der kognitiv-behavioralen (Verhaltens-) Therapie und der tiefenpsychologisch fundierten Psychotherapie (einschl. familientherapeutischer Ansätze). Pharmakotherapeutisch können zum Beispiel Antidepressiva oder Neuroleptika eingesetzt werden. Auch hier ist auf die z.T. bereits verfügbaren Leitlinien der psychiatrischen und psychotherapeutischen Fachgesellschaften zu verweisen, wobei Spezifika der substanzbezogenen Störungen stets berücksichtigt werden müssen. So muss zum Beispiel – auch die kurzfristige – Verordnung von psychotropen Substanzen mit Suchtpotential (zum Beispiel Benzodiazepine, „Schlafmittel" mit Wirkung am GABA-Rezeptor etc. ...) bei diesen comorbiden PatientInnen – wegen der Gefahr der Suchtverlagerung – vermieden werden und psychotherapeutische Interventionen dürfen niemals die Aspekte der Substanzstörung aus dem Fokus verlieren.

Soziale Folgeschäden werden durch die Erhebung der Sozialanamnese erfasst. Gegebenenfalls können Angehörige zur Erhebung einer Fremdanamnese hinzugezogen und dabei auch über die Alkoholkrankheit informiert werden. Die klinische Erfahrung zeigt, dass soziale Folgeschäden oft diagnostische Relevanz haben. Da die Art der sozialen Folgeschäden beziehungsweise der Unterstützung durch das soziale Netz auch für die prognostische Beurteilung alkoholbezogener Störungen Bedeutung hat, ist die aktuelle und frühere soziale Situation des Patienten für die weitere Therapieplanung zu berücksichtigen. Die Therapie der sozialen Schäden erfolgt durch soziotherapeutische Ansätze.

3.4 Abhängigkeitssyndrom

Die auf das Abhängigkeitssyndrom selbst ausgerichtete Therapie beginnt in der Phase der Akutbehandlung und nimmt dann in der postakuten Behandlung (auf die hier nicht eingegangen wird) einen zentralen Stellenwert ein. Die Entwicklung der spezifischen Therapieempfehlungen im Leitlinienprozess steht hier noch weitgehend aus, so dass an dieser Stelle nur Fragmente dargestellt werden können.

Wie bei anderen psychischen Störungen (zum Beispiel schweren Depressionen, Schizophrenien) besteht auch bei Menschen mit substanzbezogenen Störungen häufig initial keine oder eine schwach ausgeprägte Einsicht in das Krankhafte der Störung. Dies bezieht sich bei Alkoholabhängigen nicht selten auch auf ein Kernsymptom des Abhängigkeitssyndroms: „Ein starker Wunsch oder innerer Zwang, Alkohol zu konsumieren" (vgl. 2.3.). Die Förderung von Krankheitseinsicht kann daher als eine auf einen wichtigen Teilaspekt des Abhängigkeitssyndroms selbst ausgerichtete therapeutische Aufgabe angesehen werden, die ihren besonderen Platz in der Akutbehandlung hat. Das „qualifizierende" Element bei der „qualifizierten Entzugsbehandlung" besteht darin, dass während oder direkt nach der Entgiftung Interventionen umgesetzt werden, die auf eine vertiefte Krankheitseinsicht abheben, sowie Änderungs- und Behandlungsbereitschaft fördern. Hierzu kann es hilfreich sein, das Konzept der Stadien der Veränderungsbereitschaft (Prochaska und DiClementi 1992) in der Diagnostik zu berücksichtigen, um die psychotherapeutischen Interventionen in einer – für das jeweilige Stadium oder die jeweilige Ausprägung der Veränderungsbereitschaft des einzelnen Patienten – adäquaten Form zu gestalten (Heidenreich und Heuer 2001, Veltrup 1995, Stetter 2000a). Während sich die klassische Konfrontationstherapie oder das Zeigen von Aufklärungsfilmen i.d.R. nicht bewährt, sondern sogar inverse Effekte auf die Veränderungsbereitschaft auslösen kann (Küfner 2000), gilt heute eine therapeutische Haltung als nützlich, die in sog. Kurzinterventionen, Kurztherapien oder Motivationstherapien umgesetzt wurde, sich als effektiv erwiesen hat

(Bien et al. 1993, Miller et al. 1995, Küfner 2000) und folgendermassen skizziert werden kann:

- neutrale aber spezifische Informationen geben,

- angemessene Rückmeldung geben,

- Eigenverantwortung stärken,

- klare Empfehlungen geben,

- verschiedene Optionen aufzeigen,

- Selbstwirksamkeit fördern,

- Auseinandersetzungen mit dem Patienten vermeiden und statt dessen einen nachgiebigen, fast spielerischen Umgang mit dem „Widerstand" praktizieren,

- Verbindlichkeit erzeugen und aufrechterhalten (vgl. Miller und Rollnick 1999, Veltrup 1995).

Für die speziellen „Motivationstherapien" als eine besondere Form der Kurztherapie liegen – zum Beispiel nach der Meta-Analyse von Miller et al. (1995) für den angloamerikanischen Sprachraum – gut gesicherte Effektivitätsnachweise aus kontrollierten Studien vor. Auch für den deutschen Sprachraum ist bei einer stationären Behandlungsdauer von drei (bis vier) Wochen für die qualifizierte Entzugsbehandlung alkoholkranker Menschen Wirksamkeit (Übersicht bei Stetter und Mann 1997) und Kosteneffizienz (Driessen et al. 1999) nachgewiesen. Diese Therapiedauer entspricht auch der „Regelbehandlung" nach PsychPV (Kunze und Kaltenbach 1996) bis zu einem Umfang von 21 Tagen, die damit auch die Motivationsbehandlung zu einer weiterführenden Entwöhnungsbehandlung (nicht zu einer abstinenten Lebensweise) umfasst. Es gibt zum Beginn einer Akutbehandlung keine validen Prädiktoren, welche Patienten von einem „qualifizierten Entzug" profitieren und welche nicht (Stetter 2000b). Weiterhin gibt es auch während der Akutbehandlung kaum verlässliche Prädiktoren für eine erfolgreiche postakute Behandlung (zum Beispiel Entwöhnungstherapie, Stetter 2000b). Deshalb sollte der Patient bis zum Ende oder zum Abbruch der Regelbehandlung mit o.g. Dauer zu weiterer Veränderung, weiterem Inanspruchnahmeverhalten und andauernder Abstinenz motiviert werden, es sei denn, diese Interventionen erweisen sich im Verlauf als aussichtslos, was insbesondere dann der Fall ist, wenn sie konträr zum expliziten

Wunsch des Patienten sind. Grundsätzlich kürzere Behandlungsperioden (zum Beispiel eine „7 oder 10-Tage-Regelung" in manchen Bundesländern oder die Einteilung in empirisch völlig haltlose „Fallgruppen" wie im Rheinland) führen nur zu Drehtüreffekten und langfristig eher zu höheren Gesamtbehandlungsdauern und -kosten (Richter 2001). Treten behandlungsbedürftige komorbide psychische und/oder somatische Erkrankungen in den Vordergrund – und sind diese nach fachärztlicher Indikationsstellung für die Art und Dauer der Behandlung führend – kann die Behandlung den Zeitrahmen von 3 Wochen deutlich überschreiten. Gleiches gilt für comorbide Substanzstörungen (zum Beispiel zusätzliches Entzugssyndrom von Benzodiazepinen).

LITERATUR

AMWF und ÄZQ (2001). Das Leitlinien-Manual von AWMF und ÄZQ. Zeitschrift für ärztliche Fortbildung und Qualitätssicherung 95, Suppl. I

Bien T., Miller, W.R., Tonigan, S. (1993). Brief interventions for alcohol problems: A review. Addiction 88, 315-336

Driessen, M., Veltrup, C., Junghanns, K., Przywara, A., Dilling, H. (1999). Kosten-Nutzen-Analyse klinisch-evaluierter Behandlungsprogramme. Nervenarzt 70,463-470

Encke, A., Reinauer, H., Lorenz, W. (2001). Weiterentwicklung der Qualität der Gesundheitsversorgung unter Nutzung evidenzbasierter Medizin und Pflege (Leitlinien) – Stellungnahme der AWMF zu Fragen des runden Tisches. Bekanntmachungen und Informationen der AWMF

Heidenreich, T., Hoyer, J. (2001). Stadien der Veränderung bei Substanzmissbrauch und – abhängigkeit. Eine methodenkritische Übersicht. Sucht 47, 158-170

Küfner, H. (2000). Ergebnisse von Kurzinterventionen und Kurztherapien bei Alkoholismus – ein Überblick. Suchtmed 2, 181-192

Kunze, H., Kaltenbach, L. (Hrsg.), Psychiatrie-Personalverordnung. Textausgabe mit Materialien und Erläuterungen für die Praxis. 3. Auflage, Stuttgart (1996), Kohlhammer Verlag

Lauterbach, K.W., Schrappe, M. (2001). Gesundheitsökonomie, Qualitätsmanagement und Evidence-based Medicine, 457-511, Stuttgart Schattauer Verlag

Mann, K., Stetter, F. (1991). Neue Aspekte in der gemeindenahen Behandlung von Alkoholabhängigen. Psycho 17, 296-304

Mann, F., Stetter, F., Günthner, A., Buchkremer, G. (1995). Qualitätsverbesserung in der Entzugsbehandlung von Alkoholabhängigen. Deutsches Ärzteblatt 45,B-2217-2221

Miller, W.R., Brown, J.M., Simpson, T.L., Handmaker, N.S., Bien, T.H., Luckie, L.F., Montgomery, H.A., Hester, R.K., Tonigan, J.S. (1995). What works? A methodological analysis of the alcohol treatment outcome literature. In: Hester, R.K., Miller, W.R. (Eds.), Handbook of alcoholism treatment approaches. Effective alternatives. Bd. 2, 12-44, Boston, Allyn and Bacon

Miller, W.R., Rollnick, S. (1999). Motivierende Gesprächsführung- Ein Konzept zur Beratung von Menschen mit Suchtproblemen. Freiburg, Lambertus

Prochaska, J.O., DiClemente, C.C. (1992). In search of how people change. Applications to addictive behaviors. Am Psychol 47,1102-1114

Richter, D. (2001). Die Dauer der psychiatrischen Behandlung. Fortschr Neurol Psychiat 69,19-31

Schmidt, L.G., Mundle, G., Banger, M., Stetter, F., Soyka, M., Veltrup, C., Mann, K. (im Druck) Die „Qualifizierte Entgiftung Alkoholkranker"- Im Lichte der Entwicklung von Behandlungsleitlinien für substanzbezogene Störungen Z. ärztl. Fortbild.Qual.sich. (ZaeFQ)

Schmidt, L.G. (2001a). Alkoholgenuss und -missbrauch. MMW Fortschr Med. 143(23), 20-22

Schmidt, L.G. (2001b). Moderne Therapie der Alkoholkrankheit. Z. Allg. Med. 2001:1-5

Schoenbaum, S.C. (2001). Leeds Castle Konferenz, UK [zitiert nach Encke et al. 2001]

Soyka, M., Horak, M., Morhart, V., Möller, H.J. (2001). Modellprojekt „Qualifizierte ambulante Entgiftung". Nervenarzt 72, 565-569

Stetter, F. (2000a). Psychotherapie von Suchterkrankungen. Teil 1: Von der Diagnostik zur Motivationstherapie. Psychotherapeut, 45, 63-71

Stetter, F. (2000b). Psychotherapie in der Entgiftungs- und Motivationsbehandlung – Konzepte, Ergebnisse und Prognose. In: Stetter, F. (Hrsg.), Wege aus der Sucht I: Suchttherapie an der Schwelle der Jahrtausendwende. Herausforderungen für Forschung und Therapie, 70-87, Geesthacht, Neuland

Stetter, F. (2001).Leserbrief zum Editorial „Therapierichtlinie Tabakabhängigkeit" und zum Konsensustext „Empfehlungen zur Therapie von Tabakabhängigkeit". Suchtmed 4, 187-188

Stetter, F., Mann ,K. (1997). Zum Krankheitsverlauf Alkoholabhängiger nach einer stationären Entgiftungs- und Motivationsbehandlung. Nervenarzt 68,574-581

Veltrup, C. (1995). Strukturierte Motivationstherapie bei Alkoholabhängigen: Das Lübecker Behandlungsmodell. In: Fleischmann, H., Klein, H.E. (Hrsg.), Behandlungsmotivation Motivationsbehandlung – Suchtkranke im Psychiatrischen Krankenhaus, 29-42, Freiburg, Lambertus

Schwerpunktpraxen Sucht: Ein Bindeglied zwischen Suchttherapie und medizinischer Basisversorgung

Ulfert Hapke, Jeanette Riedel, Jochen-René Thyrian, Kathrin Röske,
Andrea Michael, Reinhard Wosniak, Dagmar Doese,
Liane Ohde, Ulrich John

HINTERGRUND

Deutschland gehört zu den Ländern, in denen eine permissive Grundhaltung gegenüber dem Alkohol kulturell fest verankert ist. Die Verfügbarkeit von Alkohol unterliegt weder normativ noch ökonomisch gravierenden Einschränkungen. Der Pro-Kopf-Alkoholkonsum in der Bundesrepublik Deutschland betrug 1950 umgerechnet 3,2 Liter Reinalkohol, erhöhte sich bis 1980 auf den Spitzenwert von 12,9 Litern und ist bis zum Jahr 2000 wieder auf 10,5 Liter abgesunken (Meyer, John, 2001). Es gibt hinreichende empirische Belege dafür, dass eine Steigerung des Alkoholkonsums in der Bevölkerung ein exponentielles Ansteigen von alkoholbedingten gesundheitlichen Störungen, Verletzungen und Erkrankungen zur Folge hat (Aasland, 1996; Bühringer, 1996; Hapke, 2002). Jährlich werden in Deutschland 42.000 Todesfälle unmittelbar auf den Alkoholkonsum zurückgeführt, darunter 9.609 auf Leberzirrhose, 3.673 auf Selbstmorde und 2.504 Kraftfahrzeugunfälle mit Todesfolge (Bergmann, Horch, 2000). Weiterhin sind 14.000 Frühberentungen, 40.000 Rehabilitationsmaßnahmen, 570.000 Krankenhausaufenthalte und 850.000 Arbeitsunfähigkeitsfälle als Folge des Alkoholkonsums anzusehen. Die resultierenden Gesamtkosten werden auf 40 Milliarden DM jährlich geschätzt (Bergmann, Horch, 2000). Darüber hinaus ist Alkoholkonsum an einer Vielzahl von psychosozialen Beeinträchtigungen durch Gewalttaten, Sexualstraftaten und anderen kriminellen Handlungen beteiligt, und er gilt als eine der wichtigsten Ursachen für Kinderarmut und Verelendung. Negative Konsequenzen des Alkoholkonsums treten bei hohen Trinkmengen sowie Alkoholmissbrauch und -abhängigkeit auf. Bei 20,1% der männlichen und 4,7% der weiblichen deutschen Bevölkerung liegt nach vorliegenden Daten ein „Riskanter Alkoholkonsum" von durchschnittlich 31-60 g pro Tag bei Männern und 21-40 g pro Tag bei Frauen vor. Ein „Gefährlicher Konsum" von mehr als 60 g pro Tag bei Männern und mehr als 40 g pro Tag bei Frauen wurde bei 6,8% der Männer und 4,6% der Frauen gefunden (Bühringer et al., 2000). Das relative Risiko für das Auftreten von Alkoholmissbrauch und Alkoholabhängigkeit ist in Deutschland erwartungsgemäß hoch. Mit Hilfe von Daten aus den Lübecker Studien zu „Transitions in Alcohol Consumption and Smoking" (Hapke, Rumpf, Meyer, Dilling, John, 1998; Meyer, Rumpf, Hapke, Dilling, John, 2000a, b) konnte eine Extrapolation über bundesweit erhobene Daten (Kraus, Bauernfeind, 1998) vorgenommen werden. In Deutschland weisen nach dieser Schätzung 1,6 Millionen Menschen eine aktuelle Alkoholabhängigkeit auf und ein aktueller Alkoholmissbrauch liegt bei 3,2 Millionen Personen vor (Bühringer et al., 2000).

Bezüglich der Therapie von Alkoholabhängigkeit war die Gesetzgebung in der Bundesrepublik von entscheidender Bedeutung. Nach einer Regelung der Renten- und Krankenversicherungsträger tragen die Krankenkassen die Kosten für die körperliche Entzugsbehandlung, während die Rentenversicherungsträger für die psychotherapeutisch orientierten Entwöhnungsbehandlungen aufkommen (Krasny, 1994; Wehmhöner, 1994). Gemäß dieser Vereinbarung entwickelte sich ein hochspezialisiertes Versorgungssystem im Bereich der Entwöhnungsbehandlung, das in Zusammenarbeit mit den Fachberatungsstellen in freier Trägerschaft den Kern der spezialisierten, professionellen Suchtkrankenversorgung repräsentiert. In Deutschland ist die Versorgungssituation im Alkoholbereich im besonderen Maße dadurch gekennzeichnet, dass nur wenige Individuen mit Alkoholabhängigkeit oder -missbrauch professionelle Hilfen aufsuchen (Wienberg, 1992). In einer repräsentativen Bevölkerungsstudie aus Norddeutschland zeigte sich, dass nur eine sehr kleine Gruppe der Alkoholmissbraucher angab, jemals Hilfe in Anspruch genommen zu haben; die häufigste Nennung war mit 5,4% die Beratung durch einen Arzt (Rumpf, Meyer, Hapke, Bischof, John, 2000). Bei 70,9% der aktual alkoholabhängigen Personen gab es keine Inanspruchnahme von suchtspezifischer Hilfe im bisherigen Lebensverlauf. Weitere 14,5% hatten nur geringfügigen Kontakt zum Suchthilfesystem, und ebenfalls 14,5% zeigten darüber hinausgehende Inanspruchnahme. Die Daten lassen den Schluss zu, dass durch das bestehende Suchthilfesystem der überwiegende Teil der Betroffenen nicht oder zu spät erreicht wird.

In Mecklenburg-Vorpommern ist die Alkohol-attributable Mortalität gegenüber dem Bundesdurchschnitt erhöht (Hanke, John, 2002). Darüber hinaus ist durch die Versorgungsstruktur eines Flächenstaates ein differenziertes Angebot in der Suchtkrankenversorgung schwer zu realisieren. Hierdurch kommt der Versorgung durch Arztpraxen die besondere Bedeutung zu, fehlende spezialisierte Fachdienste zu kompensieren. Gegenüber dem in der Bevölkerung dominierenden Alkoholproblem spielen die Drogenabhängigen und -missbraucher eine zahlenmäßig untergeordnete Rolle. Trotzdem bedarf es auch hier eines adäquaten Versorgungsangebotes.

AMBULANTE BEHANDLUNG UND BETREUUNG VON SUCHTPATIENTEN DURCH SCHWERPUNKTPRAXEN

Durch Arztpraxen lässt sich eine signifikante Ergänzung der Suchtkrankenhilfe erzielen. Unter anderem sind sieben Gründe dafür verantwortlich: 1. Es besteht eine beträchtliche Prävalenz an Alkoholabhängigkeit, -missbrauch oder riskantem Alkoholkonsum unter Patienten von Arztpraxen (Hill et al., 1998; Maier et al., 1996). 2. Arztpraxen lassen einen besonders hohen Bevölkerungsimpact erwarten, das heißt durch Interventionen in Arztpraxen, die regional repräsentativ sind, ist eine Versorgung der spezifischen Morbidität in großen Teilen der Bevölkerung zu erwarten. 3. Die Bereitschaft von Patienten in Arztpraxen gegenüber Interventionen gilt grundsätzlich als erhöht, da die Patienten im Zuge des Aufsuchens eine erhöhte Besorgnis um ihre Gesundheit aufweisen (Hapke et al., 1997; Rumpf et al., 1999). 4. Die Expertise zu Gesundheitsstörungen im Zusammenhang mit Suchtmittelkonsum ist mit dem niedergelassenen Arzt prinzipiell vorhanden. 5. Ambulante Behandlungen weisen Besonderheiten auf, die günstig sind für die Änderung des Suchtmittelkonsums in Richtung auf Abstinenz (John, 1993; John et al., 1996; vgl. Humphreys et al., 1997). 6. Die besondere Situation des Hausarztes bietet die Möglichkeit zu einer längerfristigen Betreuung des Patienten. Dies ist gegenüber dem bisherigen System der Suchtkrankenhilfe außer den Selbsthilfegruppen einzigartig. (John et al., 1994; vgl. John et al., 1997; Finney et al., 1996). 7. Bei entsprechender Qualifikation der Ärzte kann durch ein niederschwelliges Angebot ambulanter Entzüge die Inanspruchnahme abstinenzorientierter Behandlungen erhöht werden. Ein

Grundsatz der Suchtarbeit in der breiten Bevölkerung lautet, die Schwellen der Inanspruchnahme von Hilfen besonders niedrig zu halten, um ein erneutes Aufsuchen der jeweiligen Einrichtung, in diesem Fall der Arztpraxis, zu erleichtern. Dabei kommt es darauf an, bei der Intervention im Einzelfall wenig Aufwand zu betreiben, aber den Patienten zu motivieren, in Abständen von Wochen oder Monaten die Arztpraxis erneut aufzusuchen. Dieser Aspekt erweist sich auch in der längerfristigen professionellen Betreuung von Alkoholabhängigen als besonders vorteilhaft (Humphreys et al., 1997).

Angaben zur Prävalenz alkoholabhängiger oder alkoholmissbrauchender Patienten in Arztpraxen existieren in Deutschland kaum (Hill et al., 1998; Maier et al., 1996). Die methodisch besonders aufwendige Studie von Hill et al. (1998) zeigt bei einer randomisierten Auswahl von Allgemeinarztpraxen in dem breit angelegten Altersrange von 14 bis 75 Jahren unter den Patienten eine Prävalenz von 7,2% Alkoholabhängigkeit und weiteren 3,5% Alkoholmissbrauch. Hinzu kommen 5,3% remittierte Alkoholabhängige und mindestens 1,2% der Patienten mit einem Verdacht auf Alkoholabhängigkeit oder -missbrauch (Hill et al., 1998; John et al., 1996).

Ärzte können mit einem geringen Aufwand in speziellen Fragen des Umgangs mit Alkoholabhängigen ausgebildet werden. Ein entsprechendes Programm wurde in den USA entwickelt (Fleming et al., 1997), ein weiteres Programm liegt mit der Fachkunde „Suchtmedizinische Grundversorgung" in Deutschland vor (Bundesärztekammer, 1999).

Ein weiterer Vorteil von Arztpraxen ist, dass sich durch die Kombination von medizinischem Expertenwissen und der Möglichkeit zum Hausbesuch Arztpraxen besonders für ambulante Entzugsbehandlungen eignen. Entzugsbehandlungen lassen sich nach Übereinstimmung in der Literatur wahrscheinlich bei mehr als 90% aller alkoholabhängigen Patienten auf ambulantem Wege durchführen, wenn in den ersten drei Tagen der Behandlung eine engmaschige Betreuung mit mindestens dreimaligem Aufsuchen des Patienten pro Tag und mindestens einmaligem Aufsuchen des Patienten in den darauffolgenden sechs Tagen möglich ist (Martin et al., 1999; Wiseman et al., 1998; Bennie, 1998; Fleeman, 1997; Wiseman et al., 1997; Yost, 1996; Booth et al., 1996; Soyka, Horak, 2000). Zusammengefasst lässt sich sagen, dass die Arztpraxis eine Reihe von Vorteilen für Interventionen bei Alkoholabhängigen, -missbrauchern oder riskanten Alkoholkonsumenten aufweist. Interventionen durch ambulant arbeitende Ärzte erwiesen sich auch als effektiv (Fleming et al., 1997).

Diesen Vorteilen stehen Nachteile der Motivation unter den Ärzten entgegen. Generell ist es ein Problem, in einer definierten Region befriedigend viele Ärzte für die Übernahme von Aufgaben der Suchtkrankenversorgung zu gewinnen (Wallace et al., 1987; Ashenden et al., 1997; vgl. Poikolainen, 1999).

Einen Ausweg aus dieser Problematik können Schwerpunktpraxen „Sucht" bieten, wenn niedergelassene Ärzte, die an Suchtkrankenversorgung interessiert sind, im Rahmen eines ambulant-stationären Versorgungsnetzes einschließlich der medizinischen Basisversorgung eine zentrale Funktion in der ambulanten Versorgung alkohol- und drogenabhängiger Patienten übernehmen. Damit ergibt sich die Möglichkeit, eine Verbesserung sowohl der medizinischen Versorgung als auch der Suchtkrankenhilfe zu erzielen.

ZIELE BEI DER EINRICHTUNG VON SCHWERPUNKTPRAXEN „SUCHT" IN MECKLENBURG-VORPOMMERN

Bei der Umsetzung des Versorgungskonzepts Schwerpunktpraxen „Sucht" in Mecklenburg Vorpommern wurden mit den Krankenkassen folgende Ziele vereinbart:

(1) Die Konzentration einer spezialisierten Versorgung einschließlich der ambulanten Entgiftung von Suchtkranken sowie ihrer suchtspezifischen medikamentösen Versorgung in Schwerpunktpraxen, die ein hohes Qualitätsniveau haben.

(2) Die Gewährleistung einer langfristigen und koordinierten Nachsorge, um vorausgegangene Behandlungsergebnisse zu vertiefen und Therapieergebnisse nach erfolgter Entwöhnungsbehandlung zu festigen, um stationäre Aufenthalte zu verkürzen beziehungsweise zu vermeiden.

(3) Die Erarbeitung und Umsetzung von individuellen Therapieplänen für die Betroffenen unter Berücksichtigung von Diagnose und Therapie unter Einbeziehung des sozialen Umfeldes.

(4) Die Aufrechterhaltung und therapeutische Nutzung von Kontakten zu Familienangehörigen und Verwandten oder Freunden sowie des beruflichen Umfeldes.

(5) Die Einbeziehung von weiteren Leistungserbringern, wie Beratungsstellen oder Sozialdiensten, um die Vermittlung und Nutzung regionaler Hilfsangebote durch kooperative Zusammenarbeit für den Betroffenen zu ermöglichen.

(6) Die Steuerung der Suchtpatienten zur Behandlung der Suchterkrankung in die Schwerpunktpraxis „Sucht". Dabei soll auch die Medikamentengabe für die Suchterkrankung möglichst ausschließlich durch die Schwerpunktpraxis in Absprache mit dem behandelnden Arzt erfolgen.

VORAUSSETZUNGEN DER PRAXISINHABER/-INHABERINNEN FÜR DAS BETREIBEN EINER SCHWERPUNKTPRAXIS „SUCHT"

Mit den Krankenkassen wurden folgende Voraussetzungen für das Betreiben einer Schwerpunktpraxis „Sucht" vereinbart.

(1) Der/die Praxisinhaber/-inhaberin muss eine Zulassung besitzen als Facharzt für Allgemeinmedizin oder als Praktischer Arzt, als Facharzt für Innere Medizin, Kinder- und Jugendmedizin oder Neurologie/Psychiatrie. Zusätzlich erforderlich ist eine Weiterbildung zur Suchtproblematik bei einem anerkannten Weiterbildungsträger der Rentenversicherungsträger (zum Beispiel der Gesellschaft gegen Alkohol, Greifswald, Ausbildung zum „Suchttherapeuten"). Die Fachkunde „Suchtmedizinische Grundversorgung" ist nachzuweisen. Der/die Praxisinhaber/-inhaberin muss die Genehmigung zur Teilnahme an der substitutionsgestützten Behandlung Opiatabhängiger nachweisen. Die jeweilige Praxis rechnet im Quartal mindestens 150 Behandlungsfälle mit suchtspezifischen Diagnosen höchstens aber 400 ab. In der Praxis arbeitet mindestens ein/-e Mitarbeiter/-in mit einer suchtspezifischen Qualifikation.

(2) Die Schwerpunktpraxis organisiert und gestaltet konzeptionell im ersten Geltungsjahr der Vereinbarung einmal monatlich und danach einmal im Quartal ein Arbeitstreffen mit ihren regionalen Partnern, um Einzelfallbesprechungen durchzuführen, um sich über die Zusammenarbeit auszutauschen und Maßnahmen der Qualitätssicherung (Evaluierung) festzulegen. Bei der Qualitätssicherung handelt es sich um Maßnahmen der Arbeitsgruppe „Sucht" der Kassenärztlichen Vereinigung sowie den von den Partnern der Vereinbarung gebildeten Projektaus-

schuss „Sucht". Geprüft werden die Fallzahlentwicklungen, Erfolgskriterien (Therapieakzeptanz, Haltequote), der Erfolg der regionalen Suchtarbeitstreffen, sowie das Qualitätsmonitoring durch eine unabhängige wissenschaftliche Begleitforschung.

(3) Es besteht die Verpflichtung zur Mitgliedschaft im Qualitätszirkel „Sucht" der Kassenärztlichen Vereinigung Mecklenburg-Vorpommern, einer viermaligen Teilnahme im Jahr, sowie die Verpflichtung zur Fortbildung auf dem Gebiet der Suchtproblematik mindestens einmal im Jahr.

(4) Vertragsärzte, die die Qualifikationsvoraussetzungen einer Schwerpunktpraxis „Sucht" erfüllen, sind zur Abrechnung der ambulanten Entgiftung bei abhängigen Patienten berechtigt.

VERGÜTUNG DER ZUSÄTZLICHEN LEISTUNGEN DER SCHWERPUNKTPRAXEN „SUCHT" IN MECKLENBURG-VORPOMMERN

Für den besonderen Versorgungsbedarf erhalten die Schwerpunktpraxen ein Zusatzbudget nach 4.3 der Allgemeinen Bestimmungen des EBM aus den Mitteln der budgetierten Gesamtvergütung je abgerechneten Suchtpatienten einmal im Quartal. Die Krankenkassen vergüten die Leistungen der Schwerpunktpraxis extrabudgetär über eine Sondervereinbarung. Mit dieser Pauschale wird der erhöhte zeitliche, organisatorische und logistische Aufwand, der nicht über entsprechende EBM-Ziffern abgerechnet werden kann, vergütet. Beide Pauschalen werden bis zu einer Behandlungsfallzahl von 400 Suchtpatienten je Quartal vergütet. Suchtpatienten der Schwerpunktpraxen sind Patienten mit Abhängigkeit oder Missbrauch von Medikamenten, Alkohol, Drogen oder dem Bestehen nicht stoffgebundener Süchte. Ausgenommen sind Koffein und Tabak.

MERKMALE DER SCHWERPUNKTPRAXEN IN MECKLENBURG-VORPOMMERN

Derzeit erfüllen neun Arztpraxen in Mecklenburg-Vorpommern die Kriterien einer Schwerpunktpraxis, beziehungsweise wurden aufgrund einer Übergangsregelung als Schwerpunktpraxen in das Modellprojekt aufgenommen. Diese befinden sich in Stralsund, Wismar, Neubrandenburg (2x), Rostock, Neustadt-Glewe, Güstrow, Schwerin und Malchow. Die wissenschaftliche Begleitung des Projektes erfolgt durch das Institut für Epidemiologie und Sozialmedizin der Universität Greifswald als unabhängige evaluierende Einrichtung seit dem ersten Quartal 2001.

Im Folgenden werden die Schwerpunktpraxen in Mecklenburg-Vorpommern in ihrer Strukturqualität beschrieben.

In einem halbstrukturierten Interview mit den Ärzten wurden die Merkmale der Behandlung, der Ärzte und der Praxen erfasst. Zur Beschreibung des Patientenklientels kam ein Fragebogen zu soziodemographischen Patientendaten in Anlehnung an das Composite International Diagnostic Interview (Wittchen et al., 1995) zur Anwendung.

Die Ärzte im Projekt sind zwischen 42 und 63 Jahre alt und seit durchschnittlich etwa 9 bis 10 Jahren in selbständiger Praxis tätig. Neben der Facharztausbildung zum Allgemeinmediziner (N=8) beziehungsweise Neurologen (N=1) beschreiben die Ärzte zum Teil spezifische Zusatzausbildungen, wie zum Beispiel Psychotherapie oder Gesprächsführung. Ihr Klientel bestehe neben für Allgemeinärzte üblichen Patienten mit circa 15-30% aus Suchtpatienten, wobei es sich mit 85% überwiegend um Alkoholpatienten handele. Drogenkonsumenten spielen eine untergeordnete Rolle. Hier seien es hauptsächlich Probleme mit weichen und synthetischen Drogen, während harte Drogen insgesamt noch selten, tendenziell aber zunehmend häufiger aufträten.

Im Vergleich zu den Patienten mit einer ausschließlich allgemeinmedizinischen Versorgung wird die insgesamt aufgewandte Arbeitszeit für die Suchtpatienten und die damit verbundene subjektive Belastung deutlich höher eingeschätzt.

Die Diagnostik besteht in allen Praxen aus einem krankheitsbezogenen Anamnesegespräch und einem körperlichen Befund, der die geläufigen Laboruntersuchungen einbezieht. Darüber hinaus werden spezifische Sozialanamnesen erhoben. Teilweise lassen die Ärzte Fragebögen ausfüllen oder Trinkprotokolle anfertigen, eine standardisierte Diagnostik wird jedoch in keiner Praxis durchgeführt. Die von den Ärzten durchgeführten suchtspezifischen Behandlungen umfassen das breite Spektrum der Suchtkrankenversorgung mit Entgiftung, Substitutionsbehandlung, Behandlung von Folgeerkrankungen, Aufklärung, Motivation und zum Teil auch der Integration der Angehörigen.

Während für alle Ärzte das Behandlungsziel die Abstinenz von der Substanz ist, werden auch merkliche Verbesserungen im Bereich der körperlichen und psychischen Stabilität sowie der sozialen Integration als Erfolg gewertet.

Alle Ärzte gaben an, dass ihnen die vorhandenen regionalen Möglichkeiten zur weiteren oder alternativen Versorgung (Selbsthilfegruppen, Beratungsstellen etc.) bekannt sind. Die Zusammenarbeit beschränkt sich dabei vorrangig auf diejenigen Einrichtungen, die aufgrund eigener Bewertungskriterien ausgewählt werden.

In den folgenden Darstellungen werden die Angaben der Patienten praxisübergreifend berichtet. Aus der Patientenbefragung liegen die Daten von 705 Patienten vor. Der Anteil männlicher Befragter beträgt 79%. Das Durchschnittsalter der befragten Patienten mit einer suchspezifischen Diagnose liegt bei 38,4 Jahren.

In der Stichprobe sind Personen mit höherer Bildung deutlich unterrepräsentiert. Nur 6% haben Fachhochschulreife oder Abitur, 40% haben je einen Hauptschul- oder Realschulabschluss, 1% gehen noch zur Schule und 9% haben keinen Schulabschluss. Bei 4% stehen keine Angaben zur Verfügung.

Nach ihrem Familienstand befragt, geben 18% der Befragten an, verheiratet zu sein, knapp ein Drittel ist geschieden, beziehungsweise lebt in Trennung, während die Hälfte der Personen angibt, ledig zu sein. Ein geringer Anteil von 4% ist verwitwet. Nach ihrer Partnerschaft befragt, gaben 55% der Patienten an, in einer festen Partnerschaft zu leben.

Über 50% des Klientels der Schwerpunktpraxen nehmen nicht aktiv am Berufsleben teil, nur 28% sind vollzeit erwerbstätig, 6% haben eine geringfügige Tätigkeit bis zu 34 Stunden, 12% befinden sich noch in der Ausbildung.

Der subjektive Gesundheitszustand der Patienten ist zum Grossteil ambivalent (36%) oder gut (35%), einem geringem Prozentsatz geht es sehr gut (3%). Lediglich 26% schätzen ihren Gesundheitszustand als schlecht bis sehr schlecht ein. Bezüglich des Alkoholkonsums geben insgesamt etwa 28% der Suchtpatienten an, keinen Alkohol zu trinken beziehungsweise abstinent zu sein. Jeder vierte Patient konsumiert täglich Alkohol, 13% mehr als drei mal pro Woche, 17% ein bis zwei mal und 16% seltener als einmal in der Woche. Abbildung 1 verdeutlicht diese Verteilung.

Abbildung 1: Häufigkeit des Alkoholkonsums

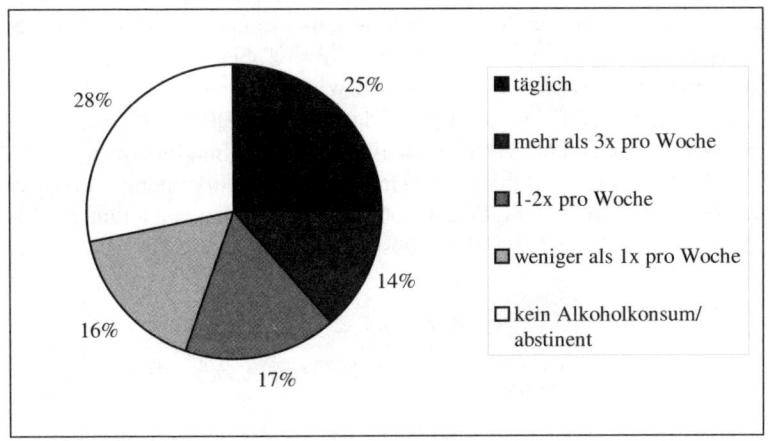

Für einzelne illegale Drogen gibt Tabelle 1 die Konsumhäufigkeit wieder.

Tabelle 1: Häufigkeit des Konsums illegaler Drogen

	Nie	<1x im Monat	1x im Monat	1x pro Woche	Täglich
Haschisch/ Marihuana	75,2%	4,5%	2,3%	5,9%	12,1%
Kokain	89,1%	5,7%	2,1%	1,5%	1,5%
Heroin	90,1%	2,5%	1,3%	1,1%	5,0%
Medikamente	81,7%	3,5%	2,4%	2,4%	9,7%
Synthetische Drogen	87,7%	4,9%	1,3%	4,2%	1,9%

Demnach konsumieren die meisten Patienten eigenen Angaben zufolge nie illegale Drogen oder Medikamente. Von 27% der Befragten konnte jedoch keine Auskunft erhoben werden. Die Prozentangaben beziehen sich nur auf die jeweilige Gesamtheit der Antwortenden.

353

Die Angaben zur Häufigkeit des Alkohol-, Drogen- und Medikamentenkonsums wurden dichotomisiert und kreuztabelliert. Als regelmäßig wird das Trinken von Alkohol mindestens ein mal pro Woche aufgefasst. Die Einnahme mindestens einer der in Tabelle 1 genannten Substanzen mindestens ein mal pro Woche wird als regelmäßiger Substanzkonsum gewertet. Dabei zeigte sich, dass 33% der Befragten aktuell weder Alkohol noch Drogen oder Medikamente regelmäßig konsumieren. 12% gebrauchen ausschließlich Drogen oder Medikamente. 44% der Befragten gaben an, lediglich Alkohol regelmäßig zu konsumieren. Als Doppelkonsumenten sind 11% des Klientels der Suchtpraxen zu bezeichnen.

AUSBLICK

Bisher liegen keine verlässlichen Daten zur Beurteilung der Versorgungsqualität durch Schwerpunktpraxen „Sucht" vor. Das Modellvorhaben in Mecklenburg-Vorpommern wird aus diesem Grunde wissenschaftlich begleitet und in einigen Jahren Ergebnisse zur Evaluierung dieses Versorgungskonzeptes vorlegen. Auf der Basis der bisherigen Untersuchungen erfolgt derzeit die Analyse der Prozess- und Ergebnisqualität. Sie soll langfristig Aufschluss geben über Art und Weise der Behandlung der Patienten durch den Arzt, sowie deren Wirkung. Darüber hinaus wird die Entwicklung der Schwerpunktpraxen zur Einbettung in die Suchtkrankenversorgung überprüft.

In Bezug auf Schwerpunktpraxen gibt es eine Reihe ungelöster Fragen, die von besonderer Bedeutung sind: 1. Das Ausmaß der Motivation von niedergelassenen Ärzten bei der Beteiligung an einem Netz von Schwerpunktpraxen ist unbekannt. 2. Es ist unbekannt, wieweit auch Früherkennungs- und Frühinterventionsmaßnahmen, bezogen auf eine definierte Zahl von Arztpraxen, etabliert werden könnten. 3. Ungelöst ist die Frage, wieweit Case-Management-Aufgaben durch Schwerpunktpraxen „Sucht" übernommen werden können. 4. Unbeantwortet ist die Frage, wieweit ambulante Entzugsbehandlungen durch die Praxen übernommen werden können. 5. Unklar ist, wieweit therapeutische Maßnahmen der Behandlung von Abhängigkeit mit dem Ziel der Abstinenz durch die Praxen übernommen werden können.

LITERATUR

Aasland, O.G. (1996). Prävention alkoholbezogener Probleme: Der Ansatz öffentlicher Gesundheit. Sucht, 42, 236-245

Ashenden, R., Silagy, C., Weller, D. (1997). A systematic review of the effectiveness of promoting lifestyle change in general practice. Family Practice, 14, 160-175

Bennie, C. (1998). A comparison of home detoxification and minimal intervention strategies for problem drinkers [see comments]. Alcohol Alcohol, 33, 157-63

Bergmann, E., Horch, K. (2000). Sozioökonomische Daten zu gesundheitlichen Folgen des Alkoholkonsums. In: Deutsche Hauptstelle gegen die Suchtgefahren (Hrsg.), Jahrbuch Sucht 2001, 202-218, Geesthacht, Neuland

Booth, B.M., Blow, F. C., Ludke, R. L., Ross, R. L. (1996). Utilization of acute inpatient services for alcohol detoxification. J Ment Health Adm, 23, 366-74

Bühringer, G., Augustin, R., Bergmann, E. et al. (2000). Alkoholkonsum und alkoholbezogene Störungen in Deutschland. Baden-Baden, Nomos

Bundesärztekammer (1999). Curriculum „Suchtmedizinische Grundversorgung". Texte und Materialien der Bundesärztekammer zur Fortbildung und Weiterbildung, Band 20.

Finney, J.W., Hahn, A.C., Moos, R.H. (1996). The effectiveness of inpatient and outpatient treatment for alcohol abuse: the need to focus on mediators and moderators of setting effects. Addiction, 91, 1773-96

Fleeman, N.D. (1997). Alcohol home detoxification: a literature review. Alcohol Alcohol, 32, 649-56

Fleming, M.F., Barry, K.L., Manwell, L.B., Johnson, K., London, R. (1997). Brief physician advice for problem alcohol drinkers. Journal of the American Medical Association, 277, 1039-1045

Hanke, M., John, U. (2002). Alkohol-attributable Mortalität in Mecklenburg-Vorpommern. Ärzteblatt Mecklenburg-Vorpommern, 8, 267-268

Hapke, U. (2002, in Druck). Alkoholkonsum. In: M. Jerusalem, H. Weber (Hrsg.), Psychologische Gesundheitsförderung – Diagnostik und Prävention. Göttigen, Hogrefe

Hapke, U., Rumpf, H.-J., Meyer, C., Dilling, H., John, U. (1998). Substance Use, Abuse and Dependence among the Adult Population in a Rural and Urban Region of Nothern Germany. European Addiction Research, 4, 208-209

Hapke, U., Rumpf, H.-J., Hill, A., John, U. (1997). Alkoholprobleme in der medizinischen Basisversorgung – Prävalenz und sekundärpräventive Strategien. In: Aktion Psychisch Kranke (Ed.), Innovative Behandlungsstrategien bei Alkoholproblemen, 49-59, Freiburg, Lambertus

Hill, A., Rumpf, H.-J., Hapke, U., Driessen, M., John, U. (1998). Prevalence of alcohol dependence and abuse in general practice. Alcoholism: Clinical and Experimental Research, 22, 935-940

Humphreys, K., Moos, R. H., Cohen, C. (1997). Social and community resources and long-term recovery from treated and untreated alcoholism. J Stud Alcohol, 58, 231-8

John, U. (1993). Verständnisweisen ambulanter Therapie bei Alkoholabhängigen. In: Fachverband Sucht (Ed.), Ambulante und stationäre Suchttherapie. Möglichkeiten und Grenzen, 99-109, Geesthacht, Neuland

John, U., Veltrup, C., Driessen, M. (1994). Motivationsarbeit bei alkoholabhängigen Patientinnen und Patienten in somatischen Abteilungen von Allgemeinkrankenhäusern. In: B. Jagoda, H. Kunze, Aktion Psychisch Kranke (Eds.), Gemeindepsychiatrische Suchtkrankenversorgung – Regionale Vernetzung medizinischer und psychosozialer Versorgungsstrukturen, 93-101, Köln, Rheinland

John, U., Hapke, U., Rumpf, H.-J. (1997). Gesundheitsversorgung und Sekundärprävention der Abhängigkeit von psychotropen Substanzen. In H. Watzl, B. Rockstroh (Eds.), Abhängigkeit und Mißbrauch von Alkohol und Drogen (pp. 185-199). Göttingen, Hogrefe

John, U., Hapke, U., Rumpf, H.-J., Hill, A., Dilling, H. (1996). Prävalenz und Sekundärprävention von Alkoholmißbrauch und -abhängigkeit in der medizinischen Versorgung. Baden-Baden, Nomos

Krasny, O.E. (1994). Behandlung und Rehabilitation: Kriterien für die Leistungszuständigkeit von Krankenkassen und Rentenversicherungsträgern aus der Sicht des Bundessozialgerichts. In: B. Jogoda, H. Kunze (Hrsg.), Gemeindepsychiatrische Suchtkrankenversorgung – Regionale Vernetzung medizinischer und psychosozialer Versorgungsstrukturen, 146-158, Köln, Rheinland

Kraus, L., Bauernfeind, R. (1998). Repräsentativerhebung zum Konsum psychotroper Substanzen bei Erwachsenen in Deutschland 1997. Sucht, 44 (Sonderheft 1), 3-82

Maier, W., Linden, M., Sartorius, N. (1996). Psychische Erkrankungen in der Allgemeinpraxis. Deutsches Ärzteblatt, 93, B-947 – B-950

Martin, A.C., Schaffer, S.D., Campbell, R. (1999). Managing alcohol-related problems in the primary care setting. Nurse Pract, 24, 14, 16-8, 21, 25-6, 28, 38-9

Meyer, C., John, U. (2001). Alkohol – Zahlen und Fakten zum Konsum. In: Deutsche Hauptstelle gegen die Suchtgefahren (Hrsg.), Jahrbuch Sucht 2002, 17-31, Geesthacht, Neuland -

Meyer, C., Rumpf, H.-J., Hapke, U., Dilling, H., John, U. (2000a). Lebenszeitprävalenz psychischer Störungen in der erwachsenen Allgemeinbevölkerung. Nervenarzt, 71, 535-542

Meyer, C., Rumpf, H.-J., Hapke, U., Dilling, H., John, U. (2000b). Prevalence of alcohol consumption, abuse and dependence in a country with high per capita consumption: findings from the German TACOS study. Social Psychiatry and Psychiatric Epidemiology, 35, 539-547

Poikolainen, K. (1999). Effectiveness of brief interventions to reduce alcohol intake in primary health care populations: a meta-analysis. Preventive Medicine, 28, 503-509

Rumpf, H.-J., Hapke, U., Meyer, C., John, U. (1999). Motivationale Grundlagen für die Sekundärprävention von Alkoholabhängigkeit in unterschiedlichen Populationen. In: S. Keller (Hrsg.), Motivation zur Verhaltensänderung – Das Transtheoretische Modell in Forschung und Praxis, 57-65, Freiburg, Lambertus

Rumpf, H. J., Meyer, C., Hapke, U., Bischof, G., John, U. (2000). Inanspruchnahme suchtspezifischer Hilfen von Alkoholabhängigen und -mißbrauchern: Ergebnisse der TACOS-Bevölkerungsstudie. Sucht, 46, 9-17

Soyka, M., Horak, M. (2000). [Ambulatory detoxification of alcoholic patients-evaluation of a model project]. Gesundheitswesen, 62, 15-20

Wallace, P. G., Brennan, P. J., Haines, A.P. (1987). Are general practitioners doing enough to promote healthy lifestyle? Findings of the Medical Research Council´s general practice research framework study on lifestyle and health. British Medical Journal, 294, 940-942

Wehmhöner, M. (1994). Kriterien für die Leistungzuständigkeit von Krankenkassen und Rentenversicherungsträgern aus Sicht der Krankenkassen. In: B. Jagoda, H. Kunze (Hrsg.), Gemeindepsychiatrische Suchtkrankenversorgung – Regionale Vernetzung medizinischer und psychosozialer Versorgungsstrukturen, 159-169, Köln, Rheinland

Wienberg, G. (1992). Struktur und Dynamik der Suchtkrankenversorgung in der Bundesrepublik – ein Versuch, die Realität vollständig wahrzunehmen. In: G. Wienberg (Hrsg.), Die vergessene Mehrheit. Zur Realität der Versorgung alkohol- und medikamentenabhängiger Menschen, 12-60, Bonn, Psychiatrie-Verlag

Wiseman, E.J., Henderson, K.L., Briggs, M.J. (1997). Outcomes of patients in a VA ambulatory detoxification program. Psychiatr Serv, 48, 200-3

Wiseman, E.J., Henderson, K.L., Briggs, M.J. (1998). Individualized treatment for outpatients withdrawing from alcohol. J Clin Psychiatry, 59, 289-93

Wittchen, H.-U., Beloch, E., Garczynski, E., Holly, A., Lachner, G., Perkonigg, A., Vodermaier, A., Vossen, A., Wunderlich, U., Zieglgänsberger, S. (1995). Münchener Composite International Diagnostik Interview (M-CIDI), Version 2.2. München: Max-Planck-Institut für Psychiatrie.

Yost, D.A. (1996). Alcohol withdrawal symdrome. American Family Physician, 54, 657-664

Anmerkung: Der Beitrag wurde mit Mitteln des Sozialministeriums Mecklenburg-Vorpommern und der Landesversicherungsanstalt Mecklenburg-Vorpommern gefördert.

Pharmako- und Psychotherapie der Tabakabhängigkeit

Patrick Kaspar, Anil Batra

EINLEITUNG

Tabakrauchen stellt den größten vermeidbaren Risikofaktor für Erkrankungen und Todesfälle dar. Schätzungen der WHO zufolge versterben jedes Jahr weltweit über 4 Millionen Menschen an den Folgen des Rauchens. Gleiches Rauchverhalten vorausgesetzt, werden es im Jahr 2030 bereits 10 Millionen sein (WHO, 1997). Aufgrund von Berechnungen, die sich auf die größten verfügbaren Umfragen und Datenerhebungen in Deutschland und den USA stützen, kann man davon ausgehen, dass bundesweit jährlich 140.000 Menschen an den Folgen des Rauchens sterben (John und Hanke, 2002). Dabei sind in Deutschland 22% aller Todesfälle bei den Männern und 5% bei den Frauen dem Rauchen anzulasten (Welte et al, 2000). Das Zigarettenrauchen verursacht in der Bundesrepublik jährlich mehr Todesfälle als AIDS, Alkohol, illegale Drogen, Verkehrsunfälle, Morde und Suizide zusammen genommen.

In der Repräsentativerhebung zum Gebrauch psychoaktiver Substanzen bei Erwachsenen in Deutschland 2000 (Kraus und Augustin 2001) wird der Anteil der Raucher in einer Befragung unter 8055 Personen zwischen 18 und 59 Jahren mit 34,8% (Frauen 30,6%, Männer 38,9%) angegeben. Die wenigsten Raucher finden sich bei beiden Geschlechtern in der Altersgruppe 50–59 Jahre, die höchsten Raucherquoten weisen sowohl bei den Männern als auch bei den Frauen die 18- bis 24jährigen auf.

TABAKASSOZIIERTE GESUNDHEITSSCHÄDEN

Tabakrauch besteht aus circa 4000 Komponenten, davon etwa 500 gasförmige und rund 3.500 teilchenförmige. Ein wichtiger Bestandteil des Rauchs ist das Alkaloid Nikotin, das vornehmlich zur Abhängigkeitsentwicklung führt. Für die bekannte gesundheitsschädliche Wirkung des Rauchens sind jedoch die anderen Bestandteile des Tabakrauchs, zum

Beispiel Kohlenmonoxid, Ammoniak, Benzol, Schwefelwasserstoff, Stickstoff, Formaldehyd, Crotonaldehyd, freie Radikale, Cadmium, Blei, Nickel, Aluminium, N-Nitrosamine, Hydrazin, Vinylchlorid, Polonium-210 (Chiba und Masironi 1992; Miller und Cocores 1993) verantwortlich.

Durch das Rauchen werden mehr als ein Drittel aller Todesfälle bei 35-69-Jährigen in den Industrieländern verursacht. Auf das Rauchen lassen sich 40–45% aller Krebstodesfälle, 90-95% aller Lungenkarzinome und 75% aller chronisch-obstruktiven Lungenerkrankungen sowie 35% aller kardiovaskulären Todesfälle im selben Altersbereich zurückführen (Newcomb und Carbone, 1992). Durch das Rauchen werden auch die Thromboseneigung, die Vasokonstriktion der Koronargefäße und die Schädigung der Gefäßendothelien begünstigt. Das Kohlenmonoxid (CO) im Tabakrauch führt aufgrund seiner starken Bindungskapazität an das Hämoglobin zu einer relativen Hypoxämie und langfristig zu einer kompensatorischen Erythrozytose. Durch CO wird außerdem das Risiko einer koronaren Minderperfusion erhöht und die periphere wie auch die zerebrale Durchblutung verschlechtert.

GESUNDHEITLICHE AUSWIRKUNGEN DER TABAKENTWÖHNUNG

Ein Rauchstopp führt zu positiven gesundheitlichen Veränderungen und zu einer signifikanten Reduzierung der meisten der gesundheitlichen Auswirkungen des Tabakrauchens. Das Ausmaß der Reduktion ist jedoch von den bereits bestehenden Gesundheitsschäden abhängig. So schätzt man, dass das Risiko für eine koronare Herzerkrankung bereits ein Jahr nach Rauchstopp um 50% abgenommen hat und bereits nach 4 Jahren dem Risiko eines Nierauchers entspricht (US DHHS, 1990). Beim Krebsrisiko hängt die Risikominderung von der Art des Karzinoms ab. Bei ehemaligen Rauchern liegt das Lungenkrebsrisiko beispielsweise immer über dem eines Nierauchers, allerdings nimmt das Risiko mit zunehmender Abstinenzdauer stetig ab (Samet, 1992).

DEFINITION UND DIAGNOSE DER TABAKABHÄNGIGKEIT

Von den fast 20 Millionen Rauchern in der Bundesrepublik sind etwa 87% als regelmäßige Raucher zu bezeichnen. Etwa drei Viertel der männlichen und weiblichen regelmäßigen Zigarettenraucher konsumieren zwischen 5 und 20 Zigaretten am Tag – vermutlich im Zusammenhang mit der üblichen Packungsgröße von derzeit 19 Stück. Die Prävalenz starker Raucher (>25 Zig./d) liegt bei 15–25% (Mikrozensus Rauchen 1999, Statistisches Bundesamt 2000). Starkes Rauchen kann in der Mehrzahl der Fälle mit einer Abhängigkeit gleichgesetzt werden. Eine Tabakabhängigkeit (F17.2x) wird nach der Internationalen Klassifikation von Krankheiten der WHO, der ICD-10 (Dilling et al., 1991), diagnostiziert, wenn mindestens drei von folgenden sechs Kriterien erfüllt sind:

(1) Ein starker Wunsch oder eine Art Zwang, Tabak zu konsumieren.

(2) Verminderte Kontrollfähigkeit bezüglich des Beginns, der Beendigung und der Menge des Tabakkonsums.

(3) Ein körperliches Entzugssyndrom bei Absetzen oder Reduktion des Tabakkonsums oder Tabakgenuss mit dem Ziel, Entzugssymptome zu mildern.

(4) Nachweis einer Toleranz. Um die ursprünglich durch niedrigere Dosen erreichten Wirkungen zu erzielen sind zunehmend höhere Dosen erforderlich.

(5) Fortschreitende Vernachlässigung anderer Vergnügungen oder Interessen zugunsten des Tabakkonsums.

(6) Anhaltender Tabakkonsum trotz des Nachweises eindeutiger schädlicher Folgen.

Das US-amerikanische DSM-IV-Klassifikationssystem legt die Betonung auf den für die Abhängigkeit und die psychotrope Wirkung wichtigsten Tabakbestandteil, das Nikotin, und spricht von einer Nikotinabhängigkeit, wobei die Diagnose-Kriterien vergleichbar sind (APA, 1994).

Durch das Diagnosesystem der ICD 10 oder des DSM IV wird eine dichotome Klassifikation in abhängige oder nichtabhängige Raucher gesetzt. Verschiedene psychometrische diagnostische Instrumente bestimmen dagegen eine dimensionale Größe der Abhängigkeit. Der Fagerström Test for Nicotine Dependence (FTND; Heatherton et al, 1991) gilt als das international am weitesten verbreitete und anerkannteste Instrument zur Erfassung der Nikotinabhängigkeit. Entscheidende Items sind

Fragen nach dem morgendlichen Craving (Zeit bis zur ersten Zigarette) und die Zahl der pro Tag konsumierten Zigaretten. Es können zwischen 0 und 10 Punkten insgesamt erreicht werden, allein 6 Punkte können durch die beiden genannten Fragen erreicht werden, was bereits einer mittelstarken Abhängigkeit entspricht.

Fagerström Test zur Nikotinabhängigkeit (nach Heatherton et al 1991)

(1) Wann nach dem Aufwachen rauchen Sie ihre erste Zigarette?

Innerhalb von 5 Minuten	3 Punkte
Innerhalb von 6-30 Minuten	2 Punkte
Innerhalb von 31-60 Minuten	1 Punkt
Nach 60 Minuten	0 Punkte

(2) Finden Sie es schwierig, an Orten, wo das Rauchen verboten ist, das Rauchen sein zu lassen?

ja	1 Punkt
nein	0 Punkte

(3) Auf welche Zigarette würden Sie nicht verzichten wollen?

Die erste am Morgen	1 Punkt
andere	0 Punkte

(4) Wieviele Zigaretten rauchen Sie im Allgemeinen pro Tag?

bis 10	0 Punkte
11-20	1 Punkt
21-30	2 Punkte
mehr als 30	3 Punkte

(5) Rauchen Sie in den ersten Stunden nach dem Erwachen im Allgemeinen mehr als am Rest des Tages?

ja	1 Punkt
nein	0 Punkte

(6) Kommt es vor, dass Sie rauchen, wenn Sie krank sind und tagsüber im Bett bleiben müssen?

ja   1 Punkt

nein   0 Punkte

Summe: .... Punkte

Wieviele Punkte haben Sie erreicht?

0–2:   Dies spricht für eine *geringe Abhängigkeit*, Sie rauchen wenig und nur bei besonderen Gelegenheiten. Trotzdem sollten Sie künftig auf das Rauchen verzichten. Oft gelingt es Rauchern in diesem Stadium noch, durch eine einfache Willensentscheidung auf das Rauchen zu verzichten.

3–5:   Bereits das Vorliegen einer *mittleren Abhängigkeit* spricht für die Verwendung einer Entwöhnungshilfe.

6–7:   Bei Ihnen liegt eine *starke Abhängigkeit* von Zigaretten vor, empfohlen wird die Teilnahme an einer Tabakentwöhnungsbehandlung!

8–10:   Gleiches gilt für die *sehr starke Abhängigkeit*.

Der Anteil der abhängigen Raucher wird unterschiedlich hoch geschätzt. Nach den diagnostischen Kriterien des DSM-IV wurde bei 8,2% der 18-59-Jährigen (rund 4 Mio Menschen) eine aktuelle Nikotinabhängigkeit diagnostiziert (Männer: 9%, Frauen 7,4%). Bei Zugrundelegung von nicht dichotomen, sondern dimensionalen Abhängigkeitskonzepten (Fagerström Test) liegt der Anteil der tabakabhängigen Raucher (FTND > 3) bei 12% (Kraus und Augustin, 2001). Auffällig ist die genau gegenläufige Altersverteilung in den beiden Instrumenten – beim DSM-IV nimmt die Zahl der Nikotinabhängigen mit steigendem Alter ab, nach FTND dagegen zu. Die von den Autoren ermittelten Werte liegen niedrig und entsprechen nicht Schätzungen anderer Autoren sowie dem klinischen Eindruck. Zu diskutieren ist, ob die DSM-Kriterien und ihre vorgegebene Operationalisierung tatsächlich ohne Einschränkung (zum Beispiel das Kriterium der Toleranzentwicklung) auf die Tabakabhängigkeit übernommen werden können und ob ein Cut-off-Wert von 4 im FTND als hinreichend angesehen werden kann. Als Indikatoren des Abhängigkeitsgrades in der klinischen Praxis haben sich nach Batra und Buchkremer (1999) die folgenden drei bewährt:

- frühmorgendliches Rauchen,
- mehr als zehn täglich konsumierte Zigaretten,
- mehrfache Abstinenzversuche in der Vergangenheit.

MOTIVATIONSFÖRDERUNG

Die Zahl der entwöhnungswilligen Raucher schätzen Kraus und Augustin (2001) auf etwa 60%. Nur wenigen Rauchern gelingt es jedoch bereits beim ersten Versuch, den regelmäßigen Tabakkonsum aufzugeben. Trotz hoher Abstinenzmotivation sind viele entwöhnungswillige Raucher nicht in der Lage, das Rauchen aus eigener Kraft aufzugeben. Ihnen sollte daher eine professionell unterstützte Tabakentwöhnungsbehandlung empfohlen werden (US Department of Health and Human Services, 2000).

Auch wenn der Verlauf der Tabakabhängigkeit aufgrund zahlreicher Abstinenzphasen und Rückfälle dem einer chronischen Erkrankung in vielem gleicht und es nur etwa 7% der Raucher gelingt, auf eigene Initiative hin eine langfristige Abstinenz zu erreichen, kann die Erfolgsrate auf bis zu 30% in einer Tabakentwöhnungsbehandlung gesteigert werden.

Um erfolgreich und langfristig eine Abstinenz vom Tabak zu erreichen, muss eine Motivation des Rauchers vorausgesetzt werden. Häufig sind Raucher motiviert das Rauchen aufzugeben, wenn sich bereits erste gesundheitliche Folgeschäden zeigen oder wenn von Seiten der Familie, der Freunde oder des behandelnden Arztes motivierend eingewirkt wurde. Auch das Gefühl und Bewusstsein der Abhängigkeit kann den Beginn zur Motivationsentstehung bilden.

Durch eine wertungsfreie Informationsvermittlung über das Zigarettenrauchen und den damit verbundenen Gesundheitsschäden, insbesondere aber der Möglichkeiten zur Entwöhnung und der damit verbundenen positiven Gesundheitsfolgen kann die Motivation des Probanden das Rauchen aufzugeben erhöht werden. Abstinenzwünsche des Rauchers sollten dabei gezielt verstärkt und der Raucher dazu aufgefordert werden, einen Abstinenzversuch oder eine Tabakentwöhnungsbehandlung zu beginnen.

Im Stadienmodell nach Prochaska und DiClemente (1983) werden sechs Stadien der Veränderungsbereitschaft unterschieden. So durchläuft ein Raucher das Stadium der Absichtslosigkeit (konsonanter Raucher, eine Änderung des Rauchverhaltens wird nicht beabsichtigt), die Phase der Absichtsbildung (zunehmende Auseinandersetzung mit dem Rauchen, der Raucher wird zum dissonanten Raucher), die Vorbereitungsphase (erste Planung von Maßnahmen zur Änderung des Rauchverhaltens, aber noch keine unmittelbare Abstinenzplanung) und die Handlungsphase (Raucher entschließt sich zur Abstinenz) auf dem Weg zum Ex-Raucher, der sich in der Aufrechterhaltungsphase befindet. Das Stadienmodell soll es ermöglichen, auf die jeweilige Motivation des einzelnen Rauchers abgestimmte therapeutische Interventionen abzustimmen.

Zur Motivationsförderung kommen kognitive Therapietechniken zur Anwendung, wobei die Gesprächstechniken des Motivational Interviewings (Miller und Rollnik, 1999) eine wichtige Rolle spielen. Persönliche Gründe für den Wunsch nach Rauchabstinenz, Vor- und Nachteile des Rauchens beziehungsweise des Nichtrauchens, Information über tabakassoziierte Gesundheitsschäden sowie über positive körperliche Veränderungen durch die Tabakabstinenz, Besprechen von Erwartungen und Befürchtungen und (wenn möglich) eine Bestimmung des Kohlenmonoxidgehaltes der Ausatemluft mit einem CO-Monitor stellen weitere Bausteine der Motivationsförderung dar.

ENTWÖHNUNGSVERFAHREN

Bei den Entwöhnungsverfahren wird zwischen nicht-medikamentösen und medikamentösen Behandlungsformen unterschieden – eine rein pragmatische Unterscheidung, da erst die Kombination beider Behandlungsarme laut evidenzbasierten Untersuchungen am erfolgversprechendsten anzusehen ist (Batra 2002). Die europäischen (Raw et al 2002), deutschsprachigen (Arzneimittelkommission der deutschen Ärzteschaft, 2001) und US-amerikanischen (USDHHS 2000) Leitlinien se-

364

hen eine Kombination von verhaltentherapeutischen Bausteinen und einer medikamentösen Unterstützung vor. Medikamentöse Therapien der ersten Wahl sind Nikotinkaugummi, -pflaster, -inhaler und Nasal-Spray, nach den amerikanischen Leitlinien auch Bupropion, das jedoch in den Leitlinien der deutschen Arzneimittelkommission noch nicht abschließend beurteilt wird.

NICHT-MEDIKAMENTÖSE METHODEN

Verhaltenstherapeutische Interventionen

Zu den nicht-medikamentösen Methoden zählen verhaltenstherapeutische Tabakentwöhnungsprogramme, suggestive Therapien, die Hypnose und die Akupunktur.

Die *Verhaltenstherapie* hat zum Ziel, dem Probanden verhaltenstherapeutische Techniken zu vermitteln, mit deren Hilfe er das Rauchen wieder verlernen, oder besser alternative Strategien zur Verhinderung des Rauches erlernen soll. Die Verhaltenstherapie geht davon aus, dass Rauchen ein erlerntes Verhalten darstellt, das über Konditionierungsprozesse erhalten wird, die im Rahmen einer verhaltenstherapeutischen Intervention folglich wieder „gelöscht" werden müssen. Eine verhaltenstherapeutische Behandlung wird meist als Gruppenbehandlung mit sechs bis 15 Personen oder als Einzelbehandlung angeboten und umfasst in der Regel sechs bis zehn wöchentliche Sitzungen von 60 bis 90 Minuten Dauer. Die Wirksamkeit verhaltenstherapeutischer Gruppenbehandlungen ist gut belegt (Stead und Lancaster 2001).

Die gegenwärtig üblichen Tabakentwöhnungstherapien basieren auf Selbstkontrollprogrammen. Über Methoden der Stimuluskontrolle, -einengung und -beseitigung soll eine Reduktion und Aufgabe des Tabakkonsums erreicht werden. Ein Element der Selbstkontrollbehandlung ist die *Selbstbeobachtung*: der Raucher protokolliert sein Rauchverhalten, zum Beispiel an einem Arbeitstag und an einem Tag des Wochenendes in einer vierspaltigen Tabelle (Ort/Zeit/Situation/Zahl der Zigaretten), führt eine Strichliste, notiert rauchtypische Situationen oder Versuchungssituationen.

Weitere Elemente sind die *operante (Selbst-)Verstärkung und das Vertragsmanagement:* Durch einen Rauchstopp fallen viele Verstärkermechanismen des Rauchens weg und müssen ersetzt werden. Durch Vereinbarungen, Wetten oder Verträge über Abstinenzziele werden kurz- bis langfristige Belohnungen in Aussicht gestellt, wenn vereinbarte Ziele erreicht wurden. Auch kurzfristige Rauch-Alternativen und Selbstinstruktionen wirken als Belohnungen.

Auf den Rauchstopp kann unterschiedlich hingearbeitet werden, so gibt es einerseits die *Punkt-Schluss-Methode*, bei der ein bestimmter Tag (Quit Day) festegelegt und vorbereitet wird, zu dem der Rauchstopp erfolgen soll, bis dahin soll normal weitergeraucht werden. Im Gegensatz dazu soll die Abstinenz bei der *Reduktionsmethode* durch eine allmähliche Reduktion der täglich gerauchten Zigaretten erreicht werden. Dazu wird häufig auf einer Erfolgskurve die Zahl der täglich gerauchten Zigaretten aufgetragen und Selbstkontrollregeln angewandt. Erst nach Rauchreduktion wird ein Termin für den Rauchstopp nach der Punkt-Schluss-Methode festgelegt.

Wird das Rauchen aufgegeben, so ändern sich oftmals auch viele Lebensgewohnheiten. Hier soll durch den *Aufbau alternativer Verhaltensweisen* Abhilfe geschaffen werden. Sportliche Aktivitäten und neue Hobbys, die mit dem Rauchen nicht vereinbar sind, können über eine positive Veränderung der Lebenssituation wiederum verstärkend wirksam werden.

Bis zu einer kontinuierlichen Abstinenz sind Rückfälle ein häufig auftretendes Phänomen. Besonders Versuchungssituationen oder beruflicher und privater oder beruflicher Stress sind die häufigsten Rückfallursachen. Durch *rückfallprophylaktische Elemente* in der Tabakentwöhnungsbehandlung soll die Rückfallwahrscheinlichkeit verringert werden. Mögliche Inhalte dazu sind:

- Analyse früherer Rückfälle.

- Erkennen und Planen von Versuchungssituationen (zum Beispiel soziales Trinken, Entspannungssituationen oder Stresssituationen am Arbeitsplatz).

- Verbesserung von Selbstwahrnehmung und Selbstbeurteilung der Kompetenzerwartungen.

- In Rollenspielen können rückfallgefährdende Situationen durchgespielt werden und Bewältigungsmöglichkeiten trainiert werden.

- Aufbau kognitiver und verhaltensorientierter Bewältigungsstrategien.

• Erstellen eines „Notfallplans" für kritische (Rückfall-) Situationen

Durch den Einsatz von *Entspannungstechniken* können Stress-Situationen, die eine große Rückfallgefahr beinhalten, besser beherrscht werden. Dazu wird häufig die Muskelentspannung nach Jacobson eingesetzt, da sie ein leicht zu erlernendes Entspannungsverfahren darstellt. Das Verfahren wird zunächst in den Therapiestunden demonstriert und eingeübt und soll dann von den Ex-Rauchern auch zu Hause regelmäßig geübt werden.

Unterstützende Maßnahmen in der Therapie

Stabilisierung durch soziale Unterstützung: Durch akzeptierende und verstärkende Gesprächsführung unterstützt der Therapeut den Raucher bei seinem Aufhörversuch. In Gruppenprogrammen wird durch andere Kursteilnehmer auch eine Helferfunktion ausgefüllt. Außerdem können Familienangehörige, Freunde oder Arbeitskollegen zu einer Stabilisierung des Erfolges beitragen, wenn sie über den geplanten Aufhörversuch informiert werden.

Ernährung/Gewichtskontrolle: Als ein „heißes Eisen" in der Tabakentwöhnungsbehandlung gilt eine Gewichtszunahme, die oft zur Wiederaufnahme der Rauchgewohnheiten führt. Mit Beendigung des Rauchens wird Essen oft als Alternativverhalten eingesetzt, auch können Appetitzunahme und Heißhungerattacken als Entzugserscheinungen gesehen werden und auch ein veränderter Grundumsatz bei Aufgabe des Rauchens können für die Gewichtszunahme verantwortlich sein. Es sollten somit Ernährungstipps, wie Verzicht auf kalorienhaltige Nahrungsmittel und Getränke, sowie vermehrte sportliche Aktivität als Möglichkeiten der Gewichtskontrolle angeboten werden.

Andere, nicht medikamentöse Methoden

Zu den *suggestiven Therapien* zählt man die Hypnose, jedoch auch viele andere Therapien bis zum Handauflegen. Die kurzfristigen Erfolge können zum Teil beachtlich sein, man geht jedoch davon aus, dass eine langfristige Abstinenz nur selten erreicht wird. Als weiterer Nachteil dieser Therapieformen gilt auch, dass der Raucher passiv bleibt und nur dem suggestiven Einfluss unterliegt, jedoch kein Bewältigungstraining von Versuchungssituationen erfolgt. Die Datenlage zur Wirksamkeit der

Hypnose ist derzeit noch insuffizient, so dass eine abschließende Beurteilung der Wirksamkeit nicht möglich ist (Abbot et al 2001).

Auch die *Akupunktur* kann relativ hohe kurzfristige Erfolgsraten vorweisen. Der Akupunktur werden bisher noch unbekannte Wirkungsweisen zugeschrieben, auch kann man von beträchtlichen suggestiven Komponenten ausgehen. In einer Metaanalyse von White und Mitarbeiter (2000) zur Wirksamkeit der Akupunktur (Cochrane Database) auf der Basis von 18 Publikationen konnte jedoch gezeigt werden, dass die Akupunktur langfristig (nach sechs und zwölf Monaten) nicht effektiver ist als eine Placebobehandlung. Auch verschiedene Akupunkturtechniken zeigten keine Unterschiede in der Effektivität.

MEDIKATION ZUR TABAKENTWÖHNUNGSBEHANDLUNG

Die Voraussetzungen für einen erfolgreichen Rauchstopp sind sowohl ausreichende Motivation und Eigenleistung. Eine medikamentöse Therapie kann für jeden aufhörwilligen Raucher nur als Unterstützung dienen. Die medikamentöse Therapie der Tabakentwöhnung ist in den letzten Jahrzehnten mit verschiedenen Arzneimitteln (Antidepressiva, Neuroleptika, Tranquilizer, diversen Homöopathika etc.) erprobt worden. Am häufigsten werden zurzeit Nikotinersatztherapeutika eingesetzt. Seit Juli 2000 ist auch das Antidepressivum Bupropion in Deutschland zur Tabakentwöhnung zugelassen. Alle anderen untersuchten Arzneimittel haben sich zur Raucherbehandlung entweder als wenig oder nicht wirksam erwiesen.

Nikotinersatzpräparate: Nikotin steht seit 1983 als Medikament für die Tabakentwöhnung in Deutschland zur Verfügung. Dem Prinzip der Nikotinersatzpräparate liegt eine nebenwirkungsarme, dosierte Nikotinzufuhr zur Abmilderung von Entzugssymptomen und des Rauchverlangens zugrunde, die somit möglicherweise rückfallkritische Situationen entschärfen hilft. Der Raucher im Entwöhnungsprozess kann sich mit der Abstinenzvorbereitung, -einhaltung und -bewahrung ohne hinderliche Entzugssymptome auseinander setzen. Die psychoaktive Substanz Nikotin ist zwar verantwortlich für die Ausbildung der Tabakabhängigkeit, aber nicht für die massiven, durch das Rauchen verursachten Gesundheitsschäden, die den mehr als 4000 Inhaltsstoffen des Tabakrauchs (darunter über 40 krebserzeugende Substanzen) angelastet werden können. Nikotinersatzpräparate (nicotine replacement therapy, NRT) geben Nikotin langsamer ab als Zigaretten, wodurch die Gefahr einer Abhängigkeitsentwicklung verringert ist, und sie enthalten keine Teerstoffe, kein Kohlenmonoxid und keine krebserzeugenden Substanzen. Gute Metaanalysen (Cochrane Database 2000; Silagy et al. 2000) zeigen, dass mit begleitender Nikotinersatztherapeutika die langfristige Effektivität einer Tabakentwöhnungsbehandlung um 72% verbessert werden kann (Odds Ratio 1,72). Dabei zeigen Nikotinpflaster und Nasal-Spray die höchste Effektivität. Zwischen 16-Stunden-Pflaster und 24-Stunden-Pflaster bestehen keine Unterschiede in der Effektivität. Kaugummis mit 4mg Nikotin erwiesen sich als effektiver als die 2mg Stärke. In Deutschland verfügbare Nikotinprodukte sind das Nikotin-Kaugummi, das Nikotin Pflaster und das Nasal-Spray. Die Nikotin-Sublingual-Tablette und der Nikotin-Inhaler sind zwar in Deutschland bereits zugelassen, aber noch nicht im Handel.

Die Verträglichkeit aller Therapieformen ist bei bestimmungsgemäßer Anwendung gut, die Gefahr der Entstehung einer neuen Abhängigkeit scheint bis auf das Nikotin-Nasal-Spray sehr gering, das Nikotinpflaster scheint gar nicht geeignet zu sein, eine Abhängigkeit hervorzurufen.

Nikotinersatzpräparate sollten nur mit Vorsicht bei Patienten mit schweren kardialen Arrhythmien, instabiler Angina pectoris, Prinzmetal-Angina, kürzlich aufgetretenem Schlaganfall oder einem kurz zurückliegendem (<2 Wochen) Herzinfarkt angewendet werden (US Department of Health and Human Services, 2000), da Nikotin durch eine Erhöhung der Herzrate und des Blutdrucks die Drucklast des Herzens steigert. Außerdem kann es durch Nikotinspitzen (wie beispielsweise nach Konsum einer Zigarette oder Anwendung eines Nikotinnasalsprays) zu einer Konstriktion der Koronararterien kommen, die zur kardialen Ischämie führen kann (Benowitz, 1997). Allerdings sind die Risiken einer Therapie mit Nikotinersatzpräparaten bei Patienten mit kardiovaskulärer Erkrankung im Vergleich zu den Risiken bei fortgesetztem Rauchen ungleich kleiner. Auch wenn Nikotinersatzpräparate nicht während einer Schwangerschaft angewendet werden sollten, liegen auch hier die Risiken der Therapie unter denen der Fortsetzung des Rauchens (Dempsey und Benowitz, 2001). Nikotinersatzpräparate sollten somit den schwangeren Frauen vorbehalten sein, die das Rauchen nicht mit nicht-pharmakologischen Methoden aufgeben können. Anwendungsbeschränkungen bestehen überdies bei Personen unter 18 Jahren.

Eine Indikation für eine Kombinationsbehandlung aus Nikotinpflaster und Nikotin-Kaugummi beziehungsweise Nikotin-Nasal-Spray kann bei einer starken Tabakabhängigkeit (>6 Punkte im Fagerström-Test) und hohem Tageszigarettenkonsum (>30 Zigaretten) vorliegen. Hier reicht ein Nikotinpflaster, dass für kontinuierliche Nikotin-Wirkspiegel sorgt, allein oft nicht aus, um unvermutet auftretenden Versuchungssituationen ausreichend zu begegnen. Hier sollte durch eine Kombination mit Nikotin-Kaugummi oder Nasal-Spray eine intensive Nikotinsubstitution angeboten werden.

Die Kosten einer Nikotinersatztherapie entsprechen in etwa den Kosten der bisher gerauchten Zigaretten.

Bupropion (Zyban®) ist das erste nicht nikotinhaltige Medikament, das zur Tabakentwöhnung zugelassen wurde. Bupropion wirkt als relativ schwacher Aufnahmehemmer für Noradrenalin, Dopamin und 5-Hydroxytryptamin. Der Wirkmechanismus als Tabakentwöhnungstherapeutikum ist noch nicht geklärt, man nimmt an, dass Bupropion als Katecholamin-Wiederaufnahmehemmer zur Erhöhung der Dopamin- und Noradrenalinkonzentrationen im Nucleus accumbens (Belohnungszentrum) und dem Locus coeruleus führt und dadurch nikotinbedingte Entzugssymptome und Rauchdrang mildern kann.

Als typische Nebenwirkungen von Bupropion gelten Schlafstörungen, abnorme Träume, Mundtrockenheit, Kopfschmerzen, Hautreizungen sowie Übelkeit und Schwindel. Die in früheren Jahren beobachtete Häufung von epileptischen Anfällen unter Bupropion-Therapie führte zu der Warnung, Bupropion bei Risikogruppen, Patienten mit Essstörungen, Krampfanfällen in der Vorgeschichte oder der gleichzeitigen Einnahme anderer Medikamente, welche die Krampfschwelle senken, einzusetzen. Bei depressiven und psychotischen Patienten sollte das Medikament nicht gegeben werden. Wegen des Abbaus der Substanz über CYP2D6 sollte bei gleichzeitiger Gabe von Beta-Blockern, Antiarrhythmika, Antidepressiva und Antipsychotika deren Dosierung eventuell adaptiert werden.

Die Kosten für den Raucher liegen etwa bei denen einer Packung Zigaretten pro Tag.

AUSBLICK UND KÜNFTIGE THERAPIEFORMEN

Die derzeitig wirkungsvollste Form der Tabakentwöhnung ist die Multikomponententherapie, die verhaltenstherapeutische Methoden mit medikamentösen Entwöhnungshilfen (Nikotinsubstitution oder Bupropion) verbindet. Dennoch können bisher auch hier im einjährigen Verlauf selten höhere Abstinenzquoten als 20%-30% erzielt werden – Ergebnisse, die noch nicht als befriedigend bezeichnet werden können. Es wird in Zukunft Aufgabe der Forschung sein, besonders für stark abhängige Raucher (FTND > 7) optimierte und praktikable Entwöhnungsmethoden zu schaffen, da vor allem diese Gruppe die schlechtesten langfristigen Abstinenzquoten erreicht und somit auch ein erhöhtes Risiko trägt, an den sogenannten tabakassoziierten Erkrankungen zu sterben. Bei den Bemühungen um verbesserte Tabakentwöhnungsprogramme wird der Fokus auch vermehrt auf die individuellen Unterschiede der Raucher gerichtet werden. So gibt es Raucher, die hauptsächlich mit der Negativmotivation, den Entzugserscheinungen vorbeugen zu wollen, weiterrauchen, während andere die Zigaretten aufgrund der positiven psychotropischen Nikotin-Effekte nicht aufgeben und schließlich eine Gruppe, die aus sozialen und psychischen Gründen weiterhin Raucher bleiben. Jede dieser Untergruppen zeigt dabei individuell unterschiedlichen Bedarf an Nikotinsubstitution bei spezifischem Risikoprofil.

In den letzten Jahren wurden vermehrt risikospezifische Therapieformen (zum Beispiel für stark abhängige Raucher und schwangere Frauen) entwickelt, die darauf zielen, individuelle Gefährdungen und Rückfallgründe stärker zu berücksichtigen. Für einige dieser modifizierten Therapieformen konnte bereits eine höhere Effektivität bei der Behandlung der avisierten Zielgruppe nachgewiesen werden.

Mit den Fortschritten der Molekularbiologie und der Genetikforschung spielt auch vermehrt die Identifikation biologischer Einflussgrößen, insbesondere genetischer Variabilitäten auf das Rauchverhalten und die Abstinenzfähigkeit von Rauchern eine Rolle in der Therapieforschung. So ist die Abstinenzunfähigkeit und die Rückfallwahrscheinlichkeit mit genetischen Polymorphismen im Bereich der Rezeptoren für Neurotransmitter, insbesondere Dopamin, Serotonin und Acetylcholin sowie des Nikotinmetabolismus gekoppelt. Die Befunde sollen die Grundlage für weitere Untersuchungen zur Modifikation therapeutischer Möglichkeiten bei der Tabakentwöhnung unter Berücksichtigung eines biologischen Modells der Abhängigkeit bilden.

Einen neuen Ansatz in der Therapieforschung verfolgt die Immunotherapie, bei der Nikotin im Komplex mit einem Protein selbst Antikörper aktivieren soll, die das Nikotin im Blut binden und somit einen Übertritt über die Blut-Hirnschranke ins Gehirn verhindern sollen (Pentel und Malin, 2002, Vocci und Chiang, 2001). Eine häufig geäußerte Befürchtung von Kritikern dieser Behandlungsform ist, dass sie bei stark abhängigen Raucher eher zu kompensatorisch vermehrtem Rauchen führen könne, um trotzdem eine ausreichende Nikotinkonzentration im Gehirn zu erlangen. Die Forschung zu dieser sogenannten „Nikotin-Impfung" ist zurzeit im Gange und die Ergebnisse bleiben abzuwarten.

Vielen Rauchern gelingt es trotz therapeutischer Unterstützung nicht, den Tabakkonsum langfristig aufzugeben. Angesichts der Dosis-Wirkungs-Beziehung vieler tabakassoziierter Erkrankungen stellt sich schließlich alternativ zu einem abstinenzorientierten Ansatz die Frage nach der Praktikabilität und Effektivität einer Rauchreduktion (eines kontrollierten reduzierten Rauchens) mit dem Ziel einer „Schadensbegrenzung".

Allgemein gilt, dass zu hoffen ist, dass durch „maßgeschneiderte" Therapieformen der Stellenwert und der Erfolg von Tabakentwöhnungsbehandlungen in der Zukunft verbessert wird und somit langfristig die negativen Folgen der Tabakabhängigkeit eingedämmt werden können.

LITERATUR

Abbot, N.C., Stead, LF., White, AR., Barnes, J., Ernst, E. (2001). Hypnotherapy for smoking cessation (Cochrane Review). In: The Cochrane Library, Issue 2, Oxford, Update Software (2001)

APA (American Psychiatric Association) (1994). DSM IV, Diagnostic and Statistical Manual of Mental Disorders, Fourth Edition. Washington, DC, APA

Arzneimittelkommission der Deutschen Ärzteschaft:(2001) Therapieempfehlungen Tabakabhängigkeit. Arzneiverordnungen in der Praxis, Sonderheft

Batra, A. (2002). Tabakabhängigkeit – evidenzbasierte Strategien der Behandlung. Zeitschrift für ärztliche Fortbildung und Qualitätssicherung. 96, 281-286

Batra, A., Buchkremer, G. (1999). Nikotin. In: Gastpar, M. Mann, K. Rommelspacher, H. (Hrsg.), Lehrbuch der Suchterkrankungen, 208-216, Stuttgart, New York, Thieme

Benowitz, N.L.(1997). The role of nicotine in smoking-related cardiovascular disease. Prev Med, 26,412-417

Chiba, M., Masironi, R. (1992). Toxic and trace elements in tobacco and tobacco smoke. Bull World Health Organ 70, 269-275

Dempsey, D.A., Benowitz, N.L. (2001). Risks and benefits of nicotine aid smoking cessation in pregnancy. Drug Saf, 24,277-322

Dilling, H., Mombour, W., Schmidt, M.H. (Hrsg.). (1991). Internationale Klassifikation psychischer Störungen: ICD-10, Kapitel V (F). Göttingen, Huber

Heatherton, T.F., Kozlowski, L.T., Frecker, RC., Fagerström, KO. (1991). The Fagerström Test for Nicotine Dependence: A revision of the Fagerström Tolerance Questionnaire. Br J Addict. 86,1119-1127

John, U., Hanke, M. (2002). Tobacco smoking- and alcohol drinking-attributable cancer mortality in Germany. European J Cancer Prevention, 11,11-17

Kraus, L., Augustin, R. (2001). Repräsentativerhebung zum Gebrauch psychoaktiver Substanzen bei Erwachsenen in Deutschland 2000. Sucht, 47, 7-87

Miller, N.S., Cocores, J.A. (1993). Nicotine dependence: Diagnosis, chemistry and pharmacologic treatments. Pediatr Rev 14, 275-279

Miller, W.R., Rollnik, S. (1999). Motivierende Gesprächsführung. Ein Konzept zur Beratung von Menschen mit Suchtproblemen. Freiburg, Lambertus

Newcomb, P.A., Carbone, PP. (1992). The health consequences of smoking. Cancer. Med Clin North Am 76, 305-331

Pentel, P.R., Malin, D. (2002). A vaccine for nicotine dependence: targeting the drug rather than the brain. Respiration, 69,193-197

Prochaska, J.O., DiClemente, C.C. (1983). Stages and processes of self-change of smoking: Toward an integrative model of change. J Consult Clin Psychol, 51, 390-395

Raw, M., Anderson, P., Batra, A., Dubois, G., Harrington, P., Hirsch, A., Le Houezec, J., McNeill, A., Milner, D., Poetschke Langer, M., Zatonski, W. (2002). Recommendations panel.: WHO Europe evidence based recommendations on the treatment of tobacco dependence. Tobacco Control 11, 44-46

Samet, J.M. (1992). The health benefits of smoking cessation. Med Clin North Am 76, 399-414

Silagy, C.A., Mant, D.C., Fowler, GH.., Lancaster, T. (2000). Nicotine replacement therapy for smoking cessation. (Cochrane Review). In: The Cochrane Library, Issue 1, Oxford, Update Software

Statistisches Bundesamt (Hrsg.), (2000). Fachserie 12: Gesundheitswesen, Reihe S3. Fragen zur Gesundheit 1999. Stuttgart, Metzler-Poeschel

Stead, L.F., Lancaster, T. (2001). Group behaviour therapy programmes for smoking cessation (Cochrane Review) In: The Cochrane Library, Issue 3. Oxford, Update Software

U.S. Department of Health and Human Services (2000). Treating Tobacco Use and Dependence. Clinical Practice Guideline. Public Health Service

U.S. Department of Health and Human Services (1990). The health benefits of smoking cessation. Washington, DC: Public Health Service, Center for Chronic Disease Prevention and Health Promotion, Office of Smoking and Health. DHHS publication (CDC) 90-8416

Vocci, F.J., Chiang, C.N. (2001) Vaccines against nicotine: how effective are they likely to be in preventing smoking? CNS Drugs, 15,505-514

Welte, R., König, H.H., Leidl, R. (2000). The costs of health damage and productivity losses attributable to cigarette smoking in Germany. Eur J Public Health, 10, 31-38

White, A.R., Rampes, H., Ernst, E. (2000). Acupuncture for smoking cessation (Cochrane Review). In: The Cochrane Library, Issue 1. Oxford, Update Software,

WHO (World Health Organization). (1997). Tobacco or Health: A global status report. Genf, WHO

Heidelberger Curriculum
zur Tabakabhängigkeit und Raucherentwöhnung

Peter Lindinger

TABAKABHÄNGIGKEIT – EIN SCHWIERIGES TERRAIN?

Für die meisten der etwa 24 Millionen deutschen Raucherinnen und Raucher ist der Weg aus der Tabakabhängigkeit und die langfristige Aufrechterhaltung von Abstinenz schwierig. Dies gilt insbesondere für Raucher, deren Selbstausstiegsversuche mehrfach gescheitert sind und die in der Folge versuchen, den Rauchstopp mit Hilfe von Experten in Kliniken, Praxen, Gesundheitsämtern und Beratungsstellen herbeizuführen. Wissenschaftler, Gesundheitsexperten und Raucherentwöhnungs-Therapeuten sind oft bestürzt über die hohe Quote von Abbrechern und Ruckfalligen, die in der Raucherentwöhnung beobachtet werden.

Realistische Erwartungen sind unabdingbar, wenn man in der Raucherentwöhnung arbeitet; es gilt, sich auf steile Rückfallkurven einzustellen. Manche Raucher scheitern bereits im Vorfeld des Ausstiegs, wenn sie ihre Ausstiegsabsichten in letzter Minute über den Haufen werfen. Ein noch größerer Teil wird innerhalb der ersten Woche nach dem Rauchstopp wieder rückfällig, häufig innerhalb von drei Tagen.

Gute Interventionen liefern Erfolgsquoten von über 50% bis 70% bei Behandlungsende, die sich nach zwölf Monaten auf etwa 20% reduzieren (1).

Ärzte, Psychologen, Suchttherapeuten und ihre Mitarbeiterinnen und Mitarbeiter in Kliniken, Praxen und Beratungsstellen sind vielfach überfordert, wenn sie selbst von Rauchern auf erfolgreiche Methoden zum Rauchstopp angesprochen werden. Und nur wenige Angehörige der genannten Gesundheitsberufe bemühen sich bisher aktiv um Raucherentwöhnungsmaßnahmen für ihre Patienten.

EIN NEUES QUALIFIZIERUNGSANGEBOT

Diesem großen Defizit an Wissen, Beratungskompetenz und Motivation soll mit einem am Deutschen Krebsforschungszentrum Heidelberg ent-

wickelten Weiterbildungskonzept „Tabakabhängigkeit und Raucherentwöhnung – Basiswissen und praktische Anleitungen: Ein Handbuch
zur Weiterbildung für Angehörige staatlich anerkannter Berufe aus dem
Gesundheits- und Sozialbereich" Abhilfe geschaffen werden.

Das Manual basiert auf wissenschaftlich als wirksam erkannten und
praktikablen Empfehlungen für Kurz- und Intensivberatungen von Rauchern. Berücksichtigt wurden unter anderen die „Smoking cessation
guidelines and their cost effectiveness" (2,3) und die 2000 publizierten
US-amerikanischen Guidelines (4). Es dient als Grundlage für eine vier-
stündige Fortbildungsmaßnahme für Gesundheitsberufe. Das vierstün-
dige Curriculum wurde in Zusammenarbeit mit namhaften Experten aus
der Suchtforschung, Raucherentwöhnung und ärztlichen Weiterbildung
entwickelt und inzwischen vom Deutschen Krebsforschungszentrum
mehrfach durchgeführt und auf seine Praktikabilität hin untersucht.
Auch andere Veranstalter wie Suchtmedizin in Theorie und Praxis, das
Krankenhaus Berlin-Spandau, die Klinik für Geburtsmedizin der Cha-
rite, Berlin sowie die Koordinationsstelle für Drogenfragen und Fortbildung des Landschaftsverbands Westfalen-Lippe haben diese Weiterbil-
dungsmaßnahme durchgeführt.

Das Manual und die Weiterbildung sollen Teilnehmer in die Lage ver-
setzen, in ihrer Einrichtung Raucherentwöhnung mit der erforderlichen
Intensität durchführen zu können. Die Herausgeber wollen möglichst
viele Ärzte, Psychologen und Suchttherapeuten dadurch ermutigen,
Raucherentwöhnungsmaßnahmen möglichst umfassend anzubieten.

WARUM TABAKABHÄNGIGKEIT EIN THEMA
FÜR SUCHTTHERAPEUTEN SEIN MUSS

Nikotin wurde mit anderen abhängigkeitserzeugenden Drogen wie Heroin oder Kokain verglichen. In einem Bericht von 1998 sagt das Wissenschaftliche Komitee Tabak und Gesundheit der englischen Regie-
rung: „In den letzten zehn Jahren wurde verstärkt beobachtet, dass dem
Rauchverhalten und seiner bemerkenswerten Veränderungsresistenz
eine Abhängigkeit von der Droge Nikotin zugrunde liegt. Nikotin hat
ähnliche Auswirkungen auf das Dopamin-System im Gehirn wie Heroin
oder Kokain" (Report of the Scientific Committee on Tobacco and
Health. Department of Health, 1998, nach Action on Smoking and Health
(ASH), www.ash.uk.org, fact sheet No.9 „Nicotine & addiction").

Abhängiges Rauchen ist durch ein komplexes Zusammenspiel von biologischen und psychologischen Faktoren gekennzeichnet: Auf der biologischen Seite ist die psychotrope Verstärkerfunktion des Nikotins sowie die Regulation des Nikotinspiegels zu nennen; psychologisch bedeutsam sind intrinsisch-subjektive Verstärker (zum Beispiel emotionale Selbststeuerung, kognitive Aktivierung) und die Funktion des Rauchens unter konsumfördernden sozialen Rahmenbedingungen (Arbeitsplatz, rauchende Freunde usw.).

Unter Zugrundelegung der ICD-10-Kriterien können 70 bis 80% aller Raucher in Deutschland als abhängig bezeichnet werden (5,6,7). Laut der neuesten Repräsentativerhebung (8) erreichen etwa 35% aller befragter Raucher einen Wert von vier oder mehr Punkten auf dem Fagerström-Test (9) und können damit als „deutlich abhängig" bezeichnet werden; lediglich bei 27,5% der Raucher wurde ein Fagerström-Wert von null ermittelt.

Auch Raucher mit einem Tageskonsum von fünf oder weniger Zigaretten berichten zur Hälfte von mindestens einem Indikator einer Abhängigkeit (10). Bei Kindern und Jugendlichen, die mit dem Rauchen begonnen haben, entwickeln sich häufig schon innerhalb weniger Tage oder Wochen Symptome wie Unruhe, Ängstlichkeit oder ein starker Drang zum Rauchen. Viele Kinder, die täglich rauchten, gaben außerdem an, dass die Abhängigkeits-Symptome Anlass für ihr Rauchverhalten waren (11).

Welches Ausmaß Tabakabhängigkeit annehmen kann, wird durch die Tatsache verdeutlicht, dass Raucher häufig nicht in der Lage sind, aufzuhören, auch wenn sie einen chirurgischen Eingriff infolge tabakbedingter Krankheiten vor oder hinter sich haben. In England versuchen etwa 40% der Patienten, denen der Kehlkopf entfernt wurde, bald nach der Operation weiter zu rauchen, und die Hälfte aller ehemals rauchenden Lungenkrebspatienten nehmen nach der Operation das Rauchen wieder auf (12).

DIAGNOSTIK DER TABAKABHÄNGIGKEIT

In beiden relevanten diagnostischen Klassifikations-Systemen – der Internationalen Klassifikation von Krankheiten der WHO (13) und dem Diagnostischen und Statistischen Manual der American Psychiatric Association (14) findet sich das Syndrom „Tabakabhängigkeit" (ICD 10, F 17.2) beziehungsweise „Nikotinabhängigkeit" im DSM IV (305.10). International ist das DSM-IV gebräuchlich, in Deutschland wird in der Regel nach ICD-10 codiert. Im ICD-10 werden sechs Kriterien aufgestellt, von denen drei in den letzten zwölf Monaten gleichzeitig in Erscheinung getreten sein müssen, damit die Diagnose „Tabakabhängigkeit" gestellt werden kann:

- Toleranzentwicklung: Um eine Wirkung zu erzielen, sind zunehmend höhere Dosen erforderlich.

- Entzugserscheinungen bei Reduktion oder Beendigung des Konsums oder Konsum, um die Entzugsymptome zu mildern.

- Starker Wunsch oder Drang, Tabak zu konsumieren.

- Eingeschränkte Kontrolle über Beginn, Beendigung und Menge des Konsums.

- Zunehmende Vernachlässigung anderer Aktivitäten und Interessen zugunsten des Konsums.

- Anhaltender Konsum trotz des Nachweises von Folgeschäden.

Die Klassifikation von abhängigem und nicht-abhängigem Konsum ist in der aktuellen Literatur einer dimensionalen Betrachtung gewichen: auch international gebräuchlich ist die Diagnostik der Tabakabhängigkeit mithilfe des Fagerström-Test for Nicotine Dependence (FTND), die einen wichtigen Teil der Tabakabhängigkeit abbildet.

Ein weiterer wichtiger Indikator für die Diagnostik der Tabakabhängigkeit ist der Zeitpunkt der ersten Zigarette am Morgen. Wenn morgens innerhalb der ersten Stunde nach dem Aufstehen geraucht wird, spricht das für das Vorliegen einer körperlichen Abhängigkeit.

Nikotin ist eine anregende Substanz, aber paradoxerweise kann beim Konsum sowohl Anregung als auch Entspannung empfunden werden (sog. bivalentes Wirkungsspektrum). Die geistige und körperliche Verfassung des Rauchers und die Situation, in der geraucht wird, hat einen großen Einfluss auf die psychologische Wahrnehmung beziehungsweise Wirkung einer bestimmten Zigarette. Nikotin wirkt darüber hinaus auf die Stimmung (erregend und angstlösend), auf die kognitive Leistungsfähigkeit (erhöhte Aufmerksamkeit, geringere Ermüdung bei sich wiederholenden Aufgaben) und auf das Körpergewicht (beschleunigt den Gesamtstoffwechsel und dämpft Hungergefühle).

INHALTE DES WEITERBILDUNGSKONZEPTES

Der Einstieg der Weiterbildung wird mit der Vermittlung von Hintergrundwissen zur Verbreitung und Schädlichkeit des Rauchens geleistet. Die persönlichen Voraussetzungen zur Behandlung der Tabakabhängigkeit (zum Beispiel selbst Ex- beziehungsweise Nichtraucher sein) sollen erkannt und geschaffen werden. Die Teilnehmer werden angeleitet, eine Raucheranamnese durchzuführen, die eine Diagnostik der Tabakabhängigkeit mit einschließt. Über die Erläuterung des Stadienmodells der Verhaltensänderung soll das erforderliche Hintergrundwissen zur Ausstiegsmotivation von Rauchern aufgebaut werden. Um den unterschiedlichen Ansprüchen und organisatorischen Rahmenbedingungen in Kliniken, Praxen und Beratungsstellen und anderen Einrichtungen gerecht zu werden, werden verschiedene Intensitätsstufen der Behandlung vorgestellt. Die Teilnehmer erwerben Kompetenz zur Durchführung von Kurzinterventionen, die – im Rahmen von Routinekontakten vermittelt – wirksam sind und einen bedeutenden Einfluss auf die Prävalenz des Rauchens haben können. Ferner wird die „Rauchersprechstunde" beschrieben, die als 30minütige Einzelberatung konzipiert ist und eine vorhandene Lücke zwischen Kurzberatung und intensiven Gruppenprogrammen schließen will. Im Mittelpunkt steht dabei die Vermittlung von praktisch anwendbarem Wissen zur Behandlung von Rauchern.

Differenzierte Kenntnisse zu medikamentösen Therapien sind für professionelle Helfer, die mit Rauchern arbeiten wollen, unbedingt erforderlich. Rauchern kann eine medikamentöse Hilfestellung bei der Entwöhnung empfohlen werden. Sie ist bei richtiger Verwendung wirksam und sicher. So erzielt die Kombination von Nikotinersatztherapie und Verhaltenstherapie bessere Erfolgsquoten im Vergleich zu einer rein verhaltentherapeutischen oder reinen Nikotinersatztherapie. Die medikamentösen Strategien Nikotinersatztherapie und Bupropion werden von den aktuellen US-amerikanischen Richtlinien als so genannte „firstline medications" eingestuft. „First-line medications" sind definiert als „sichere und effektive Therapien zur Behandlung der Tabakabhängigkeit" und sind von der FDA (US-Food and Drug Administration) geprüft und zugelassen.

Im Rahmen der Weiterbildungsveranstaltung werden auch drei unterschiedliche Gruppenprogramme vorgestellt, die in Deutschland zur Anwendung kommen.

- Das Programm „Eine Chance für Raucher. Rauchfrei in 10 Schritten".

- Das Freiburger Raucher-Entwöhnungs-Programm.

- Das Programm „Wir gewöhnen uns das Rauchen ab".

Der Stellenwert so genannter „alternativer" Therapien in der Raucherentwöhnung ist auf Seiten der Patienten hoch. Raucher sollten deshalb ausreichende Informationen zu „alternativen" Entwöhnungsmethoden erhalten, um eine aufgeklärte Auswahl treffen zu können. Dabei sollte der Aufhörversuch nicht abgewertet werden, um den Raucher nicht zu entmutigen. Viele dieser „alternativen" Entwöhnungsmethoden werden kommerziell angeboten und beworben. Zu einigen Verfahren liegen Wirksamkeitsnachweise vor, die nur wenig über einem Placebo-Effekt liegen, wobei auch ein Placebo-Effekt sehr wertvoll sein kann. Auf diese Verfahren wird Bezug genommen.

Der Behandlung spezifischer Zielgruppen (Kinder und Jugendliche, rauchende Schwangere, Krankenhauspatienten) wird ein eigenes Kapitel gewidmet.

Zum Schluss der Weiterbildungsveranstaltung werden an einigen typischen Falldarstellungen – oder auch Fallbeispielen aus der eigenen Praxis der Teilnehmer – die Anwendung psychologischer und medikamentöser Behandlungsbausteine veranschaulicht. Dabei wird im Sinne einer angewandten Wiederholung ein praktischer Wissens-Transfer erzielt: Die Teilnehmer sollen aufgrund einer kurzen Beschreibung eines konkreten Patienten und dem bisher Gelernten in etwa 20 Minuten einen Behandlungsplan skizzieren und protokollieren. Nach der Kleingruppenarbeit werden die Protokolle vorgetragen und diskutiert. Bei der Erstellung der Behandlungspläne geht es in erster Linie darum, gut zu strukturieren und die Behandlungsplanung detailliert und sinnvoll an die Vorgaben der Fallgeschichte anzulehnen.

LITERATUR

(1) Batra, A. (2000) Tabakabhängigkeit: biologische und psychosoziale Entstehungsbedingungen und Therapiemöglichkeiten. Darmstadt: Steinkopff
(2) Raw M., Mc Neill A., West R. (1998) Smoking cessation guidelines and their cost effectiveness. Thorax 53, Sub 5

(3) West R., McNeill A., Raw M. (2000) Smoking cessation guidelines for health professionals: an update.Thorax, 55: 987-999

(4) Fiore M.C., Bailey W.C., Cohen S.J., et al. (2000) Treating Tobacco Use and Dependence. Clinical Practice Guideline. Rockville, MD: US Department of Health and Human Services, Public Health Service

(5) Batra, A., Fagerstrom, K.O. (1997). Neue Aspekte der Nikotinabhängigkeit und Raucherentwöhnung. Sucht, 43, S. 277-282.

(6) Fagerström K.O., Kunze M., Schoberberger R. (1996) Nicotine dependence versus smoking prevalence:comparison among countries and categories of smokers. Tobacco Control, 5, 52-56

(7) Junge B. (1999) Tabak – Zahlen und Fakten zum Konsum. Jahrbuch Sucht 2000

(8) Kraus, L., Augustin R. (2001) Repräsentativerhebung zum Gebrauch psychoaktiver Substanzen bei Erwachsenen in Deutschland 2000. Sucht, 47, Sonderheft 1

(9) Fagerstrom K.O., Schneider N.G. (1989): Measuring nicotine dependence: A review of the Fagerstrom Toleance Questionaire. Journal of Behavioral Medicine, 12, 159-182

(10) Giovino, G.A., Henningfield, J.D., Tomar, S.I., et al. (1995). Epidemiology of tobacco use and dependence. Epidemiologic Review; 17, S. 48-65

(11) DiFranza, J.R., Rigotti, N.A., McNeill, A.D. et al. (2000). Initial symptoms of nicotine dependence in adolescents. Tobacco Control, 9 (3), S. 313-319

(12) Stolerman, I.P., Jarvis, M.J. (1995). The scientific case that nicotine is addictive. Psychopharmacology,117, S. 2-10

(13) Dilling H., Monbour W., Schmidt M.H. (eds.) (1991) Internationale Klassifikation psychischer Störungen: ICD-10, Kapitel V (F). Göttingen, Huber

(14) Saß H., Wittchen H.U., Zaudig M. (1996) Diagnostisches und Statistisches Manual Psychischer Störungen DSM IV. Göttingen, Bern, Toronto, Seattle: Hogrefe

Kapitel 4
Politische Maßnahmen

Politische Einflussnahme auf Schäden, die durch Alkohol- und Tabakkonsum entstehen

Rolf Hüllinghorst

1. ZUSAMMENHANG ZWISCHEN KONSUM UND SCHÄDEN

Beim 27. Internationalen Kongress Alkohol und Alkoholismus 1964 in Frankfurt stellte Sully Ledermann die Frage: „Kann man den Alkoholismus, ohne gleichzeitige Änderung des Gesamtverbrauches einer Bevölkerung, reduzieren?". In seinen Schlussfolgerungen stellt er fest: „Es gibt eine beinahe mathematische Beziehung zwischen vernünftigem und unvernünftigem Alkoholgenuss" (Ledermann 1964). Das bedeutet, dass es einen direkten Zusammenhang zwischen der Höhe des Alkoholkonsums in einer Gesellschaft und den daraus resultierenden Schäden gibt. Edwards u.a. bestätigen in einem internationalen Überblick anhand der bis heute vorliegenden Untersuchungen diese Aussage (Edwards 1994). Der Alkoholkonsum in Deutschland – ebenso wie der Konsum anderer psychotroper Substanzen (Tabak, Medikamente, illegale Suchtmittel) – liegt auf einem so hohen Niveau, dass die gesundheitlichen, sozialen und wirtschaftlichen Schäden den Nutzen weit übersteigen. Es zeigt sich, dass eine Reihe von substanzbezogenen körperlichen Störungen eng mit dem Pro-Kopf-Konsum zusammenhängen. Ein höherer Pro-Kopf-Konsum in einem Land ist in der Regel mit einem höheren durchschnittlichen Konsum in jeder Gruppe verbunden: bei den Wenig- und bei den Vielkonsumierenden.

Um den Konsum auf der Basis der Gesamtbevölkerung auf ein sozial verträgliches Maß zu senken, sind dringend eine Reihe von konsumsenkenden Maßnahmen erforderlich, die nachstehend erörtert werden.

Obwohl es immer wieder Diskussionen über die Thesen von Ledermann gibt, die insbesondere interessengeleitet von der Alkohol- und Tabakwirtschaft angeregt werden, besteht nach wie vor ein Konsens aller Suchtforscher und Gesundheitsverbände auf nationaler und internationaler Ebene, dass die suchtmittelbezogenen Störungen und Probleme nur durch eine Reduzierung des Gesamtkonsums zu lösen sind. Auf dieser Basis sind die Aktionspläne Alkohol und Tabak der Weltgesundheitsorganisation (WHO), Regionalbüro Europa, entwickelt worden. Durch die Annahme auf den jeweiligen Ministerkonferenzen ist die Reduzierung des Pro-Kopf- oder Gesamtkonsums offizielle Politik aller europäischen Regierungen – wenngleich sich die Praxis mitunter anders darstellt (WHO 1992).

2. GRUNDSÄTZLICHE EINFLUSSMÖGLICHKEITEN

Ohne auf die Zusammenhänge des Suchtgeschehens insgesamt eingehen zu wollen, ist zu beschreiben, dass der Konsum von Suchtmitteln aus zwei Richtungen beeinflusst werden kann. Auf der einen Seite geht es um die Nachfrage des einzelnen Menschen nach einem bestimmten Suchtmittel zu definierten Gelegenheiten. Auf der anderen Seite geht es um das Angebot. Aus gesundheitspolitischer Sicht geht es darum, sowohl die Nachfrage nach als auch das Angebot von Suchtmitteln nachhaltig zu reduzieren. In der Suchtprävention spricht man von Verhaltens- und Verhältnisprävention.

2.1 Angebotsreduzierung

Dabei werden der Angebotsreduzierung wesentlich stärkere Möglichkeiten der Einflussnahme zugeschrieben. Das mit Abstand wichtigste Instrument der Beeinflussung des Angebotes ist die Preisgestaltung. Generell kann man sagen, dass in Deutschland zum Beispiel Alkohol immer billiger wird. Das liegt daran, dass sich die Lebenshaltungskosten insgesamt erhöhen. Diese Erhöhung wird bei alkoholischen Getränken nicht in voller Höhe weiter gegeben. Aufgrund des zurückgehenden Konsums zögern die Hersteller, die Preise anzuheben.
Wesentlich beeinflusst werden kann der Preis alkoholischer Getränke durch die Besteuerung. Auf EU-Ebene gibt es Bemühungen, die Steuern auf alkoholische Getränke im Sinne der gleichen Marktchancen der Anbieter zu harmonisieren. Diese Bemühungen sind jedoch Anfang des Jahres 2003 zunächst einmal gestoppt worden, da sich auf der einen Seite die Länder mit einer hohen Besteuerung gegen eine Verbilligung der Produkte wehrten, auf der anderen Seite die deutschen Brauer gegen eine Verteuerung ihrer Produkte stritten. In der Konsequenz hätte die – verschobene – Harmonisierung ebenfalls bedeutet, dass Deutschland eine – bisher nicht erhobene – Steuer auf Wein hätte einführen müssen.

Beim Tabak gab es Steuererhöhungen Anfang 2002 und Anfang 2003, die zu einer geringen Konsumreduzierung geführt haben. Allerdings ist dazu anzumerken, dass insbesondere Konsumenten mit geringem täglichen Zigarettenkonsum aufhörten, während Konsumenten mit starkem Konsum trotz Preiserhöhung weiter rauchten (siehe Beitrag von Hanewinkel und Isensee in diesem Band).

Die Einflussnahme auf den Preis für Suchtmittel über Steuern ist in der Politik nur schwer zu beeinflussen. Das liegt nicht nur daran, dass diese Steuern eine erhebliche Größenordnung haben und in der derzeitigen Haushaltslage überaus wichtig sind. Es liegt auch daran, dass die Steuern in unterschiedliche Kassen fließen. Während beispielsweise die Branntweinsteuer an den Bund geht, kassieren die Länder die Biersteuer. Der Bund befürchtet, dass bei einer Erhöhung der Branntweinsteuer mehr Bier getrunken wird. Das bedeutet, weniger Steuern für den Bund und mehr Steuern für die Länder. Die Besteuerung von Wein scheint fast undenkbar zu sein. Wein wird im Ministerium für Landwirtschaft politisch „betreut" und hier überwiegt das (land-)wirtschaftspolitische Denken.

Die Deutsche Hauptstelle für Suchtfragen (DHS) und viele andere Gesundheitsverbände fordern seit geraumer Zeit, die Steuern auf legale Suchtmittel zu erhöhen und zumindest einen Teil der Mehreinnahmen zweckbestimmt in Maßnahmen der Nachfragereduzierung zu investieren. Dieser Ansatz wurde zumindest in einigen europäischen Ländern im Bereich der Tabaksteuern aufgegriffen. Auch auf EU-Ebene wird ein bestimmter Prozentsatz der Tabaksubventionen über den „Tabakfonds" in Präventionsmaßnahmen (feel free to say no) umgeleitet.

Der zweite wesentliche Bereich der Angebotsreduzierung liegt in der Veränderung der Verfügbarkeit von Suchtmitteln. Das betrifft auf der einen Seite das Abgabealter von Suchtmitteln an Kinder und Jugendliche. In Deutschland gibt es dafür mehrere Altersstufen: Bier, Wein und Zigaretten dürfen an Jugendliche ab 16 Jahren verkauft werden; Spirituosen nur an Erwachsene (ab 18 Jahren). In allen Fällen scheint die gesetzliche Regelung ausreichend, allerdings lässt die Kontrolle dieser Regelungen zu wünschen übrig. Es scheint erforderlich, dass bei Verstößen gegen das Jugendschutzgesetz Bußgelder in einer 4-stelligen Höhe verhängt werden.

Die Verfügbarkeit betrifft auf der anderen Seite auch Abgabeorte und -zeiten. In keinem europäischen Land gibt es soviel Zigarettenautomaten wie in Deutschland. In kaum einem europäischen Land gibt es so liberale Öffnungszeiten beziehungsweise -vorschriften, so dass alkoholische Getränke und Zigaretten rund um die Uhr gekauft werden können und damit leichter verfügbar sind als die Grundnahrungsmittel Brot und Butter.

2.2 Nachfragereduzierung

Bei der Nachfragereduzierung, der persönlichen Beeinflussung in Bezug auf das Konsumverhalten, stehen an erster Stelle die gesundheitliche Aufklärung beziehungsweise die spezifische Suchtprävention. Hier geht es darum, Einfluss auf das individuelle Handeln zu nehmen und dies mit gesundheitsbezogenen Argumenten zu begründen.
Die Wirksamkeit von präventiven Maßnahmen ist unbestritten. Allerdings nur dann, wenn bei der Suchtprävention eine Reihe von Kriterien beachtet werden. So ist es auf der einen Seite wichtig, Zielgruppen genau zu definieren, um sie mit den dafür ausgewählten präventiven Botschaften zu erreichen. Auf der anderen Seite müssen alle präventiven Botschaften eingebettet sein in ein „Gesamtkonzept", welches einen hohen Wiedererkennungswert hat und sowohl massenmedial als auch personalkommunikativ transportiert wird.
Die Wirksamkeit von präventiven Botschaften ist in Deutschland allerdings massiv eingeschränkt. Auf der einen Seite durch viel zu geringe Mittel, um alle Zielgruppen adäquat und wiederkehrend zu erreichen. Auf der anderen Seite dadurch, dass für die Produkte, bei denen die Nachfrage eingeschränkt werden soll, aggressiv und nur mit minimalen Beschränkungen geworben wird und geworben werden darf. Deshalb muss ein umfängliches Suchtpräventionskonzept mit dem Verbot der Werbung für Suchtmittel verbunden werden.
Bei der Nachfragereduzierung spielen insbesondere die Sozialisationsinstanzen: Eltern, Erzieher(innen), Lehrer(innen) und Ausbilder(innen) im Beruf eine große Rolle. Vor diesem Hintergrund sind Zielgruppen von suchtmittelunspezifischen Maßnahmen (Kinder stark machen) und Programmen nicht nur die Zielgruppen Kinder und Jugendliche, sondern Zielgruppen müssen auch diese Sozialisationsinstanzen sein. Um diese zu erreichen, bedarf es eines großen – und damit teuren – massenmedialen Einsatzes.

3. GRUNDSÄTZLICHE KONFLIKTE

Politische Einflussnahme, um Maßnahmen der Reduzierung des Gesamtkonsums zu erreichen beziehungsweise zu verstärken, geschieht immer vor dem Hintergrund unterschiedlicher Interessen von Wirtschafts- und Gesundheitspolitik.

3.1 Legale und illegale Suchtmittel

Ein Grundkonflikt in der Diskussion zwischen Wirtschafts- und Gesundheitspolitik liegt in der unterschiedlichen Bewertung von Suchtmitteln. Während die legalen Suchtmittel Alkohol und Tabak Bestandteil des Lebensmittelrechtes sind, sind die Vorschriften für Medikamente in der Arzneimittelgesetzgebung begründet und der Umgang mit illegalen Substanzen wird durch das Betäubungsmittelgesetz geregelt.

Vor diesem Hintergrund geht die Argumentation insbesondere der Wirtschaft und der Wirtschaftspolitiker in die Richtung, dass für ein legal hergestelltes und legal angebotenes Produkt keinerlei Einschränkungen der Verfügbarkeit und der Werbung hingenommen werden könnten.

Dies führt zu der Forderung, dass Suchtmittel aus der Zuständigkeit des Lebensmittelrechtes ausgegliedert und entweder in zusätzlichen Anlagen des Betäubungsmittelgesetzes zu regeln sind, oder aber eigene Gesetze für Alkohol und Tabak geschaffen werden sollten. Dies würde auch eine Reihe von Reibungsverlusten, die sich bei der politischen Behandlung des Themas zwischen Gesundheits-, Verbraucher- und Wirtschaftspolitikern ergeben, reduzieren.

Die neuesten Empfehlungen des Sachverständigenrates für die konzertierte Aktion im Gesundheitswesen lauten „keine zweckgebundenen Abgaben auf Alkohol und Tabak für die Verwendung im Gesundheitswesen vorzusehen". Das wäre auf der einen Seite nicht möglich, weil dadurch Budgetgrundsätze verletzt würden, vor allen Dingen aber wurde nicht dazu geraten, weil diese Mittel aufgrund der Wachstumsschwäche und ihrer systemimmanenten Wirkung zurückgehen könnten.

Schon weil deren Wirkung unwidersprochen ist, erscheint es notwendig, zweckgebundene Abgaben zu erheben und diese in einen Sonderfonds zu zahlen, der sich langsam speist und mit dessen Erträgen Präventions- und Gesundheitsförderungsmaßnahmen finanziert werden können.

3.2 Wirtschaftliche Interessen

Bei allen Bemühungen der Angebots- und Nachfragereduzierung wird es immer Konsum von Suchtmitteln geben. So würden eine Reduzierung des Gesamtkonsums alkoholischer Getränke auf circa 8 Liter pro Kopf der Bevölkerung (heute: 10,5) und eine Nichtraucherquote von 80% (heute circa 70) schon große Schritte in Richtung Bevölkerungsgesundheit sein.

Beim Kampf um eine Ausweitung von Marktanteilen auf der einen und um die Reduzierung des Gesamtmarktes auf der anderen Seite kommt es immer wieder zur Koalitionsbildungen. Wenngleich die Aussage, dass man sich nur zusammenschließen und gemeinsam in eine Richtung gehen müsse, um etwas zu erreichen, nur bedingt richtig ist – denn durch gemeinsames Vorgehen erhöhen sich die Ressourcen nicht – so sind die Koalitionsbildungen im Gesundheitswesen und in der Wirtschaft sehr unterschiedlich in ihren Wirkungen und Möglichkeiten.

Während die Agenturen der Bundes- und Länderregierungen sowie die Nichtregierungsorganisationen im Bereich der Suchtprävention über max. 10 Millionen Euro jährlich verfügen können und diese auf unterschiedlichste Zielgruppen und auf verschiedenste Maßnahmen verteilen müssen, können die Hersteller von Alkohol und Tabak 900 Millionen Euro für Werbung ausgeben.

Das ist die Außenwirkung. Dazu kommen weitere politische Möglichkeiten. Bei für die Hersteller bedrohlichen politischen Vorhaben oder Aussagen, wie sie im Moment – vor allen Dingen aus Richtung der Europäischen Union (EU) und der Weltgesundheitsorganisation (WHO) immer wieder erlebt werden, nutzen die großen Wirtschaftsunternehmen und -verbände ihre weit reichenden Einflussmöglichkeiten. So gibt es zum Beispiel machtvolle Koalitionen zwischen den Verbänden der Alkoholindustrie, der Tabakindustrie und der Werbewirtschaft. In diese Koalition werden dann noch die Zeitungs- und Zeitschriftenverleger eingebunden. Das ist aus zwei Gründen bedeutsam: Auf der einen Seite gibt es äußerst enge Verbindungen zwischen Politik und den Zeitungs- und Zeitschriftenverlegern. Da steht am Anfang die zentrale und für Politiker beängstigenden Aussage: Wenn wir (die Zeitungen) auf Werbeeinnahmen verzichten müssen, können wir kaum mehr unsere lokale Berichterstattung aufrecht erhalten. Damit entfällt auch unsere Berichterstattung für Ihre Tätigkeiten vor Ort. Das zeigt Wirkung im politischen Raum. Wenn darüber hinaus das Thema Suchtmittelwerbung nicht mehr in den Medien vorkommt, ist es äußerst schwierig, eine andere, eine Gegen-Öffentlichkeit herzustellen.

Fazit ist, dass es nicht allein die Hersteller sind, die ihre Interessen vertreten müssen, sondern dass es eine Auseinandersetzung der Stellvertreter gibt. Dabei spielt dann das Volumen kaum mehr eine Rolle. Die Gesamtanteile der Alkohol- und Tabakwerbung sind insbesondere bei den Zeitungen eher gering und machen nur einen kleinen Teil der Werbeeinnahmen aus.

Beim Thema Werbeverbot meldet sich natürlich auch die Werbewirtschaft sofort zu Wort. Deren Meinung, dass Tabak- und Alkoholwerbung unbedingt erforderlich sei, verwundert nicht. Aber auch hier sehen die Fakten so aus, dass nur ein geringer Teil der Werbebranche überhaupt an die Etats der großen Markenhersteller kommt.

Als letzter Punkt der politischen Einflussnahme durch Alkohol- und Tabakhersteller sei das Sponsoring politischer Aktivitäten erwähnt. Es regt niemanden auf, es berührt niemanden, dass zum Beispiel Zigarettenhersteller die Parteitage aller etablierten Parteien sponsern.

4. UNTERSTÜTZUNG DURCH SUPRANATIONALE ORGANISATIONEN UND ZUSAMMENSCHLÜSSE

Die Bewegung, die in den letzten Jahren in die Diskussion über den Umgang mit legalen Suchtmitteln gekommen ist, kam von „außen". Weiter oben wurden bereits die Aktionspläne Alkohol und Tabak der Weltgesundheitsorganisation genannt. Zu nennen ist hier auch, insbesondere im Bereich des Tabaks, die Weltbank. Die Weltbank geht heute davon aus, dass Tabak die größte gesundheitspolitische Bedrohung, insbesondere in den Ländern des Übergangs- und der Dritten Welt, ist und hat entsprechende Untersuchungen veranlasst.

Darin konnte zum Beispiel nachgewiesen werden, dass Gesellschaften ohne Tabakwerbung einen geringeren Anstieg des Konsums haben. Die Weltbank hat ebenfalls eindeutig nachgewiesen, dass ein Rückgang des Tabakkonsums zwar zu Arbeitsplatzverlusten in der Tabakwirtschaft führen kann, nicht jedoch zu Umsatzverlusten und Umsatzrückgang innerhalb der Volkswirtschaft. Die Weltbank fördert aufgrund der von ihr vorgelegten wissenschaftlichen Ergebnisse keine Gesundheitsprojekte mehr, in denen nicht intensiv auch Fragen der Reduzierung des Konsumverhaltens von Suchtmitteln thematisiert wird.

Im Rahmen der europäischen Union gibt es vielfältige Bemühungen, den Suchtmittelkonsum zu reduzieren, wobei sich Deutschland häufiger mit der EU-Kommission anlegt. Hintergrund ist die bis jetzt nicht explizit geklärte Zuständigkeit der europäischen Union für Gesundheit. Deshalb wird immer wieder über Zuständigkeiten gestritten. So kann ein Werbeverbot für die gesamte EU auf der einen Seite eine wirtschaftliche Maßnahme sein, die für gleiche Wettbewerbsbedingungen sorgt, auf der anderen Seite aber auch eine gesundheitspolitische, weil davon auszugehen ist, dass sich der Konsum der Bevölkerung reduziert. Während die Gesundheitsverbände gerne der Linie der EU folgen, klagt die Bundesregierung, um Umsatzverlusten der deutschen Hersteller vorzubeugen.

Dennoch gibt es gesundheitspolitisch eine Reihe von positiven Ansätzen, die sich in absehbarer Zeit auch in Deutschland bemerkbar machen werden. Hingewiesen sei nur auf die Produktrichtlinie für Tabakprodukte, die zu einer Veränderung der Warnhinweise führen wird, zu einer Einschränkung der Typenprodukte wie „light" und „mild". Ebenso werden die Bemühungen, um langfristig zu einer Harmonisierung der Steuern auf alkoholische Getränke zu kommen, fortgesetzt. Und auch die Beratungen über einheitliche Werte und Bewertungen von Alkohol im Straßenverkehr werden positive Auswirkungen zeigen.

5. AKTIONSPLAN DROGEN UND SUCHT

Angebots- und Nachfragreduzierungen können dazu beitragen, dass weniger konsumiert wird und damit die gesundheitlichen, sozialen und wirtschaftlichen Schäden reduziert werden. Dies betrifft im Übrigen nicht nur die Menschen, die relativ wenig konsumieren, sondern die Maßnahmen greifen auch bei Viel- und Häufigkonsumenten. Gerade vor dem Hintergrund der Diskussionen um die Kosten im Gesundheitswesen ist jeder Euro, der zur Angebots- und Nachfragereduzierung beiträgt, gut angelegt.

Ein Schritt in die richtige Richtung ist der von der Drogenbeauftragten der Bundesregierung in Auftrag gegebene „Aktionsplan Drogen und Sucht", der erstmals alle suchtmittelspezifischen und gesundheitspolitischen Fragestellungen im Zusammenhang mit Suchtmittelgebrauch, -missbrauch und -abhängigkeit in den Fokus nimmt. Eine erfolgreiche Umsetzung wird jedoch nur dann möglich sein, wenn auch entsprechende Mittel zur Umsetzung zur Verfügung gestellt werden. Das bedeutet, dass die politische Einflussnahme der Gesundheitsverbände nicht in der Diskussion des Aktionsplans stecken bleiben darf, sondern auf der Basis des Aktionsplans noch einmal verstärkt werden muss.

Dabei sei auf eine schwierige Situation hingewiesen. Insbesondere die Verbände der Freien Wohlfahrtspflege, die sich auf der einen Seite zwar als Vertreter der von ihnen getragenen Einrichtungen verstehen, auf der anderen Seite aber auch als Anwalt der Betroffenen, werden durch die anhaltende Rezession in ihren Möglichkeiten des Einsatzes für Klientinnen und Klienten beziehungsweise Patientinnen und Patienten massiv reduziert.

Deshalb ist es unerlässlich, auch die Forderung nach einer verstärkten Patientenvertretung zu erheben. Dabei könnte es zu der Situation kommen, dass die in den Selbsthilfe- und Abstinenzverbänden vertretenen Mitglieder sich nicht mehr in erster Linie als Bestandteil des Hilfesystems für Suchtkranke verstehen, sondern ihre Rolle als Vertretung gegenüber den professionellen Angeboten der Suchtkrankenhilfe verstärken und sich auf der anderen Seite intensiver in das politische Geschäft einmischen, um die Interessen der Suchtkranken zu vertreten und Suchtmittel- und Gesundheitspolitik im Sinne der Verhinderung weiteren Leidens aktiv zu ergreifen.

Das betrifft auch die Mitarbeiter(innen) in der Suchtkrankenhilfe. Sozialarbeit versteht sich immer auch als politische Arbeit im Sinne der betreuten Klienten. Dies wird jedoch nur dann akzeptiert, wenn die Arbeit qualitativ hochwertig, einwandfrei dokumentiert und mit Erfolg durchgeführt wird. Deshalb ist immer wieder ein „Spagat" zu machen. Auf der einen Seite qualitativ hochwertige Arbeit, auf der anderen Seite politische Vertretung, um diese Arbeit weiterhin in diesem Umfang für ein schwieriges Klientel durchführen zu können.

LITERATUR

Bundesverband der Spirituosenindustrie (Hrsg.), (2000). Daten aus der Alkoholwirtschaft 2000, Bonn, Eigenverlag

Edwards, G. et. al. (1994). Alcohol Policy and the Public Good. Oxford, Oxford University Press

Hüllinghorst, R. (2000). Alkohol – Zahlen und Fakten zum Konsum. In: Deutsche Hauptstelle gegen die Suchtgefahren (Hrsg.), Jahrbuch Sucht 2001. Geesthacht, Neuland

Ledermann, S. (1964). Kann man den Alkoholismus, ohne gleichzeitige Änderung des Gesamtverbrauchs der Bevölkerung, reduzieren? In: Deutsche Hauptstelle gegen die Suchtgefahren (Hrsg.), Alkohol und Alkoholismus, 99 – 104, Hamburg, Neuland-Verlagsgesellschaft

Müller, R. (1997). Alkohol – Produktion und Handel. In: SFA (Hrsg.), Alkohol, Tabak und illegale Drogen in der Schweiz 1994–1996, 14-16, SFA, Lausanne

Uhl, A., Springer, A. (1996). Studie über den Konsum von Alkohol und psychoaktiven Stoffen in Österreich. Bundesministerium für Gesundheit, Wien

Weltgesundheitsorganisation, Regionalbüro für Europa (1992). Europäischer Aktionsplan Alkohol, Gamburg, Verlag G. Conrad

Der Zusammenhang zwischen Preis und Konsum von Zigaretten: Eine Analyse vorliegender Studien und Implikationen für die Tabakkontrollpolitik

Reiner Hanewinkel, Barbara Isensee

Ein grundlegendes Gesetz der mikroökonomischen Wirtschaftstheorie der Volkswirtschaft besagt, dass Angebot und Nachfrage den Preis bestimmen (Lachmann, 1997). Nach diesem Gesetz führt die Erhöhung des Preises eines Gutes zu einer Nachfragereduktion nach eben diesem Gut. Dieses Gesetz wurde für das Produkt Tabak oft angezweifelt, da Raucher durch ihre Abhängigkeit vom Nikotin bereit seien, auch einen höheren Preis zu bezahlen und somit weiterhin die gleiche Anzahl Zigaretten rauchen würden, um ihr Bedürfnis zu befriedigen. Die einschlägige Literatur zur Erklärung von Substanzkonsum und -störungen (für Tabak zum Beispiel US Department of Health and Human Services, 1994; für Alkohol und weitere Substanzen zum Beispiel Hawkins, Catalano, Miller, 1992) nennt unter den verschiedenen biopsychosozialen Faktoren, die die Wahrscheinlichkeit des Konsums beeinflussen, als eine Determinante die Variable „Verfügbarkeit“: Je geringer die Verfügbarkeit einer Substanz ist – und der Preis einer Substanz ist neben rechtlichen Bestimmungen und den Zugangsmöglichkeiten zur Substanz (zum Beispiel Verkauf an Automaten) ein Indikator für die Verfügbarkeit –, desto geringer ist der Konsum der Substanz. Demnach sollte ein höherer Preis den Konsum der Substanz reduzieren.

Die Frage nach dem Zusammenhang von Preis und Konsum von Zigaretten ist jedoch keine rein akademische Frage und nicht nur von wissenschaftlichem Interesse. Sie ist auch politisch relevant, da in vielen Ländern die – politisch gesteuerte – Tabaksteuer ein Bestandteil des Preises von Zigaretten ist. Wenn man davon ausgehen kann, dass der Preis mit dem Konsum von Zigaretten korreliert ist, so kommt der Tabaksteuer auch die Rolle eines politischen Beeinflussungsmittels zur Kontrolle des Tabakkonsums zu.

Dieses Kapitel soll einen Überblick zu vorliegenden Studien zum Zusammenhang zwischen Preis und Konsum von Zigaretten geben und eine kürzlich in Deutschland durchgeführte Untersuchung etwas genauer referieren.

ÜBERSICHT ZU STUDIEN ZUM ZUSAMMENHANG ZWISCHEN PREIS UND KONSUM VON ZIGARETTEN

Möchte man die Auswirkungen des Preis- beziehungsweise Steuerniveaus auf den Konsum von Zigaretten genauer untersuchen, so lassen sich prinzipiell zwei verschiedene Herangehensweisen unterscheiden: Eine Möglichkeit besteht in der Auswertung von (offiziellen) *Verkaufszahlen*. Dieser Ansatz, der sich makroökonomischer Daten bedient, ist mit dem Nachteil verbunden, dass nur der im Land erfasste Absatz regulär versteuerter Zigaretten erfasst wird, aber Faktoren wie zum Beispiel Schmuggel nicht berücksichtigt werden können. Daher können die so gewonnenen Daten einem gewissen Bias unterliegen (Lewit, Coate, 1982). Auch ist die gezielte Untersuchung von individuellen Einflussfaktoren wie dem Alter, dem Geschlecht oder sozioökonomischer Variablen bei der Analyse derart aggregierter Daten nicht möglich.

Ein alternativer Weg besteht in der Erhebung *individueller Daten* zum Konsum von Zigaretten zum Beispiel über Interviews oder Fragebögen. Dieser Ansatz ist mit dem Vorteil verbunden, dass im Gegensatz zu der Analyse von aggregierten Verkaufszahlen auch abgeschätzt werden kann, ob und in welchem Ausmaß sich das Preisniveau auf die Menge konsumierter Zigaretten oder auf den Anteil von Rauchern in der Bevölkerung auswirkt (das heißt, ob mehr Personen mit dem Rauchen aufhören oder weniger mit dem Rauchen beginnen im Vergleich zu Zeiten oder Regionen mit niedrigerem Preisniveau). Auch kann mit diesem Ansatz der Einfluss von individuellen Faktoren wie dem Alter, dem Geschlecht oder dem sozioökonomischem Status auf das Rauchverhalten untersucht werden.

Zu beiden methodischen Ansätzen liegt eine Vielzahl von Studien vor, die den Zusammenhang zwischen Preisniveau und Zigarettenkonsum untersucht haben. Besonders häufig wird in derartigen Studien als Maß für die Auswirkung des Preisniveaus die sogenannte *Preiselastizität* bestimmt. Die Preiselastizität ist ein Maß für die Beziehung zwischen Preis- und Nachfragevariation, sie setzt die prozentuale Veränderung der Nachfrage ins Verhältnis zur prozentualen Veränderung des Preises.

Formal ist die Preiselastizität definiert als prozentuale Veränderung des Konsums nach einer 1-prozentigen Preiserhöhung (Chaloupka, Cummings, Morley, Horan, 2002). So drückt eine Preiselastizität von -0,5 eine Abnahme der Nachfrage um 0,5% bei einer 1-prozentigen Preiserhöhung aus, bei einer Preiserhöhung um 10% besagt eine Preiselastizität von -0,5 eine Nachfragereduktion um 5%. Tabelle 1 gibt einen Überblick über Studien, die den Zusammenhang zwischen Preis und Konsum von Tabakprodukten untersucht und die Preiselastizität ermittelt haben. Im ersten Abschnitt der Tabelle werden Studien dargestellt, die Daten auf der Ebene des individuellen Konsums analysiert haben, im zweiten Teil werden Studien referiert, die Verkaufszahlen als Datengrundlage herangezogen haben. Übersichten zu derartigen Studien finden sich auch bei Chaloupka, Hu, Warner, Jacobs und Yurekli (2000), Chaloupka et al. (2002), Grossman (1989), Jha und Chaloupka (1999), Kaplan, Ake, Emery und Navarro (2001), Lewit und Coate (1982), US Department of Health and Human Services (2000), World Bank (1999) sowie Townsend (1996).

Tabelle 1: Übersicht zu Studien zum Zusammenhang zwischen Preis und Konsum von Zigaretten (modifiziert nach US Department of Health and Human Services, 2000)

Autor(en)	Land	ermittelte Preiselastizität	Anmerkungen
Jha, Chaloupka (1999); Chaloupka et al. (2000)	Länder mit hohem Einkommen	Spanne von -0,25 bis -0,50 Mittelwert -0,40	Übersicht über verschiedene Studien mit unterschiedlicher Methodik
	Länder mit mittlerem Einkommen	Spanne von -0,50 bis -1,00 Mittelwert -0,80	
Studien auf der Ebene individueller Daten zum Konsum			
Lewit, Coate (1982)	USA	insgesamt -0,42 für Raucheranteil -0,26 für Anzahl Zig. -0,10	größere Effekte bei jungen Erwachsenen größere Effekte bei Männern

Autor(en)	Land	ermittelte Preiselastizität	Anmerkungen
Chaloupka et al. (1997)	USA	-0,59	nur junge Männer befragt bezieht sich auf Tabakprodukte, die nicht geraucht werden
Farrelly, Bray (1998)	USA	insgesamt -0,25 für Raucheranteil -0,15 für Anzahl Zig. -0,10	größere Effekte bei jungen Erwachsenen größere Effekte bei sozial Schwächeren größere Effekte bei ethnischen Minderheiten keine Geschlechtsunterschiede
Chaloupka, Wechsler (1997)	USA	insgesamt -1,31 für Raucheranteil -0,52	nur College-Studenten befragt
Chaloupka (1991; 1992)	USA	Spanne von -0,27 bis -0,48	
Wasserman et al. (1991)	USA	Spanne von 0,069 bis -0,23	
Hu et al. (1995)	USA	-0,46	
Ohsfeldt et al. (1997)	USA	-0,05	nur Männer befragt bezieht sich auf Tabakprodukte, die nicht geraucht werden

Autor(en)	Land	ermittelte Preiselastizität	Anmerkungen
Ohsfeldt et al. (1999)	USA	-0,15	nur Männer befragt bezieht sich auf Tabakprodukte, die nicht geraucht werden
Evans, Ringel (1999)	USA	Spanne von -0,25 bis -0,56	nur schwangere Frauen befragt
Hanewinkel, Isensee (2002, 2003)	Deutschland	Spanne von -0,19 bis -0,46	größere Effekte bei einkommens-schwächeren Personen keine größeren Effekte bei Jüngeren
Studien auf der Ebene der Verkaufszahlen			
IEMS (1999)	Schweiz	kurzfristig -0,25 langfristig -0,36 bis -0,48	
Bishop, Yoo (1985)	USA	-0,45	
Baltagi, Levin (1986)	USA	-0,14	
Porter (1986)	USA	-0,27	
Baltagi, Goel (1987)	USA	1956-1964: -0,56 1972-1983: -0,17	
Seldon, Doroodian (1989)	USA	-0,40	
Seldon, Boyd (1991)	USA	kurzfristig -0,22 langfristig -0,37	
Simonich (1991)	USA	-0,37	
Tegene (1991)	USA	1956: -0,66 1985: -0,15	
Chaloupka, Saffer (1992)	USA	-0,28	

Autor(en)	Land	ermittelte Preiselastizität	Anmerkungen
Flewelling et al. (1992)	USA	Spanne von -0,25 bis -0,35	
Peterson et al. (1992)	USA	-0,49	
Keeler et al. (1993)	USA	kurzfristig -0,3 bis -0,5 langfristig -0,5 bis -0,6	
Becker et al. (1994)	USA	kurzfristig -0,36 bis -0,44 langfristig -0,73 bis -0,79	Schmuggel in Modellierung berücksichtigt
Hu et al. (1994)	USA	langfristig -0,39	
Sung et al. (1994)	USA	kurzfristig -0,40 langfristig -0,48	
Barnett et al. (1995)	USA	Spanne von -0,76 bis -1,12	
Goel, Morey (1995)	USA	Spanne von -0,28 bis -0,37	
Tremblay, Tremblay (1995)	USA	-0,41	
Yurekli, Zhang (2000)	USA	Spanne von -0,48 bis -0,62	Schmuggel in Modellierung berücksichtigt
Hanewinkel, Isensee (2003)	Deutschland	Spanne von -0,12 bis -0,28	

Zusammenfassend lässt sich feststellen, dass sowohl auf der Ebene individuell erfasster als auch auf der Ebene aggregierter Daten von Verkaufszahlen zur Schätzung des Pro-Kopf-Konsums eine Erhöhung des Preises den Konsum von Tabak senkt. Schätzungen zur Größenordnung der Effekte einer Steuer- resp. Preiserhöhung auf den Zigarettenkonsum ermitteln für westliche Industrienationen eine Preiselastizität von etwa -0,4 (Spanne von -0,25 bis -0,50; Jha, Chaloupka, 1999; Chaloupka et al., 2000). Bei Jugendlichen und in sozial niedrigeren Schichten sowie in ökonomisch schwächeren Ländern liegt diese Preiselastizität sogar zwischen -0,8 und -1,4 (jedoch auch widersprechende Befunde bei Borren, Sutton, 1992; Wasserman, Manning, Newhouse, Winkler, 1991). Die geringere Finanzkraft scheint diese Gruppen responsiver auf Preiserhöhungen reagieren zu lassen (Liang, Chaloupka, 2002). Zudem scheinen insgesamt die langfristigen Effekte ausgeprägter zu sein als die kurzfristigen (Levy, Cummings, Hyland, 2000). Für Länder mit mittlerem und geringerem Einkommen liegen die Schätzungen in einer Spanne von -0,50 bis -1,00, wobei sich als Mittel der Wert -0,80 herauskristallisiert (Jha, Chaloupka, 1999; Chaloupka et al., 2000).

Im Gegenzug zum Effekt von Preiserhöhungen ist die Senkung der Tabaksteuer mit erhöhten Inzidenzraten von Rauchern, geringeren Quit-Raten sowie einer steigenden Anzahl gerauchter Zigaretten assoziiert (Hamilton, Levinton, St.-Pierre, Grimard, 1997).

Aufbauend auf den in den vorliegenden Studien ermittelten Daten zur Preiselastizität von Tabakprodukten wurden Simulationsstudien durchgeführt, die unter der Annahme einer gegebenen Preiselastizität die Veränderungen in Raucherquote und Zigarettennachfrage für verschiedene Preissteigerungen prädizieren (zum Beispiel Hu, Mao, 2002; IEMS, 1999; Kaplan et al., 2001; Levy et al., 2000; Trigg, Bosanquet, 1992; Warner, 1986). Diese Simulationsstudien sind geeignet, die kurz- und langfristigen Effekte von Tabaksteuererhöhungen auf den Absatz von Zigaretten und damit auch auf das (veränderte) Steueraufkommen abzuschätzen sowie Auswirkungen auf Raucherquote, Folgekosten und -schäden des Rauchens vorherzusagen. Die Simulationsstudien kommen übereinstimmend und eindrücklich zu der Ansicht, dass Tabaksteuererhöhungen besonders unter längerfristiger Perspektive ein wichtiges Mittel der Gesundheitspolitik sein können.

DATEN AUS DEUTSCHLAND

Für Deutschland hat Junge (1996) den Pro-Kopf-Verbrauch an Zigaretten seit Mitte der fünfziger Jahre abgetragen und gezeigt, dass alle Tabaksteuererhöhungen seit 1972 dazu führten, dass der Pro-Kopf-Verbrauch von Zigaretten in den betreffenden Jahren entweder deutlich unter das Vorjahresniveau fiel oder ein weiterer Aufwärtstrend unterbrochen wurde. Längerfristig glich sich der Konsum dann nicht an den ursprünglichen Verlauf an, sondern setzte sich auf niedrigerem Niveau fort.

Erstmals für Deutschland konnten aus Anlass der Tabaksteuererhöhung zum 1.1.2002 die Auswirkungen einer Steuererhöhung auf der Basis individuell erhobener Daten untersucht werden[1] (Hanewinkel, Isensee, 2002, 2003). Im Rahmen dieser Studie wurden zwei Befragungen an repräsentativen Bevölkerungsstichproben durchgeführt. Dabei wurde die erste Erhebung im Dezember 2001, also bevor die Tabaksteuer zum 1.1.2002 um 1 Cent pro Zigarette erhöht wurde, die zweite Erhebung im Januar/Februar 2002, das heißt direkt nach Umsetzung der Tabaksteuererhöhung, durchgeführt. In face-to-face Interviews wurden neben soziodemographischen Variablen der Raucherstatus, die Anzahl konsumierter Zigaretten, die Einstellung zur Steuererhöhung und kognitive und behaviorale Konsequenzen erfragt.

Die Steuererhöhung hielt einen großen Teil der Raucher dazu an, sich mit ihrem Rauchverhalten auseinander zu setzten: Vor der Erhöhung der Tabaksteuer gaben 35,1% der Raucher an, bedingt durch die Steuererhöhung über ihr Rauchverhalten nachzudenken, auch nach der Steuererhöhung sind dies noch 24,1%. Dieser Befund bedeutet, dass durch die Steuererhöhung ein nicht unbeträchtlicher Teil der Raucher ihr Rauchverhalten (kritisch) hinterfragt hat. Sie denken nicht nur über eine Verhaltensänderung allgemein nach, sondern überlegen sich auch Alternativen: Vor der Steuererhöhung beabsichtigen 26,4% der Raucher ihren Konsum zu reduzieren, nach der Steuererhöhung geben immerhin 11,5% der Raucher an, ihren Konsum tatsächlich reduziert zu haben. Etwa gleich viele Raucher (10,8% beziehungsweise 11,0%) geben vor und nach der Steuererhöhung an, auf eine günstigere Marke umsteigen zu wollen beziehungsweise tatsächlich umgestiegen zu sein. 10,7% der Raucher beabsichtigen, aufgrund der Steuererhöhung das Rauchen ganz einzustellen, 4,7% geben dann an, dies tatsächlich geschafft zu haben. Dass von den Intentionen nur ein Teil in konkrete Verhaltensänderungen umgesetzt wird, überrascht aufgrund des hohen Abhängigkeitspotenzials des Nikotins nicht. Von der Höhe her sind die berichteten Verhaltensänderungen jedoch beeindruckend: 11,5% der befragten Raucher geben an, aufgrund der Steuererhöhung weniger zu rauchen, 4,7% haben sogar ganz auf das Rauchen verzichtet. In Anbetracht der relativ geringen Preissteigerung der Zigaretten überraschen diese Befunde.

---

1 Gefördert aus Mitteln des Bundesministeriums für Gesundheit.

Der Anteil von 4,7% der vor der Erhöhung rauchenden Personen, die wegen der Erhöhung den Konsum ganz einstellten, ist sehr gut vergleichbar mit der in einer Studie von Biener, Aseltine, Cohen und Anderka (1998) berichteten Quitrate von 3,5%. Etwas höher war bei Biener et al. (1998) der Anteil derjenigen Raucher ausgeprägt, die die Erhöhung durch den Wechsel auf eine günstigere Marke kompensiert oder die ihre Konsummenge reduziert haben.

Die Anzahl der täglich gerauchten Zigaretten reduzierte sich zwischen November 2001 und Februar 2002 um 1,33%, das heißt sie veränderte sich in einem numerisch eher geringen Ausmaß. Setzt man diese Veränderung des Konsums ins Verhältnis zur Veränderung des Preises (der Preis für Zigaretten in Originalpackungen stieg zum 1.1.2002 um 6,76%, der Preis für Zigaretten aus Automatenpackungen dagegen nur um 2,87%), so ergab sich für Zigaretten in Originalpackungen eine Preiselastizität von -0,19 und für Zigaretten in Automatenpackungen eine Preiselastizität von -0,46. Bei jüngeren Probanden fiel die prozentuale Veränderung des Konsums mit -1,12% geringer aus als in den Gesamtstichproben, somit war auch die Preiselastizität mit -0,16 beziehungsweise -0,39 geringer. Einkommensschwächere Probanden reduzierten ihren Konsum mit -2,98% deutlich stärker, damit war die Preiselastizität in dieser Gruppe mit -0,44 für Originalpackungen und -1,04 für Automatenpackungen entsprechend höher.

Die für Automatenzigaretten ermittelte Preiselastizität von -0,46 ist sehr gut mit dem Wert von -0,4 vergleichbar, der für westliche Industrienationen allgemein berichtet wird (Chaloupka et al., 2000; Jha, Chaloupka, 1999). Auch die für die individuellen Daten ermittelte höhere Preiselastizität für die Gruppe der Einkommensschwächeren ist sehr gut mit den in der Literatur berichteten Werten in Einklang zu bringen (Chaloupka et al., 2000; Jha, Chaloupka, 1999; Townsend, Roderick, Cooper, 1994; Farrelly, Bray, 1998). Dass sich keine erhöhte Preiselastizität bei Jugendlichen belegen ließ, widerspricht Befunden aus der Literatur (zum Beispiel Harris, Chan, 1999; Lewit, Coate, 1982; Farrelly, Bray, 1998), andererseits fanden auch Wasserman et al. (1991) sowie Borren und Sutton (1992) keine Alterseffekte.

In Anbetracht der nur sehr geringen Preissteigerung sind die erhobenen Befunde durchaus bemerkenswert: Nimmt man die auf Basis der individuellen Daten für Automatenzigaretten ermittelte Preiselastizität von -0,46 als gegeben an, so lässt sich folgendes Szenario simulieren: Würde man den Preis für Zigaretten nicht „nur" um 2,87%, sondern um 10% erhöhen, so würde die Menge der durchschnittlich gerauchten Zigaretten um 4,63% sinken. Bei der Untergruppe der Einkommensschwächeren läge diese Reduktion sogar bei 10,37%.

Bestätigung finden diese Befunde der Studie auf Basis individuell erfasster Daten auch in einer Auswertung der Daten des Statistischen Bundesamtes (2001 a-c; 2002 a-c) zur Menge versteuerter Zigaretten in den Jahren 2001 und 2002. Aus diesen Daten kann man für Zigaretten aus Automatenpackungen für die ersten drei Quartale 2002 eine Preiselastizität von -0,28 schätzen (Hanewinkel, Isensee, 2003).

SCHLUSSFOLGERUNGEN

Eine Fülle von (internationalen) Untersuchungen und die vorliegenden Daten aus Deutschland belegen, dass die Erhöhung des Tabakpreises – und die Tabaksteuer ist eine Komponente des Preises – zu einer Reduktion der Nachfrage führt. Die Preisgestaltung ist somit – auch nach einer Studie im Auftrag der Weltbank (Jha, Chaloupka, 1999; World Bank, 1999) – neben nicht-preisgebundenen Interventionen (zum Beispiel Werbeverbot, Informationskampagnen, Restriktionen) eine geeignete und effektive Maßnahme zur Reduktion der Nachfrage nach Tabak.

Zigaretten sind in Deutschland, wenn man die landestypische Kaufkraft berücksichtigt und ferner Deutschland mit anderen westlichen Industrienationen wie beispielsweise Frankreich, Dänemark, Italien, Schweden, Großbritannien und die USA vergleicht, preiswert. In der Dekade von 1990 bis 2000 ist in Deutschland der reale Preis für Zigaretten, das heißt der Preis, der auch die Inflationsrate berücksichtigt, nicht gestiegen. In den meisten anderen westlichen Ländern ist hingegen der reale Preis für Zigaretten in dieser Zeitspanne gestiegen (Guindon, Tobin, Yach, 2002). Deutlich wird aus diesen Befunden, dass Deutschland die Tabaksteuer bisher nicht als politisches Instrument zur Beeinflussung des Tabakkonsums betrachtet hat.

Dass eine derartige Erhöhung durchaus auf eine breite Akzeptanz in der Bevölkerung treffen könnte, legen Daten aus den USA nahe: In Befragungen war die Befürwortung von Steuererhöhungen für Tabakprodukte mit Werten um 70% sehr hoch ausgeprägt (Björnson, Sahr, Moore et al., 1997; Nicholl, 1998). Zwar zeigten sich Unterschiede zwischen Rauchern und Nichtrauchern derart, dass bei Nichtrauchern die Befürwortung deutlich höher ausgeprägt war (in der Studie von Björnson et al. lag diese Quote bei 76%) als bei Rauchern, aber auch diese stimmten in der erwähnten Studie noch zu 44% einer Steuererhöhung zu.

In der oben referierten Studie aus Deutschland war die Befürwortung der Tabaksteuererhöhung deutlich niedriger ausgeprägt als in amerikanischen Studien – gut ein Drittel befürwortete die Steuererhöhung und knapp die Hälfte der Befragten lehnte sie ab – jedoch wurde die Meinung zu einer Tabaksteuererhöhung in dieser Studie relativ unspezifisch erfasst, das heißt es folgten keine weiteren Fragen beispielsweise zur Einschätzung, wie Mehreinnahmen aus der Tabaksteuererhöhung verwendet werden sollten. In den US-amerikanischen Studien zeigte sich eine besonders ausgeprägte Befürwortung einer Tabaksteuererhöhung, wenn geplant war, die staatlichen Mehreinnahmen zweckgebunden, zum Beispiel zur Finanzierung von Präventionsprogrammen oder von Folgeschäden des Rauchens, zu investieren. Eine derartige zweckgebundene Verwendung der Erträge aus der Tabaksteuererhöhung zum 1. Januar 2002 war in Deutschland nicht geplant, sondern das zusätzliche Steueraufkommen sollte in die Finanzierung der Terrorismusbekämpfung fließen. Inwieweit dieser Verwendungszweck von den Bürgern akzeptiert wird, darüber lässt sich nur spekulieren. Es kann jedoch die Hypothese aufgestellt werden, dass die Akzeptanz für die geplante Verwendung geringer ausfällt als die in Studien vergleichsweise hohe Akzeptanz bei einer Verwendung für direkt mit dem Tabakkonsum zusammenhängende Zwecke.

Auf Ebene der Ergebnisse aus Deutschland und unter Berücksichtigung der internationalen Literatur scheint die Forderung damit um so dringlicher, dass auch in Deutschland im Rahmen eines Gesamtkonzeptes der Tabakkontrolle neben anderen Methoden die Tabaksteuer verstärkt als ein (politisches) Mittel zur Reduzierung des Tabakkonsums betrachtet werden sollte. Dies wurde bereits vom Sachverständigenrat für die Konzertierte Aktion im Gesundheitswesen (Sachverständigenrat für die Konzertierte Aktion im Gesundheitswesen, 2001) sowie in den Handlungsempfehlungen für eine wirksame Tabakkontrollpolitik vom Deutschen Krebsforschungszentrum (Bornhäuser, 2002) nachdrücklich gefordert. Steuererhöhungen sind insbesondere im Rahmen eines Gesamtkonzepts der Tabakkontrolle sinnvoll und wirksam. Dieses Gesamtkonzept müsste ferner die folgenden Komponenten umfassen: totales Verbot jeder direkten und indirekten Werbung für Tabakprodukte, gesetzliche Grenzwerte für Schadstoffe im Tabak, Warnhinweise auf Zigarettenschachteln, Abschaffung von jedermann frei zugänglichen Automaten, Verbot des Verkaufs von Tabakprodukten an Minderjährige, Gesundheitserziehung, -kampagnen, Präventionsprogramme für Kinder und Jugendliche, Einrichtung rauchfreier Zonen, Schaffung einer flächendeckenden Versorgung der Raucherentwöhnung, Verschärfung anderer Gesetze wie zum Beispiel zur Produkthaftung und die Verwendung eines bestimmten Prozentsatzes der Tabaksteuer für Forschung und Gesundheitserziehung (Hanewinkel, Pohl, 2001). Aufgrund aktuell steigender Prävalenzen des Rauchens insbesondere in der Kindheit und Adoleszenz erscheint diese Forderung für Deutschland angebracht (Bayerisches Staatsministerium für Gesundheit, Ernährung und Verbraucherschutz, 2001; Bundeszentrale für gesundheitliche Aufklärung, 2001, 2002). Oder um es mit den Worten des Sachverständigenrats für die Konzertierte Aktion im Gesundheitswesen zu sagen ist „ein einfaches ‚Weiter so wie bisher' oder ‚Von allem ein bisschen mehr' ... nicht akzeptabel" (Sachverständigenrat für die Konzertierte Aktion im Gesundheitswesen, 2001).

LITERATUR

Baltagi, B.H., Goel, R.K. (1987). Quasi-experimental price elasticities of cigarette demand and the bootlegging effect. American Journal of Agricultural Economics, 69, 750-754

Baltagi, B.H., Levin, D. (1986). Estimating dynamic demand for cigarettes using panel data: the effects of bootlegging, taxation, and advertising reconsidered. Review of Economics and Statistics, 68, 148-155

Barnett, P.G., Keeler, T.E., Hu, T.-W. (1995). Oligopoly structure and the incidence of cigarette excise taxes. Journal of Public Economics, 57, 457-470

Bayerisches Staatsministerium für Gesundheit, Ernährung und Verbraucherschutz (2001). Gesundheitsverhalten Jugendlicher in Bayern 2000. München: Bayerisches Staatsministerium für Gesundheit, Ernährung und Verbraucherschutz

Becker, G.S., Grossman, M., Murphy, K.M. (1994). An empirical analysis of cigarette addiction. American Economic Review, 84, 39-48

Biener, L., Aseltine, R.H., Cohen, B., Anderka, M. (1998). Reactions of adult and teenage smokers to the Massachusetts tobacco tax. American Journal of Public Health, 88, 1389-1391

Bishop, J.A., Yoo, J.H. (1985). „Health scare", excise taxes and advertising ban in the cigarette demand and supply. Southern Economic Journal, 52, 402-411

Björnson, W., Sahr, R.C., Moore, J., Balshem, H., Fleming, D., Strouse, R., Hall, J., Steel, B.S. (1997). Tobacco tax initiatives – Oregon, 1996. Morbidity and Mortality Weekly Report, 46, 246-248

Bornhäuser, A. (2002). Gesundheit fördern – Tabakkonsum verringern: Handlungsempfehlungen für eine wirksame Tabakkontrollpolitik in Deutschland. Rote Reihe Tabakprävention und Tabakkontrolle, Sonderband I. Deutsches Krebsforschungszentrum Heidelberg, Eigenverlag

Borren, P., Sutton, M. (1992). Are increases in cigarette taxation regressive? Health Economics, 1, 245-253

Bundeszentrale für gesundheitliche Aufklärung (2001). Die Drogenaffinität Jugendlicher in der Bundesrepublik Deutschland 2001. Eine Wiederholungsbefragung der Bundeszentrale für gesundheitliche Aufklärung. Köln, BZgA

Bundeszentrale für gesundheitliche Aufklärung (2002). Jugendliche Raucher. Veränderungen des Rauchverhaltens und Ansätze für die Prävention. Köln, BZgA

Chaloupka, F.J. (1991). Rational addictive behavior and cigarette smoking. Journal of Political Economy, 99, 722-742

Chaloupka, F.J. (1992). Clean indoor air laws, addiction and cigarette smoking. Applied Economics, 24, 193-205

Chaloupka, F.J., Cummings, K.M., Morley, C.P., Horan, J.K. (2002). Tax, price and cigarette smoking: evidence from the tobacco documents and implications for tobacco marketing strategies. Tobacco Control, 11, Suppl 1, i62-i72

Chaloupka, F.J., Hu, T., Warner, K.E., Jacobs, R., Yurekli, A. (2000). The taxation of tobacco products. In: P. Jha, F.J. Chaloupka (Eds.), Tobacco control in developing countries (pp. 237-272). Oxford, University Press

Chaloupka, F.J., Saffer, H. (1992). Clean indoor air laws and the demand for cigarettes. Contemporary Policy Issues, 10, 72-83

Chaloupka, F.J., Tauras, J.A., Grossman, M. (1997). Public policy and youth smokeless tobacco use. Southern Economic Journal, 64, 503-516

Chaloupka, F.J., Wechsler, H. (1997). Price, tobacco control policies and smoking among young adults. Journal of Health Economics, 16, 359-373

Evans, W.N., Ringel, J.S. (1999). Can higher cigarette taxes improve birth outcomes? Journal of Public Ecomonics, 72, 135-154

Farelly, M.C., Bray, J.W. (1998). Response to increase in cigarette prices by race/ethnicity, income, and age groups – United States, 1976-1993. Morbidity and Mortality Weekly Report, 47, 605-609

Flewelling, R.L., Kenney, E., Elder, J.P., Pierce, J., Johnson, M., Bal, D.G. (1992). First-year impact of the 1989 California cigarette tax increase on cigarette consumption. American Journal of Public Health, 82, 867-869

Goel, R.K., Morey, M.J. (1995). The interdependence of cigarette and liquor demand. Southern Economic Journal, 62, 451-459

Grossman, M. (1989). Health benefits of increases in alcohol and cigarette taxes. British Journal of Addiction, 84, 1193-1204

Guindon, G.E., Tobin, S., Yach, D. (2002). Trends and affordability of cigarette prices: ample room for tax increases and related health gains. Tobacco Control, 11, 35-43

Hamilton, V.H., Levinton, C., St.-Pierre, Y., Grimard, F. (1997). The effect of tobacco tax cuts on cigarette smoking in Canada. Canadian Medical Association Journal, 156, 187-191

Hanewinkel, R., Isensee, B. (2002). Umsetzung, Akzeptanz und Auswirkungen der Tabaksteuererhöhung vom 1. Januar 2002. Bevölkerungsrepäsentative Untersuchung im Auftrag des Bundesministeriums für Gesundheit, Abschlussbericht [http://www.bmgs.bund.de/downloads/Tabaksteuer.pdf]. Eingesehen am 25.07.03

Hanewinkel, R., Isensee, B. (2003). Umsetzung, Akzeptanz und Auswirkungen der Tabaksteuererhöhung vom 1. Januar 2002. Sucht, 49, 168-179

Hanewinkel, R., Pohl, J. (2001). Auswirkungen eines totalen Werbeverbots für Tabakprodukte – ein Diskussionsbeitrag. Sucht, 47, 104-113

Harris, J.E., Chan, S.W. (1999). The continuum of addiction: cigarette smoking in relation to price among Americans aged 15-29. Health Economics, 8, 81-86

Hawkins, J.D., Catalano, R.F., Miller, J.Y. (1992). Risk and protective factors for alcohol and other drug problems in adolescence and early adulthood: Implications for substance abuse prevention. Psychological Bulletin, 112, 64-105

Hu, T.-W., Bai, J., Keeler, T.E., Barnett, P.G., Sung, H.Y. (1994). The impact of California Proposition 99, a major antismoking law, on cigarette consumption. Journal of Public Health Policy, 15, 26-36

Hu, T.-W., Mao, Z. (2002). Effects of cigarette tax on consumption and the Chinese economy. Tobacco Control, 11, 105-108

Hu, T.-W., Ren, Q.-F., Keeler, T.E., Bartlett, J. (1995). The demand for cigarettes in California and behavioral risk factors. Health Economics, 4, 7-14

Institut d'économie et management de la santé (IEMS) (1999). Die Beziehung(en) zwischen Tabakkonsum und Tabaksteuer – verschiedene Szenarien. Université de Lausanne, Eigenverlag

Jha, P., Chaloupka, F.J. (1999). Curbing the epidemic: governments and the economics of tobacco control. Washington, D.C.: World Bank

Junge, B. (1996). Tabak – Zahlen und Fakten zum Konsum. In: Deutsche Hauptstelle gegen die Suchtgefahren (Hrsg.), Jahrbuch Sucht 1997, 19-31, Geesthacht, Neuland

Kaplan, R.M., Ake, C.F., Emery, S.L., Navarro, A.M. (2001). Simulated effect of tobacco tax variation on populational health in California. American Journal of Public Health, 91, 239-244

Keeler, T.E., Hu, T.W., Barnett, P.G., Manning, W.G. (1993). Taxation, regulation, and addiction: a demand function for cigarettes based on time-series evidence. Journal of Health Economics, 12, 1-18

Lachmann, W. (1997). Volkswirtschaftslehre 1. Grundlagen. 3. Auflage. Berlin, Springer

Levy, D.T., Cummings, K.M., Hyland, A. (2000). Increasing taxes as a strategy to reduce cigarette use and deaths: results of a simulation model. Preventive Medicine, 31, 279-286

Lewit, E.M., Coate, D. (1982). The potential for using excise taxes to reduce smoking. Journal of Health Economics, 1, 121-145

Liang, L., Chaloupka, F.J. (2002). Differential effects of cigarette price on youth smoking intensity. Nicotine, Tobacco Research, 4, 109-114

Nicholl, J. (1998). Tobacco tax initiatives to prevent tobacco use. A study of eight statewide campaigns. Cancer, 83, 2666-2679

Ohsfeldt, R., Boyle, R.G., Capilouto, E. (1997). Effects of tobacco excise taxes on the use of smokeless tobacco products in the U.S. Electronic Health Economics Letters, 1, 10-19

Ohsfeldt, R., Boyle, R.G., Capilouto, E. (1999). Tobacco taxes, smoking restrictions, and tobacco use. In: F.J. Chaloupka, M. Grossman, W.K. Bickel, H. Saffer (Eds.), The economic analysis of substance use and abuse: an integration of econometric and behavioral economic research, 15-29. Chicago, University of Chicago Press

Peterson, D.E., Zegler, S.L., Remington, P.L., Anderson, H.A. (1992). The effect of state cigarette tax increases on cigarette sales 1955-1988. American Journal of Public Health, 82, 94-96

Porter, R.H. (1986). The impact of government policy on the U.S. cigarette industry. In: P.M. Ippolito, D.T. Scheffman (Eds.), Empirical approaches to consumer protection economics (pp. 447-481). Washington: US Government Printing Office

Sachverständigenrat für die Konzertierte Aktion im Gesundheitswesen (2001). Gutachten 2000/2001. Bedarfsgerechtigkeit und Wirtschaftlichkeit. Bd. III: Über-, Unter- und Fehlversorgung. [http://www.svr-gesundheit.de/gutacht/gutalt/gutaltle.htm]. Eingesehen am 30.10.02

Seldon, B.J., Boyd, R. (1991). The stability of cigarette demand. Applied Economics, 23, 319-326

Seldon, B.J., Dooroodian, K.A. (1989). A simultaneous model of cigarette advertising: effects on demand and industry response to public policy. Review of Economics and Statistics, 71, 673-677

Simonich, W.L. (1991). Government antismoking policies. New York, Peter Lang Publishing

Statistisches Bundesamt (2001a). Ausgaben für Tabakwaren im ersten Vierteljahr 2001 um 7,8% gestiegen. Pressemitteilung vom 30. April 2001 [http://www.destatis.de/presse/deutsch/pm2001/p1570064.htm]. Eingesehen am 30.10.02

Statistisches Bundesamt (2001b). Nur für Zigarren und Zigarillos wurde im zweiten Vierteljahr 2001 mehr ausgegeben. Pressemitteilung vom 19. Juli 2001. [http://www.destatis.de/presse/deutsch/pm2001/p2530064.htm]. Eingesehen am 30.10.02

Statistisches Bundesamt (2001c). 6,6% höhere Ausgaben für Tabakwaren im 3. Quartal 2001. Pressemitteilung vom 24. Oktober 2001 [http://www.destatis.de/presse/deutsch/pm2001/p3810064.htm]. Eingesehen am 30.10.02

Statistisches Bundesamt (2002a). Ausgaben für Tabakwaren im ersten Quartal 2002 um 4,0% gestiegen. Pressemitteilung vom 25. April 2002 [http://www.destatis.de/presse/deutsch/pm2002/p1440064.htm]. Eingesehen am 25.10.02

Statistisches Bundesamt (2002b). Ausgaben für Tabakwaren im zweiten Quartal 2002 um 8,0% gestiegen. Pressemitteilung vom 24. Juli 2002 [http://www.destatis.de/presse/deutsch/pm2002/p2630064.htm]. Eingesehen am 25.10.02

Statistisches Bundesamt (2002c). Ausgaben für Tabakwaren im dritten Quartal 2002 um 4,5% gestiegen. Pressemitteilung vom 22. Oktober 2002 [http://www.destatis.de/presse/deutsch/pm2002/p3710064.htm]. Eingesehen am 25.10.02

Sung, H.Y., Hu, T.-W., Keeler, T.E. (1994). Cigarette taxation and demand: an empirical model. Contemporary Economic Policy, 12, 91-100

Tegene, A. (1991). Kalman filter and the demand for cigarettes. Applied Economics, 23, 1175-1182

Townsend, J. (1996). Price and consumption of tobacco. British Medical Bulletin, 52, 132-142.

Townsend, J., Roderick, P., Cooper, J. (1994). Cigarette smoking by socioeconomic group, sex, and age: effects of price, income, and health publicity. British Medical Journal, 309, 923-927

Tremblay, C.H., Tremblay, V.J. (1995). The impact of cigarette advertising on consumer surplus, profit, and social welfare. Contemporary Economic Policy, 13, 113-124

Trigg, A.B., Bosanquet, N. (1992). Tax harmonisation and the reduction of European smoking rates. Journal of Health Economics, 11, 329-346

U.S. Department of Health and Human Services (1994). Reducing tobacco use among young people: A report of the Surgeon General. Atlanta: U.S. Department of Health and Human Services, Public Health Service, Centers for Disease Control and Prevention, National Center for Chronic Disease Prevention and Health Promotion, Office on Smoking and Health

U.S. Department of Health and Human Services (2000). Reducing tobacco use: A report of the Surgeon General. Washington: U.S. Department of Health and Human Services, Public Health Service, Centers for Disease Control and Prevention, National Center for Chronic Disease Prevention and Health Promotion, Office on Smoking and Health

Warner, K.E. (1986). Smoking and health implications of a change in the federal cigarette excise tax. Journal of the American Medical Association, 255, 1028-1032

Wasserman, J., Manning, W.G., Newhouse, J.P., Winkler, J.D. (1991). The effects of excise taxes and regulations in cigarette smoking. Journal of Health Economics, 10, 43-64

World Bank (1999). Curbing the epidemic: governments and the economics of tobacco control. Tobacco Control, 8, 196-201

Yurekli, A.A., Zhang, P. (2000). The impact of clean indoor-air laws and cigarette smuggling on demand for cigarettes: am empirical model. Health Economics, 9, 159-170

Rauchen: Wissen und Einstellungen der Schweizer Bevölkerung

Matthias Meyer

EINLEITUNG

Handeln wird von vielen verschiedenen Faktoren geprägt. Die individuellen Werte und Einstellungen, an denen Entscheidungen ausgerichtet werden, zählen zu den wichtigsten Faktoren für individuelles Handeln. Um Präventionsaktivitäten zielgerichtet planen zu können, ist es deshalb wichtig, zu erfahren, wie Werte und Einstellungen bei den Menschen der Zielgruppe entstehen und natürlich, welche Meinungen über den Präventionsgegenstand vorherrschen. In mehreren Untersuchungen konnte nachgewiesen werden, dass der Tabakkonsum und allfällige Verhaltensänderungen bezüglich des Tabakkonsums sehr stark von dieser „sozialen Repräsentation" beeinflusst werden. (Das Konzept der „sozialen Repräsentation" wurde von Moscovici begründet und hat in mehreren Tabakverhaltensstudien Anwendung gefunden [Moscovici 1988].)
Vor diesem Hintergrund soll diese Studie die nachstehenden Fragen beantworten:

- Wie wird das Gefahrenpotential von Tabakprodukten in der Bevölkerung beurteilt und welche Rationalisierungs- beziehungsweise Dissonanzreduktionsstrategien bestehen in der Bevölkerung?

- Welches Image haben Rauchende in der Bevölkerung?

- Welche Fehlinformationen über die Auswirkungen des Rauchens bestehen bei welchen Bevölkerungsgruppen?

- Welche Einstellung hat die Bevölkerung zur Verhältnis- und Verhaltensprävention?

- Welche Beziehung besteht zwischen sozialen Repräsentationen über das Rauchen und dem eigenen Rauchverhalten?

Dabei war natürlich besonders interessant zu erfahren, welche Diskrepanzen zwischen den Befragungsergebnissen (Wissen und Einstellungen der Bevölkerung) und den wissenschaftlich fundierten Erkenntnissen über das Tabakrauchen festgestellt werden konnten.

ERGEBNISSE DER BEFRAGUNG

Die Einschätzung der Gefährlichkeit von Tabakprodukten

Vielfach konnte belegt werden, dass mögliche gesundheitliche Konsequenzen bei Jugendlichen wichtige Gründe sind, keine gesundheitsschädigende Substanzen zu konsumieren. Deshalb kommt der Risikoeinschätzung des Rauchens eine besondere Bedeutung zu. Die Ergebnisse zeigen nun, dass der Konsum illegaler Drogen immer noch als deutlich gefährlicher angesehen wird als Konsum von Alkohol und Tabak. Internationale Drogenexperten bewerten das Gefahrenpotential dieser beiden legalen Drogen dagegen als ähnlich hoch wie das von Opiaten und Kokain (Roques 1998).

Substanz	Anteil der Bevölkerung, welcher die Substanz für gefährlich oder sehr gefährlich hält		Gefahreneinschätzung einzelner Substanzen durch Drogenfachleute (Roques 1998)		
	Prozentanteil	Rang der Gefährlichkeitseinschätzung	Gefahr einer physischen Abhängigkeit	Gefahr einer psychischen Abhängigkeit	Gesamtgesellschaftliche Gefährdung
Heroin	97,9	1.	sehr stark	sehr stark	sehr stark
Kokain	93,7	2.	schwach	stark	sehr stark
Ecstasy	86,6	3.	sehr schwach	unbekannt	schwach (?)
Alkohol	40,0	4.	sehr stark	sehr stark	stark
Cannabis	39,4	5.	schwach	schwach	schwach
Tabak	35,7	6.	stark	sehr stark	keine
Koffein	4,4	7.	keine Aussage	keine Aussage	keine Aussage

Es zeigt sich also deutlich, dass die Bevölkerung das Gefahrenpotential von Alkohol und Tabak immer noch stark unterschätzt. Gerade beim Rauchen – das Suchtpotential von Nikotin wird von Experten mit demjenigen von Heroin gleichgesetzt – bedarf es also weiterer Aufklärung, um diese Fehleinschätzungen zu korrigieren.

FAKTENWISSEN ÜBER DAS RAUCHEN

Oft wird behauptet, dass das Vermitteln von Wissen über die Gefährlichkeit einer Substanz das Verhalten nicht zu beeinflussen vermag: Jedes Kind wisse, dass Rauchen der Gesundheit schadet, trotzdem beginnen jedes Jahr Tausende mit dem Rauchen. Dabei wird allerdings vergessen, dass dieses Wissen zwar alleine nicht ausreicht, um Verhalten zu beeinflussen, korrektes Wissen jedoch die Grundbedingung dafür ist, dass Individuen überhaupt eine eigene Entscheidung treffen können.

Tabelle 1:   Fehlinformationen über das Rauchen und dessen Schäden.

Fehlinformationen über das Rauchen und dessen Schäden *Prozentanteil der Befragten, die die vorgelegten Fragen mit den kursiv gedruckten, sachlich unzweifelhaft falschen Antwortmöglichkeiten beantworteten*						
	CH	Altersgruppen			Geschlecht	
	Total N: 1600	15- bis 24- Jährige	25- bis 49- Jährige	50- bis 74- Jährige	Mann N: 679	Frau N: 921
1. Was schätzen Sie: Wie viele Lebensjahre verliert ein täglich Rauchender im Vergleich zu einem Nicht-Rauchenden? – *KEINE + Weiß nicht*	26.8	19.2	26.6	29.7	24.3	27.8
2. Passivrauchen schadet nicht – *RICHTIG*	5.0	6.6	3.7	5.7	6.6	4.0

Fehlinformationen über das Rauchen und dessen Schäden
Prozentanteil der Befragten, die die vorgelegten Fragen mit den kursiv gedruckten, sachlich unzweifelhaft falschen Antwortmöglichkeiten beantworteten

	CH	Altersgruppen			Geschlecht	
	Total N: 1600	15- bis 24- Jährige	25- bis 49- Jährige	50- bis 74- Jährige	Mann N: 679	Frau N: 921
3. Die Gefahren des Rauchens werden übertrieben – *RICHTIG*	24.0	22.0	19.3	29.3	27.8	21.3
4. Rund 85 Prozent aller Lungenkrebse sind rauchbedingt – *FALSCH*	22.0	15.8	20.7	25.6	23.8	20.9
5. Rauchen ist die wichtigste vermeidbare Todesursache in der Schweiz – *FALSCH*	38.1	48.5	38.2	34.2	37.2	38.8
6. Nur starkes Rauchen ist gefährlich – *RICHTIG*	31.7	23.7	26.2	40.3	33.1	30.8
7. Rauchen während der Schwangerschaft schadet dem Baby – *FALSCH*	2.1	1.3	3.1	1.4	1.5	2.7
8. Mit dem Rauchen leichter Zigaretten kann man Gesundheitsschäden begrenzen – *RICHTIG*	20.7	26.0	18.2	21.4	24.4	17.9
9. Rauchen kann gar nicht so schädlich sein, da viele alte Leute während Jahren geraucht haben – *RICHTIG*	19.2	12.4	16.2	24.7	19.4	19.1

415

Fehlinformationen über das Rauchen und dessen Schäden
Prozentanteil der Befragten, die die vorgelegten Fragen mit den kursiv gedruckten, sachlich unzweifelhaft falschen Antwortmöglichkeiten beantworteten

	CH	Altersgruppen			Geschlecht	
	Total N: 1600	15- bis 24- Jährige	25- bis 49- Jährige	50- bis 74- Jährige	Mann N: 679	Frau N: 921
10. Die meisten Lungenkrebsfälle werden durch die Luftverschmutzung verursacht – *RICHTIG*	29.7	24.0	25.2	36.3	29.4	29.8
11. Es braucht bloß einen harten Willen, um mit dem Rauchen aufzuhören – *RICHTIG*	71.7	77.2	71.7	69.8	70.9	72.1
12 Aids verursacht mehr Todesfälle in der Schweiz als Tabakrauchen – *RICHTIG*	11.4	16.6	9.7	11.3	10.2	12.4

Erschreckend viele Personen (jeweils rund ein Viertel der Befragten) sind der Ansicht, dass nur starkes Rauchen die Gesundheit gefährdet, dass die Luftverschmutzung der wichtigste Faktor für Lungenkrebs ist oder Rauchen nicht zu einer Verkürzung der Lebensdauer führt. Vor allem 50- bis 74-Jährige vertreten diese Fehlinformationen. Hier bestehen deutliche Informationsdefizite.

Dagegen ist nur eine kleine Minderheit, nämlich fünf Prozent, der Ansicht, dass Passivrauchen nicht schädlich ist. Dass Tabakkonsum dem werdenden Kind schaden kann, ist erfreulicherweise fast der ganzen Bevölkerung bekannt.

Die notwendige tiefergehende Analyse der Daten zeigt, dass das Wissen der Antwortenden stark von deren Bildungsniveau abhängt. Dabei spielt wahrscheinlich nicht nur die Schuldauer eine Rolle, auch das Informationsverhalten (Zeitungslesen, Sehen von Informationssendungen, Lesen von Fachzeitschriften usw.) höher Gebildeter beeinflusst deren Wissensstand.

Bedenklich sind die Informationsdefizite der 25- bis 49-Jährigen: in dieser Gruppe befinden sich sehr viele Eltern, die ihren Kindern ihre Einstellungen zum Rauchen und ihr falsches Wissen weitergeben werden. Dass zwischen Rauchenden und Nichtrauchenden ein deutlicher Unterschied im Wissen über das Rauchen besteht, ist nicht verwunderlich. Allerdings muss hier beachtet werden, dass bei den Rauchenden nicht geklärt werden kann, ob dass Wissen tatsächlich fehlt oder ob aus der eigenen Problembetroffenheit ein Ausblenden resp. Beschönigen von bekannten Fakten stattfindet.

Beachtenswert ist das hohe Problembewusstsein Rauchender gegenüber dem Passivrauchen: Nur 7% sind der Ansicht, dass Passivrauchen unschädlich sind. Dagegen findet fast jeder dritte Rauchende, dass die Gefahren des Rauchens übertrieben werden. Bei den Nicht-Rauchenden ist jeder 6. dieser Meinung. Erschreckend ist, dass 26% der Rauchenden und 21% der Nichtrauchenden fälschlicherweise der allgemeinen Luftverschmutzung mehr Lungenkrebse zuschreiben als dem Rauchen.

Für die Planung von Präventionsaktivitäten ist inhaltlich gesehen vor allem beachtenswert, dass ein Fünftel der Bevölkerung der Ansicht ist, dass die Gefahren des Rauchens übertrieben würden. Zudem glaubt der gleich hohe Bevölkerungsanteil fälschlicherweise, dass Leichtrauchen die Gesundheitsgefahren reduzieren würde.

Bei der Ausrichtung zukünftiger Präventionsaktivitäten sollte unbedingt beachtet werden, wie sehr Menschen mit einem niedrigeren Bildungsniveau falsch informiert sind. Dies ist gleichzeitig eine Gruppe Menschen, in der besonders häufig geraucht wird. Zudem sollte den Eltern in ihrer Rolle als Wissensvermittler bei künftigen Tabakpräventionsmaßnahmen eine besondere Beachtung geschenkt werden.

Rauchende haben ein grosses Maß an Problem- resp. Risikobewusstsein: Kampagnen sollten deshalb so aufgebaut werden, dass man Rauchende mit diesem Punkt zum Rauchstopp motiviert.

EINSTELLUNGEN ZUM RAUCHEN

Das gesellschaftliche Image des Rauchens ist von besonderer Bedeutung für die Konzeptionierung von Präventionsmaßnahmen: Heranwachsende werden von den Einstellungen der Erwachsenen geprägt, zudem benötigen Präventionsaktivitäten und vor allem gesundheitspolitische Maßnahmen eine breite gesellschaftliche Akzeptanz. Deshalb sind die gesellschaftlichen Einstellungen zum Rauchen besonders für gesundheitspolitisch Verantwortliche von höchster Wichtigkeit.

Tabelle 2:   Einstellungen zum Rauchen

Einstellungen zum Rauchen *Anteil der zustimmenden Personen in Prozent*	CH	Altersgruppen			Geschlecht	
	Total N: 1600	15- bis 24- Jäh- rige	25- bis 49- Jäh- rige	50- bis 74- Jäh- rige	Mann N: 679	Frau N: 921
1. Rauchen ist Privatsache und geht niemanden etwas an	57.6	60.4	56.2	58.0	63.0	53.5
2. Rauchen ist das beste Antistressmittel	12.5	10.3	11.3	14.6	13.2	12.3
3. Man sollte aufhören, Raucher(innen) den Spaß am Rauchen zu nehmen und sie auszugrenzen	50.7	25.3	50.4	53.0	53.8	48.6
4. Raucher(innen) schädigen nicht nur sich selbst, sondern auch andere	91.7	90.9	93.1	90.6	88.8	93.6
5. Rauchen hilft schlank zu bleiben	25.6	22.8	26.0	26.2	25.8	25.5
6. Rauchen ist ein schweres Laster	79.3	76.8	80.6	78.9	77.6	80.4
7. Rauchen macht Spaß	46.7	39.8	43.8	52.1	46.8	46.7
8. Alle haben ein Recht auf eine rauchfreie Umwelt	82.9	83.0	84.5	81.2	80.4	84.3

Die Schweizer Bevölkerung ist in ihren sozialen Vorstellungen zum Rauchen hoch ambivalent. Einerseits wird die individuelle Verantwortung und Selbstbestimmung der Rauchenden betont, andererseits klar das Recht auf Unversehrtheit der Umgebung festgehalten. Und obwohl Rauchen von einer deutlichen Mehrheit als schweres Laster angesehen wird, verlangt eine knappe Mehrheit, dass Rauchende nicht ausgegrenzt werden dürfen. Diese ambivalente Sichtweise ist besonders bei Personen mit einem niedrigeren Bildungsniveau ausgeprägt. Bedeutsam ist sicherlich, dass bei den 15- bis 24-Jährigen nur halb so viele der Ansicht sind, dass Rauchen eine Privatsache sei. Es scheint, dass in dieser Altersgruppe eine besonders hohe Akzeptanz für gesundheitspolitische Maßnahmen vorherrscht.

Dass über 75% der Rauchenden das Rauchen als schweres Laster bezeichnen, kann einerseits mit den persönlichen Erfahrungen zusammenhängen (zum Beispiel erfolglose Aufhörversuche), andererseits den starken Einfluss der Gesellschaftsmeinung auf das Selbstbild widerspiegeln.

Die in der Schweizer Bevölkerung vorherrschenden Meinungen zum Rauchen zeigen deutlich, dass einerseits dem Individuum ein hohes Maß an Selbstbestimmung und „Freiheit" zugestanden, das Recht auf eine rauchfreie Umwelt jedoch noch stärker befürwortet wird. Zudem beinhaltet die Auseinandersetzung ums Rauchen immer noch viel moralischen Zündstoff, da Rauchen von vielen als schweres Laster angesehen wird.

EINSTELLUNGEN ZU PRÄVENTIONSMASSNAHMEN

Dass Präventionsmaßnahmen eine hohe Akzeptanz der Öffentlichkeit benötigen, um erfolgreich wirken zu können, ist offensichtlich. Dies gilt sowohl für pädagogische wie für gesundheitspolitische (strukturelle Prävention) Maßnahmen. Dass beim vorherigen Fragekomplex eine knappe Mehrheit der Aussage „Man sollte aufhören, Raucher(innen) den Spaß am Rauchen zu nehmen und sie auszugrenzen" zugestimmt hat, mag auf eine gewisse Präventionsüberdrüssigkeit hinweisen. Sollte diese Folgerung zutreffen, dann sollte besonders der hohe Anteil an Personen mit einem niedrigen Bildungsniveau in dieser Gruppe aufhorchen lassen.

Die vorliegenden Ergebnisse können keinen Aufschluss darüber geben, ob die Bevölkerung eher strukturelle oder individuelle Präventionsmaß-

nahmen befürwortet. Es zeigt sich jedoch klar, dass die einzelnen Maßnahmen unterschiedlich deutlich unterstützt werden.

Tabelle 3:   Einstellungen zu Präventionsmaßnahmen

Einstellungen zu Präventionsmaßnahmen *Zustimmung in Prozent*	CH	Altersgruppen			Geschlecht	
	Total N: 1600	15- bis 24- Jäh- rige	25- bis 49- Jäh- rige	50- bis 74- Jäh- rige	Mann N: 679	Frau N: 921
1. Kinder unter 16 Jahren sollte man keine Zigaretten abgeben dürfen	93.8	88.4	94.6	94.8	93.1	94.1
2. Die Zigarettenpreise müssen kräftig erhöht werden	49.2	51.5	49.3	48.3	48.7	49.8
3. Die Zigarettenwerbung muss verboten werden	61.0	54.8	59.9	64.3	55.1	65.3
4. Der Nichtraucherschutz in Restaurants und öffentlichen Gebäuden muss verbessert werden	79.7	75.9	80.0	80.7	75.2	82.9
5. In der Schule muss viel mehr Tabakprävention betrieben werden	89.8	81.4	81.0	91.8	89.3	90.0
6. Zigarettenautomaten sollte man verbieten	36.6	27.3	34.7	42.1	34.7	38.1

Der Schweizer Bevölkerung liegt der Jugendschutz am Herzen: Sowohl
ein Abgabeverbot von Zigaretten an unter 16-Jährige als auch die Verstärkung der Tabakprävention wird von 90 und mehr Prozent der Bevölkerung befürwortet.
Dagegen erhalten Maßnahmen, die die Verfügbarkeit der Zigaretten und
die Werbung einschränken, nur eine geringe Zustimmung. Dass vor allem Personen mit einem höheren Bildungsniveau diese strukturellen

Präventionsmaßnahmen ablehnen, mag erstaunen – ist die hohe Kosten-Nutzeneffektivität dieser Maßnahmen in Fachkreisen allgemein bekannt. Anscheinend ist es den gesundheitspolitisch interessierten Kreisen bisher nicht gelungen, dieses Wissen breiten Kreisen der Bevölkerung zu vermitteln.

Dass beim Nichtraucherschutz noch viele Anstrengungen unternommen werden müssen, zeigt der deutliche Wunsch nach einem besseren Nichtraucherschutz in Restaurants und öffentlichen Gebäuden.

Tabelle 4:   Einstellungen zu Kostenbeiträgen

Einstellungen zu Kostenbeiträgen *Zustimmung in Prozent*		CH	Altersgruppen			Geschlecht	
		Total N: 1600	15- bis 24- Jäh- rige	25- bis 49- Jäh- rige	50- bis 74- Jäh- rige	Mann N: 676	Frau N: 921
1. Wer raucht, soll höhere Krankenkassebeiträge bezahlen		43.4	40.7	43.4	44.4	46.4	41.3
2. Auch in der Schweiz soll die Tabakindustrie für Raucherschäden zahlen		48.4	51.5	52.6	42.9	51.4	46.0

Regelmäßig wiederkehrend ist die Diskussion, ob Rauchende höhere Beitrage an die sozialen Netze abführen sollen als Nichtrauchende. Obwohl die Schweizer und Schweizerinnen der Ansicht sind, dass das Rauchen Privatsache ist und niemand anderen etwas angehe, wollen sie nicht, dass Rauchende höhere Krankenkassenbeiträge bezahlen sollen und erteilen somit Bestrebungen zu einer stärkeren Individualisierung des gesundheitlichen Risikos eine Absage.

Ebenfalls abgelehnt – wenn auch knapp – werden Bestrebungen, die Tabakindustrie finanziell zur Verantwortung zu ziehen (wie dies in Amerika und in einigen europäischen Staaten über die Produkthaftung versucht wird). Bemerkenswert ist hier, dass die unter 45-Jährigen eine solche Maßnahme mehrheitlich befürworten. Auch bejahen Nichtrauchende im Gegensatz zu Rauchenden eine Haftung der Tabakindustrie für die gesamtgesellschaftlichen Schäden deutlich.

In der Schweiz könnten Maßnahmen zu einem verbesserten Jugend- und Nichtraucherschutz mit einer breiten Unterstützung der Bevölkerung rechnen. Dagegen muss für wirksamere strukturelle Präventionsmaßnahmen zuerst die gesellschaftliche Zustimmung aufgebaut werden. Obwohl die Schweizer Bevölkerung das Rauchen als individuelle Angelegenheit ansieht, will sie die tabakbedingten Kosten weiterhin solidarisch getragen wissen.

DAS BILD DER RAUCHENDEN IN DER ÖFFENTLICHKEIT

Für Jugendliche hat Rauchen ein positives Image: Jugendliche zeigen sich damit als der Erwachsenenwelt zugehörig und unterstreichen gleichzeitig die Ablösung vom Elternhaus. Zudem ist Rauchen ein starkes Zeichen, sich mit der eigenen (rauchenden) „Peer-Group" zu definieren. Deshalb ist es wichtig, das Image der Rauchenden in der Öffentlichkeit zu erfragen und danach auch zu kommunizieren, um falsche Vorstellungen unter den Jugendlichen zu korrigieren.

Tabelle 5:   Das Bild der Rauchenden in der Öffentlichkeit.

Das Bild der Rauchenden in der Öffentlichkeit Zustimmung in Prozent	CH	Altersgruppen			Geschlecht	
	Total N: 1600	15- bis 24- Jäh- rige	25- bis 49- Jäh- rige	50- bis 74- Jäh- rige	Mann N: 679	Frau N: 921
1. Rauchende sind attraktiver als Nicht-Rauchende	4.6	6.7	2.7	5.8	6.2	3.5
2. Rauchende sind erfolgreicher als Nicht-Rauchende	3.0	5.0	2.1	3.0	3.1	3.0

Das Bild der Rauchenden in der Öffentlichkeit
Zustimmung in Prozent

	CH	Altersgruppen			Geschlecht	
	Total N: 1600	15- bis 24- Jäh- rige	25- bis 49- Jäh- rige	50- bis 74- Jäh- rige	Mann N: 679	Frau N: 921
3. Rauchende sind cooler als Nicht-Rauchende	8.6	10.0	6.2	10.6	10.5	7.3
4. Rauchende sind aufgestellter als Nicht-Rauchende	5.6	4.2	3.0	8.2	6.7	4.8
5. Rauchende sind kontaktfreudiger als Nicht-Rauchende	16.8	15.8	13.4	20.6	19.7	14.7
6. Rauchende sind gesprächiger als Nicht-Rauchende	12.1	10.0	11.0	14.0	13.8	10 8
7. Rauchende sind nervöser als Nicht-Rauchende	68.6	70.0	67.3	69.4	66.0	70.2
8. Rauchende sind unsicherer als Nicht-Rauchende	36.1	29.2	36.5	38.1	33.5	38.0
9. Rauchende sind ängstlicher als Nicht-Rauchende	23.1	17.6	24.6	23.4	21.5	24.2
10. Rauchende sind unverantwortlicher als Nicht-Rauchende	33.4	27.5	33.0	35.9	31.3	34.8
11. Rauchende sind aggressiver als Nicht-Rauchende	26.7	32.5	24.3	27.1	29.5	24.6
12. Rauchende sind willensschwächer als Nicht-Rauchende	38.0	33.3	39.6	38.1	36.0	39.1

Das gesellschaftliche Image von Rauchenden wird nicht höher eingestuft als das von Nicht-Rauchenden. Männer haben eher ein positives Image vom Rauchen als Frauen. Jedoch werden Rauchende eher mit negativen Attributen belegt als Nicht-Rauchende. Rund ein Drittel der Befragten stimmt den negativen Statements über Rauchende zu. Bei der Zuordnung von negativen Eigenschaften unterscheiden sich die Geschlechter kaum von einander, auch das Bildungsniveau scheint keine ausschlaggebende Rolle zu spielen.

Es ist nicht verwunderlich, dass Befragte, die selber rauchen, Rauchende eher besser bewerten als Befragte, die selber nicht rauchen. Allerdings ist der Unterschied zwischen beiden Gruppen relativ gering: Auch Rauchende finden nicht, dass das Rauchen ein entscheidender Faktor für gesellschaftlichen Erfolg oder gesellschaftliche Anerkennung ist.

In der Prävention sollte das fehlende positive Image der Rauchenden aufgegriffen und stärker thematisiert werden. Dabei dürfen natürlich nicht die Rauchenden stigmatisiert werden und auch den Jugendlichen sollte von Präventionsseite her nicht die Möglichkeit geboten werden, eine Rauch-Subkultur zu entwickeln.

LITERATUR

Abbet J.P., Müller R. (1991). Veränderungen im Konsum legaler und illegaler Drogen bei Jugendlichen. Lausanne: SFA

Barton, J., Chassin, L., Presson, C.C. and Sherman, S.J. (1982). Social image factors as motivators of smoking initiation in early and middle adolescence. Child Development, 53, 1499- 1511

Fahrenkrug, H., Müller R. (1986). Trinksitten im Wandel. Forschungsbericht der SFA. Nr. 14. Lausanne: SFA

Moscovici, S. (1988). Notes towards a description of social representations. European Journal of Social Psychology, 18, 211-250

Kannas, L. (1985). The image of the smoking and non-smoking young person. Health Education Journal, 44, 26-30

Müller, R. (1985). Die soziale Bedeutung von Ernährungsgewohnheiten. Forschungsbericht der SFA Nr. 12. Lausanne: SFA

Roques, B. (1998). Problèmes posées par la dangérosité des drogues. Paris: Secrétaire d'Etat de la Santé

Schmid, H., Gmel G., (1999). Predictors of smoking status after eight years: The interaction of stages of change and addiction variables. Psychology and Health, 14, 731-746

Van Harrefeld, F., van der Pligt, J., de Vries, N.K. (1999). Attitudes towards smoking and the subjective importance of attributes: Implications for changing risk-benefit ratios. Swiss Journal of Psychology, 58, 65-72

Weiss, W. (1984). Soziale Repräsentationen über Alkohol und andere Drogen bei Kindern und Jugendlichen. Schlussbericht der SFA an den Schweiz. Nationalfonds (Projekt-Nr. 3.968.0.82)

Dieser Beitrag basiert auf dem Forschungsbericht Müller R. & Meyer M. (2001). Soziale Repräsentationen zum Tabakrauchen. Lausanne: SFA.

Die Autorinnen und Autoren

Jun.-Prof. Dr. Jutta Backhaus, Universitätsklinikum Schleswig-Holstein Campus Lübeck, Klinik für Psychiatrie und Psychotherapie, Ratzeburger Allee 160, 23538 Lübeck, Tel.: 0451/5002922, E-Mai: backhaus.j@gmx.de

PD Dr. Markus Banger, Abt. für Suchterkrankung und Psychotherapie, Rheinische Kliniken Bonn, Kaiser-Karl-Ring 20, 53111 Bonn, Tel.: 0228/5512316, E-Mail: markus.banger@uni-essen.de

PD Dr. Anil Batra, Universitätsklinik für Psychiatrie und Psychotherapie, Universität Tübingen, Osianderstr. 22, 72076 Tübingen, Tel. 07071/2982311, E-Mail: albatra@med.uni-tuebingen.de

Dipl.-Psych. Gallus Bischof, Universitätsklinikum Schleswig-Holstein Campus Lübeck, Klinik für Psychiatrie und Psychotherapie, Ratzeburger Allee 160, 23538 Lübeck, Tel.: 0451/5004860, E-Mail: gallus.bischof@ukl.mu-luebeck.de

Dr. Jan-Philipp Breuer, Klinik für Anästhesiologie und operative Intensivmedizin, Universitätsklinikum der Humbold-Universität zu Berlin, Charité, Campus Mitte, Schumann-Str. 20-21, 10117 Berlin, Tel.: 030/450531012, E-Mail: philipp.breuer@charite.de

Dr. Bernhard Croissant, Zentralinstitut für Seelische Gesundheit, J5, 68159 Mannheim, Tel.: 0621/1703568, E-Mail: croissant@ze-mannheim.de

Hans-Jürgen Danziger, WZPPP Dortmund, Marsbruchstr. 179, 44273 Dortmund, Tel.: 0231/4503777, E-Mail: suchtmedizin-dortmund@WKP-lwl.org

Dr. Ralf Demmel, Psychologisches Institut I, Psychologische Diagnostik und Klinische Psychologie, Westfälische Wilhelms-Universität Münster, Fliedner-Str. 21, 48149 Münster, Tel.: 0251/8334194, E-Mail: demmel@psy.uni-muenster.de

Dr. Dagmar Doese, Sozialministerium Mecklenburg-Vorpommern, Werderstr. 124, 19055 Schwerin, Tel.: 0385/5889311

Dipl.-Psych. Janina Grothues, Universitätsklinikum Schleswig-Holstein Campus Lübeck, Klinik für Psychiatrie und Psychotherapie, Ratzeburger Allee 160, 23538 Lübeck, Tel.: 0451/5004813, E-Mail: janina.grothues@ukl-mu-luebeck.de

Dr. Reiner Hanewinkel, Institut für Therapie- und Gesundheitsforschung, IFT-Nord, Düsternbrooker Weg 2, 24105 Kiel, Tel.: 0431/570290, E-Mail: hanewinkel@ift-nord,de

Dr. Ulfert Hapke, Institut für Epidemiologie und Sozialmedizin, Ernst-Moritz-Arndt-Universität Greifswald, Walther-Rathenau-Str. 48, 17487 Greifswald, Tel.: 03834/867708, E-Mail: hapke@uni-greifswald.de

Gabriele Heinz, WZPPP Dortmund, Marsbruchstr. 179, 44273 Dortmund, Tel.: 0231/4503777, E-Mail: suchtmedizin-dortmund@WKP-lwl.org

Dr. Michael Horak, Psychiatrische Klinik der Universität München, Nußbaumstr. 7, 80336 München, Tel.: 089/51605703

Rolf Hüllinghorst, Deutsche Hauptstelle für Suchtfragen e.V., Westring 2, 59065 Hamm, Tel.: 02381/901510, E-Mail: huellinghorst@dhs.de

Dr. Barbara Isensee, Institut für Therapie und Gesundheitsforschung, IFT-Nord, Düsternbrooker Weg 2, 24105 Kiel, Tel.: 0431/570290, E-Mail: isensee@ift-nord.de

Prof. Dr. Ulrich John, Institut für Epidemiologie und Sozialmedizin, Ernst-Moritz-Arndt-Universität Greifswald, Walther-Rathenau-Str. 48, 17487 Greifswald, Tel.: 03834/867700, E-Mail: ujohn@uni-greifswald.de

Dr. Klaus Junghanns, Universitätsklinikum Schleswig-Holstein Campus Lübeck, Klinik für Psychiatrie und Psychotherapie, Ratzeburger Al-

427

lee 160, 23538 Lübeck, Tel.: 0451/5002920,
E-Mail: junghanns.k@psychiatry.mu-luebeck.de

Dipl.-Psych. Roland Jurth, Universitätsklinikum Schleswig-Holstein
Campus Lübeck, Klinik für Psychiatrie und Psychotherapie, Ratzeburger Allee 160, 23538 Lübeck, Tel.: 0451/5003479,
E-Mail: jurth.r@psychiatry.mu-luebeck.de

Patrick Kaspar, Universitätsklinik für Psychiatrie und Psychotherapie,
Universität Tübingen, Osianderstr. 22, 72076 Tübingen, Tel.: 07071/
2986531, E-Mail: patrick.kaspar@med.uni-tuebingen.de

Prof. Dr. Dr. Wolfgang J. Kox, Klinik für Anästhesiologie und operative
Intensivmedizin, Universitätsklinikum der Humbold-Universität zu
Berlin, Charité, Campus Mitte, Schumann-Str. 20-21, 10117 Berlin,
Tel.: 030/450531012, E-Mail: wkox@charite.de

Dr. Georg Kremer, Zentrum für Psychiatrie und Psychotherapeutische
Medizin, KA Gilead, vBA Bethel, Abt. für Abhängigkeitserkrankungen, Remterweg 69-71, 33617 Bielefeld, Tel.: 0521/1443712,
E-Mail: kremer@psychiatrie.gilead.de

Dr. Michaela Küther, Universitätsklinikum Schleswig-Holstein Campus Lübeck, Klinik für Psychiatrie und Psychotherapie, Ratzeburger Allee 160, 23538 Lübeck, Tel.: 0451/5002480,
E-Mail: küther.m@psychiatry.mu-luebeck.de

Manfred Kukla, WZPPP Dortmund, Marsbruchstr. 179, 44273 Dortmund, Tel.: 0231/4503777,
E-Mail: suchtmedizin-dortmund@WKP-lwl.org

Dipl.-Psych. Peter Lang, Bundeszentrale für gesundheitliche Aufklärung (BzgA) Ostmerheimer Str. 220, 51109 Köln, Tel.: 0221/89920,
E-Mail: lang@bzga.de

Dipl.-Psych. Peter Lindinger, Deutsches Krebsforschungszentrum,
Stabsstelle Krebsprävention, Im Neuenheimer Feld 280, 69120 Heidelberg, Tel.: 06221/423009, E-Mail: p.lindinger@dkfz.de

Prof. Dr. Karl Mann, Klinik für Abhängiges Verhalten und Suchtmedizin, Zentralinstitut für Seelische Gesundheit, J5, 68159 Mannheim, Tel.: 0621/1703944, E-Mail: mann@ze-mannheim.de

Gisela Marsen-Storz, Bundeszentrale für gesundheitliche Aufklärung (BZGA), Ostmerheimer Str. 220, 51109 Köln, Tel.: 0221/89920, E-Mail: marsen-storz@bzga.de

Dipl.-Psych. Christian Meyer, Institut für Epidemiologie und Sozialmedizin, Ernst-Moritz-Arndt-Universität Greifswald, Walther-Rathenau-Str. 48, 17487 Greifswald, Tel.: 03834/867723, E-Mail: chmeyer@uni-greifswald.de

Matthias Meyer, SFA-InfoDocCenters Schweizerische Fachstelle für Alkohol und Drogenprobleme (SFA), Av. Ruchonnet 14, 1003 Lausanne, Schweiz, Tel.: 0041/213212931, E-Mail: mmeyer@sfa-ispa.ch

Andrea Michael, Universität Dortmund, Fakultät für Humanwissenschaften und Theologie, FB 14, Emil-Figge-Str. 50, 44227 Dortmund, Tel.: 0231/7552963, E-Mail: Michael@fb14,uni-dortmund.de

Dr. Rainer Möllmann, Ernst-Moritz-Arndt-Universität Greifswald, Funktionsbereich Allgemeinmedizin, Klinik für Innere Medizin, Loefflerstr. 23a, 17487 Greifswald, Tel.: 03834/594957 (Praxis), E-Mail: Rainer.Möllmann@t-online.de

Dr. Brigitte Mugele, Klinik für Sucht und psychotherapeutische Medizin, Klinikum am Europakanal, Am Europakanal 71, 91056 Erlangen, Tel.: 09131/7532741

PD Dr. Götz Mundler, Oberbergkliniken, Hornberg, Oberberg 1, 78132 Hornberg, Tel.: 07833/792233, E-Mail: goetz.mundler@oberbergkliniken.de

Tim Neumann, Klinik für Anästhesiologie und operative Intensivmedizin, Universitätsklinikum der Humbold-Universität zu Berlin, Charité, Campus Mitte, Schumann-Str. 20-21, 10117 Berlin, Tel.: 030/450531012, E-Mail: tim.neumann@charite.de

Liane Ohde, KV Mecklenburg-Vorpommern, Neumühler Str. 22, 19057 Schwerin, Tel.: 0385/7432244

Gerd Rakete, Rakete-Konzept-Projektentwicklung, Oragnisationsberatung, Wartburgstr. 18, 10825 Berlin

Dipl.-Psych. Susa Reinhardt, Universitätsklinikum Schleswig-Holstein Campus Lübeck, Klinik für Psychiatrie und Psychotherapie, Ratzeburger Allee 160, 23538 Lübeck, Tel.: 0451/5004650,
E-Mail: susa.reinhadt@ukl.mu-luebeck.de

Dr. Gerhard Reymann, Abt. für Suchtmedizin am WZPPP, Marsbruchstr. 179, 44287 Dortmund, Tel.: 0231/4503777,
E-Mail: gerhard.reymann@wkp-lwl.org

Prof. Dr. Fred Rist, Institut für Psychologische Diagnostik und Klinische Psychologie, Westfälische Wilhelms-Universität Münster, Fliedner-Str. 21, 48149 Münster, Tel.: 0251/8334111,
E-Mail: rist@psy.uni-muenster.de

Dipl.-Psych. Kathrin Röske, Institut für Epidemiologie und Sozialmedizin, Ernst-Moritz-Arndt-Universität Greifswald, Walther-Rathenau-Str. 48, 17487 Greifswald, Tel.: 03834/867731,
E-Mail: roeske@uni-greifswald.de

Dr. H.-J. Rumpf, Universitätsklinikum Schleswig-Holstein Campus Lübeck, Klinik für Psychiatrie und Psychotherapie, Ratzeburger Allee 160, 23538 Lübeck, Tel.: 0451/5002871,
E-Mail: h.rumpf@ukl.mu-luebeck.de

Prof. Dr. Lutz G. Schmidt, Psychiatrische Klinik und Poliklinik, Untere Zahlbacher Str. 8, 55131 Mainz, Tel.: 06131/177335,
E-Mail: schmidt@psychiatry.klinik.uni-mainz.de

Dipl.-Psych. Anja Schumann, Institut für Epidemiologie und Sozialmedizin, Ernst-Moritz-Arndt-Universität Greifswald, Walther-Rathenau-Str. 48, 17487 Greifswald, Tel.: 03834/867720,
E-Mail: schumann@uni-greifswald.de

Prof. Dr. Michael Soyka, Psychiatrische Klinik der Universität München, Nußbaumstr. 7, 80336 München, Tel.: 089/51602777, E-Mail: michael.soyka@psy.uni-muenchen.de

Prof. Dr. Claudia Spies, Klinik für Anästhesiologie und operative Intensivmedizin, Universitätsklinikum der Humbold-Universität zu Berlin, Charité, Campus Mitte, Schumann-Str. 20-21, 10117 Berlin, Tel.: 030/450531052, E-Mail: claudia.spies@charite.de

Prof. Dr. Friedhelm Stetter, Medizinische Fakultät der Universität Tübingen, Golzenburg 6a, 32457, Porta Westfalica, E-Mail: friedhelm.stetter@t-online.de

Dr. Jens Thonak, Ernst-Moritz-Arndt-Universität Greifswald, Funktionsbereich Allgemeinmedizin, Klinik für Innere Medizin, Loefflerstr. 23a, 17487 Greifswald, Tel.: 03834/509008

Dipl.-Psych. Jochen-René Thyrian, Institut für Epidemiologie und Sozialmedizin, Ernst-Moritz-Arndt-Universität Greifswald, Walther-Rathenau-Str. 48, 17487 Greifswald, Tel.: 03834/867715, E-Mail: thyrian@uni-greifswald

Ulrike Tietz, Universitätsklinikum Schleswig-Holstein Campus Lübeck, Klinik für Psychiatrie und Psychotherapie, Ratzeburger Allee 160, 23538 Lübeck, Tel.: 0451/5003039

Dipl.-Soz. Sabina Ulbricht, Institut für Epidemiologie und Sozialmedizin, Ernst-Moritz-Arndt-Universität Greifswald, Walther-Rathenau-Str. 48, 17487 Greifswald, Tel.:03834/867732, E-Mail: ulbricht@uni-greifswald.de

Dr. Clemens Veltrup, KTE Therapieverbund Ostsee, Fachklinik Parber, Dorfstr. 3, 19217 Vitense, Tel.: 03872/9115, E-Mail: veltrup@tvo.kte-ag.de

Anke Vollmann, Ärztekammer Westfalen-Lippe, Abt. Qualitätssicherung, Referat „Sucht und Drogen", Gartenstr. 210-217, 48147 Münster, Tel.: 0251/9292641, E-Mail: vollmann@aekwl.de

Dr. Reinhard Wosniak, KV Mecklenburg-Vorpommern, Neumühler Str. 22, 19057 Schwerin, Tel.: 0385/7432244,
E-Mail: rwosniak@kvmv.de